谢晶日

诊治中医疑难病解码

谢晶日 主编

全国百佳图书出版单位
中国中医药出版社
·北京·

图书在版编目（CIP）数据

谢晶日诊治中医疑难病解码 / 谢晶日主编. -- 北京：
中国中医药出版社，2025.1
ISBN 978-7-5132-9315-0

Ⅰ. R249.1

中国国家版本馆 CIP 数据核字第 2025WJ6770 号

中国中医药出版社出版

北京经济技术开发区科创十三街 31 号院二区 8 号楼
邮政编码　100176
传真　010-64405721
北京联兴盛业印刷股份有限公司印刷
各地新华书店经销

开本 787×1092　1/16　印张 22.75　彩插 1.75　字数 464 千字
2025 年 1 月第 1 版　2025 年 1 月第 1 次印刷
书号　ISBN 978 - 7 - 5132 - 9315 - 0

定价　80.00 元
网址　www.cptcm.com

服 务 热 线　010-64405510
购 书 热 线　010-89535836
维 权 打 假　010-64405753

微信服务号　zgzyycbs
微商城网址　https://kdt.im/LIdUGr
官 方 微 博　http://e.weibo.com/cptcm
天猫旗舰店网址　https://zgzyycbs.tmall.com

如有印装质量问题请与本社出版部联系（010-64405510）

《谢晶日诊治中医疑难病解码》

编委会

序

中医药学，源远流长，博大精深，是中国人民几千年来与疾病做斗争的经验结晶，蕴含着中华民族深邃的哲学思想，为人类的健康事业作出了卓越贡献。神农尝百草，岐黄论医道，为中医药学奠定了坚实的根基。汉唐以降，历代医家不断充实与发扬，医典医籍，琳琅满目，医论医案，精彩纷呈，为继承和弘扬中医学术积淀了丰富的文化底蕴，为保健和医疗技术的提高积累了无数的宝贵经验。中华人民共和国成立以后，党和国家非常重视中医药工作。改革开放以来，尤其是近些年来，党和国家更是为中医药事业的发展制定了多项政策，制定了中医药法规，大力拓展中医药的教育、医疗、科研领域，为中医药走向世界开辟了广阔前景。

谢晶日教授出身医学世家，自幼留神医药，喜读轩岐，后入我校系统研习深造，以优异成绩毕业留校。从医任教40余载，在医治脾胃肝胆及内科疑难杂症方面，疗效卓著，颇有建树，并逐渐形成了完备的学术思想体系。谢晶日教授享受国务院政府特殊津贴，历任我校附属第一医院肝脾胃病科学术带头人、博士研究生导师、二级教授，黑龙江省名中医，第五、六批全国老中医药专家学术经验继承工作指导老师，国家中医药管理局重点专科脾胃病科学术带头人，黑龙江省中西医结合学会消化专业委员会主任委员等。医德高尚，师风严正，医理娴熟，贯通古今，医术精湛，融汇中西，誉满龙江，名驰中外，求医者络绎不绝，求学者接踵而至。多年来蓄积了大量临床验案，今将其编纂成书，即将付梓。本书以"肝脾论"学术思想为总的治病指导原则，结合临床病案加以阐释，理论精辟，辨证精确，对临证应用，启迪后学与弘扬中医学术均大有裨益，故为之序。

国医大师
书于黑龙江中医药大学

前　言

　　中医药学是中华民族的伟大创造，是中国古代科学的瑰宝，也是打开中华文明宝库的钥匙，为中华民族繁衍生息作出了巨大贡献，对世界文明的进步产生了积极影响。近年来，国家大力发展中医药事业，中医药改革发展取得显著成绩。中医是一门实践性很强的学科，古今名家，无一不是从丰富的临床经验中总结出新，辅翼前贤，不断为中医药的发展注入活力。当前，我们身处中医药发展的黄金时期，更当总结效验之案，承前启后，以中医之力，为全民大健康服务。

　　名老中医学术经验传承是对名老中医临床技能、学术理论、认知思维进行继承发扬，是对中医药领域宝贵财富的保护与推广，传承名老中医的学术思想对中医药文化的传承意义深远。深入整理名老中医学术经验，总结撰写临床医案，对于培养中医学者及年轻医生的中医思维及临床能力非常重要。

　　谢晶日，主任医师，二级教授，博士研究生及博士后指导教师，第五、六批全国老中医药专家学术经验继承工作指导老师，享受国务院政府特殊津贴专家，国家中医药管理局重点专科脾胃病科学术带头人，黑龙江省名中医，黑龙江中医药大学岐黄学者领军人才、黑龙江省高层次人才。谢晶日教授在医疗、科研、教学第一线工作近 50 载，开创性地提出"肝脾论"的学术思想，并将之应用于临床治疗内科各种疑难杂病，效果显著。全国名老中医药专家谢晶日传承工作室于 2016 年 12 月由国家中医药管理局批准立项资助建设，工作室成员总结并研究了谢晶日教授中医药治疗常见病、疑难病的诊疗经验和学术思想，形成了系统的诊疗方案，并推广运用于临床，为促进名中医学术经验交流及后辈学习提供了平台。

　　本书共分为六篇，前两篇分别对谢晶日教授的从医经历和学术主张进行了详细介绍，后四篇分为肝病篇、胆病篇、胃病篇、肠病篇，分别就疾病的临床诊治难点、中医诊疗特色等进行论述，同时结合医案，详细介绍了谢晶日教授治疗某一疾病的相关经验及用药思路。谢晶日教授精研岐黄，溯源求本，博采众长，衷中参西，临床治病经验丰富，以辨证论治为根本，辨证辨病相结合，疗效颇佳。现将其部分医案进行整理，以飨同道。

全国名老中医药专家谢晶日传承工作室

2025 年 1 月

目 录

第一篇　名医传记 ……………………………………………………… 1

医家小传 …………………………………………………………… 3

一、悬壶济世五十载，杏林耕耘春满园 ……………………… 3

二、医疗生涯展宏图 …………………………………………… 4

三、科研创新谱新章 …………………………………………… 10

四、教学育人春满园 …………………………………………… 13

第二篇　学术主张 …………………………………………………… 19

第一章　肝脾论治，积基树本 …………………………………… 21

一、五脏相关，肝脾尤重 ……………………………………… 21

二、肝脾相关，理论基源 ……………………………………… 21

三、肝脾论治，中西相参 ……………………………………… 22

第二章　辨治经验，经典传承 …………………………………… 24

一、天人合一，整体思维 ……………………………………… 24

二、衷中参西，博采众长 ……………………………………… 27

三、四诊并重，舌脉为要 ……………………………………… 27

四、主张肝脾论治 ……………………………………………… 28

五、病久入络，化瘀解毒 ……………………………………… 31

六、固护胃气，善辨其存亡 …………………………………… 32

七、巧用诸方，以法而立 ……………………………………… 32

八、起居有节，养护脾胃 ……………………………………… 33

第三章　本草特色，良药佳方 …………………………………… 35

一、消化系统疾病常用中药 …………………………………… 35

二、肝脾胃疾病常用方剂 ……………………………………… 54

第四章　养生调摄，医养结合 …………………………………… 73

一、保护元气 …………………………………………………… 73

二、身心调护 ……………………………………………………… 74

三、饮食保健 ……………………………………………………… 75

四、服药忌口 ……………………………………………………… 77

五、疾病保养 ……………………………………………………… 79

第三篇　临证研究——肝病篇 ……………………………………… 83

第一章　慢性乙型病毒性肝炎 …………………………………… 85

一、慢性乙型病毒性肝炎的中西医诊治思考 …………………… 85

二、谢晶日教授诊治慢性乙型病毒性肝炎相关论文举要 ……… 89

三、医案分享 ……………………………………………………… 92

四、临证经验总结 ………………………………………………… 108

第二章　脂肪肝 …………………………………………………… 110

一、脂肪肝的中西医诊治思考 …………………………………… 110

二、谢晶日教授诊治脂肪肝相关论文举要 ……………………… 115

三、医案分享 ……………………………………………………… 121

四、临证经验总结 ………………………………………………… 134

第三章　肝硬化 …………………………………………………… 138

一、肝硬化的中西医诊治思考 …………………………………… 138

二、谢晶日教授诊治肝硬化相关论文举要 ……………………… 149

三、医案分享 ……………………………………………………… 155

四、临证经验总结 ………………………………………………… 170

第四篇　临证研究——胆病篇 ……………………………………… 175

第一章　胆囊炎 …………………………………………………… 177

一、胆囊炎的中西医诊治思考 …………………………………… 177

二、谢晶日教授诊治胆囊炎相关论文举要 ……………………… 187

三、医案分享 ……………………………………………………… 192

四、临证经验总结 ………………………………………………… 209

第二章　胆囊结石 ………………………………………………… 213

一、胆囊结石的中西医诊治思考 ………………………………… 213

二、谢晶日教授诊治胆囊结石相关论文举要 …………………… 221

三、医案分享 ··· 222

四、临证经验总结 ··· 232

第五篇　临证研究——胃病篇 ·· 237

第一章　胃食管反流病 ·· 239

一、胃食管反流病的中西医诊治思考 ····························· 239

二、谢晶日教授诊治胃食管反流病相关论文举要 ··············· 247

三、医案分享 ··· 255

四、临证经验总结 ··· 267

第二章　慢性非萎缩性胃炎 ·· 273

一、慢性非萎缩性胃炎的中西医诊治思考 ······················ 273

二、谢晶日教授诊治慢性非萎缩性胃炎相关论文举要 ········· 276

三、医案分享 ··· 283

四、临证经验总结 ··· 291

第三章　慢性萎缩性胃炎 ·· 292

一、慢性萎缩性胃炎的中西医诊治思考 ························· 292

二、谢晶日教授诊治慢性萎缩性胃炎相关论文举要 ············ 300

三、医案分享 ··· 309

四、临证经验总结 ··· 321

第六篇　临证研究——肠病篇 ·· 325

溃疡性结肠炎 ··· 327

一、溃疡性结肠炎的中西医诊治思考 ··························· 327

二、谢晶日教授诊治溃疡性结肠炎相关论文举要 ··············· 347

三、医案分享 ··· 357

四、临证经验总结 ··· 376

第一篇

名医传记

医家小传

一、悬壶济世五十载，杏林耕耘春满园

谢晶日，主任医师，黑龙江中医药大学首批二级教授之一，东北及黑龙江中医药大学首位中医消化专业博士研究生导师、博士后导师。黑龙江中医药大学附属第一医院脾胃病科国家重点专科及省重点学科带头人。

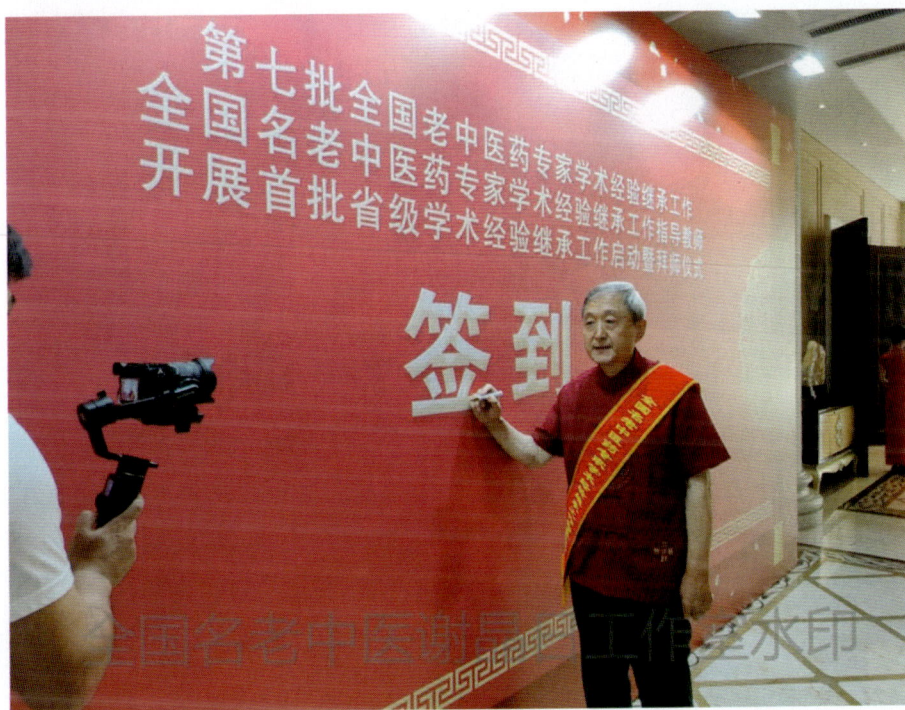

黑龙江省第二代名中医，首批黑龙江德艺双馨名中医之一，首批龙江名医之一，黑龙江省政府杰出青年专家，第五、六批全国老中医药专家学术经验继承工作指导老师，第二、三批黑龙江省老中医药专家学术经验继承工作指导老师，全国名老中医药专家谢晶日传承工作室指导老师，全国优秀中医临床人才导师，全国中医临床特色技术传承骨干人才导师。享受国务院政府特殊津贴专家，美国国际医药大学兼职博士研究生导师，美国加州中医公会兼职教授，国家自然科学基金评委，国家重点基础研究

发展计划（973 计划）、国家高技术研究发展计划（863 计划）项目评审专家，国家科学技术奖励评审专家，国家药理基地黑龙江省中医消化专业组组长，国家中药品种保护审评委员会委员，黑龙江省医疗事故鉴定委员会专家，黑龙江省博士后指导专家委员会委员，黑龙江省科技项目、省中医药项目评审委员，黑龙江省住院医师规范化培训专家指导委员会委员，黑龙江省委保健组专家。

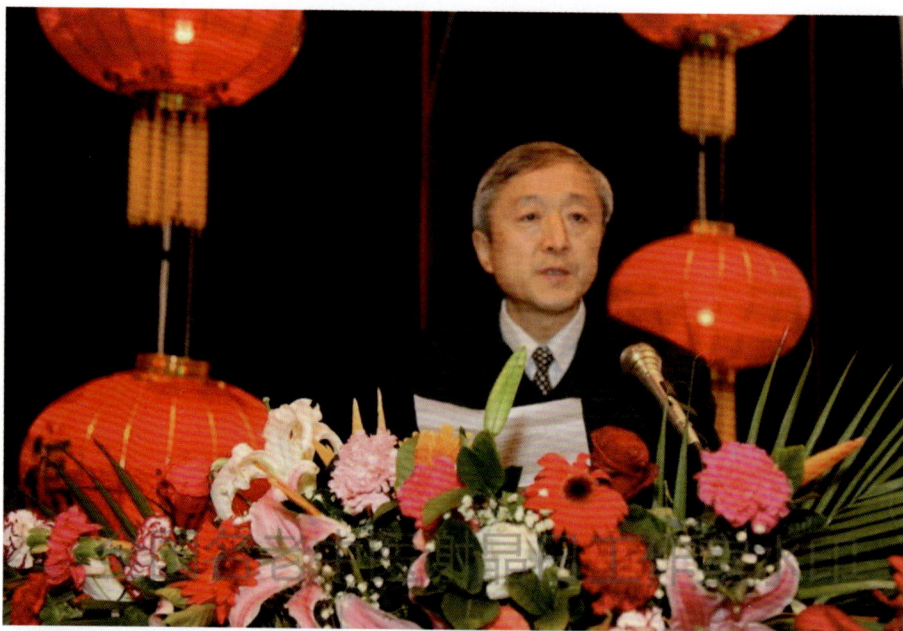

现为黑龙江中医药大学附属第一医院脾胃病科国家重点专科及省重点学科带头人，二级教授，博士研究生导师，黑龙江省名中医，黑龙江省德艺双馨名中医，龙江名医，黑龙江中医药大学岐黄学者领军人才，黑龙江省高层次人才。现任黑龙江省中西医结合学会消化专业委员会名誉会长、中国中西医结合消化系统疾病专业委员会常委、中华中医药学会脾胃病分会常委、世界中医药学会联合会消化病专业委员会常务理事等职。

二、医疗生涯展宏图

谢晶日教授行医执教近 50 载，在近半个世纪的医海生涯中，他术精岐黄，疗愈世间疾苦，济世救人护佑百姓健康，妙手丹心展现大医风骨，矢志不渝撑起中医脊梁。他几十年如一日地诊治各种中医疑难杂症及胃肠肝胆疾病，一直深受广大患者的信任、赞誉和尊敬。

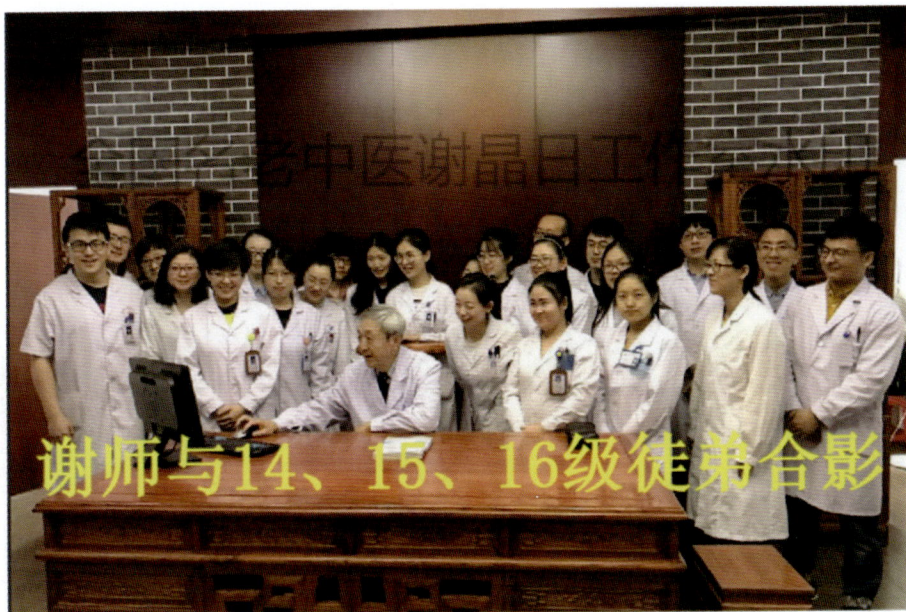

1. 仁心仁术济苍生，悬壶济世疗疾苦

谢晶日教授多年来成功救治危重、疑难病患者不计其数，显示出了中医独到的神奇效果。面对国内外患者求医问药、一号难求的殷切期盼，谢晶日教授无论是酷暑严寒，还是节假日，皆提早到达诊室，而下班时间却一延再延。为满足深受疾病困扰的患者的求医需求，更加有效地利用出诊时间解除患者病痛，谢晶日教授经常放弃中午吃饭和休息的时间，甚至尽量不喝水以减少如厕，为更多患者提供服务。求诊患者虽多，但谢晶日教授对于每一位求诊患者都是详细望闻问切，全身心地辨证论治。谢晶日教授对待每一位患者都是一视同仁，一腔热血为患者解决疾苦，倡导科室的工作人员及每一位徒弟都遵循"大医精诚"的服务理念。多年来每一位在谢晶日教授诊治下的患者都被建立了详细、完备的病历资料记录，且谢晶日教授在黑龙江中医药大学附属第一医院率先使用中医系统软件。该软件保存着每一位患者的四诊及理法方药的系统记录，截至目前已有数十年，几十万份病历被保存，可随时根据姓名和电话调取病历，为带教学生和撰写资料保留了真实世界的第一手资料。谢晶日教授想患者之所想，难患者之所难，为方便患者就诊，成立了工作室并建立"谢晶日教授名老中医传承工作室微信公众服务平台"，以便及时发布出诊信息，还公益性地为患者科普医学常识、健康养生知识、中医中药常识、中药煎服方式和饮食注意等事项。目前各类文章近600篇，微信公众号关注人群来自全国28个省市及海外多个国家。

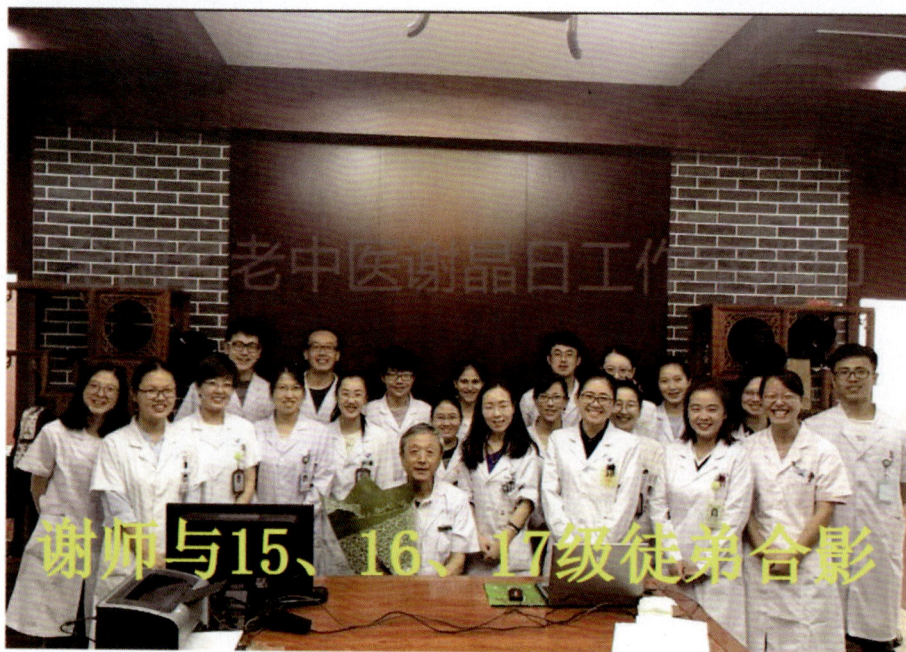

谢师与15、16、17级徒弟合影

2. 十年如一风雨无阻，矢志不渝救死扶伤

从青丝到皓首，谢晶日教授一直严谨、规范化地工作，认真地查房和带教，管理病房始终要求执行三级查房制度，是医院先进个人的典范代表，所在科室全员规范化在全院名列前茅，一直是全院的先进科室。另外，从门诊到各种教学和学会的工作，谢晶日教授几十年如一日奋战在临床第一线，他从没有过休息日，把时间安排得满满的，始终把患者健康放在首位，对待每一位患者都是一视同仁，没有"高低贵贱"之分。他经常不厌其烦地为患者解释病情，同时也要求科室医护人员及徒弟们持有热心、细心、耐心、同情心、责任心的"五心"工作态度。为了给患者提供更多的就诊机会，方便患者求医，谢晶日教授几十年来均放弃了周末和节假日的休息时间。在疫情最严峻之际，谢晶日教授体谅患者求医的不易，倡导落实"疫情无情人有情，线下不见线上见"，利用线上出诊的形式，让患者足不出户也能享受优质的医疗服务。即便每次出诊流程增加，时间延长，自身疫情暴露风险大大增加，谢晶日教授也在所不惜、甘之如饴。在谢晶日教授门诊经常可以看到来自全国各省市及海外，经多方治疗无效的疑难病患者满怀期待，慕名前来，大家都抱着最后的期望，经过谢晶日教授细心、耐心、热心的诊疗后相继痊愈。患者经救治后都与谢晶日教授建立了浓厚的医患情谊，大家认可的是谢晶日教授有亲和力、有同情心、有责任心，一切以患者为中心，妙手回春，身体和心理都能得到治疗。近50载医路漫长，谢晶日教授却矢志不渝，从未彷徨，鬓华虽改心无改。推动谢晶日教授风雨无阻、坚定不移前行的，是扎根杏林的执着，是矢志岐黄的决心，是悬壶济世的仁爱，更是患者眼中热忱的期盼和那一声声热情而激动的"谢教授，谢谢您""您是我的救命恩人"等真挚的话语。

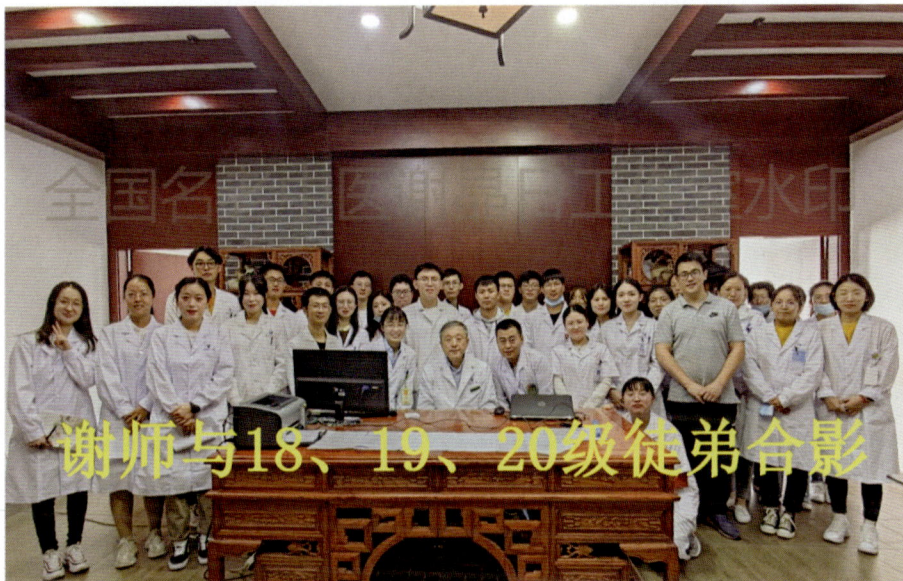

谢师与18、19、20级徒弟合影

3. 精准辨证为核心，疑难杂病现成效

谢晶日教授擅长运用中医药治疗各种疑难杂症，尤其在治疗各种胃肠道疾病、肝胆疾病、代谢相关疾病方面尤为突出。在长期的临床实践中，他运用中医整体观、辨证施治观，辨病与辨证相结合，宏观与微观相结合，治疗与预防相结合，形成了独到的学术思想和治疗特色。经过多年的临床实践，他倡导"以人定法、以法组方、以证加减"的精准辨证原则。在近50年医教研的生涯中，谢晶日教授在各种消化系统疑难病及其他内科疑难病，如溃疡性结肠炎、肝硬化、胆道疾病、消化道肿瘤、各种消化道疾病的癌前病变、内分泌疾病、各种由肝胆脾胃病引起的神经系统的忧郁、焦虑等疾病的治疗上研深覃精、独具匠心，治愈患者无数，用行动护佑了无数患者的健康，用付出践行了大医精诚的古训。

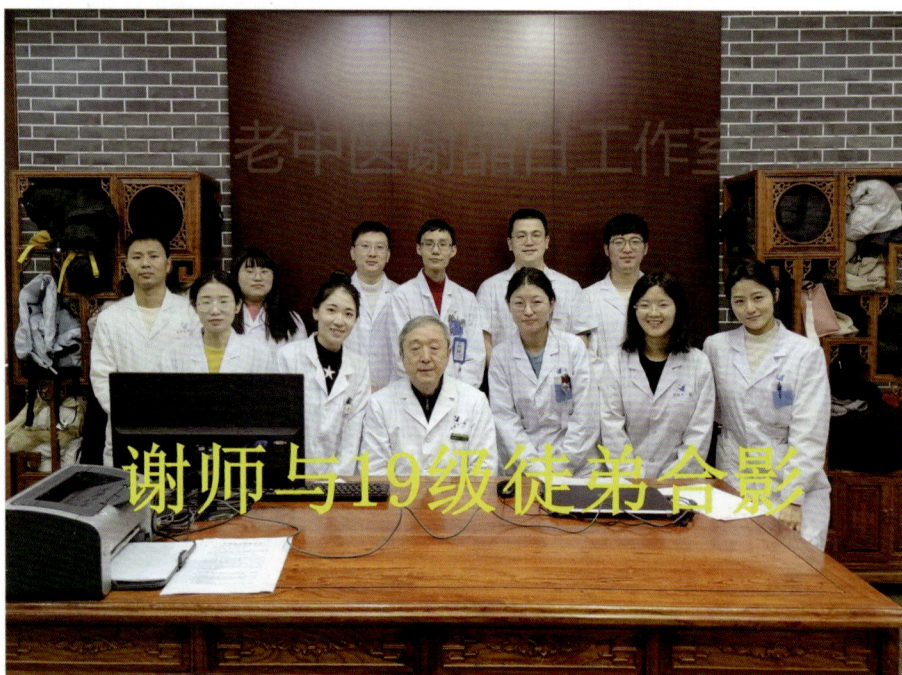

谢师与19级徒弟合影

4. 呕心沥血创先河，肝脾协调定三法

由于现代人生活方式发生改变，且社会压力骤增，导致疾病谱发生变化，谢晶日教授开创性地提出"肝脾论"的学术思想。"肝脾论"理论是以肝脾为核心，强调情志致病的重要性，涉及五脏六腑的相互关系和辨证辨病治疗的关系，能精准地指导临床辨证与遣方用药。已在中国中医药出版社出版《肝脾论在肝胆疾病中的临床应用》《肝脾论在胃肠疾病中的临床应用》《肝脾论在疑难杂病中的临床应用》系列著作。谢晶日教授倡导"以人定法、以法组方、以证加减"的中医辨证思维法则，运用这个法则辨证精准，用药精当，药起沉疴。多年来，患者感念谢晶日教授悬壶济世、妙手仁心的医术与医德，有着太多感人肺腑的生动故事，有的赞美谢晶日教授为"国家的瑰宝""神医""救命恩人"，也有的视谢晶日教授为"药食佛"等，每每叮嘱谢晶日教授注意身体，多多休息，多多保重。多年来更有不计其数的患者送上锦旗、牌匾、感谢信等，以表达感激之情。

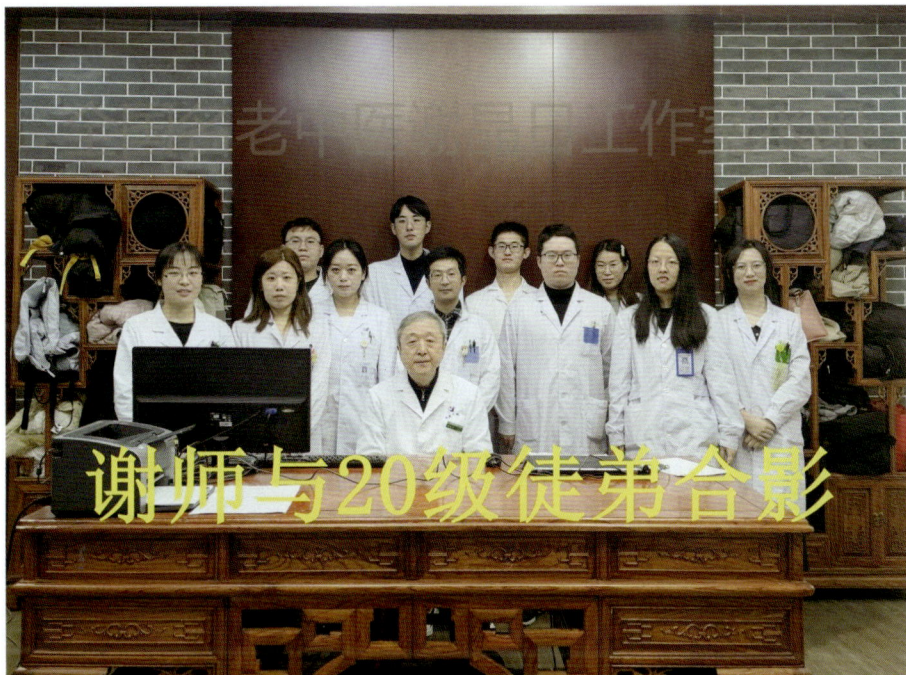

谢师与20级徒弟合影

5. 求索不息勤攀登，建功立业创辉煌

20世纪70年代，谢晶日教授所在的肝脾胃病科治疗疾病很少使用中药汤剂，以西药为主，效益和影响力在全院最差，谢晶日教授临危受命，承担科主任工作。从此，谢晶日教授一腔热血，全身心地投入工作，为全科人员及学生、弟子们树立了"周到而耐心的服务、刻苦而勤奋的学习、端庄而严谨的作风、精湛而过硬的技术、紧张而有序的工作、热烈而镇定的情绪"的工作理念。这六条理念是医务工作者的精神法宝，也是谢晶日教授工作时的真实写照。在严格的要求下，肝脾胃科一年一变样，十年大变样，已发展成为"国家中医药管理局脾胃病重点专科""国家药理基地""全省消化病中医重点学科""全省消化病领军人才梯队""省中医肝胆病、脾胃病重点专科单位""省中西医结合消化疾病专业委员会主任委员单位"，成为医院住院部和门诊部中医特色最突出的科室，极大地增强了科室和医院的影响力。谢晶日教授成为肝脾胃病科国家重点专科、黑龙江省重点学科中医脾胃病学及省消化病主委单位的奠基人。科室也连续二十余年获得全医院"突出贡献奖标兵"。总结谢晶日教授的经验、理念，即"成功五有法则"如下：①要有明确目标；②要有具体内容；③要有量化操作；④要有定期监督；⑤要有定期总结。不遗余力、一腔热血、全身心地做好每一件事情，就一定会取得成功，这也是他对全科工作人员和徒弟们的谆谆教导。

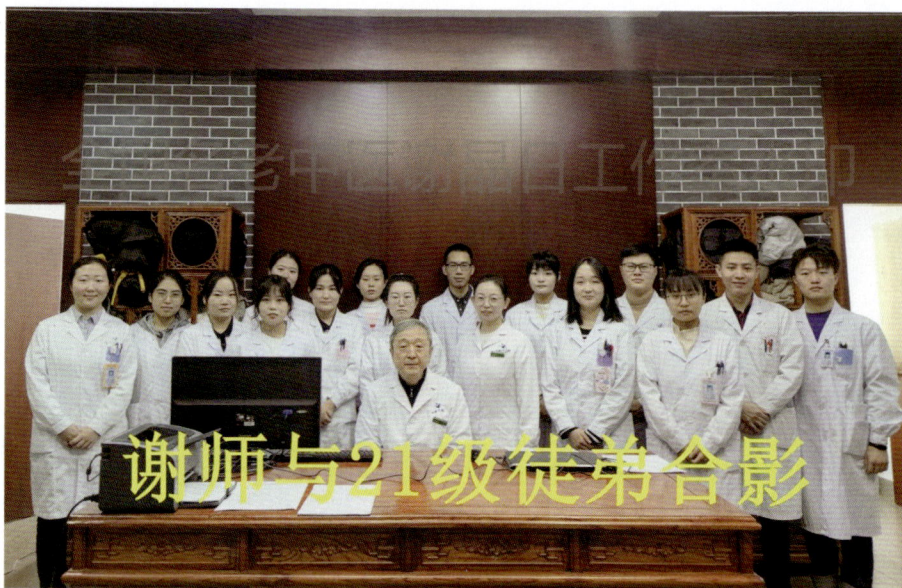

谢师与21级徒弟合影

三、科研创新谱新章

谢晶日教授在科研工作中勇攀高峰，力求深度与广度，在中医药研究领域中取得了丰硕的成果，多项国家自然科学基金项目、黑龙江省重大项目的研究成果被同行专家认可，填补了国内同领域的空白，达到了国内领先水平，不仅在临床治疗中提高了疗效，也取得了显著的经济与社会效益。

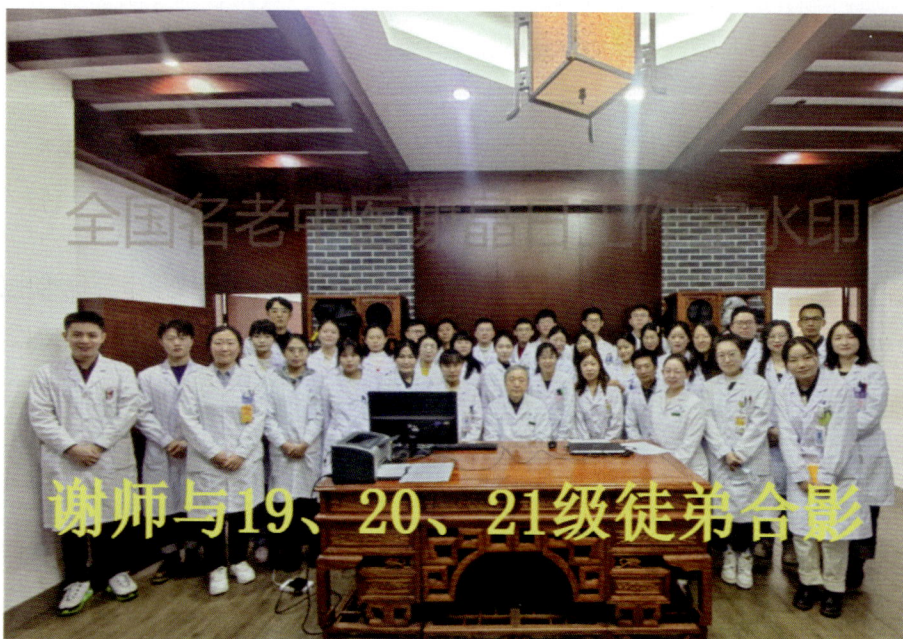

谢师与19、20、21级徒弟合影

1. 科研课题及奖项

谢晶日教授多年来先后主持完成了多项国家级、省级科研项目。包括主持国家自然科学基金项目 3 项，以及国家中医药管理局项目、教育部项目、省重大科研项目等多项课题；荣获国家级、省级、市级等各类奖项 25 项，包括国家级科技进步奖 2 项，中华中医药学会科学技术进步奖二、三等奖 2 项，黑龙江省人民政府科学技术进步奖二、三等奖 6 项，黑龙江省教育厅科学技术奖一等奖 3 项，黑龙江省中医药管理局一、二、三等奖 11 项，哈尔滨市科学技术进步奖 1 项。

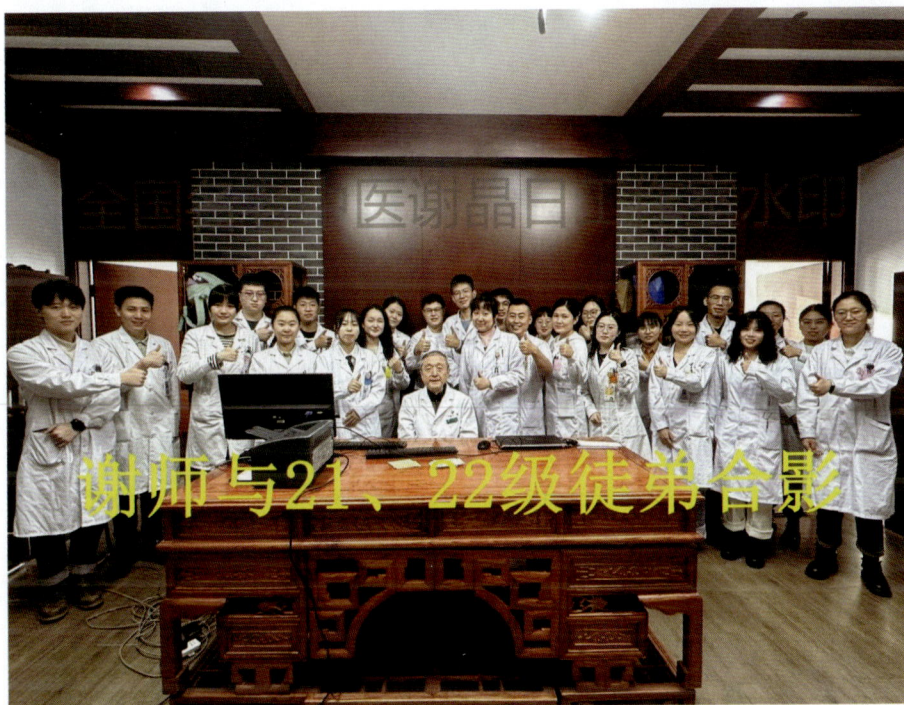

谢师与21、22级徒弟合影

2. 学术论文及著作

谢晶日教授学风严谨，强调学术传承，重视中医药人才的培养，言传身教，尽显名师风范。迄今，谢晶日教授已招收博士研究生、硕士研究生、留学生等优秀中医临床人才 300 余名，为海内外培养了一大批中医药骨干力量。多年来，谢晶日教授在学术期刊上发表论文 300 余篇，出版著作 15 部，参与编写、制定了 10 余种疾病的中医和中西医结合诊疗共识和指导意见。通过发表期刊文章和著作，以及主持学术会议等，谢晶日教授向广大中医药学者传授了其近 50 载的临床诊治体会，涵盖肝胆胃肠等各种疑难杂症的辨证治疗及处方用药等。

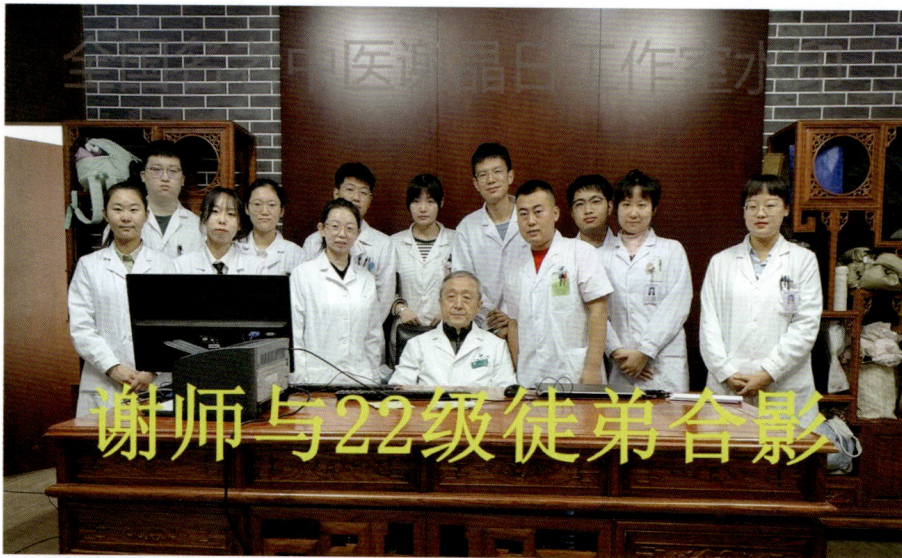

谢师与22级徒弟合影

2004年以来出版的著作有《中西医结合消化系统疑难病的诊疗——肝胆系统疑难病》《中西医结合消化系统疑难病的诊疗——脾胃系统疑难病》《肝脾胃病辨治思路与方法》《肝脾论临床验案丛书》《肝脾论在肝胆疾病中的临床应用》《肝脾论在胃肠疾病中的临床应用》《肝脾论在疑难杂病中的临床应用》等。这些著作详细地阐释了谢晶日教授"肝脾论"学术思想在肝胆疾病、胃肠疾病和疑难杂病方面的应用,对中医消化病领域乃至中医药事业的传承和发展具有重要的推动作用。

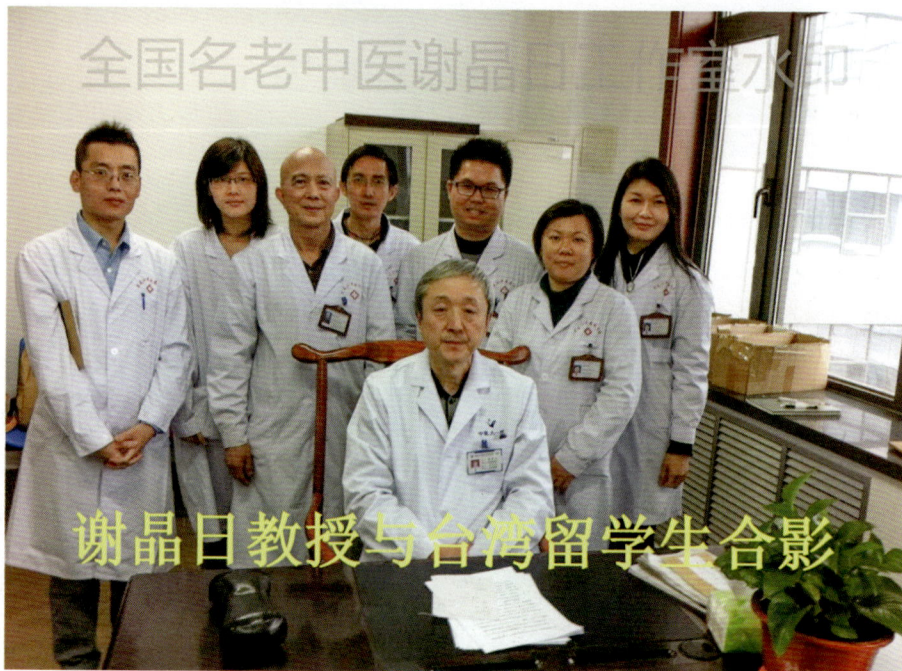

谢晶日教授与台湾留学生合影

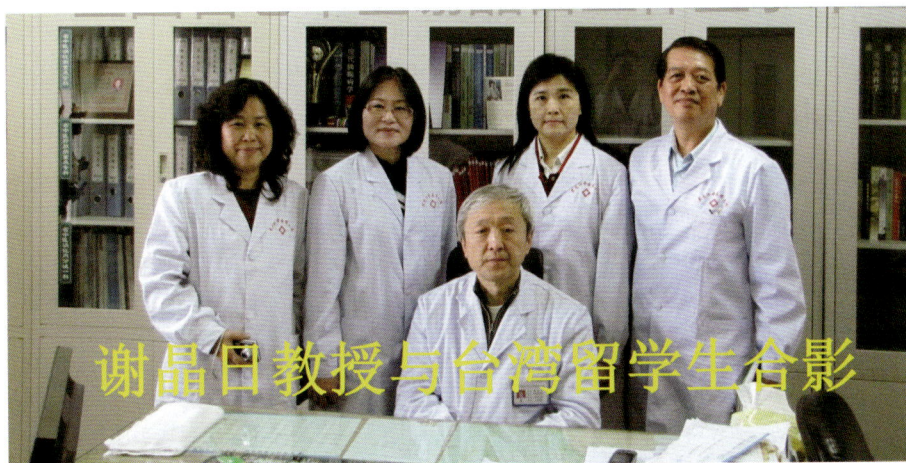
谢晶日教授与台湾留学生合影

四、教学育人春满园

　　谢晶日教授在教学方面，以培养高素质中医药人才为己任，曾担任多年中医内科教研室副主任，承担着全校中医内科学精品课程的教学任务。在黑龙江中医药大学全国先进5A评审教学评估工作中，谢晶日教授作为全校医疗唯一代表向国家检查组评优专家演讲，获得了全校授课最高名次，获得了国家级专家的一致好评。谢晶日教授培养学生，不仅教医术，更教做人。他常教导学生要以仁爱之心待人，以慈善之心救人；治学做事要品行端正，不为权势名利所惑。

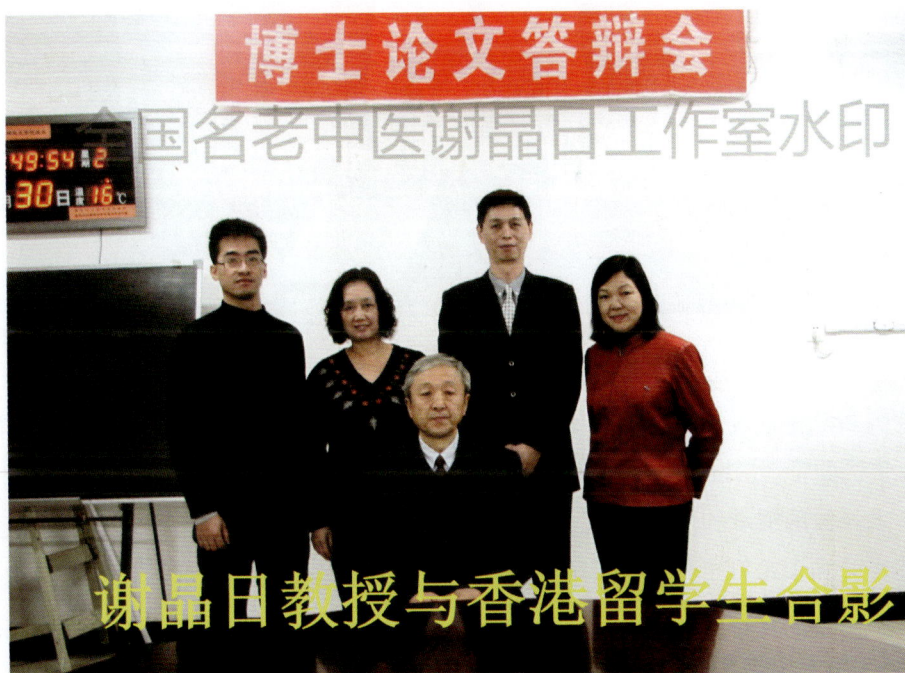
谢晶日教授与香港留学生合影

谢晶日教授多年来一直担任本科生和研究生、博士后等的教学工作，已培养硕士研究生、博士研究生、博士后和中国香港、中国台湾地区的学生，以及日本、新加坡、美国、加拿大、韩国、马来西亚等国的留学生共300余人。多年来远赴国内外举办讲座授课，曾多次受邀赴中国台湾、中国香港及美国等国家和地区的医药大学讲学，深受欢迎。他的毕业生遍布全国及海外各地，有的学生已成为所在单位的党委书记、院长、主任，以及学术、业务骨干；有的学生自己开医院、诊所，已经成为当地名医；有的学生从事教师工作，已成为硕士研究生和博士研究生导师，还有的已获得优秀教师、先进工作者、杰出青年中医等光荣称号。谢晶日教授手把手带出了一批又一批弟子，为中医药事业培养了大批高层次人才，为发扬和传承中医事业作出了重要贡献。

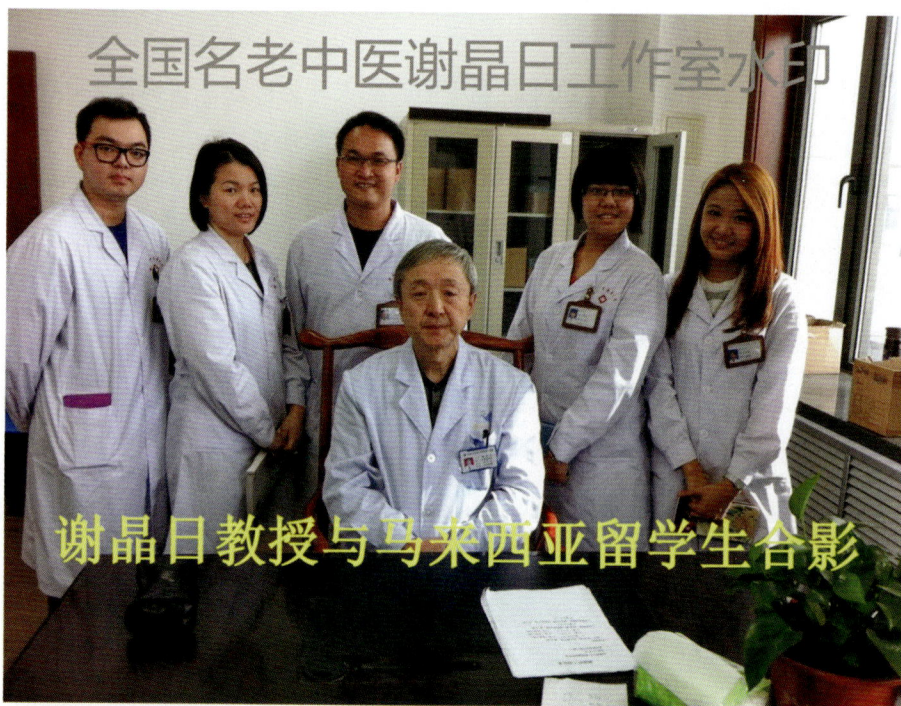

谢晶日教授与马来西亚留学生合影

1. 理论实践教学法，传承发展领军人

全国名老中医药专家谢晶日传承工作室于2016年12月经黑龙江省推荐评审后，由国家中医药管理局批准立项资助建立。工作室的成立是为了开展全国名老中医谢晶日教授学术经验的继承和传承工作，总结研究名老中医谢晶日教授擅治常见病、疑难病的诊疗经验和学术思想，形成系统的诊疗方案，并推广运用于临床。传承、保留和挖掘名老中医谢晶日教授一生宝贵的经验和财富，研究谢晶日教授的成才经历及临床资料，并形成专著出版。培养传承团队，为中医内科学界的经验交流与协作提供了一个平台，对中医内科学乃至整个中医学理论及实践的不断提高、传承和发扬、发展有着重要的历史推动作用和深远意义。

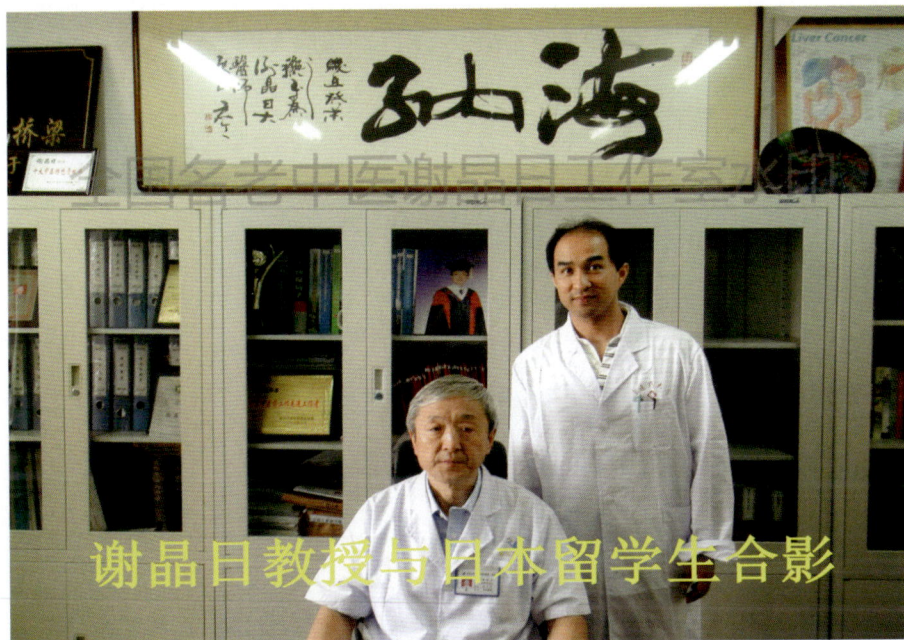

谢晶日教授与日本留学生合影

工作室经验传承采取跟师学习、独立临床实践与理论学习相结合的形式，以跟随指导老师临床实践为主，继承人跟随指导老师门诊、查房或会诊等，总结和传承谢晶日教授擅治常见病、疑难病的宝贵经验和学术思想。

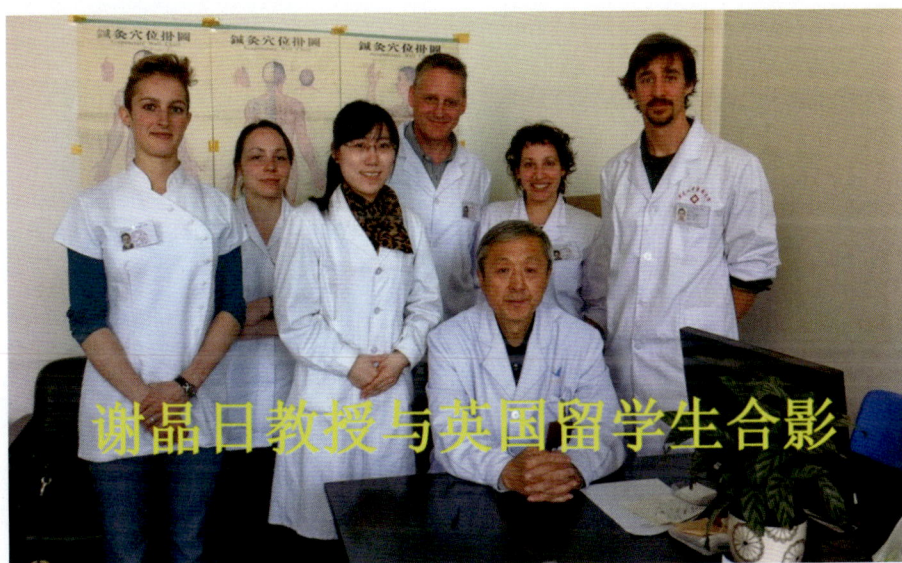

谢晶日教授与英国留学生合影

全国名老中医药专家谢晶日传承工作室创立以来，推动了黑龙江中医药大学附属第一医院临床、教学、科研的发展，并培养了黑龙江省首批中医消化专业的博士研究生，同时也培养了大批硕士研究生及其他中医的临床高级人才，为国内和省内中医内科学界的经验交流、传承与协作提供了坚实的基础和人才培养的强大平台。

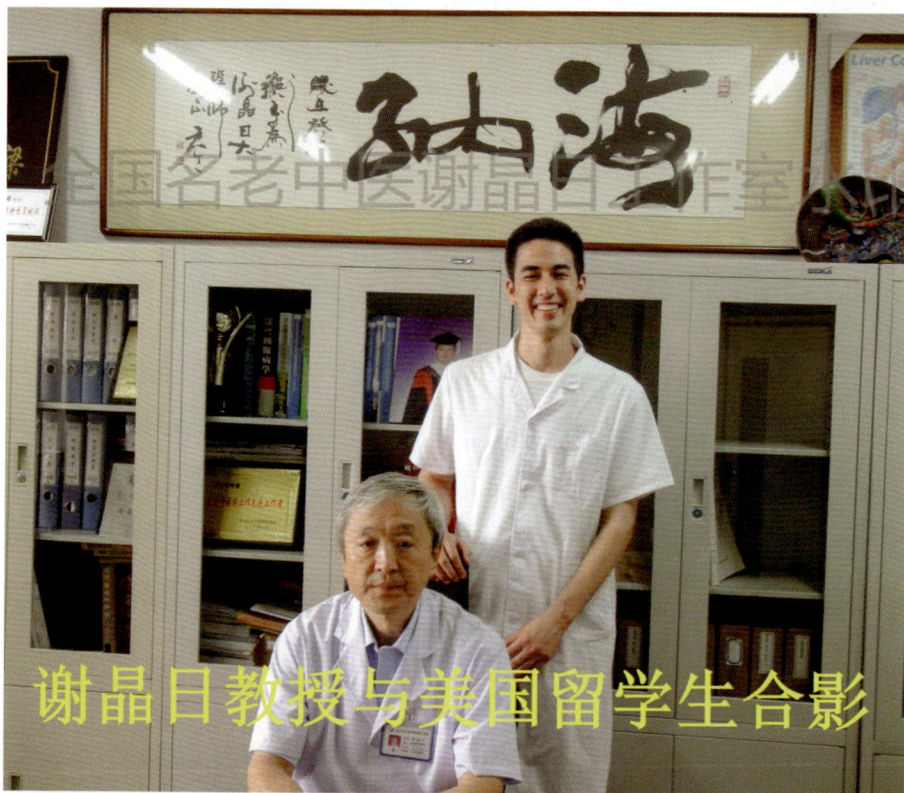

谢晶日教授与美国留学生合影

2. 培养弟子传道术，春耕桃李三千圃

谢晶日教授行医执教近 50 载，言传身教，治学严谨，传道之际，又以传德为要，如今已培养出博士后 6 人，博士研究生 37 人，硕士研究生 270 余人，国外留学生 20 余人，师带徒 20 余人，为祖国医药卫生事业输送了一批批鲜活血液，为中医药发展事业作出了突出贡献。

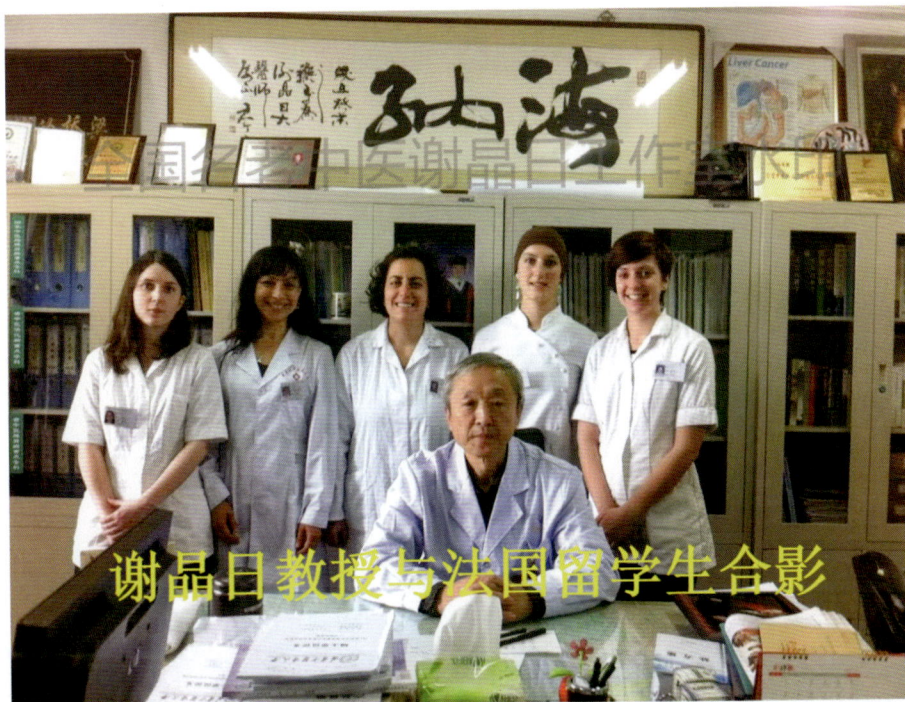

谢晶日教授与法国留学生合影

弟子们秉承恩师教诲，继往开来，秉持师门的优良传统，坚持以"精湛的医术、科学的管理、精准的辨证、特色的治疗、细心的护理、优质的服务"造福一方百姓，一代又一代薪火相传。

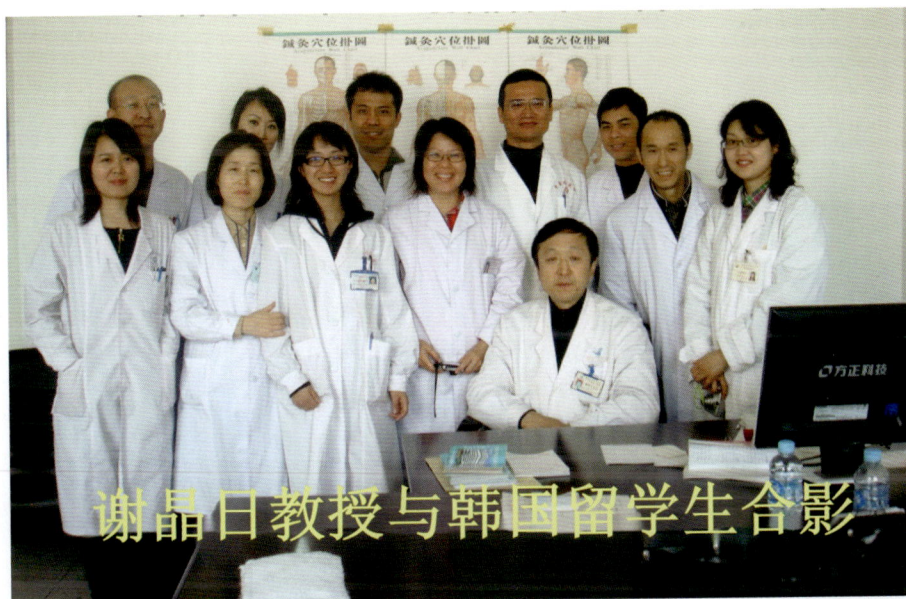

谢晶日教授与韩国留学生合影

（跟诊弟子们整理）

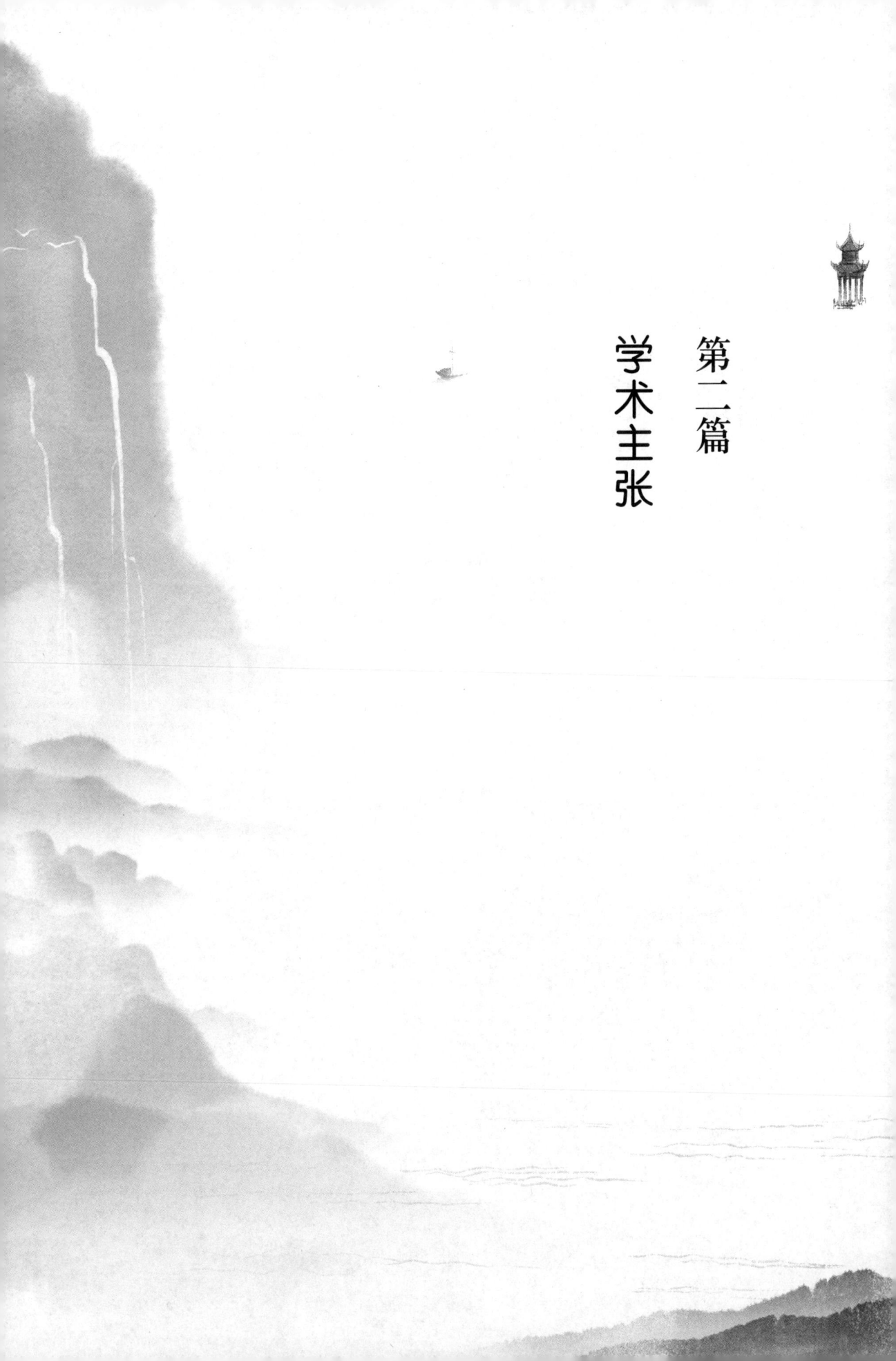

第二篇

学术主张

第一章　肝脾论治，积基树本

一、五脏相关，肝脾尤重

在当前社会，人们拥有更高生活水平的同时，情志压力亦随之增长，气候环境的剧变，饮食结构的不合理，都在影响着人体生理状态。饮食上过食肥甘厚味、暴饮暴食、酗酒等都会导致肝脾功能受损。因饮食不节而来就诊者在临床上最为常见。情志上，面对各种负面情绪，很多人不能很好地纾解，或焦虑抑郁，或气愤恼怒，或忧愁思虑，极易损肝伤脾。两脏相互影响，则肝脾同病，病势缠绵，不易治愈。谢晶日教授经过多年的临床实践观察，将大量病例细分类目、分析病机、总结经验后，认为临床上常见的各种疾病，究其根本，多与肝脾两伤相关，故总结出了"肝脾同治"的学术经验，以肝脾的生理、病理相关为切入点，临证辨治各种疾病。

五脏相关的物质基础是神经 – 内分泌 – 免疫网络，相关的实质是在此网络内，机体在生理上相互促进和制约，病理上相互作用和传变，可体现在五行生克制化、阴阳相关、气血相关等方面。肝脾相关乃人体之机要，肝脾同治可以调脏腑、和阴阳，在治疗脾胃病时则应更加注重肝脾。肝脾对人体气血、津液、气机的生成和运行有着重要影响，肝脾合病，可伤及其他脏腑。

伤及于心：若肝郁脾虚，肝木乘土，痰湿内生，随气上逆凌心，导致心悸、喘促之症；肝脾两虚则血不养心，表现为健忘、不寐等症。

伤及于肺：若肝脾不升，影响气机调畅，则肺失宣降，不能将水液下输膀胱，见咳嗽气急；肝脾不足，气血亏虚，土不生金，易见气短声低，呼气短促。

伤及于肾：肝脾肾相互充斥滋养，肝脾病久，累及于肾，可见腰酸、眩晕、烦热等症；肝气乘脾日久，水湿壅滞中焦，耗损肾气，开阖失常则见小便异常、水肿等。

反之亦然，他脏疾病也会影响肝脾，但在诊治脾胃病时若伴有其他诸脏之症，应详审致病源头，不可一叶障目，应注重从肝脾着手，使气血津液运行调畅，脏腑气机平衡，则疾病向愈。

二、肝脾相关，理论基源

中医学所谓之肝脾两脏，是指肝脾藏象理论，与西医从解剖层面所论之肝脾器官，并不相通。"藏象"两字，首见于《素问·六节藏象论》。藏指藏于体内的内脏；象指表现于外的生理、病理现象；藏象，则包括各个内脏实体及其生理活动和病理变化表现于外的各种征象。肝脾之间，肝与胆，脾与胃，气机升降相互影响，脏腑阴阳表里相合，生理功能相互依存，病理产物相互为病，不可分割，对指导临床有重要意义。

肝脾荣损相关为人体之机要。《素问》曰"土得木而达""食气入胃，散精于肝，淫气于筋"。肝木可疏中焦，助脾胃运化水谷；脾胃所化精微，又可充养于肝；肝脾疏泄与运化功能相互为用。肝胆内寄少火，助脾胃化食生精，即《读医随笔》所谓"脾之用主于动，是木气也"。另外，肝脾还在藏血、统血方面相关。脾胃健运，气血充盛，肝有所藏；肝得血养，藏泄有度，调血以助运。

百病丛生，非因胆胃之逆，则责肝脾之陷，所以临证治疗疾病应重视调和脾胃，恢复气机升降。脾主升清，胃主降浊，上下通达，生机蓬勃；肝主升发，胆气主降，升降相宜，气机调畅。肝胆脾胃升降相因，运转气机，生机不息。谢晶日教授认为临证不可仅注重肝疏脾土的作用，还需重视气机相关的作用。脾气升则肝气自升，胃气下降则胆火随行。

人体经络联络脏腑形体官窍，运行全身气血，沟通上下内外，感应传导信息，加强全身各部联系，是中医整体观的体现，在人体生理病理方面有重要的意义。足厥阴肝经与足太阴脾经皆是从足循向腹胸，肝经"上踝八寸，交出太阴之后"，脾经"循胫骨后，交出厥阴之前"，两者在下肢小腿部交汇循行。

肝脾互及，即肝病及脾或脾病及肝，是以肝脾生理特点为基础。若肝脾异常，会影响气血津液的生成和运行，形成诸多病理产物而发病。以五行学说来表述，即肝木和脾土关系失衡。肝脾一方太过或不及即可影响对方，如出现"木旺乘土"或"木虚土侮"之象。肝脾互及，可有两种表现，肝病及脾或脾病及肝，应分辨主次矛盾，不可一概而论。由肝及脾者，可出现肝火犯胃、肝木乘脾、肝郁血瘀碍脾、胆热犯胃等；由脾及肝者，可见脾胃运化失司而生湿热、痰阻、食积等病理产物，阻滞气机或肝失其养，则出现胆汁外溢或胆热不宁，肝气郁滞或肝风上扰之证。若久不干预，则终致肝脾俱重，影响整个机体活动。

三、肝脾论治，中西相参

中医藏象学说中的"肝主藏血，肝主疏泄"包括了西医肝脏的部分功能，两者都认为肝脏可以调节血量，防止出血，可分泌胆汁，促进消化，但理论本质不同。中医认为肝是通过肝气调摄血量，约束血液循脉而行，防止出血；通过肝之疏泄来调畅气机，使脾升胃降，腐熟运化水谷。西医则认为肝脏具有丰富的血管，可通过神经递质和激素来控制这些血管舒缩而调节血量；肝细胞可合成凝血因子而发挥止血作用，还可分泌胆汁，分解脂肪而促进消化。中医之肝还具有西医肝理论中没有的调节生殖、促进气血津液运行、调畅情志等作用。

中医藏象中的脾主运化，与西医胰腺及胃肠道的功能相似。脾主统血，又类似于西医所认为的脾能造血、贮存血液、调节血液等功能。中医所论述的脾，可包括西医的神经、内分泌、免疫等方面的功能。

中医、西医所言之肝脾，概念重叠但范围趋向不同，实体相近而又本质不同。谢晶日教授认为应明确区分，善于研究，在发挥各自独立的理论优势的同时，中西医结合辨证用药，以资疗效。

亦有研究认为肝脾相关理论与脑－肠轴学说相关，即由神经内分泌和免疫因子介导的，受心理、社会因素调节的胃肠道和脑之间的一个双向调节系统。这种以脑－肠轴为主的胃肠功能紊乱的基本病机为肝失条达，脾失健运，肝脾不和。肝主疏泄功能的异常可引起神经内分泌功能的紊乱，主要是由于肝主疏泄功能与情志相关，情志异常会引起大脑皮层功能改变，进而影响到脑肠肽含量的改变。谢晶日教授认为，西医脑肠肽理论与中医肝主疏泄生理功能有异曲同工之妙，均注重整体观念，以及脏腑之间的相互影响。除脑－肠轴学说外，肠－肝轴学说也为肝脾相关提供了理论基源。中医藏象中脾之功能包括西医中的肠功能，肝脏、肠道在生理病理方面又有联系，肠－肝轴学说可丰富和补充肝脾相关理论。肝硬化晚期常伴有胃肠道黏膜的水肿、糜烂等病理改变，胃肠道黏膜受损是酒精性肝病发病的重要因素，都是肝脾相关的表达与体现，是肠－肝轴理论的有力说明。以此出发，通过健运脾胃维护肠屏障功能而达到"治肝"的目的，即"治肝先实脾"，是防治酒精性脂肪肝等肝脏疾病的新方向、新趋势。

第二章 辨治经验，经典传承

一、天人合一，整体思维

中医学的思维方法是以长期的诊疗实践活动为基础，运用精气、阴阳、五行学说等中国古代哲学思想，结合传统文化知识，对机体的生理结构、病理状态、发病机制和治则治法等方面进行观察、分析、综合、归纳，从而在宏观上把握生命活动规律。整体观念是中医思维的指导思维，注重天人合一及人体自身的完整性。所谓天人合一，是指天道与人道，自然与人相通、相类和统一，是整体思维的根本特点。谢晶日教授非常重视整体思维，认为探寻出事物之间的整体性、联系性，是研究人类的健康和疾病规律的前提，能够帮助医生对生命和疾病有进一步的认识，探寻本质，得出相应治法。

人与自然环境统一。《素问·宝命全形论》曰"天地合气，命之曰人"，说明了人是自然的一部分。自然界中的居住环境、四时气候及昼夜变化对人的生理和病理状态都有非常大的影响，如气血的运行、脉象的呈现可受气候影响，阴阳盛衰可受昼夜变化影响，疾病特点和饮食习惯可受地域环境的影响。当这些影响因素太过或不及时，可诱发疾病。因此，谢晶日教授在诊疗疾病时从整体思维出发，强调"三因制宜"，在处方开药前，必询问患者年龄、常住地域、工作环境、有无过敏等情况，根据地域环境、发病时间、体质的差异进行针对性诊治。这种思维在各种疾病诊治中充分运用。比如因地制宜，患者多来自东北一带，地域纬度较高，冬春气候燥寒，阳气郁内，腠理密闭，谢晶日教授临证常配伍温中行气之品，如乌药、小茴香，且用量较重。因时制宜，春季肝木之气升发易郁，患者多易出现烦躁、胸胁胀痛等症，此时用药应注意多配伍疏肝解郁之品，少用温燥之品，以免肝木乘脾，如柴胡、香附、紫苏梗、佛手等；在夏季暑、湿、热相互交杂之时，疾病往往胶着难愈，且暑热易伤阴气，此时患者往往不欲饮食，喜食冷饮，在用药时要注意慎用苦寒之类，选芳香轻清之品，祛暑化湿又无伤阴之弊，如藿香、佩兰之品；秋季气燥，易伤胃阴，用药应慎燥烈，酌配甘润之品以滋阴润燥，如石斛、玄参、麦冬。因人制宜，患者的年龄、性别、体质与脾胃病关系密切，小儿患者生机旺盛，对于药效反应较快，但先天脾胃虚弱，气血未充，此时表现于脾胃病上多为不欲饮食，口中异味，大便干结或稀溏，在治疗时药量宜轻，避免使用大寒大热、峻泻、过度补益的药物；老年人常生机渐退，气血亏虚，临证酌加健脾益气药，脾胃得健，气血旺盛则疾病易愈，峻烈祛邪之类亦慎用。男性、女性患者因生理结构不同，发生疾病时各有特点，尤其对于女性的月经情况，要尤为注意，有妊娠意向的患者慎用滑利破血有毒之物。

体质学说蕴含内容丰富，着重对人体的生理特殊性进行研究，因人制宜是其在临床上运用的具体体现。体质因素使机体对某些病邪具有易感性和耐受性，表现出对某种疾病的倾向性，对病机的从化有决定作用。同一致病因素，作用在不同体质上，所表现的疾病证候甚至可能是相反的。比如脾胃病多见湿邪作祟，阳热之体易出现湿热之证，阴寒之体易从寒化，体现为寒湿之象。体质学说对疾病的辨证有指导作用，谢晶日教授认为应该对此学说予以足够的重视，并进行深入研究。《灵枢·邪客》中说："人与天地相应者也。"人与自然环境相互切合，才能相安无事。

人与社会环境统一。人具有社会属性，受社会环境的制约，避免不了受到人际关系、宗教、政治经济地位、在社会中所承担的不同角色等社会因素的影响，尤其是社会环境剧烈骤变，会打破生理功能和心理状态的平衡，使精神活动出现较大波动，影响机体脏腑功能，不仅可能引发疾病，还可能会加重原有疾病。随着社会发展，由较早的"生物医学"模式演进为"生物-心理-社会"的医学模式，社会因素逐渐成为造成紧张状态、压抑状态、安全感低下状态等心理异常状态的重要原因，从侧面印证了中医整体理论中主张人必须与社会环境统一的正确性。谢晶日教授在诊治疾病时会详细询问患者病史，侧面了解患者的生活条件、社会关系，找出症结所在，侧重于心理疏导，辅助药物治疗，以帮助患者更快更好地适应社会环境。

人体是一个能够自我调节、内外紧密联系的统一整体，五脏一体观、形神一体观是其自身完整性的具体体现。以五脏为中心形成的心、肝、脾、肺、肾五个系统，通过经络系统沟通，各脏腑发挥其正常功能，生成并运行精、气、血、津液等精微物质。脏腑间在功能上相辅相成，密切配合，同时又相互制约，才能使机体活动维持平衡。当发生疾病时，应基于局部病变，着眼于整体生理功能失调，通过外在表现，推测内在脏腑病变，才能正确辨证。在整体层次上对局部病变进行调节，才能取得良效。具体到脾胃病诊治方面，谢晶日教授强调要注重调理脾脏，关注其他四脏，使机体协调统一，提高临床疗效。如脾胃病多发脘痞、纳呆等症，不仅与脾胃的运化功能障碍相关，还与肝失疏泄、肺失宣降、心神失养、肾元亏虚等因素相关。若不从整体出发调治，未考虑本脏病和他脏之间的相互影响，单纯健脾和胃，助脾运化，收效甚微，且疾病易复。

（一）结合动态辨证思维

辨证思维是中医学理论区别于西医学的一大特征。有了整体思维做指导，还要结合动态思维去观察证候的变化。目前辨证思维可从三个递升的层次展开，即方证对应、辨证分型与审察病机。方证相应是中医辨证的基础，即医生根据患者具有内在联系的症状，凭借经验开具处方；辨证分型是对疾病全程表现进行综合判断；病机辨证则要看透疾病的发生与变化规律。谢晶日教授在诊疗疾病过程中，重视四诊收集，嘱咐不可忽略四诊信息，应全面掌握病情，分析后得出证候类型，再开具处方。总结来说，就是"以人定法，依法组方，随症加减"。谢晶日教授临证多依此十二字，无有错漏，疗效显著。遣方用药时，谢晶日教授常注意勿将药物根据症状进行罗列，要从众多症状中提取出关键症状，分析病机，直中要害，则诸症皆消。在临证中要灵活运用辨证思维，基于此而不拘于此。

（二）贯穿中和思维

中和，又为"中庸"，是指把有关联的事物太过或不及的状态进行协调，达到哲学中最理想的状态。从阴阳角度来说，"阴平阳秘，精神乃治"。若阴阳失衡，应"补其不足，损其有余""以平为期"。另外，中医基础理论中的整体观、辨证论治、精气学说、藏象学说无一不是围绕"中和"思维而实现的。谢晶日教授在临证时将中和思维贯穿始终，善用中医基础理论，且谨查病机变化，祛邪不伤正，补益不助邪，以调代补，使气机顺达。时有患者因疗效显著，疾病痊愈后仍要求继续服药，需要根据个体情况，或予以中成药调理脾胃之气，或告知患者中病即止，过犹不及。

（三）善用取象思维

取象思维指运用带有感性、形象、直观的概念表达对象世界的抽象意义，通过类比、象征的方式来把握对象世界联系的思维方法。可对脏腑活动外在征象进行推敲，结合精气、阴阳、五行学说，分析机体各部之间的生理病理联系，从而得出疾病相关的病因病机。如患者来诊，未诉其症，即观其面色赤红，呼吸略粗，摸其脉象示滑数，问其是否嗜酒且烦躁易怒，实际情况则如所料。酒本属于辛辣之类，助湿生热，五行中辛味属金，热性通火，在五脏可累及心肺；患者面色赤红属火，在脏属心，心火旺盛，心神被扰难宁，故烦躁易怒；呼吸略粗病在于肺，体现于鼻，共属于金，火克金则发病。此即取象思维阶段之一"观物取象"，乃基础阶段思维，但已有诸多巧妙之处，多作发挥，临床所用之途亦广。

二、衷中参西，博采众长

谢晶日教授认为疾病的本质是客观不变的，但其进程是时刻变化的。无论人类对其如何认知，都难免在形成过程中受到当前认知能力的限制和社会环境或科技水平的影响，因此无论是中医还是西医，都有不可避免的局限性。若扬长避短，互为参考，则临证可多角度、多方法应对疾病，效果可观。中医学并不神秘，也不需被神化，整体观和辨证论治是其独到之处，但必须通过外在征象来判断疾病，药物对人体的作用也缺乏微观证据。西医以先进科技为媒介，对疾病的发生、演变、预后，以及生理病理情况进行研究，并给予明确的阐述，让医者一目了然，更容易接受，但对于把握整体生命方面有缺陷，仅仅对症治疗，往往很难治愈。作为一名医生，要减少偏见，持客观态度去诊疗疾病，以解决患者痛苦为目标，衷中参西，结合各自优势，也许人类的认知会有长足的进步，这也正是中和思维的体现。

谢晶日教授一直强调现代中医临床要想发展创新，必须充分利用科学技术及网络知识平台，及时了解科学前沿，汲取先进科技成果，应用于临床。充分利用疾病的相关检查技术，早鉴别、早诊断、早治疗，在确诊疾病后，利用中医进行辨证，即西医诊病，中医确证。治病求本，不只是利用中医药消除或缓解患者症状即可，也要体现于检测指标中，结果基本达标才是"求本"治疗。自然也不可一味追求检测指标的完全准确，应依患者具体情况而定。

三、四诊并重，舌脉为要

四诊合参即共同运用望、闻、问、切四种诊查手段，从整体观出发，对患者的疾病资料进行综合归纳、去伪存真、厘清关系、探寻本质，从而精准诊断。《医宗金鉴》中提到"望以目察，闻以占耳，问以言审，切以指参，明斯诊道，识病根源"，证明四诊并重的必要性。

在望诊方面，除了望神态、望面色，谢晶日教授还强调舌诊与脾胃密切相关。脾之外候即为舌，胃气蒸发水谷之气则上承于舌面，即为舌苔。《辨舌指南》载吴坤安云："舌之苔，胃蒸脾湿上潮而生。"通过观察舌质（包括舌色、舌形和舌态），有助于了解脏腑虚实、气血盛衰情况。如脾胃病出现淡红舌，多提示脾胃调和，病情轻浅；淡白舌为脾胃气虚或阳虚，伴有裂纹者提示血虚不润；红舌或绛红舌多为胃热而未实，伴有裂纹者，提示耗伤营阴津液；舌胖大且边有齿痕，多为脾虚津液输布障碍，水湿内停之象；舌质暗红或紫暗，多主气血壅滞。观察舌苔（包括苔质和苔色），可辨病位深浅、病邪性质、胃气的盛衰，判断邪正消长情况。如薄苔示病情轻浅，增厚可见痰浊停滞或胃肠有宿食，病情入里较重；腻苔主湿浊痰饮停聚；剥脱苔多见脾胃气血或气阴不足；白苔多见寒、表证；黄苔提示有热邪充斥。对舌象应进行整体的、动态的观察，不仅有利于诊断，还可预测发病趋势，估计病情预后。如舌荣有神，舌苔有根，舌态正常，提示邪未盛正未衰，胃气尚存，预后较好；舌质枯晦，舌苔无根，舌态异常，提示胃气已竭，预后多凶险不良。

《景岳全书·脉神》载："脉者血气之神，邪正之鉴也，有诸中必形诸外。故血气盛者脉必盛，血气衰者脉必衰，无病者脉必正，有病者脉必乖。"脉象是气血、邪正的外在表现，脉以胃气为本。谢晶日教授认为医生需精通脉理，方可能为良医。脾胃病多以细脉、弦脉、沉脉、涩脉、数脉、滑脉或彼此相兼多见。

《素问·脉要精微论》有云："诊法常以平旦，阴气未动，阳气未散，饮食未进，经脉未盛，络脉调匀，气血未乱，故乃可诊有过之脉。"个人的情绪状态、活动均可波及脉象的诊断，舌诊虽不易受患者本身的运动或情绪等因素干扰，但易被周围环境如光线的颜色或色调、口腔情况或饮食、药物等影响。舌脉诊均易受医者的经验和主观的判断等因素影响。因此，谢晶日教授在临证时强调要四诊皆要，综合判断，当舌、脉、症不能一致时，提示病情复杂，或舍脉从症，或舍症从脉，或舍舌象从他症以精准辨证。

四、主张肝脾论治

（一）善理气机，以调代补

1.调理气机
（1）醒养胃气

"胃气"涵义较多，广义上可属于脏腑之气、中气、谷气等，这里指的是能推动胃肠道接纳食物，并促进食物腐熟的一类精微物质，其主要特点为以降为顺、以通为补。若想治病得效，前提是药物和食物能够被机体吸收利用。若胃气闭塞，不纳水谷，勉强补益，不能得效且加重壅滞。故凡用补益，宜先醒胃气。醒胃之法需结合临床具体辨证，可采用芳香醒胃法，酌情加入白豆蔻、砂仁等；或采用滋阴养胃法，配以甘润之品如麦冬、天冬等；或采用温中养胃法，加入小茴香、丁香助胃气下行。以上"醒胃"之法，使胃腑通畅，食物可纳，药物得效。

（2）健升脾气

脾运化水谷，脾气散精于上，若失其职，或见脾虚湿盛，或见中气下陷。脾胃为气机升降之枢，脾升胃降，人体方安，脾胃健运，其气自升。如在脾虚泄泻、中气下陷导致的胃下垂、脱肛等疾病中，升脾气则正中病机，可选用升麻、柴胡等药，此类药物药量宜大些，或考虑以此为君药也无不可。若患者有便秘、胃气上逆、胃食管反流等，也不是绝对禁止健脾升气。尤其对于年老体弱者，在通降治疗中，可配以少量的健脾升清药物，既能补气推动气的运行，又起到固摄反流的作用，协助恢复脾胃功能。因此，把握好运用升清之法的时机和强度很重要。脾胃为"后天之本，气血生化之源"，运用升清法时，应重视脾胃的健运功能，多用黄芪、白术、党参、茯苓等药，即脾气健运，其气自升之意。除此之外，滋腻碍胃之品如熟地黄、阿胶等应慎用。

（3）疏养肝气

《读医随笔》中提到："肝者，升降发始之根也。"肝主疏泄，主升发，对全身的气机是否调畅起到决定性的作用。肝又藏血，能够化生和涵养肝气。肝与其他脏腑生理功能密切相关，对于脾胃病的发生影响较大，因其既能够促进脾胃运化，又能影响胆汁的分泌和排泄。肝气疏泄异常，或为太过，或为不及。太过者出现肝气上逆之象，或肝郁化火，肝血暗耗，血液亏虚则肝气失约，上逆更甚，形成恶性循环，故治以理气降逆的同时，应注重柔肝，用香附、郁金、柴胡、代赭石、枳实等理气降逆，用白芍、当归等养血柔肝，涵养肝体，使之冲和条达，疏泄得宜。不及者则表现为肝气郁滞，应理气解郁，注重疏肝，药用紫苏梗、佛手，使肝气条达，郁滞自通，以复肝用。

（4）疏利胆气

胆者，中藏精汁，泌于肠胃，以助运化。胆气主降，疏泄正常则胆汁分泌正常。胆气郁闭，该降反升，逆于胃腑，胆胃不和则见口苦、反酸、呕吐等症，此时疏利胆腑之郁滞，则胆胃气机自和，方用左金丸，以黄连合吴茱萸，抑酸止呕。另胆附于肝叶间，表里相合，能同司疏泄，也可共主勇怯决断。《类经·藏象类》就有提到："肝气虽强，非胆不断。肝胆相济，勇敢乃成。"说明疏利肝胆之气尤为重要。柴胡为谢晶日教授临床常用之品，若肝胆郁滞明显者，柴胡用量宜大，可配伍金钱草、郁金之属，疏肝利胆之功倍增。若患者有右胁部胀痛时作，夜不安寐，稍有声响则惊坐起，平素胆怯易惊，遇事犹豫不决，谢晶日教授治疗时，多从疏利胆气入手，药用如金钱草、郁金、鸡内金，再佐以适量定惊安神之品，收效甚好。

2. 以调代补

随着人们生活条件的改善，真正单纯的"虚证"不多，反而"真实假虚"或"虚实夹杂"类病证越来越多。例如痞满患者，除了胀满不舒，还常伴气短、乏力、头晕等虚弱之象，辨其病机常因饮食不节、嗜食酒肉之品，生湿困脾，清气不升不能充养脑腑及四肢而发。若遇此况，应酌情运用四君子汤等补益之剂并予以加减，"中满忌甘"，过度补益会使胃气壅滞，痞满愈甚。谢晶日教授甚少使用过于滋补的贵细药材，多采取"以调代补"之法，来解决此种矛盾。运用通、运、化、疏之法调和脾胃，代替补益脾胃以达到健运脾胃的目的，即"以调代补"之内涵。人体以"通"为用，五脏藏精气可以充满但不可实，需要各脏系统间流通散布才能维持平衡；六腑以通降为性，气血津精均需流动才可发挥作用。故通利腑气尤为重要，临证谨遵病因，辨证通腑。饮食积滞、寒邪凝滞、痰饮内停、湿热郁结、结石、虫积等均可导致腑气不通，表现为便秘或气逆之症。此时可辨证运用消食导滞、温散寒滞、清热利湿、杀虫、排石或养阴润肠等法，枳实、厚朴、槟榔、生大黄等品，通畅腑气，上下通达，气血调和，以调代补。还可以"运化"为调，脾虚失健，胃纳异常，则表现为恶心呕吐、纳呆、大便酸臭等虚实夹杂之症。治疗先用消食导滞配合芳香化湿之品开胃气、运脾气。结合临床辨证运用行气化湿法、芳香化湿法、健脾化湿法、化散湿邪等祛湿法，以及理气活血等法，使气机调畅，脾胃功能复健。

（二）肝脾合病，善治湿邪

湿气多来源于现代人不良的生活习惯，比如嗜食辛辣、喜饮酒、好静少动等。湿邪太过，脾运不及，困遏脾土，脾土壅滞，木不疏土，反被侮之，土壅木郁，气机阻遏，津液输布障碍，内湿愈重，故祛除湿邪是调和肝脾之关键。谢晶日教授常将健脾渗湿、行气化湿、温中燥湿、芳香除湿、苦寒燥湿、祛风除湿等法结合，辨证运用。若湿聚日久成痰或湿阻气郁日久化火生风，出现头晕、烦躁甚则抽动等症，还可酌情配伍化痰开窍或养肝祛风之品。湿邪祛，脾土得健，肝木得疏，诸症亦消。

谢晶日教授认为临床无论内湿还是外湿，多见脾虚，关键在于脾运失职，治疗重在健运脾气，而非盲目辛散温耗或者苦寒攻下。遣方用药多轻清灵动，不可壅滞、滋腻，且时刻顾护脾胃，多选用性偏温、偏平之属。如用炒白术、茯苓、苍术、薏苡仁等来健脾燥湿；白豆蔻、草豆蔻、砂仁等行气化湿；陈皮、厚朴等行气燥湿；藿香、佩兰等芳香化湿；水停湿聚，可用泽泻、猪苓；臌胀可加半边莲、白花蛇舌草增强利水消肿之功；气滞水停可酌加大腹皮、厚朴行气以助利水消肿；脾土健运，肝木调畅，则湿邪可祛，五脏得安。

（三）病肝脾者，身心制宜

形是神所藏之处，神是形的生命体现，两者相互依附和影响。"形神合一"即生理与心理活动健康的统一。人类必须调节自身的精神活动，与自然、社会变化相适应，才能维持机体的健康。《临证指南医案》中提到："悒郁动肝致病，久则延及脾胃中伤，不纳，不知味。"《景岳全书·饮食门》言："怒气伤肝，则肝木之气必侵脾土，而胃气受伤。"说明情志因素对肝脾病影响较深。当情志刺激过于强烈或者持久，超过机体自我调适的极限，则能耗损脏腑精气，扰乱气机的运行。在脾胃病上则表现为焦虑烦躁，或抑郁，或悲伤欲哭，这些症状是临床上的常见表现。考虑其因有二，其一为肝气郁滞不疏，脾虚气血不充，肝郁脾虚，心神失养或气郁化火扰神所致；其二脾胃病患者往往病程较长，易受饮食、生活习惯的影响，如感染"虫邪"幽门螺杆菌（Hp），病情缠绵反复，日久患者情绪必会发生异常改变，病程愈长，愈易恶变。

　　谢晶日教授在治疗脾胃疾病时强调重视情志因素，从身心同治着手，以疏肝、柔肝、调脾为基础，酌情佐以宁心安神、镇惊息风或泻火化痰开窍之品。必要时嘱患者配合一些抗焦虑、抗抑郁的西药，中西合用，通过药物干预，为身心同治奠定良好基础。除了药物调治，谢晶日教授亦提倡心理调适。从患者角度出发，耐心、细心地与患者进行沟通，充分了解患者，体谅患者心情，关注周围环境，保护患者隐私。结合不同社会因素，判断症结所在，进行心理疏导。让患者充分理解并保持"从容和缓"的心态，对疾病的治疗和预后均具有较好的意义。如慢性萎缩性胃炎患者，病理提示"慢性胃黏膜萎缩，伴异型增生"，临床上将此诊断归属于癌前病变。因此在与患者沟通时，既要使患者充分了解疾病的情况，引起其足够重视，又要避免引起其恐慌。除与患者本人沟通外，必要时也要与患者家属沟通，进行医学知识教育，让其详细了解患者状态。某些情志异常的活动如烦躁易怒、抑郁等可能是其脏腑功能异常的外在表现，嘱患者家属与患者多多交流，予以充分的包容理解，减轻患者身心压力。另外，也可嘱患者戒除嗜酒、吸烟等不良生活习惯。总之，患者保持心情舒畅，肝气条达，脾胃健运，气血调畅，有利于疾病的恢复。

五、病久入络，化瘀解毒

　　《临证指南医案》指出"初病气结在经，久病则血伤入络"。络脉是经络的分支，错综联络，分布全身，能够渗灌气血以濡养全身。若顽疾日久，损及络脉，致使气血瘀滞不畅，络脉生理功能异常，机体失其濡养，即称为"病久入络"。有文献显示，慢性胃肠道疾病的发生，多与胃黏膜的微循环障碍相关，运用活血化瘀类药物，可改善胃黏膜状态，促进组织修复。因此，谢晶日教授在治疗病程较长的患者，或者胃镜结果提示胃黏膜充血、水肿或伴有疣状凸起时，总会根据具体情况，或多或少配以活血化瘀之品，如川芎、丹参。治血不治气，非其治也；治气不治血，有失全面。治血之法，必兼理气之品。气滞则血液运行障碍，气虚则无力推动血液运行，故配以行气补气之药，能够加快瘀阻的消除。谢晶日教授临证注重"病久必瘀，瘀久化毒"，对于慢性萎缩性胃炎伴有肠化生或异型增生等癌前病变者，治疗时在活血、养血、破血化瘀等的基础上，配以半枝莲、白花蛇舌草、蜂房、重楼等，既可化瘀，又可清热解毒之品，双管齐下，去瘀生新，以防癌变。此外，谢晶日教授认为对于难治性消化系统疾病或病情缠绵反复者，在辨证论治，治其本源的基础上，酌加活血化瘀类药，或可起良效。

谢晶日教授认为活血化瘀类药要妥当运用，恰如其分，太过或不及均不理想。活血不及，力轻不达，瘀阻不散；活血太过，则易耗血动血，过犹不及，临证应仔细斟酌使用。首先，应结合患者的体质、年龄、病情等情况，依据活血药的本身特性，灵活选药，酌定药量。其次，根据患者正气存留情况，若体虚不能承受活血之力，但治疗不可避免时，应着重配以健脾益气之类的药物。最后，考虑选择恰当停药时机，中病即止，不可攻伐太过，祛邪勿要伤正。

六、固护胃气，善辨其存亡

《脾胃论》曰："人以胃气为本。"《景岳全书》中道："且凡欲治病，必须先藉胃气以为行药之主，若胃气实者，攻之则去，而疾常易愈，此以胃气强而药力易行也。胃气虚者，攻亦不去，此非药不去病也，以胃虚本弱，攻之则益弱，而药力愈不能行也。若久攻之，非惟药不能行，必致元气愈伤，病必愈甚，尽去其能，必于死矣。"这两段经典，清楚明了地论述了胃气的重要性，以及它在疾病诊治中的作用。

《临证指南医案》指出："有胃气则生，无胃气则死，此百病之大纲。"对于患者来说，胃仍受纳，食欲不差，说明胃气尚存，预后多较好。反之，若重病患者突然不进水谷，或食入即吐，说明胃气大伤，甚则枯竭，此时应提高警惕，充分沟通。对于医生来说，可遵循《伤寒杂病论》中顾护胃气的论述，结合具体病机，予以保胃阳、护胃阴、补胃气等法，并佐以特定的煎药、服药方法。治疗疾病时慎用峻烈、大寒、大热之品，若需使用可酌情配伍，避免攻伐太过伤及胃之阴阳。诊治危重病时，注重恢复胃气，用药味数宜少，药量宜轻，以免超出脾胃腐熟能力，反而耗损胃气。若遇失治、误治导致胃气衰败之况，应谨慎施治。若胃气枯竭，则百药难救。

七、巧用诸方，以法而立

所谓"经方"者，广义是指方书、效验方，狭义指张仲景之方，即《伤寒杂病论》所载方剂。其以《黄帝内经》中的"君臣佐使""七方""性味归经"理论，以及《神农本草经》中"七情和合"理论为指导思想，进行配伍组方。经方具有配伍严谨、组方精妙、用药缜密、加减灵活、疗效卓著等特点，但也存在一些局限性。虽然具有一定高度的理论原则，但具体的治疗方法和所运用的药物不多，且所治疗的疾病病机单一，不足以应付临床的全部疾病。谢晶日教授在治疗较复杂的脾胃病时，常将经方叠加使用。如临床上，谢晶日教授常以旋覆代赭汤之理，用旋覆花、代赭石重镇降逆；代赭石质重下坠，善镇逆气；旋覆花可下气，用于土虚木乘之胃气上逆；两者配伍，原方用于胃虚痰阻气逆；现随证加减，不拘虚实，中病即止。白芍酸寒，养血敛阴，柔肝止痛；甘草甘温，健脾益气，缓急止痛；两者配伍，芍药甘草汤之调和肝脾、缓急止痛之效显著；临证多叠加用来治疗病机复杂、病症多变之证，效佳。

时方是在经方的基础上，结合临床反复实践，补充和完善前人未备而又确有良效的方剂，其具有方大药杂、方剂之间关系松散、注重分析病因病机等特点。验方，顾名思义，是历代医家屡试屡验的方剂，在经方或时方的基础上发展而来。调和肝脾的常用时方有逍遥散、柴胡疏肝散等，为消化系统疾病临床常用中成药制剂。而验方源于谢晶日教授从医多年的临床经验，结合经方、时方，自拟而成。

谢晶日教授深觉临证要活用诸方，从权而立，非拘一法一方。随着社会疾病谱的进化，临床单一的病证较少，病机常常错综复杂，单一的方药很难解决问题。方证对应时可用经方，辨证施治时可考虑时方，病证合参时用复方。经方、时方、验方，或加减化裁，或谨守病机，辨证合用，法中有法，方中寓方，辨病辨证相结合，以增疗效，一切以取得良效为最终目的。

八、起居有节，养护脾胃

脾胃居于中焦属土，主运化水谷，为"气血生化之源"。张仲景云："四季脾王不受邪"。《卫生宝鉴》亦有"五脏有胃气，则和平而身安"的论述。以上论述均体现了脾胃功能对机体的重要影响。日常注重调养脾胃，不仅能保持气血充盛，脾胃运化的水谷精气还可充养肾精，"先天之本""后天之本"皆可顾护，正气充足，邪不可干。养护脾胃，不仅是维护健康、延年益寿的重要途径，对于防止疾病进展或者复发也至关重要。

亚健康状态是指人体介于疾病与健康间的状态，虽有多种复杂的表现，但却不能确诊为某种疾病。其具有回归健康或进展为疾病的双向性转化特点。此为一个动态过程，谢晶日教授认为应针对某个独立阶段，通过养护脾胃，达到阴阳气血调和之态，阻止其进展为疾病，最终回归健康。对于已病者，日常对于脾胃进行养护，提高正气，防病复发。此处所指的养护脾胃，不包括药物治疗，是指日常注意饮食调控、劳逸适中、调畅情志、顺应气候变化等，避免损伤脾胃。

（一）饮食有节，固护脾胃

饮食养护要从各个角度分析。《景岳全书·杂证谟·饮食门》中云："凡失饥伤饱，损及脾胃。"首先，要注重饥饱适宜，建议饮食七分饱，规律饮食，避免暴饮暴食。其次，要注意饮食的寒热适宜，不可过于贪凉，也不可过食辛热之物。正如李东垣所言："若饮食失节，寒温不适，则脾胃乃伤"。最后，饮食勿要偏颇，好食油腻酒肉、辛辣甜腻，不喜蔬菜瓜果，或只食寡淡之品，忌讳一切肉食荤腥，均不可取。谢晶日教授强调勿饮或少饮酒，酒类助湿生热，易耗损脾胃元气，脾胃病患者常见湿邪作祟，酒湿引动内湿，湿邪留恋不去，易致疾病复发。

（二）劳逸适当，健运脾胃

谢晶日教授注意到现代人或因工作，或因生活，或追求极端身材过度锻炼，诸如此类，致使身体过度疲乏，疾病趁虚而入。正切合张景岳所说的："脾主四肢，而劳倦过度，则脾气伤矣。夫人以脾胃为养生之本，根本既伤，焉有不病？"谢晶日教授认为，保证充足的休息，坚持适度规律的锻炼，可以调动机体阳气，推动气血的运行，促进脾胃运化，还可舒展身心、增加食欲，对于脾胃病的好转有积极作用。锻炼以不觉异常疲劳，运动后感觉舒爽为度，不可太过激烈，可以采取慢跑、散步或打太极拳、八段锦等。如胃下垂或胃食管反流病严重者，剧烈活动应慎重。

（三）少思慎怒，保护脾胃

《景岳全书·杂证谟·虚损》有云："思生于心，脾必应之，故思之不已则劳伤在脾。"《东医宝鉴·内景篇》载《延寿书》云："七情伤人，惟怒为甚，盖怒则肝木克脾土，脾伤则四脏俱伤矣。"脾胃病的发生发展，与思虑、烦躁易怒密切相关。有研究表明，消化系统对情绪变化具有高敏感性，心理应激，会引发迷走神经紊乱，胃酸分泌过多，胃黏膜应激性损伤而发生或加重溃疡，属于中医病因学中的情志致病范畴，因而调养情志，对于预防脾胃病的复发是很有意义的。临证注重情志的调护，嘱患者少思虑、慎动怒。脾胃不伤，则病不易复。

（四）顺四时之变，起居有常

在临床诊治过程中，谢晶日教授时有遇到患者症状反复之况，观其处方，辨证用药皆宜，遂会详细询问症状反复期间的生活习惯，往往可得其因。因此，他强调气候变化、生活起居也是影响疾病发生发展的重要因素。在诊疗期间，叮嘱患者慎起居，不可昼夜颠倒，保持充足的睡眠；室内温度要适宜，夏天不可贪凉，冬天也需通风，春秋时节注意气候的变化，及时加减衣物。只有自身调养得当，疾病才会痊愈，不再复发。

第三章 本草特色，良药佳方

一、消化系统疾病常用中药

（一）用药法则篇

1. 药物间的关系——七情

《神农本草经》载："药有单行者，有相须者，有相使者，有相畏者，有相恶者，有相反者，有相杀者，凡此七情，合和视之。"

单行，是指使用一味中药治疗疾病。如果遇见病情比较单纯，选用一味针对性较强的中药，即能获得较好的疗效。如独参汤，仅仅用人参一味中药，就可以治疗元气虚脱的危重病症。

相须，是指功效相似的药物相互配合应用，可以增强两个药物的疗效。比如半夏配生姜，可以增强止呕的功效；柴胡与香附配伍，可以增强理气的功效；麻黄配桂枝，能增强发汗的功效。同类药物之间相须配伍使用是最常见的配伍形式。

相使，使，佐使也。相使是指一味主药，一味辅药，相辅相成，辅药提高主药的疗效。药物之间功效有某些相似共性，或者功效性能不同，但于治疗目的而言，目的一致。

相畏，如半夏畏生姜，生姜可以抑制半夏的毒性反应。由此可以了解到，相畏是指一种药物的毒副反应可以被另外一种药物减轻或者消除。经典方剂十枣汤，就是因为甘遂畏大枣，甘遂虽然可以峻下逐水，但药力太猛可能会伤及正气，故以甘味之大枣，甘缓其峻猛。

相杀，具体解释为一种药物可以减轻或者消除另外一种药物的毒副反应。如前文半夏畏生姜，可以理解为生姜杀半夏。蜂蜜可以消除乌头的毒性，理解为蜂蜜杀乌头。

相恶，即两种药物配合使用，一种药物能使另外一种药物的功效减弱或者消失。比如人参与莱菔子，莱菔子会减轻人参补气的功效。药物间的相恶关系，在后世的实践过程中发现了很多，它既有坏的一面，也有好的一面，这就要看医者能否合理利用，故而相恶不作为禁忌。

相反，两者药物配合使用会出现毒副反应，如常常背诵的"十八反""十九畏"，就是在说两个药物配合，会有毒副反应，一般来说是作为配伍的禁忌。但是也有医家大胆尝试，如海藻玉壶汤中，海藻和甘草本是相反的药物配伍关系，但却可治疗瘿瘤痰核之疾。

当然，除上述七情外，还有很多根据病情来配伍的药物，如柴胡和黄芩可以用来和解少阳，桂枝和甘草可以辛甘化阳，桂枝和白芍可以酸甘化阴。这些属于多种药物合用，产生新的药效。

深入挖掘研究药对配伍、名老中医用药经验，不但可以提高中药的临床疗效，扩大药物应用范围，降低毒性反应，适应复杂病情，对发展七情配伍用药理论有着重要意义，而且对开展方剂组成的研究，解析方剂的药物配比结构，掌握用药组方规律是十分必要的。药物的配伍应用是中医用药的主要形式，药物按一定法度加以组合，并确定一定的重量来调整药物间的比例，制成适应病症的中药剂型，即可组成方剂，以此来治疗疾病。由此可以理解为方剂是药物配伍的发展，也是药物配伍应用更为普遍、更为高级的形式。

2. 中药不是简单地攻邪扶正，而是辨证组合、随势应对

中医用药，不仅仅是单纯的辨证论治，还需全方位考虑患者的疾病特点，患者的身体状况，分清患者病情的虚实、病情的轻重缓急，分析清楚患者的疾病发展态势及目前所处的形势。下面举病案两则来解释体会。

病案一：

患者陈某，2个月前无明显诱因出现腹痛，腹胀，口干口苦，面色萎黄，呃逆，纳可，腹部膨隆，后背痛，寐可，大便黏滞，日1次。于齐齐哈尔市第七医院住院治疗，经系统治疗后，效果不佳，为求中医诊治，特慕名前来门诊治疗。

现症见：腹痛，腹胀，口干口苦，面色萎黄，呃逆，纳可，大便黏滞，日1次。舌紫暗，苔白腻，脉弦而有力。

经医院的相关检查，诊断为乙型肝炎失代偿期肝硬化。在治疗时，以祛除患者腹部胀满为主要目标。治疗用柴胡、白术疏肝理气，健脾化湿，疏理全身气机，辅助脾脏运化湿热。香橼、佛手，疏肝理气和胃，理通肝胃气机，舒畅气之运行。鳖甲，《本草汇言》载其："除阴虚热疟，解劳热骨蒸之药也……厥阴血闭邪结，渐至寒热，为癥瘕，为痞胀，为疟疾，为淋沥，为骨蒸者，咸得主之。"谢晶日教授认为在肝硬化的治疗过程中，鳖甲起着举足轻重的作用。炒白芍、甘草，酸甘化阴，柔肝止痛，辅以行气除胀之药。患者自诉服药过程中，腹部胀满明显好转，复查超声，症状较前减轻。

病案二：

患者甘某，4年前无明显诱因出现食后胃胀，纳差，口干，口咸，眼干，眼涩，寐可，厌油腻，大便干，排便费力，1～2日1次（现口服乐康片通便），乏力，双足踝浮肿（现口服螺内酯、呋塞米），手足凉。就诊于黑龙江省农垦总局总医院，诊断为肝硬化。经系统治疗后，效果不佳，为求中医诊治，特慕名前来门诊治疗。

现症见：胃胀，纳差，口干，口咸，眼干，眼涩，寐可，厌油腻，大便干，排便费力，1～2日1次，乏力，双足踝浮肿，手足凉。舌质紫暗，体胖，中有裂纹，苔白微腻，脉细弦。

经医院的相关检查，诊断为乙型肝炎失代偿期肝硬化。故予柴胡、白术疏肝理气，健脾化湿，总理全身气机，辅助脾脏运化水湿。方中太子参、焦白术、茯苓、甘草取义四君子汤补气健脾，运畅气机。厚朴、枳壳，消胀泄气，除满下积，有取承气汤之义，以消腹部积满。槟榔驱虫、消积、下气、行水。佛手性温，味辛、苦、酸，归肺经、脾经、肝经，可以疏肝理气、和胃止痛。紫苏子降气化痰，止咳平喘，润肠通便。白豆蔻化湿消痞、行气温中、开胃消食。乌药顺气、开郁、散寒。诸药合用，有很好的下气消满功效。

从上述两则病案可以看出，虽然两人患同一种疾病，但是两者病程时长不一样，一位病程2个月余，另一位病程4年余。从病史上分析，一位患者由于病程较短，身体状况较好，症状以实证为主，另一位患者症状虚实夹杂，不仅有腹胀，还有水肿、乏力等。

从中医辨证角度分析，一位患者素体感邪（肝炎病毒），邪毒侵袭肝脏，属肝脾损伤之疾，脾伤则脾失健运，肝伤则肝气郁滞，久则肝脾肾俱损，而致气滞血瘀，水停腹中，渐成臌胀。积聚之"积证"本由肝脾两伤，气郁与痰血凝聚而成，久则损伤愈重，凝聚愈深，终致气滞、血瘀、水停腹中，发生臌胀。患者为年轻男性，正气旺盛，正邪相搏，郁而生热，故可见口干口苦、脉弦而有力等湿热实证。另一位患者平素饮食不节，嗜于饮酒，邪毒侵袭肝脏，导致肝脏疏泄功能受损，《金匮要略》云"见肝之病，知肝传脾"，肝脏受损，累及脾脏运化水湿功能，肝脾两脏受损，疏泄运化水气不利，蕴结中焦，故发为臌胀，臌胀病变部位主要在肝脾两脏，久病累及肾脏，肾脏主水，位于下焦，水湿不利，故见下肢水肿。

通过以上分析，两位患者的用药思路就产生了区别，一位患者以实证为主，主见腹部胀满之症，所以在治疗方面，用药应该以理气除胀、消除胀满为主。另一位患者病症不仅仅有腹部胀满，还有水肿、纳差、手足冷等症状，所以在治疗时，不仅理气除胀，还要温阳利水，健脾利湿。故两者在用药上有较大区别。

本文想通过上述两则医案来表达在用药时应该灵活多变，因时、因地、因人而异，切忌墨守成规。要懂得个体化分析患者病情，以此来决定患者的用药原则。虚则补之，实则泻之，郁则通之，滑则收之。灵活调整方药来治疗多变的疾病情况。比如见虚证的患者，要辨析清楚患者是真虚，还是因实致虚，要分析患者此阶段病情应该是以扶正为主，还是祛邪为主，抑或两者兼顾。在使用补益之品时，要懂得辅以运化之品，防止补益壅滞，贻误病情。如果见实证患者时，应以祛邪为主，但也应该考虑到底是用猛药祛邪，还是细水长流地祛除病邪。因为用药的量，用药的种类，决定了治疗之力，而治疗之力的选取要根据患者的具体病情来定，不可一味祛邪。懂得综合考虑、合理用药，才是一名好中医。

（二）药物通讲篇

谢晶日教授常说，中医用药不知药性，如同将不识兵，中医遣方用药都是在了解药物特性本质的基础上，临床灵活运用，这样才可以取得较好的临床疗效。

1. 中药性味归经，升降沉浮

（1）四气，即寒热温凉，又称中药四性。最早见于《神农本草经》中"药有酸咸甘苦辛五味，又有寒热温凉四气"。这是最早的中药四气五味概括，在后世的中医学发展长河中，又出现平味。药性寒热是从特定的角度概括药物的性质，从寒热温凉的角度进行分析概括药物的作用特点。通常来讲，寒凉药物有清热解毒、泻火滋阴、泄热通腑、清热利尿、清热化痰、凉肝息风等功效，比如金银花清热解毒、石膏清热泻火、大黄泄热通腑等。而温热药有温中散寒、回阳救逆、温经通络、补火温阳、通阳利水等功效。

谢晶日教授在临床诊治疾病和教授学生的过程中，十分注意对药物药性的把握，强调中医不明寒热，药物的使用是要出问题的。《素问·至真要大论》中的"寒者热之，热者寒之"指出应以中药的寒热性质作为治疗疾病的选药原则。

（2）五味的本义是指药物和食物的真实滋味。药食的滋味是通过口尝而得知的。由于药食"入口则知味，入腹则知性"，因此古人很自然地将滋味与作用联系起来，并用滋味解释药食的作用，这就是最初的"滋味说"。所谓五味，是指药有酸、苦、甘、辛、咸五种不同的味道，因而具有不同的治疗作用。有些还具有淡味或涩味，因而实际上不止五味。但是，五味是基本的五种滋味，所以仍然称为五味。

辛："能散、能行"，即辛味具有发散、行气、行血的作用。一般来讲，解表药、行气药、活血药多具有辛味。因此辛味药多用于治疗表证及气血阻滞之证。如生姜发散风寒、莱菔子行气除胀、川芎活血化瘀等。

苦："能泄、能燥、能坚"，即苦味具有清泄火热、泄降气逆、通泄大便、燥湿、坚阴（泻火存阴）等作用。一般来讲，清热泻火、下气平喘、降逆止呕、通利大便、清热燥湿、苦温燥湿、泻火存阴的药物多具有苦味。苦味药多用治热证、火证、喘咳、呕恶、便秘、湿证、阴虚火旺等病证。如石膏、黄芩、黄连清热泻火，半夏、葶苈子降气平喘，陈皮降逆止呕，大黄、番泻叶泻热通便，龙胆草、苦参可以清热燥湿，苍术苦温燥湿，知母、黄柏泻火存阴等。

甘："能补、能和、能缓"，即甘味具有补益、和中、调和药性和缓急止痛的作用。一般来讲，滋养补虚、调和药性及缓解疼痛的药物多具有甘味。甘味药多用治正气虚弱、身体诸痛及调和药性、中毒解救等。如人参、黄芪大补元气，熟地黄滋补精血，饴糖、甘草缓急止痛、调和药性并解药食中毒等。

酸："能收、能涩"，即酸味具有收敛、固涩的作用。一般收涩固表、敛肺止咳、涩肠止泻、固精缩尿、固崩止带的药物多具有酸味，酸味药多用治体虚多汗、肺虚久咳、久泻肠滑、遗精滑精、遗尿尿频、崩带不止等病证。如五味子、五倍子固表止汗、涩肠止泻，山茱萸涩精止遗，乌梅敛肺止咳，赤石脂固崩止带等。

咸："能下、能软"，即咸味具有泻下通便、软坚散结的作用。一般来讲，泻下或润下通便及软化坚硬、消散结块的药物多具有咸味，咸味药多用治大便燥结、痰核、瘰疬、癥瘕痞块等证。如芒硝泻热通便，海藻、牡蛎消散瘰疬等。

淡："能渗、能利"，即淡为具有渗湿、利小便的作用，故有些利水渗湿的药物具有淡味。淡味药多用治水肿、脚气、小便不利等病证。如薏苡仁、通草、灯心草、茯苓、猪苓、泽泻等。后世医家主张"淡附于甘"，故多数淡味药，都以甘淡并列，标记药性，因此只言五味，不称六味。

涩：与酸味药的作用相似，多用治虚汗、泄泻、尿频、遗精等病症。

（3）归经便于临床辨证用药，即根据疾病的临床表现，通过辨证审因，诊断出病变所在脏腑经络部位，按照归经来选择适当药物进行治疗。比如有些疾病有火热之证，但要注意区分火热所发脏腑之不同，有肺热、心火、胃火、肝火等。并且在治疗时用药亦不相同。比如肺热咳喘，当用桑白皮、地骨皮等肺经药物来泻肺平喘；若胃火牙痛，当用石膏、黄连等胃经药来清泻胃火；若心火亢盛，心悸失眠，当用朱砂、丹参等心经药以清心安神；若肝热目赤，当用夏枯草、龙胆草等肝经药以清肝明目。

还有就是一些外感热病，有热在卫分、在营分、在气分、在血分之不同。比如在卫分，发热、微恶风寒、头痛、咽痛，当用金银花、连翘等卫分药以辛凉解表，清热解毒；若热入气分，面赤恶热、高热烦渴，则当用石膏、知母等气分药以清热泻火、生津止渴等。可见归经理论为临床辨证用药提供了方便，掌握归经理论还有助于区别功效相似的药物。如同是利尿药，有麻黄的宣肺利尿、黄芪的健脾利尿、附子的温阳利水、猪苓的通利膀胱之水湿等不同。羌活、葛根、柴胡、吴茱萸、细辛同为治头痛之药，但羌活善治太阳经头痛，葛根善治阳明经头痛，柴胡善治少阳经头痛，吴茱萸善治厥阴经头痛，细辛善治少阴经头痛。因此，在熟悉药物功效的同时，掌握药物的归经，对相似药物的鉴别应用具有十分重要的意义。

（4）药物的升降沉浮，反映出药物的趋向性，表明了药物作用定向的概念，属于药物的作用特点之一。一般来讲，花、叶、皮、枝等质轻的药物大多是升浮的，而种子、果实、矿物、贝壳等质重者大多是降的。当然，上述关系并非绝对，比如旋覆花性质不升，反而是降的。药性升降浮沉与质地的关系是前人根据用药经验归纳出来的。

疾病发生部位，有在上、在下、在表、在里的区别，病势上有上逆、下陷的区别，根据药物升降浮沉的不同特性，恰当选用药物，是指导临床用药必须遵循的重要原则。病变部位在上、在表者，宜升浮不宜沉降，如外感风热则应选金银花、连翘等升浮药来疏散；病变部位在下、在里者，宜沉降不宜升浮，如大便秘结者，则应选用大黄、芒硝、番泻叶等沉降药来泻热通便；病势上逆者，宜降不宜升，如肝阳上亢头晕目眩者，应选用代赭石、珍珠母等沉降药来平肝潜阳；病势下陷，宜升不宜降，如气虚下陷、久泻脱肛，则应用黄芪、升麻、柴胡等升浮药来升阳举陷。

此外，还可采用升、降、浮、沉并用的用药方法，更好地调节紊乱的脏腑功能。如治疗表邪未解、邪热壅肺、汗出而喘的表寒里热证，不单单用麻黄、桂枝等散风解表的升散之品，还会用到石膏清泄肺火、肃降肺气，配麻黄解表散寒、宣肺止咳，两药相伍，一清一宣，升降并用，已成宣降肺气的配伍；用治心肾不交，症见虚烦不眠、腰冷便溏的上热下寒证，常用黄连清心降火安神，配肉桂补肾引火归原，已成交通心肾、水火既济的配伍。可见升降并用是适应复杂病机，调节紊乱脏腑功能的有效用药方法。如前所述，性味是从特定角度对中药作用特征的概括，药性升降浮沉也是如此。前人往往将性味，作为影响和确定药物升降浮沉性质的重要因素。

2. 中药各论

本节对常用的中药进行讲述，尤其是消化系统疾病的常用中药。一方面是为了将谢晶日教授常用的中药进行介绍，另一方面是对谢晶日教授的用药经验进行简要论述，比如对某一味药物的理解，以及这味药物与其他药的配合，由此及彼的介绍。

（1）理气消导之品

凡以疏理气机、治疗气滞或气逆证为主要作用的药物，称为理气药，又叫行气药。理气药性味多辛苦温而芳香。其味辛能行散，味苦能疏泄，芳香能走窜，性温能通行，故有疏理气机的作用。适用于气机不畅所致的气滞、气逆证，比如肝胃气滞所致脘腹胀痛、恶心呕吐、嗳气吞酸、腹泻或便秘等病证，还可以治肝气郁滞所致胁肋胀痛、乳房胀痛、月经不调等。常用中药有柴胡、陈皮、枳实、厚朴、白豆蔻、草豆蔻、砂仁、木香、乌药、佛手等。

消导之品，既有理气药畅达气机的特点，又有消食导滞、通降腑气之功用，其中包括消食药中的山楂、神曲、麦芽、鸡内金，泻下药中的大黄、火麻仁、郁李仁，以及槟榔等其他类中药。

陈皮性味辛苦温，有理气健脾、燥湿化痰之功。其中理气调中之力最明显，燥湿化痰之力不算峻猛。芳香醒脾，入脾经，可以畅达脾胃之气滞，无论虚实，皆可应用。陈皮也入肺经，可以治疗痰湿咳嗽，如二陈汤。脾为生痰之源，肺为储痰之器。陈皮可以祛除肺脾之痰湿。

枳实多为酸橙或者甜橙的干燥幼果。枳实辛行苦泄，归胃经；行气导滞，用于食积气滞、脘腹胀痛、食痛胸闷，气锐力猛，故为破气药。枳实能消多种积滞，破结气，能除痞，广泛用于痰滞胸部或脘部所致的痞满、胸痹、结胸。因其作用偏下，故孕妇慎用。枳实与枳壳同出一物，功用相似，仅有作用强弱之差别。枳实作用峻猛，而枳壳相对缓和；枳实以破气消积为主，枳壳则偏于行气除胀之功。

讲到这里，让人又想起一味中药，化橘红，官方定义为芸香科植物化州柚或柚的未成熟或近成熟的干燥外层果皮，也就是说其属于柚子的未成熟果皮，而陈皮属于橘子的干燥成熟果皮，枳实、枳壳为橙干燥未成熟的果实。另外青皮也是橘的干燥幼果果皮。这些都是常见中药，甚至有的是同一种植物的不同时期果实，功用却大不相同，可见中药的奇妙。

柴胡是常用的疏肝理气之药。最耳熟能详的方剂之一柴胡疏肝散，可以疏肝解郁，行气止痛，适用于肝郁气滞引起的胁肋胀痛不适等症状。在其他方剂中，柴胡与其他药物相配合，可以引药物入肝经，也可以用来配合其他药物疏肝理气，畅达气机。但是柴胡也有劫肝阴之说，故阴虚体质者不宜使用。在《中药学》书中，柴胡还有退热之功，伤寒论中也有小柴胡汤、大柴胡汤等退少阳之热的方剂。从药量上分析，柴胡用量加大时，有一定的退热作用。另外柴胡还可以升举阳气，常与升麻配合，如补中益气汤，其方中还有黄芪，与柴胡、升麻共奏补气升阳之功。

厚朴可以燥湿消痰。本品苦燥辛散，长于行气、燥湿、消积，为消除胀满之要药，用治湿阻中焦，气滞不利所致的脘闷腹胀、腹痛或呕逆等症，常与苍术、陈皮等同用，如平胃散。厚朴可以下气除满，消积导滞；用治肠胃积滞，脘腹胀满，大便秘结；常与大黄、枳实等配伍，如大承气汤、小承气汤等。本品可燥湿化痰，下气平喘；用治痰饮喘咳，比如厚朴麻黄汤。无论寒热，均可应用。此外，若属七情郁结，痰气交阻之梅核气，亦可取本品燥湿消痰、下气宽中之效，比如半夏厚朴汤，方中厚朴配伍半夏、茯苓、紫苏叶、生姜等药。

白豆蔻辛温，入肺脾胃经；可以健益脾胃，止呕行气，化湿开胃；治疗由于气机郁滞或者脾虚气滞引起的病症，比如胃脘胀满不适、恶心呕吐、湿郁中焦而出现的胃脘满闷饱胀、饮食不化等病症。白豆蔻属于姜科植物，性质偏热，因其颜色浅而质地较轻，故而作用偏于上焦、中焦。

其治疗重点在于止呕化湿，尤其是在温中止呕方面，适用于胃寒湿阻气滞而引起的呕吐。如果见小儿饮食较差，甚至呕吐乳食，辨证属于胃寒者，可以研末用米汤送服。

草豆蔻和白豆蔻拥有相似的功效，也可以燥湿行气，温中止呕，因其色深质重，燥除湿邪之力比白豆蔻略胜一筹，可以上下兼顾。本品温脾燥湿，燥湿之力较强，除中焦之阴寒湿邪而止泄泻、痢疾，可用以治疗寒湿内盛、机体清浊不分的腹痛泻痢。

砂仁性味辛温，归脾胃肾经；可以健胃消食、行气消滞；常用于中焦寒湿较重而引起的呕吐、腹胀等症；又因其有较强的行气能力，可以治疗胸闷、腹痛之证，一般与大剂量的丹参和适量檀香配合治疗胸腹刺痛病症。如常见方剂丹参饮，就是由这几味药物组成，可以治疗瘀血阻滞引起的胸闷刺痛，或者是胃脘疼痛。而且有研究表明砂仁还有涩味，并且质地较重，故能够止泻固肾，对男子能够起到涩精止遗的作用，对女子则可以安胎。砂仁常常后下煎煮，用量一般较轻，3～6g 即可。

木香可以健脾益胃，行气止痛。因其性味辛温，气味辛香，善于走散，故偏于行气温中止痛。在临床应用之中，木香可以治疗气滞引起的胃痛、腹胀。《雷公炮制药性解》云木香"味苦辛，性微温，无毒，入心、肺、肝、脾、胃、膀胱六经。主心腹一切气，痃癖癥块，九种心疼，止泻痢，除霍乱，健脾胃，消食积，定呕逆，下痰壅，辟邪气瘟疫，杀疰虫精物。宜生磨用，火炒令人胀，形如枯骨，苦口沾牙者良"。另外木香有解毒辟秽之功，还可以用于夏令饮食不慎、秽浊内阻引起的腹痛。本品可以单味研末，用温开水送服。

乌药可以顺气止痛，温肾散寒。乌药辛开温散，善于疏通气机，能顺气畅中，散寒止痛。对于胸闷、胁痛，可与薤白、瓜蒌皮、郁金、延胡索等同用；对脘腹胀痛，可与木香、槟榔、枳壳等同用；治寒疝、小腹痛引睾丸，可配小茴香、木香、青皮等以散寒行气止痛，如天台乌药散；治经行腹痛，可配香附、当归、木香等以理气活血，调经止痛，如乌药汤。乌药与人参、沉香、槟榔合用，为四磨汤，主治七情不顺，郁郁寡欢，上气喘息。另外，乌药有辛温之性，可以温肾散寒，温煦肾阳，适用于膀胱虚寒引起的小便频数或者遗尿，与益智仁、山药配合，组成缩泉丸。

佛手辛行散，苦疏泄，兼入肝经，故善疏肝解郁，行气消胀。因此，最宜用于治疗肝郁气滞导致的胸胁胀痛，或肝胃不和所致的胸脘胀闷、食少嗳气等。又因为其味苦，苦能燥湿除痰，故还有一定的祛除痰湿的功效。在诊治疾病的过程中，常常与香橼合用，适合用于肝胃不和、气机郁阻中焦的患者，能够有效地消除其胀满不适的症状。因脾胃乃中焦运化之脏，肝胃不和，会有运化失职而出现的水湿痰饮，故佛手十分适合治疗此病症。实验表明佛手的提取液有治疗抑郁的功效；有实验显示佛手可以刺激小鼠，使其多巴胺分泌增加。

焦三仙，即焦山楂、焦神曲、焦麦芽。

山楂是生活之中最为常见的一种食材，同时也是一味中药，可以消食健胃，化浊降脂。在平时的应用中多用炒制山楂，本品有消积化滞之功，尤其善于化油腻、肉食之积滞。焦山楂或者山楂炭可以用来治疗泄泻、痢疾。在使用中注意避免给胃酸过多的人使用。

神曲为面粉和其他药物混合后经发酵而成的加工品，全国各地均有生产。其制法是：以较大量面粉或麸皮，与杏仁泥、赤小豆粉，以及鲜青蒿、鲜苍耳草、鲜辣蓼的自然汁混合拌匀，使干湿适宜，放入筐内，覆以麻叶或楮叶，保温发酵1周，长出黄菌丝时取出，切成小块，晒干即成。可以生用或炒用，擅长治疗外感兼有食积的患者。

麦芽甘、平，归脾、胃、肝经，消食健胃。一方面本品能促进淀粉食物的消化，用于米面薯蓣食滞证；另一方面用于断乳、乳房胀痛，单用生麦芽或炒麦芽水煎服即可；本品还有一定的疏肝解郁的功效，比较适用于妇女和儿童，但不可以用于哺乳期的患者。

这三味药各自有其治疗特点与优势，在临床中常常合用，而且效果良好，故有"焦三仙"之美称。

鸡内金是鸡的砂囊内壁，洗净干燥后就可以应用，由鸡内金的产生部位就可以知道，本品可以消食除积，症状较轻的患者，或者小儿食积，可以用其研末服用。本品还可以与海金沙、金钱草合用，治疗胆结石、尿结石等结石类病症。鸡内金还可以涩精止遗，用于治疗肾虚遗精、遗尿的病症。临床大多用于汤剂煎服，其实如果条件允许的话，研末冲服效果更佳。本品不是其他根茎枝叶类的草本中药，而是血肉之品，可以消化，冲服后加强其帮助消化的功效。

大黄可以泄下攻积、清热泻火，是大苦大寒之品。大黄又叫将军、酒军，可见其泄下之力的峻猛。大黄苦寒沉降，泄下之力峻猛而不见补益之功，可以说是走而不守。既可以荡除胃肠积滞之燥热粪便，又可以清血分之热瘀。而且大黄炮制方法不同，有不同的功效特点。生大黄泄下之力峻猛，适用于燥屎热结；酒大黄泄下之力较缓，而活血之力较强，可以活血泄热；大黄炭可以用于止血。本品苦寒，药力峻猛，不宜用于体质虚弱、阳气不足、正气亏虚的患者，比如老人、经期妇女、孕妇、儿童。

火麻仁、郁李仁是常用的药对，用于治疗大便干燥的病症。

火麻仁甘平质润，补虚润燥，滑肠通便，最适用于年老、产后、虚弱便秘。

郁李仁质润，气味辛散，善于行气除胀，通二便而行气滞，可以治疗大便不畅兼气滞的患者。

槟榔杀虫消积、行气利水截疟。因其气味辛散，可以蠕动胃肠，善行胃肠之气滞，是一种消积导滞行气之品，用于治疗食积气滞，泄痢后重。《玉楸药解》中提到槟榔："味苦、辛，性涩，气温，入足太阴脾、足阳明胃经。降浊下气，破郁消满，化水谷之陈宿，行痰饮之停留，治心腹痛楚，疗山水瘴疠。槟榔辛温，下气破滞，磨坚行瘀，败陈宿之气，亦有用之良材。"

（2）补益扶正之品

白术补气健脾，可以治疗因脾气虚弱而引起的消化不良、纳差、大便难、腹胀等病症。如四君子汤就是治疗脾气虚弱的经典方剂；枳术丸，由枳实和白术组成，可以治疗因脾虚气弱引起的大便难、腹胀等症状。同时，白术可以燥湿利水，如配合茯苓、桂枝、甘草组成的苓桂术甘汤，还有五苓散等，健运脾气，利水除湿。此外，白术还能止汗，配合麻黄根、浮小麦等，还可配合黄芩用于治疗胎动不安等病症，具有安胎之效。《雷公炮制药性解》对白术的作用有较好的概括，其言白术"除湿利水道，进食强脾胃。佐黄芩以安胎，君枳实而消痞。止泄泻，定呕吐，有汗则止，无汗则发。土炒用……白术甘而除湿，所以为脾家要药，胎动痞满吐泻，皆脾弱也。用以助脾，诸疾自去，有汗因脾虚，故能止之。无汗因土不能生金，金受火克，皮毛焦热，既得其补脾，又藉其甘温，而汗可发矣"。

党参可以补气健脾，生津养血。临床中较少直接使用人参，大多是用党参代替，也可以起到不错的临床疗效，比如用于中气不足。本品为常用的补中益气药，适用于中气不足产生的食少便溏、四肢倦怠等症，多与白术、茯苓、炙甘草同用；本品有补气养血的功效，用于血虚萎黄、头晕心慌，配伍熟地黄、当归等药同用，如八珍汤；此外，也可与解表药、泻下药同用，治体虚外感或里实正虚之证，可以扶正祛邪。

太子参药性偏凉，补而能清；益气养胃，又可生津。太子参既能养阴，又可补气，气阴并补，所以太子参乃气阴并补第一品；亦是清补凉之品，既清又补还凉，补而能清，补后还能清掉邪热。用于脾虚食少、倦怠乏力、心悸自汗、肺虚咳嗽、津亏口渴等。本品有近似人参的益气生津、补益脾肺的作用，但药力较弱，是补气药中的一味清补之品。常配伍其他补气生津药增加疗效，如配伍山药、白扁豆、谷芽等治疗脾虚倦怠食少；配伍五味子、酸枣仁治多汗、心悸、失眠；配伍沙参、麦冬治疗肺虚燥咳；配伍石斛、天花粉治疗津亏口渴。

黄芪乃是甘温补益气力之品，健运脾土、清养肺卫；可以补气升阳止汗，生津养血而利水消肿；黄芪色黄味甘，可以补中益气，健运脾胃。谢晶日教授用黄芪健补脾胃。因《金匮要略》中曾提到"酸入肝，焦苦入心，甘入脾"，故用甘味的黄芪补益脾胃。通过对黄芪汤现代研究进展的分析，发现黄芪可以保护急性肝损伤的肝细胞，从而起到保肝的作用。同时还观察到黄芪有抑制肝星状细胞，也可抑制库普弗细胞对肝星状细胞的活化，进一步说明黄芪有抗肝纤维化的作用。

山药被誉为"长寿之药"，自古以来就是一味药食兼用的健脾补气良药，是著名的"四大怀药"（怀地黄、怀牛膝、怀菊花、怀山药）之一。具有补脾养胃、生津益肺、补肾涩精之功效。在临床应用中，山药能够补益脾阴，滋养脾气，用于治疗脾胃虚弱、气阴两虚的患者，但山药单行力度较小，常与党参、白术等搭配，起到补益脾气的作用。本品有濡养肺、脾、肾三脏的特点，故适用于小儿，如六味地黄丸、参苓白术丸中都有应用。

甘草分为生甘草、炙甘草，有补脾益气、清热解毒、调和诸药等功用。炙甘草偏于补益，生甘草偏于清热解毒。在临床，很多人用药都爱加一味甘草，其实仔细思考，甘草并非每一个方子都可以应用。如果方中有一些峻猛的药物，用其缓解药力，这是非常合理的。还有就是使其本身的功效发挥作用，比如炙甘草汤、桂枝汤等。但是有一些患者，比如一些急症、实证，不宜使用甘草，即甘草不是非常适合用于取速效、祛邪气。另外，甘草还有祛痰止咳的作用，但是要与其他中药相互配合。

肉苁蓉是一味补阳药，可以补肾阳，益精血，润肠通便。在消化系统疾病的运用中，常用于老年人的肾阳虚便秘，对于肾阳不足、精血亏虚的老年人尤为适合。肉苁蓉常配伍当归、枳壳，如著名方剂济川煎。本品可以助阳、滑肠，阴虚火旺、大便泄泻者不宜应用。《神农本草经》言其"味甘，微温。主五劳七伤，补中，除茎中寒热痛，养五脏，强阴，益精气，多子，妇人癥瘕。久服轻身"。此外，本品如果配以黄芪，又可以增加补气功效，适用于排便无力的患者。

补骨脂是著名方剂四神丸中的一味君药，因其辛、苦、温，故能够补阳燥湿，温脾止泻，与吴茱萸、肉豆蔻、五味子同用治疗五更泄泻。在临床实践中常用于阳气偏虚的泄泻患者，如果泻痢无度，可以配合诃子加强止泻的功用。此外本品还可以补肾助阳、固精缩尿。

当归可以补血活血、润肠通便，用于血虚肠燥便秘。本品有补血润肠的功效，多配伍肉苁蓉、生何首乌、火麻仁等润肠药。在临床当中，当归的功用除了活血，还有一定的引经作用。在肝经气滞的病证中，如果其病程较久，可以考虑使用当归。而且当归应用部位、炮制不同，取得的效果也不同。补血用当归身，破血用当归尾，和血

（即补血活血）用全当归，酒制能加强活血的功效。因为当归有滑肠作用，所以大便溏泻者不宜服用。

生地黄在中药学中的功效描写非常简短、笼统，清热凉血，养阴生津。对于此药，要从古籍中寻找其作用，并借助圣贤的智慧来进行解读分析。《神农本草经》原文较为晦涩难懂，遂借鉴《本草经解》，其言："阴者中之守也，伤中者，守中真阴伤也；地黄甘寒，所以主之。痹者血虚不运，而风寒湿凑之，所以麻木也；地黄味甘益脾，脾血润则运动不滞，气寒益肾，肾气充则开合如式，血和邪解而痹瘳矣。肾主骨，气寒益肾，则水足而骨髓充；脾主肌肉，味甘润脾，则土滋而肌肉丰也。作汤除寒热积聚者，汤者荡也，或寒或热之积聚，汤能荡之也，盖味甘可以缓急，性滑可以去着也。其除痹者，血和则结者散，阴润则闭者通，皆补脾之功也。其疗折跌绝筋者，筋虽属肝，而养筋者脾血也，味甘益脾，脾血充足，则筋得养而自续也。久服气寒益肾，肾气充所以身轻，味甘益脾，脾血旺则华面，所以不老，且先后二天交接，元气与谷气俱纳也。"从以上原文可以看出，地黄入脾、肾、肝经，滋肾阴、补血、补益肝肾精血。其中生地黄偏于滋阴清热凉血，而熟地黄偏于补益精血。

白芍苦、酸，微寒，归肝、脾经；可以养血调经；用于月经不调、经行腹痛、崩漏、自汗、盗汗。白芍常用于妇科疾病，如调经的基本方四物汤，即由白芍配伍当归、川芎、熟地黄所组成；经行腹痛可加香附、延胡索。本品能养血柔肝，缓急止痛。如逍遥散以本品配伍当归、白术、柴胡等，治血虚肝郁，胁肋疼痛；芍药甘草汤以本品与甘草同用，治肝脾失和、脘腹挛急作痛和血虚引起的四肢拘挛作痛；痛泻要方以本品配伍防风、白术、陈皮，治腹痛泄泻；芍药汤以本品配伍木香、槟榔、黄连等治下痢腹痛。谢晶日教授在临床应用中，多以炒白芍来应用，因为生白芍有一定的泄下作用，用炒白芍有一定的缓解泄下作用。

沙参有南沙参、北沙参之分。北沙参养阴清肺、益胃生津，滋养肺胃之阴。南沙参养阴清肺化痰、补气益胃生津。北沙参多用于胃阴亏虚或胃热阴伤，症见津液不足而口渴、咽红、胃脘隐隐作痛、嘈杂干呕等；而南沙参偏于治疗气阴两伤的患者。虽然两者都有滋养胃阴的功效，但方向较为不同，临床运用时应该灵活多变。

麦冬、天冬，谢晶日教授将这两味药物合称为"二冬"，用于胃阴伤较重的患者，比如口渴、喝水较多、咽干、大便燥结如羊粪的内热伤阴患者。谢晶日教授认为麦冬滋养胃阴之力不弱，但遇见较重患者，应该二冬合用，可以取得很好的临床疗效。尤其是天冬的应用，不仅增强了滋养阴液之力，天冬本身具有寒性，可以有一定的清热功效，而且不伤及正气。

石斛性味甘，微寒，归胃、肾经；可以养阴清热；用于热邪伤阴，症见烦渴、口干、咽干，有清热生津之效。本品营养胃阴，生津液，用于治疗胃阴不足，症见口渴咽干，食少呕吐，胃脘嘈杂，隐痛或者灼痛，舌光少苔，配合麦冬、竹茹等同用。

（3）清热利湿之品

茯苓味甘、淡，性平；利水渗湿，健脾安神。甘补，淡渗，即为扶正祛邪均可，使补而不峻、利而不猛，是健脾渗湿之要药。《本草衍义》亦曰："此物行水之功多，益心脾不可阙也。"茯苓与白术相伍而用，源自《景岳全书》茯苓汤。白术，其味甘、苦，性温，补气健脾，燥湿利水，止汗，安胎。白术有生、炒之别，生白术长于健脾，炒白术则长于燥湿。当白术炒至黑褐色，称为焦白术。谢晶日教授临证多用焦白术，取其燥湿之力大于健脾。《本草汇言》载："白术，乃扶植脾胃，散湿除痹，消食除痞之要药也（张元素）。脾虚不健，术能补之；胃虚不纳，术能助之（许长如稿）。"茯苓以健脾渗湿为主，白术以健脾燥湿为要，两者相伍，使水有出路，脾可健运。

薏苡仁能够淡渗甘补，符合其药物本身性味甘凉的特点。本品既可以利水除湿，又可以补健脾胃。因此，可治疗因脾胃衰败而出现的水液代谢失调，也可以治疗脾虚而引起的腹泻。在临床运用中，常常与茯苓一起配合使用，两者气味相似，功效相仿，都可以健脾利水，治疗脾虚湿重之证。《本草原始》指出薏苡仁可以利肠胃、消水肿、健脾益胃。张锡纯认为茯苓可以除中焦痰饮，因水输于脾而达于肺，进而下利三焦膀胱。谢晶日教授常使用薏苡仁与茯苓这两味甘凉淡渗之品相互配合来祛除湿热，避免苦寒药物损伤脾胃。

藿香味辛，性微温，化湿解暑，止呕，为芳香化湿之要药。此药既能散表邪，又能化里湿。《本草正义》曰："藿香，芳香而不嫌其猛烈，温煦而不偏于燥烈，能祛除阴霾湿邪，而助脾胃正气，为湿困脾阳、倦怠无力、饮食不甘、舌苔浊垢者最捷之药。"佩兰味辛，性平，化湿，解暑，其味芳香。藿香与佩兰伍用，源自《时病论》中芳香化浊法。佩兰化湿和中之功又与藿香相似，故谢晶日教授在临证时两药常相须为用，共奏芳香化浊、祛除湿邪于中焦之效。

黄连清热燥湿，泻火解毒。《本草经集注》言黄连："味苦，寒、微寒，无毒。主治热气，目痛，眦伤泪出，明目，肠澼，腹痛。下痢，妇人阴中肿痛。五脏冷热，久下泄澼脓血，止消渴，大惊，除水，利骨，调胃，厚肠，益胆，治口疮。久服令人不忘。"黄连去中焦湿热，并具有解毒的作用，多配入复方。如与木香同用，即香连丸，可调气行滞而除里急后重；若治痢疾、泄泻而身热，常配伍葛根、黄芩等，如葛根芩连汤；对于肝火或胃热呕吐，常配伍吴茱萸，即左金丸。

黄芩味苦，性寒，清热燥湿，泻火解毒，凉血止血，除热安胎。谢晶日教授临证用生黄芩，取其清热之功。谢晶日教授认为，消化系统疾病患者，病久易胃肠自主神经功能紊乱，临床上多有失眠、烦躁等症状。而现代中药药理研究提出，黄芩有解热镇静之功效，故对胃肠自主神经功能紊乱的患者疗效甚佳。而且葛根芩连汤是治疗湿热泄泻的经典名方，治疗湿热证型的泄泻、溃疡性结肠炎、慢性胃炎有较好的临床疗效。

栀子味苦，性寒，泻火除烦，清热利湿，凉血解毒，消肿止痛。《本草择要纲目》言："泻三焦火，清胃脘血，治热厥心痛，解热郁，行结气。"谢晶日教授在治疗湿热较重的肝炎、黄疸等疾病会用到本品，一方面取其清热泻火之性，另一方面栀子有一定的泻下作用，通利大便可以加速患者的排泄，对于大便秘结的黄疸或者肝炎患者，通利大便更利于其自身代谢，避免毒素的积累。

泽泻在《本草经集注》中有过记载："味甘、咸，寒，无毒。主治风寒湿痹，乳难，消水，养五脏，益气力，肥健。补虚损五劳，除五脏痞满，起阴气，止泄精、消渴、淋沥，逐膀胱三焦停水。久服耳目聪明，不饥，延年，轻身，面生光，能行水上。"其主治小便不利、肢体水肿、腹泻、淋证、水饮等病症。泽泻甘淡渗湿，利水作用与茯苓相似，为水湿证所常用。在临床应用中，泽泻性寒能泄肾及膀胱之热，下焦湿热者尤为适宜。其常与茯苓、猪苓等药同用，以增强利水渗湿作用。

猪苓也是一味利水渗湿的药物，黄元御认为猪苓"味甘，气平，入足少阴肾、足太阳膀胱经。利水燥土，泻饮消痰，开汗孔而泻湿，清膀胱而通淋，带浊可断，鼓胀能消"。猪苓也可以用于小便不利、水肿、淋证、水饮等疾病。而且谢晶日教授认为其利水的作用强于茯苓。在治疗肝硬化腹水的患者时，常常将猪苓、泽泻、茯苓合而用之，加强利水的作用。

（4）活血祛瘀之品

川芎味辛性温，活血行气，祛风止痛。为血中之气药，上行头目，下入血海。《医宗金鉴》中佛手散仅当归、川芎两药，谓："命名不曰归芎，而曰佛手者，谓此方治妇人胎前、产后诸疾，如佛手之神妙也。"前文中提到的当归，以养血为主，川芎以行气为要。谢晶日教授临证常以两药相配伍，意在互相制其短而共其长，气血兼顾，养血调经、行气活血、散瘀止痛之力较使用单一药物时有所增强。而现代药理研究亦证实，当归具有镇痛、抑菌、抗炎及抑制某些肿瘤株生长的作用；川芎对预防血栓的形成、提高淋巴细胞吞噬细菌均有较强疗效。

乳香性温，味辛、苦，归肝、心、脾经；活血行气，止痛，消肿生肌。《本草纲目》言："消痈疽诸毒，托里护心，活血定痛伸筋，治妇人难产，折伤。"没药味苦、辛，入心、肝、脾经，活血止痛，消肿生肌。又云："乳香活血，没药散血，皆能止痛消肿生肌，故二药每每相兼而用。"谢晶日教授认为乳香主要行气活血，而没药主要活血散瘀。两者配伍，气血兼顾，共奏行气活血化瘀、流通经络、消肿止痛之功。故张锡纯曰："乳香、没药不但流通经络之气血，诸凡脏腑中，有气血凝滞，二药皆能流通之。医者但知其擅入经络，用之以消疮疡，或外敷疮疡，而不知用之以调脏腑之气血，斯岂知乳香、没药者哉。"

郁金属于活血化瘀药。因其味辛散，所以有气行而郁解之功，还可走散瘀血。其苦寒之性，归肝胆两经，苦寒而清泄，故可以清利肝胆之热，祛除湿热之邪。此品既入血分，又入气分，可以行气活血止痛。肝硬化患者有胁痛的症状，多有湿热停聚，或者有气不畅、血不利之证，故金钱草配合郁金，可以在行气活血的同时，清除湿热。正所谓"通则不痛，痛则不通"，《医学真传》曾有提到"夫通则不痛，理也……调血以和气，通也"。关于郁金的药理研究显示郁金可以顾护肝脏，疏理胆腑，调节免疫。

三棱、莪术是谢晶日教授常用的活血药对，用于瘀血较重的患者，症见疼痛部位固定，舌质紫暗，或舌下血络怒张的患者。《玉楸药解》中提到三棱"味苦，气平，入足厥阴肝经。破滞行瘀，消积化块。三棱磨积聚癥瘕，善破老血"，莪术可以"消癥块，破血癥，化腑脏痼冷，散跌扑停瘀，通经开闭，止痛散结"。

（三）疾病用药篇

1. 胃食管反流病

胃食管反流病之治疗，应该治病求本，辨证论治，比如因脾胃虚弱，而胃气上逆者，应该健脾益气，和胃降逆，应用党参、白术、茯苓、山药等健脾益气，扶正而抑酸。若见患者气滞不畅，胃气机郁滞不下行而上逆者，可以应用紫苏子、佛手、香橼等疏肝行气和胃，使胃气下行而不上逆。如果见患者湿气较重时，应予以半夏、厚朴、苍术等燥湿行气，降逆抑酸。如此可以理解治疗本病应该在辨证论治的基础上来诊治疾病。另外，谢晶日教授在治疗本病时还有一些特色药对，如海螵蛸、浙贝母、代赭石、瓦楞子等。

海螵蛸为乌贼科动物，无针乌贼或金乌贼的干燥内壳。具有收敛止血、涩精止带、制酸止痛、收湿敛疮之功效。常用于吐血衄血，崩漏便血，遗精滑精，赤白带下，胃痛吞酸；外治损伤出血，湿疹湿疮，溃疡不敛。其气味咸、涩，有很好的收敛之功，在治疗胃食管反流病方面，主要是收敛固涩、抑酸降逆。因为其本身成分含有碳酸钙，故有一定的中和胃酸的作用，又因其质地较硬，有一定的重镇降逆之功用。谢晶日教授在临床运用时，用以治疗胃酸较多，病情反复发作的患者。而且谢晶日教授多用炮制后的煅海螵蛸。

浙贝母苦、寒，可以清热散结、化痰止咳。临床多用于治疗肺热咳痰，而且因为它的苦寒之性较重，故开泄之力较大，可以清火散结。之所以将浙贝母用于治疗胃食管反流病，是取其苦寒之性，祛除胃中郁火以制酸。并联合海螵蛸，成为"乌贝散"，用于制酸止痛，收敛止血，可以用于肝胃不和所致的胃脘疼痛、反酸、烧心、嘈杂、胃及十二指肠溃疡等病症。

代赭石为矿石类药物，质重沉降而长于镇潜肝阳。代赭石性味苦寒，又清降肝火，为重镇潜阳常用之品，用治肝阳上亢所致头晕目眩、目胀耳鸣等症。代赭石重镇降逆，可降上逆之胃气而止呕、止呃、止噫，用于呕吐、呃逆、噫气等病症，常与旋覆花、半夏、生姜等同用。谢晶日教授将代赭石、旋覆花、牡蛎合用，用于胃食管反流病而且伴有性情急躁易怒、口苦、眼干、耳聋、耳鸣的患者。因为肝气不舒、肝阳上亢很容易横逆犯胃，影响脾胃的气机升降功能，从而出现胃气上逆之反酸病症。

瓦楞子又名蛤壳，甲壳的主要成分是碳酸钙，有一定的中和胃酸的作用。而且其本身味咸，可以软坚散结，消除癥瘕痞块。瓦楞子可与行气活血、散结消癥的莪术、三棱、鳖甲等配成复方应用。近年来也有将其用于肝脾肿大及消化道肿瘤者。此外，煅用可治胃痛吐酸，有制酸止痛功效，可与海螵蛸、陈皮等配伍，研末服。

2. 肝硬化

肝硬化使肝脏的疏泄之职失于常度，气机不能正常疏通畅达。又因为代偿期为肝硬化的发病早期，机体尚未虚劳损耗，虚证少而实证多，故见肝气郁滞之象。谢晶日教授认为肝本身就主疏泄，辅助脾胃运化，而且肝木乘克脾土是五脏的五行规律。如果肝脏损伤而气机不利，疏泄失调，定会有肝木之病传于脾土之象。脾胃乃是运化水谷之本，如果脾胃受邪，运化失度，加之肝脏疏泄辅助之能失利，水湿则停聚中焦。肝硬化多数是经过慢性肝病、肝损伤引起的，病程较久。因此，到肝硬化阶段，湿邪蕴结日久，定化为湿热之邪。关于湿热之证，谢晶日教授还认为如果肝郁气滞日久，气郁化热，合内生之湿邪，也会出现湿热的证候。在辨证论治的基础上，还会用到一些"专项药物"。

鳖甲微寒，又是血肉有情之品，可以补养阴液而祛除邪热。其味为咸，咸可以软坚散结，治癥瘕积聚之病，治疗久疟、疟母之疾。鳖甲可谓是滋阴消癥，攻补同施。谢晶日教授将鳖甲与土鳖虫配伍，可以破血行气，散结消癥。鳖甲对抗肝纤维化的重要成分是多肽，实验显示其可以降低肝星状细胞的增殖以及减少炎症因子的分泌，从而减轻肝硬化的程度。

土鳖虫可以破血逐瘀，用于经闭、产后瘀阻、癥瘕等病症。本品破血逐瘀之力与水蛭相近，而性较缓和。用治血滞经闭及产后瘀阻腹痛等，常与大黄、桃仁合用，即下瘀血汤；对于癥瘕痞块，常在前方基础上配伍鳖甲、螳螂、鼠妇虫、牡丹皮等药以化瘀消癥，如鳖甲煎丸。治疗肝硬化的患者，如果发现患者舌质紫暗，病邪正盛而体质未虚时，十分适用本品破血逐瘀，消除瘀血之邪。因本品有小毒，故治疗的患者多以正气尚未亏虚为主，但也可以使用于体质较弱的患者，使用时应该从小剂量开始，若患者耐受，可以考虑加大剂量。

3. 溃疡性结肠炎

（1）止血止痢——地榆、诃子

谢晶日教授认为溃疡性结肠炎属于肠腑血络受损。湿热、寒湿、疫毒、食积等内蕴肠腑，与肠中气血相搏结，大肠传导功能失司，气血瘀滞，肠道脂膜血络受损，腐败化为脓血而下痢赤白脓血。治疗上应收敛止血，促进胃肠血络愈合。

地榆，苦、酸，微寒。归肝、胃、大肠经。具有凉血止血、解毒敛疮的功效。谢晶日教授常炒炭大量使用，增其温燥止血之力，常用剂量为 30～40g。甚者可加龙骨、牡蛎对药，增强收敛固涩、止泻止血之功。现代药理研究证明，龙骨、牡蛎主要成分为碳酸钙，具有促进黏膜愈合的作用。《雷公炮制药性解》载地榆："味苦甘酸，性微寒，无毒，入大肠、肝二经。主下部积热之血痢，止下焦不禁之月经，又主金疮，除恶肉，崩中带下……地榆沉寒属阴，专入肝肠以理下焦，血证有热者宜之。"

诃子可以治疗久泻、久痢、脱肛。因其气味苦涩，苦能燥湿，涩能止泻。又因为本品性平，可以用于寒证，也可以用于热证。在临床，可用于泻痢不止、脱肛气陷的患者。但在治疗溃疡性结肠炎时，应该注意分清患者所处的疾病时期，避免过早应用，从而造成闭门留寇的失治误治。诃子的运用大多数应该在溃疡性结肠炎的缓解期，此时病邪基本祛除，应扶正固本，佐以祛邪。

（2）燥湿清热解毒——黄芩、黄连、黄柏

黄芩、黄连、黄柏，三味中药，谢晶日教授将其合称为"三黄"。而且"三黄"与苦参四者均具有清热燥湿解毒的作用。现代药理研究表明，上述四味药均含丰富的生物碱等有效活性成分，具有抗炎、镇痛等作用。谢晶日教授常言，祛湿有化湿、燥湿、健脾、行气之不同，"三黄"与苦参配伍，正取其燥湿健脾，厚肠止痢之效，尤适于舌苔黄厚腻等湿热偏重的患者，尤其对于偏实的患者，大量使用以达苦泄的目的。同时，应兼顾脾胃之气，予以白术、茯苓等益气健脾药物固护脾胃。

"三黄"之中，黄芩、黄连的使用，出自葛根芩连汤，而使用黄柏，却是别具匠心的中药运用。黄柏也可以清热燥湿、泻火解毒，其既可以祛除实火，又可以祛虚火，祛除"火邪"可以防止邪热灼伤肠络，而且清除血分之热，防止热邪迫使血妄行。

"三黄"加苦参的运用切不可妄投于泻痢较重、寒邪较盛或者脾胃虚寒证的患者，恐其苦寒之性损伤脾胃阳气，加重疾病。而且不可以长期使用，应及时了解患者的病情，跟随患者的体质状况来调整方药。毕竟中药若是离开了辨证论治，就失去了中医药的灵性。

（3）调气和血、消肿生肌——木香、白及、三七

木香，辛、苦，归肝、胃两经，可以行气止痛、解毒消肿。叶天士提出："木香同延胡索，治女人血气刺心痛不可忍。同牵牛、雷丸、槟榔，治虫积，佐川莲、白芍，治痢。同陈皮、砂仁、白蔻、苏叶，治气不通顺。"而且本品有解毒辟秽之功，可以用于治疗饮食不慎而引起的腹痛症状。本品入肝经，有行气之功效，治疗肝气郁滞引起的不适症状。溃疡性结肠炎患者如果见有气滞腹痛之证，可以用其治疗。但是本品用量不宜过多，一般 3～10g，过多易引起恶心、呕吐。

白及可以收敛止血、消肿生肌。《神农本草经》言白及可以"主治痈肿，恶疮，败疽，伤阴，死肌，胃中邪气。贼风鬼击，痱缓不收。白及味辛，微寒，无毒"。谢晶日教授因其收敛止血之功，将其用于治疗出血，比如胃出血、便血、痢疾等。在治疗溃疡性结肠炎时，也会使用本品。使用后大多数患者不会再出现大便带血的症状。查阅资料，有"乌及散"一方专门治疗胃出血疾病，其方药组成为海螵蛸与白及。

三七可以化瘀止血、活血定痛，是治疗溃疡性结肠炎发作期、大便便血的必备药物。因为本品的活血特性，使用的时候可以祛除肠络瘀血，祛瘀生新，而达到止血止痛的作用，缓解溃疡性结肠炎患者便血、腹痛的症状。谢晶日教授认为三七可以起到止血而不留瘀，闭门而不留寇的作用。

4. 肝炎急性期

对于肝炎急性期的患者，谢晶日教授认为其主要病机是脾虚湿热。脾虚湿热证多见于乙型肝炎急性期或者慢性活动期，脾虚是乙型肝炎自然病程中自始至终都存在的一个重要病理因素。《素问·评热病论》中说："邪之所凑，其气必虚。"《瘟疫论》言："本气充满，邪不易入，本气适逢亏欠，呼吸之间，外邪因而乘之。"乙型肝炎另一个主要的病理因素是湿邪。脾为阴土，主运化水谷精液，喜燥恶湿，易为湿邪所害，湿邪蕴久生热，故其发病中脾虚夹杂湿热之证较为多见。在健脾的同时，谢晶日教授还使用了地耳草、鸡骨草、垂盆草、水飞蓟等清热利湿。其根据患者的不同特点，灵活地使用这些药物来治疗疾病。

地耳草可以利湿退黄、清热解毒、活血消肿，在临床中主要用于治疗湿热证型的肝炎、黄疸病症。现代研究发现地耳草除可以保护肝脏外，还可以抗病毒、抗氧化、抗肿瘤，并且对多种杆菌的微生物有不同程度的抑菌和杀菌功效。另外，还可以促进胃肠道规律收缩。谢晶日教授在临床中多大剂量运用本品，一般 20～30g。谢晶日教授认为其平淡之性，可以大剂量、长时间运用，是一味药性平和、药效良好的中草药。

　　鸡骨草性味甘凉，可以清热解毒、疏肝散瘀，用于治疗湿热证的黄疸。谢晶日教授在临床运用之中发现其还有缓解胃痛的功效，故在治疗急性期肝炎的患者时，如果其舌苔黄腻、口臭、胃痛、黄疸明显，多会使用鸡骨草来治疗。现代药理研究发现鸡骨草可以降低葡萄球菌毒素引起的炎症反应，并有增强免疫的作用。

　　垂盆草可以清热利湿、退黄、解毒消肿。清热利湿之性可以用于治疗肝炎、黄疸的患者。因为垂盆草气味甘、淡，有一定的利小便之功，可以使湿热之邪从小便利出，配合使用茯苓、泽泻、猪苓等，加强其清利湿热的作用。现代实验研究其对机体的细胞免疫反应具有显著的抑制作用，对肝脏的糖代谢和能量代谢有促进作用，并且能够降低肝炎患者血清中谷丙转氨酶。

　　水飞蓟生长于我国的南部地区，为菊科植物水飞蓟的瘦果。其性味苦，凉，可以清热利湿，疏肝利胆。谢晶日教授在临床使用水飞蓟治疗急、慢性肝炎、肝硬化、脂肪肝、胆石症、胆管炎。因其清热解毒的特性，能够起到保肝利胆的作用。

　　板蓝根之性寒凉，可以清热解毒，凉血利咽。谢晶日教授的病案中，有一些乙型肝炎患者，病毒浓度较高，而且转氨酶也有明显的升高，患者十分担心自己的病情。而谢晶日教授在其方药之中，除辨证治疗之外，还佐加了板蓝根、五味子、甘草。这是谢晶日教授治疗乙型肝炎的特色用药，适用于病毒浓度较高的患者。在乙型肝炎后期的诊治中，大多患者复查发现病毒浓度和转氨酶均有所降低。谢晶日教授认为板蓝根清热解毒，而且其清热解毒的特点就表现于祛除毒素，降低"毒"发。

　　连翘为苦寒之药，可以清热解毒。连翘有消肿散结的功用，同时也是疮家圣药。《神农本草经》描述它可以治疗瘿瘤、瘰疬、鼠瘘、痈肿之病。谢晶日教授因其清热解毒，又有散结之功，常用于病毒复制比较活跃的患者。查阅文献，发现连翘具备抗病毒及病菌、保护肝脏的作用。

　　板蓝根、连翘这两味药物，谢晶日教授经常一起组合使用，而且多用于病毒性肝炎患者。这些患者除可以见到舌苔黄腻、小便黄赤、口气减重等湿热征象外，实验室检查中，病毒的复制均较为活跃；而板蓝根和连翘的运用，降低了病毒的活跃程度，抑制其复制；这些都可以在患者后期的复查中得到验证。

　　金钱草归肝、胆经，所以能除肝胆实热。同时金钱草走膀胱经并通肾经，所以又能通利下焦湿热。因其味咸，故善于软坚以排石。谢晶日教授取其清热利湿之性，与郁金配合使用。而且金钱草、郁金、海金沙、鸡内金合称为"四大金"，用于治疗结石类的病症。

　　气滞血瘀证，本证多见于肝病日久的患者，病邪久羁不去，耗伤正气，正气亏虚，无力助气血运行，血行不畅，瘀血停积，瘀血痹阻肝络，可致使此种证型的发生，如名医叶天士在其著作《临证指南医案·胁痛》之中曾说"久病在络，气血皆窒"，在《临证指南医案·木乘土》中言"初病在气，久必入血，以经脉主气，络脉主血也"。该证症见面色黧黑，肌肤甲错，胁痛、有胀满感、固定不移、常在夜间明显，胸闷不舒，焦虑易怒，甚则抑郁，失眠多梦，舌质紫暗或有瘀斑，脉象弦涩。部分患者还可出现肝脾肿大、肝掌、蜘蛛痣等血瘀证指征。

在辨证论治的基础上，谢晶日教授还有一味特定用来治疗肝炎夹杂瘀血病证的药物，此药为虎杖。

虎杖性味苦、涩，寒；可以清热解毒、利湿退黄，散除瘀血；十分适合用于肝炎病日久，病情较为严重的患者。因为这类患者，病程较为长久，导致肝络受损，气机郁滞，血行不畅通而出现瘀血之象。虎杖既可以清热解毒，利湿退黄，也可以行气活血，治疗瘀血之象。

二、肝脾胃疾病常用方剂

本节主要介绍肝脾胃疾病常见方剂的运用，不单单介绍了常见的方剂基本特点，更讲述一些方剂的变化，以及临床相关疾病的诊治。在这个章节，将方剂分为补养之剂、理气之剂、消导之剂、利水之剂、清热之剂、活血之剂，在介绍基本方剂组成与临床运用的同时，还会将相关的其他方剂进行拓展，既能作为横向比较的学习材料，又可以在对比时加深对方剂的理解。

（一）补养之剂

1. 灵活多变——四君子

四君子汤由人参、白术、茯苓、甘草组成，治疗脾胃虚弱、脾胃气虚、脾衰肺损等脾气不足之证，症见患者饮食减少，食欲欠佳，形体消瘦，面色萎黄，脉象虚弱无力。方中人参性味甘温，可以大补元气、复脉固脱、补气养血，是为君药；白术性味相对苦温，健脾燥湿之力较为强劲；配以茯苓，其味甘淡，淡味可以利除水湿，甘味补益中焦之不足，填补脾胃之气虚。《医方集解》中言服用四君子汤则"气足脾运，饮食倍进，则余脏受荫，而色泽身强矣"。

本方加陈皮，组成"异功散"，此方可以调理脾胃气机，健脾理气。再加半夏，组成"六君子"，本方可以治疗气虚有痰者，症见脾胃虚弱，饮食不佳，食欲较差，四肢乏力，脘腹胀满，舌苔淡或有淡腻苔。若再加木香、砂仁，可以组成"香砂六君子"，增强行气和胃、消食健脾之功效。

谢晶日教授在临床运用时，若见脾胃气虚、舌质淡白、乏力便溏的患者，则以四君子汤为基础方治疗。若见患者脾虚腹胀，饮食较差，食欲不佳，则以异功散治疗。在健运脾胃的同时，辅助以陈皮，可以理气健脾，醒运脾胃。脾气一旦恢复，加陈皮可以祛除湿邪，由此可以促进食欲，增进饮食。异功散要长期服用，不仅仅在患者不适之时，还应在症状缓解后，继续服用一段时间方可巩固疗效。六君子汤是在前方的基础上，加上半夏。半夏与陈皮为二陈汤，有祛湿化痰之功效。谢晶日教授用六君子汤治疗脾虚失运，痰湿较重的患者，症见脾虚乏力、食少纳差、大便黏腻或稀溏、舌苔厚腻或者水润的患者。香砂六君子汤则因砂仁有辛温的特点，用于脾胃虚寒的患者；此方适用于脾胃虚寒症状较轻的患者，若寒邪较重则不适用。

此外，参苓白术散也是在四君子汤的基础上演变而来。在四君子汤的基础之上，加山药、薏苡仁健脾益气，加莲子、白扁豆健脾化湿，桔梗更是可以载药上行，升提气机，有培土生金之意味。谢晶日教授常常将此方运用于脾虚泄泻的患者，取得很好的临床疗效。而且此方对于小儿的脾胃虚弱证也很适合，尤其是山药这味药物，补益肺、脾、肾三脏。小儿本身的体质特点为脾常不足、肺脏较嫩，所以山药十分适用于脾肺娇弱的小儿。

2. 健脾升阳——补中益气汤

补中益气汤用于治疗脾虚气陷、气虚发热的病证。本方有人参、白术、炙甘草、黄芪补气健脾，强健脾胃；升麻、柴胡合用，有升举阳气之功用，联合黄芪补气升阳；陈皮理气健脾，燥湿化痰；当归养血活血，是为佐药。谢晶日教授用本方治疗饮食不佳、饭量减少、肢体倦怠乏力、少气懒言、面色萎黄、大便稀溏或者脱肛的患者。其脉象大多沉弱无力，而且从患者的神态之中也可以看出其气虚乏力之象。《脾胃论》指出其治疗脾胃虚弱、气虚发热之阴火。虽为发热，但并非外感发热，而是因为气虚，阴火乘脾胃之土位，阴火上升而出现的烦热，并伴有喘息、畏惧风寒、脉象为洪脉等症。此种病症虽有发热，但一般为自感烦热，亦不是实热，所以不可以清热或解表之剂救治。清热剂多苦寒，伤及脾胃，加重原有病机，解表药走泄发汗，更是伤及阳气，损耗阴液，故治疗应以补益脾胃为主。《脾胃论》原文指出人参、黄芪、甘草是"除湿热、烦热之圣药"；当归"以和血脉"；陈皮消导气滞，又可以补益元气；升麻引胃气上腾而使脾胃恢复；柴胡引清气，升少阳之气；白术健脾胃。

对于此方，谢晶日教授还有一些见解，认为本方剂中的当归，一方面养血和脉，另一方面，可以生血养阴，阴气生而收敛虚浮之阳气，从而有利于甘温除热。另外，本方中还有黄芪的存在，不由得联想到当归补血汤这个方剂，黄芪一两归二钱，这个补血制剂当归的用量不算多，反而是黄芪的用量较大，因"有形之血不能速生，无形之气所当急固"。在补中益气汤之中也有黄芪、当归的使用，所以说在这个方剂中的当归有生阴血、敛阳气的作用。

3. 血分瘀滞——四物汤、血府逐瘀汤

四物汤由熟地黄、当归、白芍、川芎组成，可以治疗营血虚滞证。何为营血虚滞证？因血分亏虚，运行失常，瘀血阻滞之病，主要有血分亏耗，兼有血分郁滞的表现，症见患者心悸怔忡，健忘失眠，盗汗，肢体倦怠，饮食减少，面色㿠白或者萎黄无华，脉象细弱，妇女经期量少、月经颜色淡红，经期提前等。四物汤之中熟地黄、白芍可以滋阴养血，补益血分之亏；当归补血活血；川芎行气活血，补益而不壅滞。谢晶日教授运用此方，如果见患者兼有气虚的症状时，加人参、黄芪；见患者以血分郁滞为主时，加桃仁、红花，白芍换成赤芍；如果见患者有血虚有寒的症状，佐加炮姜、肉桂、吴茱萸；如果见患者血分有热时，佐加黄柏、牡丹皮，熟地黄换成生地黄；若见妇女崩漏，佐加阿胶、艾叶。本方的熟地黄、白芍为滋阴柔肝之品，配合当归、川芎这种辛香走散之药，可以做到动静结合、补血而不壅滞，行血而不伤血，可以一定程度上祛瘀生新。全方做到温而不燥，滋而不腻。

在四物汤的基础上，佐加桃仁、红花、枳壳、牛膝、桔梗、柴胡，组成了《医林改错》中的血府逐瘀汤，本方可以活血化瘀，兼以行气止痛。方中桃仁破血行滞而润燥，红花活血祛瘀以止痛，共为君药。赤芍、川芎助君药活血祛瘀；牛膝活血通经，祛瘀止痛，引血下行，共为臣药。生地黄、当归养血益阴，清热活血；桔梗、枳壳，一升一降，宽胸行气；柴胡疏肝解郁，升达清阳，与桔梗、枳壳同用，尤善理气行滞，使气行则血行，以上均为佐药。桔梗并能载药上行，兼有使药之用；甘草调和诸药，亦为使药。从本方的药物组成看，枳壳、牛膝都是下行之药物，而柴胡、桔梗都是可以升提的药物，从而使药物的升降更加明显。

4. 劳思过度——归脾汤

归脾汤可以治疗心脾两虚之病证，也可以治疗脾不统血的病证。所谓心脾两虚，实则为心脾气血两虚。黄芪、白术、人参、炙甘草健脾益气，补益脾气；龙眼肉补益心脾，养血安神；茯神可以健脾宁心；当归可以活血养血；远志可以交通心肾；木香理气醒脾；使全方补益而不壅滞。心脾气血两虚的患者多见心悸怔忡、健忘失眠、多汗盗汗、体倦食少、面色萎黄、脉象细弱无力。全方心脾同治，重点在补益脾气。同时本方还用于治疗脾虚不能统血的病证，症见大便便血，或皮下出现出血点，或妇女月经过多、崩漏等。出血的患者多有纳差食少、大便稀溏、四肢倦怠乏力、月经量少色淡等症状。归脾汤治疗脾虚证的出血性疾病，往往可以取得不错的临床疗效。而且临床之中，治疗崩漏患者，虚寒者佐加艾叶炭、炮姜炭，可以达到温经止血的作用。

5. 滋阴补肾——六味地黄丸

六味地黄丸在消化科主要运用于肝病，比如肝硬化、慢性肝炎等疾病，取其补益肝肾的特点来治疗患者长期疾病造成的肝肾不足。六味地黄丸这个方剂原为小儿禀赋不足之"肾怯失音，囟门不合，神不足"而设，后世大多数用于肾阴精不足之证。常常见患者有如下一些症状，比如腰膝酸软，头晕目眩，视物昏花，耳鸣耳聋，盗汗，遗精，消渴，骨蒸潮热，手足心热，舌燥咽痛，牙齿动摇，足跟作痛，以及小儿囟门不合，舌红少苔，脉沉细数等。脑为髓之海，肾精不足，髓海空虚则头晕目眩，耳鸣耳聋；肾藏精，为封藏之本，阴精亏虚，封藏不固，加之阴不制阳，相火妄动，故而出现遗精盗汗、潮热消渴、手足心热、口燥咽干等。方中重用熟地黄为君药，填精益髓，滋补阴精；山茱萸可以补养肝肾，并能涩精；山药能够双补脾肾，既补肾固精，又补脾以助后天生化之源。熟地黄、山药、山茱萸这三味药物可以补肝脾肾，即所谓"三阴并补"。熟地黄用量独重，以滋补肾之阴精为主。凡补肾精之法，必当泻其"浊"，方可存其"清"，而使阴精得补。且肾为水火之宅，肾虚则水泛，阴虚而火动。故佐以泽泻利湿泄浊，并防熟地黄之滋腻；牡丹皮可以清泄相火，并制山茱萸之温涩；茯苓可以健脾渗湿，配山药补脾而助健运。牡丹皮、泽泻、茯苓合称为"三泻"。全方六药合用，补泻兼顾，降火泻浊有利于生精养阴，诸药滋补肝肾之阴精而降相火。

左归丸治疗真阴不足之病证，症见头晕目眩、腰酸膝软、遗精滑泄、自汗盗汗、舌干口燥等。本方有熟地黄、山药、山茱萸，为经典的"三补"，外加枸杞子、鹿角胶、龟甲胶、牛膝、菟丝子。此方滋养真阴，为纯补无泄之方。

6. 温中补虚——理中丸

理中丸是《伤寒论》中治疗呕吐、泄泻、腹痛、霍乱的方子。方中有人参、白术可以健脾益气、补益中焦；干姜温中止呕，祛除寒邪；甘草调和诸药。全方有温中散寒、补气健脾的功效。谢晶日教授在临床中常用此方治疗脾胃虚寒的病证，症见患者脘腹绵绵作痛，喜温喜按，呕吐，大便稀溏，脘痞食少，畏寒肢冷，口不渴，舌淡苔白润，脉沉细或沉迟无力。分析其病机，乃是属于中阳不足，寒从中生，失于温化，寒性主收引、凝滞，故畏寒肢冷、脘腹绵绵作痛、得温痛减；脾主运化，胃主受纳，脾升清而胃降浊，如果脾胃虚寒，受纳运化不佳，气机脾胃升降失常，则脘痞食少、呕吐、便溏；舌淡苔白润，口不渴，脉沉细或沉迟无力皆为虚寒之象。治宜温中祛寒，益气健脾。此方之中干姜乃是大辛大热之品，温煦脾之阳气，祛除寒邪，温中焦而散阴寒；人参性味甘温，补气健脾；干姜与人参相互配合，温中健脾。脾为湿土，喜燥恶湿，故脾虚则易生湿浊之邪，故用甘温苦燥之白术为佐，健脾燥湿。甘草与诸药等量，寓意有三：一为合参、术以助益气健脾；二为缓急止痛；三为调和药性，是佐药而兼使药之用。纵观全方，温补并用，以温为主，温中阳，益脾气，助运化，故曰"理中"。

（二）理气之剂

1. 行气解郁第一方——四逆散

四逆散，由柴胡、白芍、枳实、甘草四味药物组成。四逆的意思是说手足不温的发病特征。其方最早见于《伤寒论》，其病证是因为外邪传经入里，气机升降被外邪郁遏，不得疏泄导致阳气内郁，气血不能达于四肢末端，因此见手足不温。此种"四逆"与阳衰阴盛的四肢厥逆、四肢寒凉有本质区别。正如李中梓云："此证虽云四逆，必不甚冷，或指头微温，或脉不沉微，乃阴中涵阳之证，惟气不宣通，是以逆冷。"故治疗法则应为"畅达气机、透邪解郁"。四逆散方中取柴胡疏散退邪、疏肝解郁，药味入肝胆经透邪解郁，为君药；白芍味酸，敛阴养血而柔肝，与柴胡合用，以补养肝血，条达肝气，而且柴胡有劫肝阴一说，白芍的使用，可使柴胡升散而无耗伤阴血之弊；加枳实以破气消积，泄热破结，其性下降，而柴胡其性为升，与柴胡为伍，一升一降，加强舒畅气机之功，并奏升清降浊之效；与白芍相配，又能理气和血，使气血调和；使以甘草，调和诸药，益脾和中。综合四药，共奏透邪解郁、疏肝理脾之效，使邪祛郁解，气血调畅，疾病得以痊愈。谢晶日教授在运用此方时，常常治疗以肝气郁滞为主要病机的疾病，症见善太息、胁肋疼痛、脉弦等。如果肝郁化火，则加龙胆草、野菊花；若因肝火而眼目昏花，则加菊花、桑叶、决明子。

在柴胡、枳实、白芍、甘草的基础上，加醋陈皮、川芎、香附，枳实换成枳壳，可组成名方"柴胡疏肝散"。谢晶日教授运用本方奏疏肝理气、活血止痛之功效。主治肝气郁滞证，症见胁肋疼痛，胸闷，善太息，情志抑郁易怒，或嗳气，脘腹胀满，脉弦。肝脏主疏泄，性喜条达，其经脉布胁肋循少腹。如果情志不遂，肝失条达，则致肝气郁结，经气不利，故见胁肋疼痛，胸闷，脘腹胀满；肝失疏泄，则情志抑郁易怒，善太息；脉弦为肝郁不舒之征。遵《素问·六元正纪大论》"木郁达之"之旨，治宜疏肝理气之法。方中柴胡功善疏肝解郁，用以为君；香附理气疏肝而止痛，川芎活血行气以止痛，两药相合，助柴胡以解肝经之郁滞，并增行气活血止痛之效，共为臣药；陈皮、枳壳理气行滞，白芍、甘草养血柔肝，缓急止痛，均为佐药；甘草调和诸药，为使药。诸药相合，共奏疏肝行气、活血止痛之功。

2. 利气宽胸——厚朴温中汤、四磨汤

厚朴温中汤中有厚朴、陈皮、甘草、茯苓、草豆蔻、木香、干姜、生姜。具有温

中行气、燥湿除满之功效。主治脾胃寒湿气滞证。患者表现为脘腹部胀满或疼痛等不适，食欲较差，不思饮食，食后腹胀，四肢沉重并且倦怠乏力；查其舌象，可见舌苔白腻，脉象沉弦。谢晶日教授在临床之中常用于治疗急慢性胃炎、慢性肠炎、胃溃疡、胃肠功能紊乱等属脾胃气滞寒湿证者。本方是因为脾胃被寒湿之邪侵袭，气机运行不畅而壅阻所致。脾胃主受纳、腐熟和运化水谷，若起居不适，外受寒湿之邪，或过食生冷之物，则使脾胃受寒湿所伤。寒湿凝滞，脾胃气机壅阻，不通则痛，故见脘腹胀满或疼痛；脾胃运化失司，则不思饮食；脾胃主肌肉四肢，湿邪困于脾胃，则四肢倦怠。治当行气温中，燥湿除满。

方中厚朴行气消胀，燥湿除满。厚朴与陈皮用量为最大，可见理气消胀为本方的治疗重点。草豆蔻温中散寒，燥湿除痰，其温燥之性可以温化湿邪，燥湿利气。陈皮配合木香，理气燥湿，行气宽中。干姜、生姜并用，温热之性存于中焦，可以温脾暖胃以散寒。茯苓渗湿健脾以和中。甘草益气健脾，调和诸药，功兼佐使。诸药合用，寒湿得除，气机得畅，脾胃气机恢复，疾病得以痊愈。谢晶日教授强调本方之中，厚朴的用量要大，要配合陈皮，方可以利气消胀。此外，陈皮的理气之功亦不可忽视。

四磨汤之所以叫四磨汤，是因为本方将四味药物先加水磨浓汁，之后再加水煎服。由于方中诸药质地较坚实，必须长时间煎煮才可以煎出其性，但煎煮过久又恐芳香气味散逸，而影响治疗效果，故用此法。

本方具有行气降逆、宽胸散结之功效，主治肝气郁结证。症见胸膈胀闷，上气喘急，心下痞满，不思饮食，脉弦。该证为七情所伤，肝气郁结所致。肝气郁滞，横逆胸膈，故胸膈胀闷；若上犯于肺，肺气上逆，则气急而喘；若横逆犯胃，胃失和降，则心下痞满，不思饮食；脉弦为肝郁之象。此病之标在肺胃，而病之本则在肝。证属肝气郁滞，肺胃失降；治宜行气降逆，宽胸散结。方中以乌药行气疏肝解郁为君。沉香下气降逆以平喘；槟榔行气导滞以除心下痞满，共为臣药。三药合用，行气疏肝以消痞满，下气降逆以平喘急。但是行气太过，恐怕会伤及正气，因为人以气为本，若行气太过，人会出现气虚乏力的症状。所以为防止沉香、乌药、槟榔这三味药物耗伤正气，故又配人参以益气扶正，以此达到行气降气而不伤气的作用。四药合用，共奏行气降逆、宽胸散结之功。

四磨汤去人参，加入木香、枳实，名为五磨饮子，在《医方考》中记载可以治疗"暴怒暴死，名曰气厥者"。谢晶日教授在临床治疗时，常用此方行气消胀，通降脏腑之积气，有很好的消除胀满的效果。五磨汤中有木香、枳实、沉香、槟榔、乌药，若加大黄，则为六磨汤，适用于脘腹胀满疼痛，大便涩结的患者。

3. 降气止逆——旋覆代赭汤、丁香散

旋覆代赭汤用于治疗脾胃虚弱、痰浊阻滞中焦的病证，症见胃脘痞闷或胀满，按之不痛，频频嗳气，或见纳差、呃逆、恶心，甚或呕吐，舌苔白腻，脉缓或滑。旋覆代赭汤有降逆化痰、益气和胃之功效。旋覆代赭汤出自伤寒论原文第 161 条："伤寒，发汗，若吐，若下，解后心下痞硬，噫气不除者，旋覆代赭石汤主之。"所谓脾胃虚弱、痰浊中阻，是失治误治导致脾胃中气已伤，痰涎内生，胃失和降，胃气不降而痰气上逆之故。由此可以看出，脾胃虚弱应当补益，中焦之痰浊当化除，气逆则应当治以降法，所以拟化痰降逆、益气补虚之法。方中旋覆花性温而能下气消痰，降逆止嗳，可谓是为君药。《本草经集注》指出旋覆花"味咸、甘，温、微温，冷利，有小毒。主治结气，胁下满，惊悸，除水，去五脏间寒热，补中下气。消胸上痰结，唾如胶漆，心胁痰水，膀胱留饮，风气湿痹，皮间死肉，目中眵矇，利大肠，通血脉，益色泽"。由此可知，旋覆花是消痰行水、下气消痰之佳品。代赭石质重而沉降，善镇冲逆，但味苦气寒，故用量稍小为臣药。生姜于本方用量独重，一是和胃降逆以增止呕之效，二是宣散水气以助祛痰之功，三是可制约代赭石的寒凉之性，使其镇降气逆而不伐胃。半夏辛温，祛痰散结，降逆和胃，并为臣药。人参、炙甘草、大枣益脾胃，补气虚，扶助已伤之中气，为佐使之用。

丁香散有诸多个版本，如《叶氏女科证治》中的丁香散，主治妊娠伤食、胸满胁痛，方药组成为丁香、砂仁、白术。还有《太平圣惠方》中主治小儿疳痢羸瘦的丁香散，其方组成为丁香、桃白皮、黄柏、黄连、茯苓、铅粉；另一治疗小儿霍乱、心腹刺痛、呕吐的丁香散，组成为丁香、桔梗、人参、白术、厚朴、甘草。而本书重点介绍的是出自《三因极一病证方论》中的丁香散，方药组成为丁香、柿蒂、炙甘草、高良姜。由方药之组成就可以知道，这个丁香散适用于治疗寒邪犯胃、上气呃逆的病证。方中丁香有温中降逆、补肾助阳之功，作为君药使用；柿蒂降逆止呕，专门用于治疗胃气上逆造成的呕吐、呃逆；高良姜温中散寒，降逆止呕；甘草调和诸药；全方共奏温中止呕之功用。谢晶日教授在临床治疗胃食管反流病的患者，多用柿蒂。柿蒂性味苦降，不寒不热，适用于多种呃逆相关病症的治疗。丁香有降逆止呃之功，温中散寒之效，故可以适用于脾胃有寒的胃食管反流病患者，可以散除寒邪，降逆止呃。

4. 行气化湿——木香顺气丸、平胃散

木香顺气丸有行气化湿、健脾和胃之功。可以用于治疗湿浊中阻、脾胃不和的病证。脾胃不和，气机升降失调，气停中焦，可见脘腹胀痛、嗳气频发。湿浊阻碍中焦之气，故可见患者恶心、呕吐、胸膈痞闷，舌象表现为胖大舌、白腻苔，脉象濡或者沉滑。木香顺气丸由木香、砂仁、醋香附、槟榔、甘草、陈皮、厚朴、枳壳、苍术、

青皮、生姜组成。方中以木香、香附疏肝理气、和中止痛为君药。黄元御在《玉楸药解》中提到木香"味辛，微温，入足太阴脾、足阳明胃经。止呕吐泻利，平积聚癥瘕，安胎保妊，消胀止痛。木香辛燥之性，破滞攻坚，是其所长"。由此可见木香有燥湿邪、消胀满的特点。厚朴、青皮行气燥湿，散结消积，《名医别录》言厚朴"温中，益气，消痰下气，治霍乱及腹痛，胀满，胃中冷逆，胸中呕逆不止，泄痢，淋露，除惊，去留热，止烦满，厚肠胃"。《雷公炮制药性解》言青皮："味苦酸，性温，无毒，入肝、脾二经。主破滞气，愈用而愈效。削坚积，愈下而愈良。引诸药至厥阴之分，下饮食入太阴之仓，消温疟热甚结母，止左胁郁怒作痛。"枳壳、槟榔行气导滞宽中。陈皮、砂仁理气化湿和中。苍术燥湿健脾，共为臣药。甘草为使，调和诸药。全方配伍，共奏行气化湿、健脾和胃之功。谢晶日教授在治疗脾胃病时，见患者舌苔白腻，脘腹胀满，脉弦，多会使用木香顺气丸加减进行施治。

其实在木香顺气丸的组成中，就可以看出平胃散的影子，在本段自然将着重讲解平胃散的使用。平胃散中有苍术、厚朴、陈皮、甘草、生姜、大枣。其中苍术为君药，取用苍术辛香苦温之特性，可以入中焦以图能燥湿健脾，使湿邪去则恢复脾胃之运化，脾健则湿邪得化。湿邪阻碍气机，且气行则利湿，故方中臣以厚朴，因其也属于辛香苦燥之品，长于行气除满，且可化湿。与苍术相伍，行气以除湿，燥湿以运脾，使滞气得行，湿浊得去。陈皮可谓是协调之药，理气和胃，燥湿醒脾，以助苍术、厚朴之力。使以甘草，调和诸药，且能益气健脾和中。煎加生姜、大枣，以生姜温散水湿且能和胃降逆，大枣补脾益气以襄助甘草培土制水之功，生姜、大枣相合尚能调和脾胃。由此可见，平胃散攻补兼施、动静结合，既有苍术、厚朴燥湿消胀的攻伐之力，又有陈皮、甘草调和理气之药，还有生姜、大枣益胃调营之品。谢晶日教授在临床之中，多用其治疗慢性胃炎、脂肪肝、胆囊炎的湿阻中焦证，取得了不错的临床疗效。

（三）消导之剂

1. 通腑消满——承气汤

承气汤指大承气汤、小承气汤、调胃承气汤，所谓承气是指承顺胃气之下行，因此名中有"承气"。

大承气汤方中有大黄、枳实、厚朴、芒硝，本方治疗阳明热盛之病。症见大便不通，燥屎热结于肠道，矢气频发，脘腹痞闷胀满，脘腹疼痛拒按；舌象见舌苔黄燥或焦黑，脉象沉实或数。实热内结，胃肠气滞，脏腑气机不通，则见大便秘结不通、频转矢气、脘腹痞满胀痛；热结燥屎停滞于肠腑之中，则腹痛拒按，按之坚硬。有学者将本方的证候特点归纳为"痞、满、燥、实"四字。所谓"痞"，即自觉胸脘闷塞不通，有压重感；"满"，是脘腹胀满，按之有抵抗感；"燥"，是肠中燥屎干结不下；"实"，是实热内结，腹痛拒按，大便不通，或下利清水而腹痛不减，以及潮热谵语、脉实等。

谢晶日教授根据本方的特点，常运用于急性热证，比如急性胰腺炎、肝炎。患者发热，口干，舌苔黄燥，大便偏干数日不下，或灌肠后方可排出，多用大承气汤治疗。但一般给予患者1～2剂即止，而且对于较重的患者，多嘱咐少量，分多次服用，以免药力太猛，伤及正气，或者患者体质虚弱，受纳不及。

小承气汤乃是大承气汤去芒硝，泻下之力较缓，去除了润燥软坚的芒硝。而调胃承气汤则是去除了厚朴、枳实，较大承气汤而言，本方的症状没有脘腹痞满。在临床中多，谢晶日教授多以枳实、厚朴联合使用，消除胀满，祛除痞积。

2. 消食导滞——枳术丸、枳实导滞丸、枳实消痞丸

枳术丸的组成很简单，由枳实、白术组成，其中白术用量是枳实的二倍，说明本方以补益脾气为主。本方有健脾消痞的功效，治疗脾虚气滞、饮食停滞的病证，多为饮食所伤，食物停聚中焦，症见胸脘痞满不适、食欲较差。本方补益重于消导，可见本方用意不在于取速效以消痞，而在于令人胃气强健而不再被饮食等邪气所伤。谢晶日教授在治疗时，多数情况下将这两味药物放于其他方剂中，辅助健脾消积的临床疗效。

由枳实、白术这两味药物组合的方剂还有枳实导滞丸、枳实消痞丸。

枳实导滞丸用于治疗湿热积滞证，其方剂组成为枳实、白术、茯苓、泽泻、神曲、大黄、黄芩、黄连。本方用于湿热饮食积滞证，见患者脘腹胀满，大便秘结或者大便下痢泄泻，小便黄赤，舌苔厚腻发黄，脉象沉而有力。全方枳实、白术健脾益气，破气消积；茯苓、泽泻利水渗湿；神曲消食化积；大黄、黄芩、黄连清热利湿，消除脏腑之热；大黄泻下攻积，消除胃肠之积滞，从而达到祛除邪气，推陈出新的治疗目的。对于此方，谢晶日教授认为所谓的湿热食积证，实际上是食积进一步发展，形成湿热，饮食积滞是其形成的原因。故在临床运用中，大黄的使用是非常有必要的，可以用其通腑泄热，以祛除热邪而扶正气。谢晶日教授分析其用药，方中大黄、枳实联用为君药。大黄泻下通腑；枳实消食导滞，消导积滞，能够降气，所以使得肠道的湿热积滞能够排出。黄芩、黄连共为臣药，其用有二：一是黄芩、黄连清热燥湿，治疗湿热积滞；二是黄芩、黄连又是治疗湿热痢疾常用的药，比如常见的葛根黄连黄芩汤。全方清热导滞、燥湿之力较强，所以在服用一段时间后，应该多注意患者的体质改变，及时根据病情，进行下一步治疗。如果患者湿热积滞已经祛除，无其他病症，可以后续治以健脾消积。从而为患者带来良好的愈后效果，防止患者病情的反复发作。

62

枳实消痞丸,还有一个名字,叫失笑丸。该方剂为消食剂,本方剂具有消痞除满、健脾和胃之功效。主要用于脾虚气滞、寒热互结证。患者表现为心下痞满,食欲较差,全身倦怠乏力,大便排便不畅,舌苔腻而微黄,脉象弦。

谢晶日教授在临床诊治疾病过程中,常将枳实消痞丸用于治疗慢性胃炎、胃食管反流病、胃肠神经症等属脾虚气滞、寒热互结者。全方由干姜、甘草、麦芽曲、茯苓、白术、半夏曲、人参、厚朴、枳实、黄连组成。分析该方证之病因为脾胃素虚,升降失职,寒热互结,气壅湿聚。患者的不适症状常表现为心下痞满、不欲饮食、倦怠乏力、大便不畅等。此属虚实相兼,寒热错杂,热重寒轻,实多虚少之证。治疗法则应为行气消痞,健脾补虚,平调寒热。方中枳实苦辛微寒,行气消痞为君;厚朴苦辛而温,行气除满为臣;两者合用,以增行气消痞除满之效。黄连苦寒,清热燥湿而除痞,半夏曲辛温散结而和胃,少佐干姜辛热,温中祛寒,三味相伍,辛开苦降,平调寒热,共助枳实、厚朴行气开痞除满之功;麦芽曲消食和胃;人参、白术、茯苓、炙甘草(四君子汤)益气健脾,祛湿和中;共为佐药。炙甘草还兼调药之用,亦为使药。由上述分析可以看出来,枳实消痞丸包括了枳术丸(枳实、白术)、四君子汤(人参、白术、茯苓、炙甘草)、半夏泻心汤(半夏、黄连、干姜、甘草、人参)三个方剂,可以说是集消食、健脾、消痞于一方。临床中,如果见脾虚甚者,重用人参、白术以增益气健脾之功;如果见偏寒者,减黄连,加重干姜用量,可再加高良姜、肉桂等以助温中散寒;如果见胀满重者,可加陈皮、木香以加强行气消胀之效。

3. 虚性便秘——济川煎、增液汤、润肠丸

济川煎出自《景岳全书》,书中指出:"凡病涉虚损,而大便闭结不通,则硝、黄攻击等剂必不可用;若势有不得不通者,宜此主之。此用通于补之剂也,最妙最妙。"可见本方治疗虚性便秘尤为适合。济川煎由当归、牛膝、肉苁蓉、泽泻、升麻、枳壳组成。其中肉苁蓉为君药,《神农本草经》中提到:"味甘,微温。主五劳七伤,补中,除茎中寒热痛,养五脏,强阴,益精气,多子,妇人癥瘕。久服轻身。"此论述凸显出了肉苁蓉的补益特点。而黄元御更是直接论述其可治疗虚性燥屎便秘:"凡粪粒坚小,形如羊屎,此土湿木郁,下窍闭塞之故。谷滓在胃,不得顺下,零星传送,断落不联,历阳明大肠之燥,炼成颗粒,秘涩难通。总缘风木枯槁,疏泄不行也,一服地黄、龟胶,反益土湿,中气愈败矣。肉苁蓉滋木清风,养血润燥,善滑大肠而下结粪。其性从容不迫,未至滋湿败脾,非诸润药可比。"由此可见,肉苁蓉具有补肾助阳、润肠通便的功效。牛膝有下行之效,升麻有升阳扶正之力,两者配合,有升有降。当归滋阴血而润肠道,枳壳破气下行。全方有补益之性而无攻伐之力,可以说是治疗虚性便秘的第一方。又因肉苁蓉偏于温补肾阳,所以更适用于肾阳虚或阳虚体质的患者。谢晶日教授在临床实践当中，经常用来治疗老年便秘。

增液汤出自《温病条辨》，原文为："阳明温病，无上焦证，数日不大便，当下之，若其人阴素虚，不可行承气者，增液汤主之……下后数日，热不退，或退不尽，口燥咽干，舌苔干黑，或金黄色，脉沉而有力者，护胃承气汤微和之；脉沉而弱者，增液汤主之。"可见原著中温病数日，阴液亏耗，热退或者尚未退之时，口舌干燥，舌苔干黑，一派热盛津伤的征象。根据原文可以看出，如果想用攻下法治疗大便难，医生必须注意患者是否有其他变证或者兼证的存在，患者的体质是否可以使用下法，患者能否承受得住药性。如果患者体质虚弱，阴液耗伤而大便难，则不可应用下法治疗，应该使用增液汤，增水行舟而下热结燥屎。原文中"若其人阴素虚，不可行承气者"即在说明这个问题。方中玄参清热凉血，滋阴降火，解毒散结。玄参咸寒，是滋阴增液力量较强的药物，用来补充阴液的不足；咸可软坚，玄参可以软坚，软坚可以增加润下的力量，以软坚润下。生地黄养阴润燥，且力量较强。麦冬为佐药，补脾肺之阴，养阴清热。三味药联用，增液润燥力强。

在临床中，胃阴亏虚者，增液汤中重用麦冬；如果患者热入血分，则重用生地黄。而且本方有滋阴之功，在治疗时佐加陈皮、枳实、槟榔等行气消积之品，一方面可以防止滋腻太过，另一方面可以行气通腑，增加通便之力。

润肠丸出自《脾胃论》，书中记载该方由大黄（五钱）、当归梢（五钱）、羌活（五钱）、桃仁（一两）、麻子仁（一两二钱五分）组成。《脾胃论》原文中润肠丸主治："饮食劳倦，大便秘涩，或干燥，闭塞不通，全不思食，及风结、血秘，皆能闭塞也。润燥、和血、疏风，自然通利也。"可见润肠丸偏于血虚便秘，而且从其方药组成来看，以祛邪、润下、滑肠为主。方中桃仁用量一两，麻子仁用量一两二钱五分，为方中用量最多的两味中药。桃仁有活血祛瘀、润肠通便的功效。麻子仁即为火麻仁，可以润肠通便，黄元御《长沙药解》中提到其："味甘，气平，性滑。入足阳明胃、手阳明大肠、足厥阴肝经。润肠胃之约涩，通经脉之结代。"当归补血活血，润肠通便，所以十分适合本证的治疗；羌活祛风活血止痛，使当归补而不滞。谢晶日教授在临床实践中，多用火麻仁、当归、枳壳来治疗气血不足便秘。若见患者大便干燥，数日不行，则加大黄，以增强泻下的作用。但是大黄作为苦寒攻下之品，不适合长时间使用，应该邪祛即止。否则可能会加重患者的病情，使患者更加虚弱，出现误治。

4. 消痞除满——半夏类方

半夏泻心汤的组成为半夏、黄连、黄芩、干姜、甘草、大枣、人参。生姜泻心汤即半夏泻心汤减干姜二两，加生姜四两而成。甘草泻心汤即半夏泻心汤加重炙甘草的用量而成。写于此处，可以更明显地看到三者的组方用药区别。

半夏泻心汤具有调和肝脾、寒热平调、消痞散结的功效。主治寒热错杂的痞证。临床表现为心下痞，但满而不痛，或呕吐，肠鸣下利，舌苔腻而微黄。

生姜泻心汤中重用生姜，取其和胃降逆，宣散水气而消痞满，配合辛开苦降、补益脾胃之品，故能用治水热互结于中焦，脾胃升降失常所致的痞证，症见患者心下痞且硬，口中有异味，干哕，肠鸣，下利。

甘草泻心汤中重用炙甘草调中补虚，配合辛开苦降之品，治疗胃气虚弱、寒热错杂所致的痞证。症见心下痞硬而满，干呕，心烦不得安，肠鸣，下利，次数多。

谢晶日教授认为上述三个方剂都是消痞除满的好方，在临床要灵活运用，区别使用，而且这三个方剂的主治病症除上述内容外，还需要学习者在实际运用中去体会。

（四）利水之剂

1. 利水渗湿——五苓散、五皮散

五苓散出自《伤寒论》，主治膀胱气化不利的蓄水证。患者表现为小便不利，头痛微热，烦渴欲饮，甚则水入即吐；或脐下动悸，吐涎沫而头目眩晕；或短气而咳；或水肿、泄泻；舌苔白，脉浮或浮数。谢晶日教授强调运用此方，要考虑到五苓散证的病机为膀胱气化不利，水湿内盛。《素问·灵兰秘典论》云："膀胱者，州都之官，津液藏焉，气化则能出矣。"患者膀胱气化不利，则表现为小便不利；小便不利，水液无法正常代谢，蓄积体内，水为阴性，阻碍阳气，气不能载津液上行，故见患者口干口渴；水蓄下焦，喝进去的水不能够输布上逆，故见患者水入即吐，这个现象又称为"水逆"；水湿内盛，泛溢肌肤，则为水肿；水湿之邪，下注大肠，则为泄泻；饮停于下焦，水气内动，则脐下动悸。方中重用泽泻为君，以其甘淡，直达肾与膀胱，利水渗湿；臣以茯苓、猪苓，取其淡渗，增强利水渗湿之力；佐以白术、茯苓健脾益气，从而运化水湿。水液的代谢，有赖于膀胱的气化功能，而膀胱的气化又有赖于阳气的驱动。方中的桂枝，就是这股阳气。谢晶日教授在使用此方时，以口渴、小便不利、水肿或者水液内停为辨证要点，治疗腹水、水肿的患者。

五苓散还有很多变化。比如去掉桂枝，则为四苓散，可以治疗水饮停聚中焦的病证，症见胃脘胀满、恶心呕吐、小便不利、舌质淡白、舌苔白腻，脉弦滑。四苓散加入茵陈，则为茵陈四苓散；当然，五苓散加入茵陈，也为茵陈五苓散。两者都可用于治疗黄疸，但是茵陈四苓散与茵陈五苓散的临床应用有很大区别。茵陈五苓散多用于寒证，这是因为有桂枝的存在；而茵陈四苓散多用于热证，因茵陈有利湿退黄的功效。《雷公炮制药性解》中指出茵陈："味苦，性微寒，无毒，入膀胱经。主伤寒大热，黄疸便赤。治眼目，行滞气，能发汗，去风湿。去根用，犯火无功。茵陈专理溲便，本为膀胱之剂，又何以治疸？盖疸为病，脾受伤也，而脾之所恶，湿乘土也，得茵陈以利水，则湿去土安，而疸自愈矣！"茵陈蒿汤也是治疗黄疸的名方，由茵陈、栀子、大黄组成。茵陈蒿清热利湿退黄，栀子清热泻火，大黄清热利湿，泻下攻积，正如《伤寒来苏集·伤寒附翼》中提到的"茵陈……能除热邪留结，佐栀子以通水源，大黄以除胃热，令瘀热从小便而泄，腹满自减，肠胃无伤，乃合引而竭之之义，亦阳明利水之奇法也"。关于茵陈这味药，谢晶日教授认为其苦泄下降，功专清利湿热而退黄疸，凡湿热熏蒸而发黄者，每用为主药；也可单用，大剂量煎汤内服。

五皮饮出自《华氏中藏经》，由陈皮、桑白皮、姜皮、茯苓皮、大腹皮组成，主治脾虚湿盛之浮肿，患者表现为全身浮肿、肢体沉重、心下满闷不适或上气喘急、小便不利、大便不成形或者稀溏、舌质淡白、舌苔白腻等。脾气虚弱，不能输布津液，致使水液代谢失常；水液泛滥于肌肤，可见到一身浮肿之象；湿性重浊，脾虚不能主四肢肌肉，故见患者肢体沉重；湿邪蕴结中焦，气机升降失常，故可以见到患者心下满闷不舒、胃脘胀满不适。方中以茯苓皮为君药，茯苓皮可健脾利湿，淡渗湿邪；大腹皮行气消胀，利水消肿；陈皮理气健脾，燥除湿邪；生姜皮辛温，湿为阴邪，辛温之性为阳，所以生姜皮温阳利水；桑白皮清肃肺气，肺通调水道，肺气宣畅则有利于水饮的代谢。在《华氏中藏经》原文中，提到："大治男子、妇人脾胃停滞，头面、四肢悉肿，心腹胀满，上气促急，胸膈烦闷，痰涎上壅，饮食不下，行步气奔，状如水病，先服此药，能疏理脾气，消退虚肿，切不可乱服泻水等药，以致脾元虚损，所患愈甚，此药平良无毒，多服不妨。"

谢晶日教授认为这个方剂，五味药物都使用本草的皮部，取其性可以行散利除皮间的水气。大腹皮有行气之功，行气有助于利水；生姜皮的温热之性亦可以温化水湿之寒性。寒邪较盛者，可以加干姜、附子等温阳利水；热邪较盛者，可以加泽泻、滑石等清热利湿。

在消化系统疾病中，水肿多数是由于肝硬化引起的肝硬化腹水，故谢晶日教授在治疗这些水肿患者时，多用上述方剂进行治疗，临床疗效良好。

2. 温阳利水——实脾散、真武汤

实脾散主治脾肾阳虚、水气内停的水肿病证。水肿以下半身水肿为主，四肢末端不温，口中不渴，舌体胖大，胸腹满闷不舒，大便溏薄或不成形，舌苔白腻，脉象表现为沉弦而迟。所谓阴水，就是由于阳气不足而造成的水肿，本方适用于脾肾阳虚的患者。分析其病机，患者脾肾阳虚，阳虚则不能温化水气，水液代谢异常。由此可知，本病也是由于水气内停所致。水湿内盛，泛溢肌肤，则表现为肢体浮肿；水饮为阴性邪气，其性下趋，故下半身肿甚；脾肾阳虚，失于温煦，脾又主四肢，所以手足不温；

水气内阻，气机不畅，停聚中焦，故胸腹胀满；脾阳不足，腐熟无权，清浊不分则便溏；口中不渴，舌苔白腻，脉沉弦而迟为阳虚水停之征。

本方由厚朴、白术、木瓜、木香、草果仁、大腹子（槟榔）、附子、茯苓、干姜、甘草组成。附子、干姜为君药，重在温煦脾肾之阳气，附子善于温肾阳而助气化以行水，干姜偏于温脾阳而助运化以制水，两药相合，温肾暖脾，扶阳抑阴。茯苓、白术渗湿健脾，使水湿从小便去。木瓜除湿，醒脾和中。厚朴、木香、槟榔、草果行气导滞，令气化则湿化，气顺则胀消，且草果、厚朴兼可燥湿，槟榔兼能利水。甘草、生姜、大枣益脾和中，生姜兼能温散水气，甘草还可调和诸药。

真武汤出自《伤寒论》。方中附子为最主要的药物，附子辛甘性热，可以用来温肾助阳，肾阳充足则可以化气行水，兼暖脾土，脾脏阳气健运则可以温运水湿。方中茯苓可以利水渗湿，使水邪从小便去；白术健脾燥湿；生姜之温散，既助附子温阳散寒，又合苓、术宣散水湿；芍药的使用，在于通利二便，尤其是小便。如在《本草经集注》中提到"味苦、酸，平、微寒，有小毒。主治邪气腹痛，除血痹，破坚积，寒热，疝瘕，止痛，利小便，益气。通顺血脉，缓中，散恶血，逐贼血，去水气，利膀胱大小肠，消痈肿，时行寒热，中恶，腹痛，腰痛"。谢晶日教授主要使用此方剂治疗肝硬化腹水后期肾阳不足、水湿泛滥的患者，症见小便不利、肢体沉重、畏寒肢冷、舌质淡胖、舌苔白腻、脉沉弱或者沉弦。

（五）清热之剂

1. 清肝泻火——左金丸、龙胆泻肝汤

左金丸出自《丹溪心法》，用于治疗肝火犯胃证，有清肝泻火、降逆止呕的功效，适用于胁肋疼痛、嘈杂吞酸、呕吐口苦、舌红苔黄、脉弦数的患者。本方由黄连、吴茱萸组成，黄连与吴茱萸的比例为 6：1。可见该方以清热为主，降逆止呕为辅。谢晶日教授在使用本方时，多以黄连 10～15g、吴茱萸 5g 配伍使用，临床依然效佳。若患者病情、病机较为复杂，按照原始比例使用，黄连用量太大，恐太过苦寒，容易伤胃，而吴茱萸用量过小，不能起到应有的作用。谢晶日教授认为左金丸的使用要把握好其内在病机，重点在于肝郁化火，横逆犯胃。所以要在临床问诊时，注意病史的采集，患者的发病诱因，如是否因情志不畅而发病或者加重、是否有肝郁化火的表现，这才是治疗肝火犯胃证的核心。而且在实际运用中，左金丸多需与其他药物相互配合，方能取得更好的临床疗效。

龙胆泻肝汤既可以治疗肝胆实火，又可以清肝胆湿热。在肝脾胃病科是一个经常使用的方剂。本方由龙胆草、黄芩、栀子、泽泻、木通、车前子、当归、柴胡、甘草、

生地黄组成。症见头痛目赤、口干口苦、小便发黄、胁肋疼痛，耳聋耳痛，阴肿阴痒、带下黄臭，舌红、苔黄腻、脉滑数，即可应用本方治疗。《医宗金鉴·删补名医方论》指出："用龙胆草泻肝胆之火，以柴胡为肝使，以甘草缓肝急，佐以芩、栀、通、泽、车前辈大利前阴，使诸湿热有所从出也。然皆泻肝之品，若使病尽去，恐肝亦伤矣，故又加当归、生地补血以养肝。盖肝为藏血之脏，补血即所以补肝也。而妙在泻肝之剂，反作补肝之药，寓有战胜抚绥之义矣。"柴胡疏畅肝胆之气，引诸药走入肝胆之经；甘草调和诸药，固护脾胃。全方泻中有补，利除水湿的同时，还佐以滋阴。可以说是祛邪而不伤正，泻火而不伐胃。

谢晶日教授在治肝炎、黄疸病时，常使用龙胆泻肝汤。除临证加减以外，还常使用五味子、猪苓、茯苓等药物。这些药物既可以保肝利胆，又有利除湿热之邪的作用。

2. 清热止痢——香连丸、白头翁汤、芍药汤

香连丸由木香、黄连组成。在《医方集解》中，黄连用量为二十两，与十两吴茱萸同炒，去吴茱萸而用黄连，木香四两八钱。该方可以用于治疗下痢赤白、脓血相杂、里急后重的病症。书中亦有本方加减的记载，如加大黄，清泻胃热，荡涤肠腑，可以用于治疗热痢积滞；加莲子清心火，可以治疗噤口痢；加诃子、龙骨，两者皆收涩大肠，又名为黄连丸，可以治疗痢疾断下。谢晶日教授在治疗时多木香、黄连、黄芩、吴茱萸合用，在方剂中作为"对药"使用。对于里急后重，著名医家薛雪在《湿热病篇》中提到："里结者，急迫欲便；后重者，肛门重坠。"谢晶日教授认为里急后重这个症状，有因火热之邪者，有因气滞者，有属于积滞者，有属于气虚者，也有血亏者，应该注意辨证。痢疾多为饮食不节，湿热蕴结而生，黄连可以清热燥湿，苦寒直折火热之邪，与吴茱萸同炒，可以制约黄连大寒之性。木香辛温，辛可以行气滞，温能燥湿邪，所以两者相互配合，有很好的疗效。

白头翁汤出自《伤寒论·辨厥阴病脉证并治》第371条"热利下重者，白头翁汤主之"，以及第373条"下利，欲饮水者，以有热故也，白头翁汤主之"。白头翁汤证是由热毒之邪深入血分，下迫大肠所致。热毒侵袭胃肠之气血经脉，热迫血分而化为脓血，因而见到下痢脓血、赤多白少，属于热邪较重；热毒之邪阻滞胃肠之气机升降，不通则痛，故患者腹痛、里急后重；热伤津液，因而渴欲饮水；舌红苔黄，脉弦数皆为热邪内盛之象。因此，可以判定患者不是单纯的湿热或者火热痢疾，而是热邪走入血分。谢晶日教授认为此方治疗重点在于凉血止痢。白头翁汤中用白头翁，其性味苦寒，又可以入血分清热凉血。《神农本草经》指出白头翁"味苦，温。主温疟，狂易，寒热，癥瘕，积聚，瘿气，逐血，止痛，疗金疮"。黄连在多个方剂中用于治疗下利的相关疾病，其性苦寒，泻火解毒，燥湿厚肠，为治痢要药。《本草经集注》云黄柏"味苦，寒，无毒。主治五脏肠胃中结气热，黄疸，肠痔，止泄痢，女子漏下、赤白，阴阳蚀疮。治惊气在皮间，肌肤热赤起，目热赤痛，口疮。久服通神"。由此可知，黄柏清下焦之湿热，配合黄连，共奏清热利湿、涩肠止痢之功。秦皮苦涩而寒，清热解毒而兼以收涩止痢，为佐使药。诸药合用，共奏清热解毒、凉血止痢之功。

芍药汤出自《素问病机气宜保命集》，由白芍一两、当归半两、黄连半两、槟榔二钱、木香二钱、炙甘草二钱、大黄三钱、黄芩半两、官桂一钱半组成。该方有清热燥湿、调气和血之功用。用于治疗湿热痢疾，症见腹痛，大便脓血、赤白相兼，里急后重，肛门灼热，小便短赤，舌苔黄腻，脉弦数。谢晶日教授指出本病是由湿热之邪蕴结大肠、气血失调所导致。湿热下注，蕴结大肠，湿热之邪迫逼大肠之气血，酿为脓血，故见下痢赤白；大肠气血运行不畅，故患者腹痛、里急后重；又因为湿热内结，故可见肛门灼热、小便短赤、舌苔黄腻、脉象弦数等症。本方重用白芍，用以养血和营、缓急止痛，配伍当归可以养血活血，而且白芍本身有通利大便的功效，由此可以清利湿热。本病大肠被热邪侵袭，损伤肠络，伤及气血，用当归可以避免耗气伤血，并能祛瘀生新。黄芩、黄连性味苦寒，清热燥湿止痢，祛除湿热邪气。大黄配合黄连、黄芩，有祛除湿热之功，配合白芍可以通腑泄热，可谓是通因通用之法。配合肉桂，佐治寒凉之性。炙甘草可以调和诸药，配合白芍缓急止痛。

3. 温阳止痢——桃花汤、驻车丸

桃花汤出自《伤寒论·辨少阴病脉证并治》。原文为第306条："少阴病，下利，便脓血者，桃花汤主之。"第307条："少阴病，二三日至四五日，腹痛，小便不利，下利不止，便脓血者，桃花汤主之。"可见本方为治疗下痢脓血而设立。少阴病是以心肾两脏虚衰为特征的病变，可从三阳病传变而来，也可以因外邪直中少阴而引起。由于心肾阳虚，阴寒内盛，其主要症状有脉微细、但欲寐、恶寒蜷卧、下利清谷、四肢逆冷，甚至汗出亡阳等。本方治疗少阴病下痢脓血的虚寒证。桃花汤由赤石脂、干姜、粳米组成。方中用量最大的为赤石脂，本品可以涩肠止泻止血。赤石脂甘、酸、涩、温，归大肠、胃经；甘味可以缓急止痛，酸涩有收敛之效，可以涩肠止泻，性温可以温煦中焦。《本草经集注》中提到赤石脂"味甘、酸、辛，大温，无毒。主养心气，明目，益精，治腹痛，泄澼，下痢赤白，小便利，及痈疽疮痔"。干姜辛温有大热，可以温中散寒止泻。《长沙药解》中提到粳米"味甘，入足太阴脾、足阳明胃、手太阴肺经。入太阴而补脾精，走阳明而化胃气，培土和中，分清泌浊"。由此可见，粳米可以补益中焦，健益脾胃。而且赤石脂性质过硬，粳米可以制约其性。谢晶日教授在治疗溃疡性结肠炎时，多将赤石脂与肉豆蔻、诃子、补骨脂联合使用，治疗寒性的溃疡性结肠炎。既要祛除寒邪，也要振奋脾肾二脏的阳气。这类患者多畏寒怕冷，喜热趋暖，小便清长，大便下痢赤白，以白为主。

驻车丸出自《万病回春》，原文为："下利赤白，腹痛甚者及休息痢。驻者，止也，言药止痢如车之驻也。予每用此治阴虚劳嗽而为痢者，殊效。"由此可见，驻车丸治疗泻痢效果显著。驻车丸方中有黄连、阿胶、当归、干姜、茯苓 5 味中药。黄连，《本草经集注》指出其："味苦，寒、微寒，无毒。主治热气，目痛，眦伤泪出，明目，肠澼，腹痛。下痢，妇人阴中肿痛。五脏冷热，久下泄澼脓血，止消渴，大惊，除水，利骨，调胃，厚肠，益胆，治口疮。久服令人不忘。"谢晶日教授在临床治疗下痢脓血时，常用黄连，其苦燥之性可以止泻痢、停泻下。阿胶、当归补血活血。由于本病下痢脓血，血分亏耗，因此，使用当归可以祛旧生新，使用阿胶可以补血止血。干姜为大辛大热之品，可以温煦阳气以止泻痢。茯苓利水渗湿而健脾。

谢晶日教授认为下痢脓血的患者，在疾病初期，多以湿热证为主，患者体质以脾虚为本，湿热内蕴为标，实中夹虚，强调湿热为致病的主要因素。脾胃主腐熟、运化、升清降浊。若在先天禀赋不足、脾胃虚弱的基础上受外邪侵袭，或者饮食不节，七情内伤，损伤脾气，则导致脾胃运化失职，水湿不散，湿热内生，湿热壅滞肠腑。所以治疗多用清热利湿之法。然而还有一部分患者，在疾病的后期，病情反复发作，此类患者常有虚寒证的表现，以脾阳虚和肾阳虚为主，症见四肢乏力、手足发凉、大便稀溏带血、赤白相兼（以白为主）。所以谢晶日教授在临床中，对于病情反复发作或者疾病日久不愈的患者，如果为虚寒证，则使用赤石脂、肉豆蔻、干姜等药物治疗，以温阳涩肠止泻痢。

（六）活血之剂

1. 瘀血腹痛——失笑散、丹参饮、活络效灵丹

失笑散出自《太平惠民和剂局方》，由炒蒲黄、五灵脂组成，有活血祛瘀、散结止痛的功效。治疗瘀血疼痛，症见心胸刺痛、脘腹疼痛；也可以用来治疗妇科疾病，比如产后恶露不行、月经不调、经期痛经。本方五灵脂苦咸，可以入肝经，善于通利血脉、散瘀止痛。黄元御在《玉楸药解》中提到五灵脂："味辛，微温，入足厥阴肝经。开闭止痛磨坚。五灵脂最破瘀血，善止疼痛，凡经产跌打诸瘀、心腹胁肋诸痛皆疗。又能止血，凡吐衄崩漏诸血皆收。生用行血，熟用止血。"蒲黄性味甘平，炒用有止血之功，可以化瘀散结止痛。《本草经集注》中提及蒲黄："味甘，平，无毒。主治心腹膀胱寒热，利小便，止血，消瘀血。久服轻身。益气力，延年。"原方中还有米醋，可以助行药力，增强行气活血之功，同时制约五灵脂的腥燥之气。

丹参饮由丹参一两、檀香一钱、砂仁一钱组成，用于治疗血瘀气滞证。症见心胸刺痛、脘腹疼痛、痛有定处或夜间加重等瘀血阻滞的症状。丹参味苦、性微凉，活血祛瘀，通经止痛。谢晶日教授在治疗瘀血胃痛时，多用丹参配伍，认为"一味丹参顶四物"。《吴普本草》说丹参"治心腹痛"。檀香可以辛温理气，利胸膈，调脾胃，用于寒凝气滞血瘀之证。《日华子本草》说檀香"治心痛"。砂仁辛温，行气调中，和胃醒脾。三药相合，丹参入血分，又配以檀香、砂仁，既能活瘀滞，又能理胃气，再兼丹参功同四物，砂仁兼益肾"理元气""引诸药归宿丹田"，故对久久难愈、气滞血瘀、正气渐虚的胃脘痛，不但能够化瘀定痛，而且能养血调胃。

活络效灵丹源自《医学衷中参西录》，主治气血凝滞、癥瘕、心腹疼痛、脏腑积聚。方中当归、丹参活血化瘀，通络止痛，兼以养血；配伍乳香、没药以增强活血行气，消肿定痛之效。四药成方，有活血通络、化瘀止痛之能。谢晶日教授将此方运用于病程日久、反复发作、日久不愈的患者，认为病程日久、反复发作，多为病邪久病入络，用活血之品来治疗，可以起到祛瘀生新的作用。

2. 祛瘀消癥——大黄䗪虫丸、鳖甲煎丸

大黄䗪虫丸的组成为：熟大黄、炒土鳖虫、制水蛭、炒虻虫（去翅足）、炒蛴螬、煅干漆、桃仁、炒苦杏仁、黄芩、干地黄、白芍、甘草。谢晶日教授认为本方活血之力尤为出色，而且还有诸多虫类药物辅助，有很好的祛瘀消癥作用，在临床多用于肌肤甲错、舌质紫暗、面色晦暗等瘀血较重的患者。谢晶日教授将其用于慢性肝纤维化、肝硬化、肝脾肿大，辨证为瘀血证的患者。在应用此方的时候，要辨清虚实，审明患者的身体状态。此方为活血剂，用于危重患者时，应评判患者有无出血的风险。

现代药理研究发现大黄䗪虫丸可以有效降低转氨酶，保护慢性肝损伤，促进体内血液吸收；增强肝细胞代谢，促进胆汁的分泌与排泄；增强机体免疫能力，使白蛋白升高，球蛋白下降；增强网状内皮系统的吸附功能和白细胞的吞噬能力；活血破瘀、祛瘀生新，促进瘀血肿块的消散和吸收；改善微循环，增加心肌营养血流量，降低血液黏度，抑制血栓形成和血小板聚集，增加纤维蛋白溶解酶活性；抑制胆固醇、甘油三酯合成，阻止胆固醇在肝脏和在血管壁上的沉积，抗动脉粥样硬化。

鳖甲煎丸出自《金匮要略》，原文为："师曰：疟脉自弦，弦数者多热，弦迟者多寒，弦小紧者下之差，弦迟者可温之，弦紧者可发汗、针灸也。浮大者可吐之，弦数者风发也，以饮食消息止之。病疟，以月一日发，当以十五日愈；设不差，当月尽解；如其不差，当云何？师曰：此结为癥瘕，名曰疟母，急治之，宜鳖甲煎丸。"

谢晶日教授指出此方由鳖甲胶、阿胶、蜂房（炒）、鼠妇虫、土鳖虫（炒）、蜣螂、硝石（精制）、柴胡、黄芩、半夏（制）、党参、干姜、厚朴（姜制）、桂枝、白芍（炒）、射干、桃仁、牡丹皮、大黄、凌霄花、葶苈子、石韦、瞿麦组成。他认为方中有诸多虫药，有水中之物，有陆上走虫，有升有降。鳖甲为君，走厥阴肝经，有破血消癥之功用；阿胶养血，蜂房引毒下行，土鳖虫、鼠妇虫可以破血行气，葶苈子行泄气郁，大黄活血清热攻积，硝石软坚消癥，桃仁活血。王子接《绛雪园古方选注》云"乌扇（射干）降厥阴之火。紫威（凌霄花）破厥阴血结。干姜和阳退寒，黄芩和阴退热。和表里则有柴胡、桂枝，调营卫则有人参、白芍。厚朴达原劫去其邪，丹皮入阴提出其热。石苇开上焦之水，瞿麦涤下焦之水。半夏和胃而通阴阳"。诸药配合，可以活血祛瘀，消癥散结。多用于治疗肝炎、肝硬化、腹部肿瘤、肝脾肿大等疾病。

　　谢晶日教授在治疗肝硬化时，灵活运用活血利水药，在临床上取得显著的效果。他认为在疾病初期，正气尚存，血小板数量未降低且凝血功能正常时，可用丹参、赤芍、当归等，亦可用土鳖虫、炒蒲黄炭等活血祛瘀、通肝络，使瘀去血止，防止出血。谢晶日教授在治疗肝硬化腹水的过程中，也会运用既能活血又有利水之功的泽兰、益母草等。《雷公炮制药性解》提到益母草："味辛甘，性微寒，无毒，入诸阴经。主行血养血，安胎利产，消浮肿，恶毒疔疮，治头风，血虚目疾，瘾疹发痒，堪作浴汤……益母本功治血，故入诸阴之经，行血而不伤新血，养血而不滞瘀血。"肝硬化晚期谢晶日教授则喜重用白及、三七，以收敛止血。

第四章　养生调摄，医养结合

本章主要讲解的是自身的调护，很多疾病的发生，都是因为平时饮食起居的不注意，比如慢性胃炎、脂肪肝、糖尿病、胰腺炎、胆囊炎等疾病，都是自身缺乏良好的健康意识和生活习惯造成的。本章将从保护元气、调护身心、饮食起居、服药忌口、疾病保健几个方面进行讲解。

一、保护元气

元气乃生命之本。"人活一口气"，是每个人都耳熟能详的一句俗语。元气是中医学的一个概念，是人体在正常情况下，全身机体及各脏腑功能健康状态的综合性生理指标，可细化为思维反应正常、睡眠好、能吃能喝消化好、能跑能跳心不慌、不咳不喘气顺畅、气色良好声音亮。

元气是中医学的一个概念，很多中医典籍都有论述。谢晶日教授对元气的理解是，每个人的生命力是不同的，这个生命力是人体的各脏腑功能的综合指标。元气产生于生命形成的同时，来源于父母的遗传，存在于人体的肾脏。元气为人体健康的先天之本，是生命的原动力。元气充裕则身体健康，元气不足或受损则生病，元气耗尽则生命终结。在人类的生命过程中，元气从出生开始，一直到最后离开这个世界，是一个不断被消耗的过程。可以说，正是我们身体里的元气维持了生命的全过程。

脾胃是后天之本，而且人体的元气也是依靠脾胃运化的水谷精微，来滋养人体。所以在人的后天养生之中，固护脾胃就显得尤为重要。谢晶日教授认为现代人虽然会有各种各样的疾病，但总体离不开正虚邪盛，而正气的亏虚离不开元气不足。在人出生后，元气的滋养完全来自脾胃的运化。所以固护好脾胃，就是固护好人的元气，人也不易生病。

另外，谢晶日教授根据多年的临床经验与实践观察，发现疾病特点已经发生了较大的改变。一方面是因为物质生活比较丰富，人民生活比较富足，很多疾病不再是吃不饱、穿不暖造成的，更多的是吃得过多、吃得过杂、吃得过于放纵造成的。比如吃过多的辛辣之物，不仅损伤脾胃，而且会造成脾胃蕴热或脾胃湿热；过食酒肉，则会加重脾胃的运化负担，酒肉在体内生湿生热也会对人体造成伤害。此外，若精神压力较大、情绪变化较为明显，易引发疾病。因精神情志因素而发病的现象越来越普遍，而情志又与肝相关，如平素性情暴躁，情绪比较不稳定，多属于肝阳上亢。而肝病又可累及于脾，若肝气横逆犯胃，则出现反酸、烧心，以及胃胀、腹胀等症。

二、身心调护

对于身心调护，谢晶日教授有一番自己的领悟。他认为所谓身心调护，需要从肝脾同调的角度来进行解读。所谓身，可以理解为脾，因为脾主四肢、脾主统血，脾胃为气血生化之源、气血之海。所以可以将"身"理解为脾，而且身也有身体这方面因素。同样的道理，肝主疏泄，肝主调畅情志，而所谓的"心"，就多从肝脏这个角度出发分析。肝主情志，所以人的怒、喜、思、悲、恐都与肝有关系。所以说身体调护，是一个较大的概念。

李东垣《脾胃论》指出"形体劳役则脾病，病脾则怠惰嗜卧，四肢不收，大便泄泻，脾既病，则其胃不能独行津液，故亦从而病焉"。谢晶日教授认为过度体力劳动、费心费力、过度纵欲等，不仅损伤脾胃，而且伤肾、耗伤阴精气血。特别是一些体力劳动者，由于经常从事重体力劳动，工作量大而且常常超出正常人能承受的负荷，并且这些人得不到适当休息调整。表现于内为耗伤气血精气，表现于外则为可能伤及筋骨肌肉。内外皆受损，肌肉经脉皆受到了损耗，时间长了则脾胃虚弱。脾主运化，胃主受纳，脾胃受损则受纳减少，气血生化乏源，因而五脏六腑失于濡养。

还有一种患者，多数为白领，由于他们长期用脑过度，大脑过度运转，加上他们没有时间建立一个好的生活习惯与模式。这种患者劳伤精血，也会导致脾胃不足。还有一些年轻人，纵欲过度，酒食不节，房事过频，耗伤肾精，损伤脾胃，使脾肾两虚，先后天元气不足。肾为先天之本，脾为后天之本，后天既虚，累及先天，则脾肾渐虚，病情渐进，脾脏与肾脏之间相互消耗。

另外，还有一种就是由于现在很多人生活过于安逸，整日贪图享受，常常伴随不良的饮食生活习惯，致使脾胃气机呆滞，运化无力。脾胃气滞，则升降失常，日久可使气血运行不畅，胃之脉络痹阻，中焦有瘀阻而致患者体质下降。

谢晶日教授认为劳累、纵欲、酒食不节等，皆可损伤脾胃。关于这点，古人圣贤已经有一些论述了，比如《脾胃论·脾胃胜衰论》指出："夫饮食不节则胃病，胃病则气短精神少而生大热……胃既病，则脾无所禀受。脾为至阴，不主时也，故亦从而病焉。形体劳役则脾病，脾病则怠惰嗜卧，四肢不收，大便溏泻。脾既病，则其胃不能独行津液，故亦从而病焉……胃乃脾之刚，脾乃胃之柔，表里之谓也。饮食不节，则胃先病，脾无所禀而后病，劳倦则脾先病，不能为胃行气而后病，其所生病之先后虽异，所受邪则一也。"

此外，情志失调也是尤为重要的致病因素。中医学认为人的心情会影响身体健康。七情致病可直接影响脏腑，使脏腑气机紊乱，主要表现为"怒则气上，喜则气缓，悲则气消，恐则气下，惊则气乱，思则气结"。《素问·阴阳应象大论》也曾云"怒伤肝""喜伤心""思伤脾""悲伤肺""恐伤肾"。患者如果长期精神抑郁，情绪激动，七情六欲太过，则会导致脏腑气机升降失调，各个脏腑不协调统一。而且《内经》中的论述，也不可以完全机械理解，应该结合患者的实际病情，以及患者的具体体质而定。比如胃食管反流病，很多患者都是因情志失调而发病，病位在胃，与脾脏、大肠、肝脏相关。谢晶日教授提出无郁不成酸，认为诸般郁滞，气郁为首要，因为气郁会进一步导致其他郁滞的发生。所以在治疗时以治气为首重，畅达气机为基础。肝主疏泄，调节气机畅达，促进脾胃的运化。若因情志失于调摄，致使郁气滞留，肝气不畅，调节失常，脾气不升，胃气不降反而上逆，形成吐酸。肝辅助脾胃，促进水谷的消化，如《血证论·脏腑病机论》曰："食气入胃，全赖肝木之气以疏泄之，而水谷乃化。"肝气失调，导致脾胃消化水谷功能失常。若患者平素饮食不节，食物停聚中焦，则水谷难下。肝脾同时失调，使胃排空时间延长，形成胃食管反流病。

根据上面的论述，可以得出疾病的发生多与肝脾相关。因此，身心调护就显得尤为重要。调护"身"，就要做到饮食上规律，饮食结构合理，饮食内容适合自己本身的特点。调护"心"，就应该调畅心情，静养心神，从多个方面为自己的健康保驾护航。

三、饮食保健

饮食的重要作用，在于"谷不入，半日则气衰，一日则气少矣"。就如上文所说，脾胃属于后天之本，气血生化之源。脾胃可以为身体提供能量，为身体提供滋养，靠的就是饮食物的滋养。然而饮食不节、饮食过于放纵，则会损伤身体。并且食物来自自然，食物其本身既有寒、热、温、凉之四性，也有酸、苦、甘、辛、咸之五味。掌握并运用食物本身特性，对人体的损益进行调节，可以使脏腑平衡，气血平和，祛邪防病。

现如今的生活环境及物质条件，远远强于过去。饮食方面的肉食、蔬菜、水果、牛奶、鸡蛋等不再匮乏，极其丰盛，导致人们饮食结构变得十分复杂，疾病也变得种类众多，而且出现了较多的疑难杂症。这与现代人不了解饮食物的性味，不懂得自行调节饮食结构有关。

食物性味不同，《素问·宣明五气篇》说："酸入肝，辛入肺，苦入心，咸入肾，甘入脾"。食入于胃，因五味不同而对心、肝、脾、肺、肾产生作用。饮食入于口，性味如有太过或不及，必然会造成脏腑阴阳的偏盛偏衰，从而导致疾病的发生。春天味过于酸，则易伤脾胃；夏天味过于苦，易伤肺气；秋天味过于辛，易伤肝气；冬天味过于咸，易伤心气。

这些食物中，不仅有寒热之别，也有五味之分。食物的四气和药物的四气相同，也可分为温热和寒凉两类。

查阅书籍，可以了解到，寒凉类的谷物有大米、小米、高粱米、荞麦、赤豆、绿豆。这些谷物虽然偏于寒凉，但是在五味方面也有所不同，比如绿豆偏于清热解毒之寒凉，而小米、赤豆等又偏于甘淡之性，有利湿补脾之功。寒凉类肉类食物有兔肉、鳗鱼、螃蟹、龟、蛤、牡蛎等，但是这些食物中有偏于甘平者，又有偏于咸味者。寒凉类蔬菜有紫菜、竹笋、油菜、白菜、茄子、苦瓜、黄瓜、冬瓜、藕、百合等。水果大多数偏于寒凉，比如甜瓜、西瓜、梨、桑椹、香蕉、柿子、柿饼、猕猴桃、广柑、甘蔗等，这些蔬果中桑葚可以补益肝肾，香蕉有助于润肠通便，甘蔗味甘而平，可以补益中焦。偏于寒凉的这类食物具有清热泻火、解毒消炎的作用，适宜气候炎热的季节或者区域，又或者是体质偏热或患有温热性疾病的人食用。体质偏寒或偏于阳虚，症见怕冷恶风、四肢不温、面色苍白、唇舌色淡、小便清长、大便溏薄的这类人群不宜食用，胃寒、有哮喘者更应忌食螃蟹、竹笋等食物。

温热类的谷物有糯米、黄米、小麦等，肉食有羊肉、牛肉、狗肉、猪肉、鹿肉、鸡肉等。这些肉类中的一些确实有温热之性，比如羊肉其性味苦，而鸡肉则味甘。而水产食物大多数是偏于寒凉的，但是也有一些温热之性的，比如鲥鱼、鲫鱼、鲢鱼、鳝鱼等，过食之，容易助湿化痰。蔬菜中有姜、葱、蒜、辣椒、韭菜、芥末、胡萝卜等。水果中有荔枝、龙眼、葡萄、大枣、木瓜、橘子、桃子、李子、橄榄、栗子等。龙眼味甘，可以补益心脾；大枣甘平，补中益气；橘子酸苦，有辛温之性，少食有助于燥湿，过食容易产生胃火。偏于温热的这类食物具有温中、补阳、除寒病的作用，适宜于寒冷的季节、身处高海拔或高纬度的人食用，同时也可以给患有虚寒性疾患的人食用。不适用于午后发热、手足心热、口干口渴、舌质红、小便短黄、大便干结的人，皮肤病发作期、高热、风湿免疫性疾病等急重症性炎症患者应忌吃羊肉、狗肉等食物，以免引发更严重的免疫反应。尤其是风湿免疫性疾病的患者、肝炎患者、肝硬化患者，需要十分注意饮食的性质。风湿疾病的患者容易因饮食不当而引起疾病的发作。虽然肝硬化、肝病患者要注意蛋白质的摄入，但是也应该注意蛋白质的来源，热性的肉类或者不易消化的食物不适合这些患者食用。

从上文不难看出饮食对于人体健康是有一定影响的。而且不同的患者，因为体质的不同，适宜的饮食结构亦不同。比如体质偏于壮实的人，饮食结构应注意全面合理，不宜过多食用滋补的食物，以免引起身体的体质变化。如果偏于肥胖，而且兼夹有痰湿瘀者，不宜补充过量的营养物质，尤其要减少脂肪的摄入，可以多食用一些膳食纤维丰富的食物，并且要加强锻炼，防止代谢性疾病的发生。如果患者的体质偏虚，宜进补，但应根据体质决定补益的性质。如果患者为阳虚者，以补气温阳，强健正气为主，并且忌服寒凉、生冷食物；如果为阴虚者，宜滋补养阴，生津清热，而且忌食温燥伤阴的食物，如姜、葱、蒜、辣椒等辛辣刺激类食物。补益的原则是循序渐进、合理规划，不可以着急补益，而去峻补体质虚弱者。

小儿时期"脾常不足"，这是生长过程中的生理特点。小儿出生，脏腑功能尚未完善，故其脏腑功能比较虚弱。另外，小儿处于生长发育的旺盛时期，对饮食的需求和要求较高，而且小儿不知自制，自己不知控制饥饱，容易吃一些垃圾食品。

谢晶日教授认为小儿的生长发育相对处于一种不平衡的状态。小儿生长发育旺盛，对饮食物的需求较高，但是小儿脾胃运化不足，这就是一种不平衡。所以小儿应多食用易消化的食物，摄入优质蛋白质、维生素及矿物质。而且治疗时不宜过多的补益，而是应该多以消导、调理为主。脾胃为"水谷之海"，由于现在生活条件的改善，小儿的饮食增加了不少肥甘厚味之品，加之小儿饮食不知自节，致使小儿常发脾胃疾病。《古今医鉴》中就提到："小儿脾胃，本自柔脆……食之过多，损伤脾胃，脾胃既伤，则不能消化水谷，水谷不化，则停滞而痰发，发热既久，则耗伤元气。"《幼幼集成》中云："小儿之病，伤食最多……伤食一证，最关利害，如迁延不治，则成积成癖。"所以，在日常生活中，要非常注意小儿的饮食问题。可以说小儿百病，均由脾胃开始。

老人脏腑功能衰退、脾肾不足，应以温热软熟的食物为主，控制脂肪和糖类摄入，多吃清淡素食、纤维素和乳食，忌食黏硬、生冷的食物。

妇女孕期，应注意营养均衡，少食多餐。忌烟酒，忌食过咸、过甜的食物，忌油腻、辛辣、刺激等食物，以减少食物对胃肠道的刺激。经期虚弱者，可食用一些补气养血的温性食物，如红糖、大枣、鸡蛋、龙眼等，忌食寒凉、辛热食物。

四、服药忌口

谢晶日教授在临床中常常会被患者问到关于服用中药忌口的问题。这也是在临床中除疾病本身外，被问到最多的一类问题。然而中药忌口虽看似简单，甚至有的患者认为就算不忌口也不会影响药物的疗效。但其实忌口这件事，在疾病的恢复过程中发挥着重要的作用。谢晶日教授总结了自己在临床上针对服药忌口的一些体会，论述如下，以供读者参考。

关于忌口，早在《素问·热论》中就有"食肉则复"的记载。简单来讲，忌口就是指服用中药期间对某些食物的禁忌，也就是说不可以吃的食物。一名合格的中医临床医生，需要做到在合理使用中药治疗疾病的同时，也要叮嘱患者注意饮食与忌口问题。良方加上患者的积极配合，才是可以取得较好临床疗效的保证。《金匮要略·禽兽鱼虫禁忌并治》指出"所食之味，有与病相宜，有与身为害。若得宜则益体，害则成疾，以此致危，例皆难疗"。该论述提示了食物与疾病转归的关系。

对于中医的忌口，谢晶日教授认为应该有绝对和相对之分。绝对的忌口是指患某些疾病时，有些食物是绝对不能吃的，吃了病情会加重或复发。《本草纲目》说："凡服药，不可杂食肥猪犬肉，油腻羹脍，腥臊陈臭诸物。凡服药，不可多食生蒜、胡荽、生葱、诸果、诸滑腻之物。"如一些哮喘和荨麻疹的患者，对他们来说，鱼、虾等食物是绝对不能吃的，因为这类患者对此类食物过敏，食后只会使病情加重。另外，相对的忌口指某些食物对某些疾病而言，可能会导致疾病的加重或使疾病的恢复减慢，原则上应尽量少食用，但程度不如绝对忌口那样严格。如慢性胆囊炎、胆石症患者，应尽量少食用油腻食物。因为食用后有可能会导致胆绞痛发作，但并非一定发作。

而且有些食物本身就有一些偏凉、偏热的特点，如果食物的特性与药物的治疗方向相反，则食物的加入必然会影响到药物的治疗效果。中草药是我们的祖先在寻找食物的同时，逐步认识和发展起来的，而且也是同疾病作斗争的产物。如果治疗疾病时不注意忌口问题，有可能会加重疾病。比如脾胃虚寒的患者，以温热之品来治疗。如果患者饮食不注意避免寒凉，则会影响药物疗效，甚至会加重脾胃虚寒的症状。

查阅书籍，可以了解到：中医饮食与忌口应参照病机属性与食物的寒热补泻功能进行对证施用。如寒病忌生冷、热病忌辛辣、阴病忌阴柔滋腻、阳病忌温热辛燥、虚证忌克消攻伐、实证忌补益固涩等。下表是一些食物的分类，以便患者和学习者了解常见食物的特点。

分类	食物
辛辣类	辣椒、胡椒、生姜、大蒜、韭类、花椒、青葱、芥末、酒类等
生冷类	西瓜、梨子、柿子、菠萝、香蕉等生冷水果；萝卜、白菜、苦瓜、竹笋、蚕豆等寒凉蔬菜；冰棒、冰淇淋、冷藏饮料或果品等冷冻食品
油腻类	猪油、猪肉、牛肉、羊肉、动物内脏和油炸、烧烤食品等
海腥类	虾、蟹、螺、贝类、带鱼、海鳗、乌贼、鱿鱼等水产品等
发物类	鹅肉、牛肉、猪头肉、公鸡肉、狗肉、虾、蟹、竹笋、芥菜、木薯、南瓜、韭菜等
其他类	咸品，如食盐、酱油、豆酱、腌咸菜、腌咸萝卜、腌咸鸭蛋等；甜品，如白糖、红糖、各种糖果、糕饼、甜食，以及含糖多的荔枝、龙眼、甘蔗等水果

五、疾病保养

（一）胃的养护

胃的消化过程包括物理消化和化学消化。食物进入胃的同时，胃开始有节奏地蠕动。蠕动波从胃体一直向幽门推进。这种蠕动可以将食物混合并磨碎，变成食糜。这就是物理消化的过程。一般混合性食物可以在胃内停留 3 ～ 4 个小时，糖类在 2 个小时以上，水只能停留 5 ～ 10 分钟，蛋白质停留时间较长，脂肪停留时间更长，可达 6 个小时。所以有胃食管反流病的患者，应尽量避免进食油腻食物。

化学性消化是由胃液完成的。胃液的成分包括胃蛋白酶原、胃酸、黏液和内因子。胃蛋白酶原的作用是在胃酸作用下，变成胃蛋白酶从而使蛋白质分解。胃酸的作用是激活胃蛋白酶原使食物蛋白质变性水解，并且可以杀死胃内的某些细菌。盐酸进入小肠上段可以刺激胰液、胆汁、小肠液的分泌，还可以刺激胆囊收缩，并且可以使三价铁还原为容易吸收的二价铁，有助于铁和钙的吸收。黏液的作用主要是润滑食物、保护胃黏膜、中和胃酸、保护水溶性维生素 B、维生素 C 不受胃酸破坏。内因子的作用是，与食物中的维生素 B_{12} 结合成为复合物在回肠吸收，所以内因子缺乏常常导致维生素 B_{12} 的吸收障碍，引起巨幼红细胞贫血。

正常人每昼夜大概分泌胃液 1.5 ～ 2.5L。平时每小时胃液分泌量为 30 ～ 50mL，在消化食物时可达 100mL。甜的食物可促使胃酸分泌增多，咸食则相反；吃较坚硬的食物可引起分泌增多，流质食物则减少。

关于胃部的疾病，以胃炎及胃溃疡居多，还有一部分胃癌患者。那么这些疾病的发生有哪些原因呢？我们可以通过了解胃病发生的原因，来了解如何避免胃部疾病的发生发展，尽量对胃部损伤因素进行规避。

1. 物理因素

主要是在平时饮食的过程中，进食过快，咀嚼不充分，造成食团过大，不利于胃部的消化。还有就是进食过快，对胃部及食管会有一个较大的压力，会对胃及食管造成损伤。此外，进食过快会导致食物的冷却不够充分，食物的热气会对食道及胃黏膜造成一定程度的灼伤，从而引发食管炎或者胃部炎症。同理，进食过冷的食物，也会刺激胃黏膜表面，从而造成胃黏膜表面的慢性炎症。时间一久，容易引发其他病变。另外，暴饮暴食超过了胃的消化能力，使得胃在超负荷的条件下进行工作，严重时会引发胃穿孔。

饮食不规律也可以归为物理因素中的一方面，特别是现在有些女孩子、小朋友爱吃零食，饮食不规律，造成胃的消化酶不规律分泌，胃得不到充分休息则易致病。

2. 化学因素

主要是来源于饮食中的刺激因素。比如过食辛辣，辣的食物对胃黏膜造成刺激与损害。还有一些解热镇痛药、水杨酸类药物、激素、某些抗生素、浓茶、咖啡、调味品及一些可能会刺激胃部的药物，都会引起胃部的炎症反应。长期嗜酒、吸烟的人，也会因为烟酒的刺激，造成胃部的慢性炎症。另外，误食强酸强碱，也是胃炎的原因之一。

3. 精神因素

长期、持续性的情绪紧张、精神焦虑，会导致强烈的自主神经反应，使胃酸分泌改变。而胃酸的分泌量增加，则导致了胃黏膜的慢性损伤，为胃部炎症、胃溃疡、胃癌的发生创造了条件。

4. 其他因素

比如幽门螺杆菌，简称 Hp。它会引起胃黏膜轻微的慢性发炎，甚或导致胃及十二指肠溃疡与胃癌。幽门螺杆菌产生的空泡细胞毒素、细胞毒素相关蛋白质和尿素酶等会对胃黏膜造成损伤，从而引起病变，症状主要是反酸、烧心、胃痛、口臭。这主要是由于幽门螺杆菌诱发胃泌素疯狂分泌，引发反酸、烧心；而具有胃溃疡疾病的患者，幽门螺杆菌更是引起了主要症状胃痛的发生；口臭最直接的致病菌之一就是幽门螺杆菌。还有一些患者患病是因为遗传因素，其发生胃部疾病的概率较其他正常人的概率更高。

从以上的发病原因上来看，我们可以针对发病因素，在平时的饮食生活习惯当中，避免对胃部造成损伤。当然，如果已经胃部不适，建议及时到医院就诊才是正确的选择。

（二）肝的养护

肝脏疾病中，脂肪肝、病毒性肝炎、肝硬化的发病率较高，发病以肝脏的炎症反应为主。本节主要介绍脂肪肝、病毒性肝炎、肝硬化的预防与调护。

1. 脂肪肝

由于疾病或药物等因素导致肝细胞内脂质积聚超过肝湿重的5%，称为脂肪肝。根据脂肪含量，可将脂肪肝分为轻型（含脂肪5%～10%）、中型（含脂肪10%～25%）、重型（含脂肪25%～50%或＞30%）三种类型。其实脂肪肝大多数都是由于不良的生活习惯造成的，所以在平时的生活中，生活起居要有规律。做到饮食有节，起居有常，不妄作劳，戒除不良生活习惯，如《素问·上古天真论》所说"以酒为浆，以妄为常，醉以入房，以欲竭其精，以耗散其真，不知持满，不时御神，务快其心，逆于生乐，起居无节"。每天坚持一定量的运动，早起而不贪睡，勤动而不贪坐，坚持餐后散步，尤其是晚餐后散步更为重要。适量运动，必须因季节、因人而异。一年四季，要懂得顺应自然，有顺应天时的养生锻炼意识。春天宜早起夜卧，广步于院庭之中；夏季必须勤于劳作，加大活动量，常泄汗于外；秋天必须收敛神气，使神志安宁，内润肺燥；冬天宜早卧晚起，以避其寒，必待日升光辉而作，以就其温。中青年人需定期登山、游泳、长跑、郊游等，老年人以动功、交谊舞、舞剑等活动为宜。说这么多，最主要的莫过于管住嘴、迈开腿。

2.病毒性肝炎

病毒性肝炎是由感染肝炎病毒引起的一组以肝脏损害为主的传染病。乙型病毒性肝炎肝硬化是由于感染乙型肝炎病毒（HBV）引起的。HBV引起肝脏的炎症反应，肝细胞损伤、坏死、凋亡，继而纤维组织增生和肝细胞结节状再生，肝脏的组织构架被再一次地组织建立，最后形成了肝硬化。我国慢性乙型病毒性肝炎的人数大约有2000万，其中肝硬化患者的人数大约占60%。患者肝硬化每年的发生率为2%～10%，代偿期肝硬化进一步发展成为失代偿期肝硬化每年概率为3%～5%，而失代偿期的患者5年存活概率仅有14%～35%。单单乙型病毒性肝炎患者就有如此之多，所以病毒性肝炎患者的预后调护尤为重要。

在生活方面，应该注意避免过度劳累，以免造成疲乏。对于急性肝炎、重型肝炎的患者，需卧床休息，直至症状和黄疸明显消退、转氨酶降至正常值后，方可起床活动。午休后可在室内或走廊内短暂散步，每次不要超过半个小时。对于肝炎恢复期和慢性肝炎的患者，不一定要绝对卧床，可以量力参加一些体力较轻的劳动或运动，如散步、体操等，以不疲乏和劳累为标准，不宜进行较为剧烈的活动。急性肝炎患者的肝功能处于稳定状态1年，慢性肝炎的患者肝功能处于稳定状态2年以上，方可从事繁重工作和较剧烈的活动。在住院及回家康复的过程中，抗病毒的治疗也是十分必要的，但是要在医生的规范建议下进行服用，不可以自行随便服药、停服药物、更换药物。切记药物的使用要在医师的规范下，否则容易损伤身体，影响抗病毒药物的疗效，耽误后期的治疗。

3.肝硬化

患者由于病毒感染、肥胖、酒精、药物等因素损伤肝脏，导致脏器组织发生了损伤、修复的反应。肝脏内的弥漫性细胞外基质降解不足，造成过多的沉淀是其主要的病理改变。这是由于分泌与降解之间失衡，也是诸多慢性进行性肝脏疾病向肝硬化发展的共有过程。除一般的临床治疗外，患者还应该养成良好的生活起居习惯，健康饮食，作息规律。此外，大便的通畅与睡眠的充足也是十分必要的。可适当进行一些体育活动，不宜做太过剧烈的运动，应以慢节奏运动为主，以此达到增强体质、增强身体正气的目的。

在饮食方面，谢晶日教授经常嘱咐患者不可以食用过硬的食物，以免对食管或者胃造成损害，引发大出血。因为在肝硬化患者的失代偿期，由于门静脉高压，胃部及食管底部会出现静脉曲张，如果进食过硬的食物，则可能会造成曲张的静脉被硬物划破，引发消化道大出血。

上述内容，只是消化科的常见疾病养护。除了上述胃腑疾病与肝脏疾病的后期养护，中医思维的干预也是比较重要的，比如患者平素情绪的调节、避免风寒邪气的侵袭、穴位的按摩保健、顺应四季的养生调摄等都是十分必要的。

第三篇

临证研究——肝病篇

第一章 慢性乙型病毒性肝炎

一、慢性乙型病毒性肝炎的中西医诊治思考

慢性乙型病毒性肝炎临床表现为乏力、全身不适、食欲不振、恶心、厌油腻、腹胀、肝区不适或疼痛、肝脾肿大、黄疸、肝掌、蜘蛛痣等。值得注意的是，慢性乙型病毒性肝炎可无任何症状，早期很难发现，患者常以血清学检查改变而就诊。

（一）慢性乙型病毒性肝炎抗病毒治疗

慢性乙型病毒性肝炎抗病毒治疗的适应证需依据血清乙型肝炎病毒 DNA（HBV–DNA）含量、转氨酶水平和肝脏疾病严重程度，结合年龄、家族史和伴随疾病等因素，综合评估疾病进展风险，决定是否需要启动抗病毒治疗。抗病毒治疗的目标是最大限度地长期抑制乙型肝炎病毒（HBV）复制或彻底清除病毒，阻止疾病进展，减轻肝细胞炎性坏死及肝脏纤维化组织增生，延缓和减少肝功能衰竭、肝硬化失代偿、肝细胞癌（HCC）及其他并发症的发生，从而改善患者的生活质量，延长生存时间。

（二）避免"乙型病毒性肝炎—肝硬化"的发生发展

肝硬化的病因包括病毒性肝炎、自身免疫性肝病、代谢相关脂肪性肝病、药物性肝病等。病毒性肝炎仍是目前我国肝纤维化、肝硬化的高危因素，且多为 HBV 感染。HBV 持续感染可引发肝脏慢性疾病及乙型病毒性肝炎（简称乙肝，CHB）。

正常肝脏出现损伤之后，在各种危险因素的刺激下，会发生肝纤维化。"肝炎—肝硬化—肝癌"是大多数慢性乙型病毒性肝炎患者肝癌发生的三部曲。肝细胞出现坏死、炎症和纤维化，使肿瘤形成的风险增加。肝纤维化是最重要的癌前病变环境，80% 以上的原发性肝癌患者都有慢性肝纤维化的病史。肝纤维化是肝硬化的病理基础，抗肝纤维化是肝硬化的基础治疗手段，抑制、阻断或逆转肝纤维化可延缓肝硬化甚至肝癌的进展。

确诊为乙型病毒性肝炎的患者，应根据 HBV 血清学检查、HBV–DNA 载量检测、肝功能检测、影像学检查等进行明确分期，决定是否需要进行抗病毒、保肝降酶等治疗。有效的抗病毒治疗可以减缓疾病的进程，减少病毒对肝细胞的损

伤。无论是否进行抗病毒治疗，确诊为乙型病毒性肝炎的患者均应定期进行上述检查，判断肝功能和病毒复制情况，及时有效地更改治疗方案，以期获得良好的治疗效果。

除了用药治疗，患者还应进行合理、有效的生活方式管理，包括但不限于禁酒、禁烟、改善饮食、规律作息等。良好的饮食习惯包括按时就餐，食用营养丰富、均衡的食物。乙型病毒性肝炎患者可食用优质蛋白质，以补充机体缺少的蛋白质，饮食宜清淡，不可过于油腻而加重肝细胞负担，亦不可过于辛辣而损伤津液。乙型病毒性肝炎患者应进行规律的作息，保证充足的睡眠，以促进肝细胞的修复，中医认为"人卧血归于肝"，躺卧使血液流入肝脏，良好的血液循环可以保证肝细胞正常功能的发挥。乙型病毒性肝炎患者可以进行规律的体育锻炼，以提高机体抵抗疾病的能力；合并脂肪性肝炎的患者需减少体重，促进脂质代谢，但不可极低热量饮食和过度锻炼，以免造成对肝细胞的二次伤害。中医认为肝主疏泄，疏泄全身气机，使情志和缓而不郁怒，保持肝的良好生理功能，可以保证气机通畅，脏腑协调。肝失疏泄，情志不顺，气机逆乱，百病丛生。乙型病毒性肝炎患者应进行适当的情绪管理，及时干预不良情绪，保持心情舒畅，不可过于焦虑；家属应对患者进行疏导，避免影响患者的情绪，良好的情绪可以促进疾病的恢复。

（三）中医药治疗乙型病毒性肝炎方面的独到之处

西医学治疗乙型病毒性肝炎以抗病毒药物为主，辅以抗纤维化、保肝降酶药物。治疗方法较为局限，且抗病毒的药物虽目前效果显著，但仍存在低病毒血症的问题。

中医以整体观为基础，注重辨证论治，因人而异，对慢性乙型病毒性肝炎有较好的治疗方法，对于提高患者生存质量有一定的疗效。部分中药具有降低病毒载量、保护肝细胞、降低转氨酶的作用，能够使肝功能恢复正常。

乙型病毒性肝炎发病以胁肋胀痛为主，在中医学中可归属于"胁痛"的范畴。病因病机为湿热邪毒侵袭人体，肝失疏泄，脾失健运，湿热交结，阻于脉道，日久化瘀；总属本虚标实之候，病位在肝，本于脾肾。HBV 具有传染性，与中医学中疫毒之邪留恋血分相关，感邪之后可无明显表现，当人体劳倦体虚或遇外感邪气、情志等因素刺激时可引发，相当于"伏气"。主要的证型可以概括为肝郁脾虚证、脾虚湿盛证、脾虚湿热证、气滞血瘀证、肝肾亏虚证。总治则以健脾疏肝为主，根据主证分别予以利湿、清热、活血化瘀、补益肝肾等。

感染 HBV 之后，情志不遂，加之邪毒停于肝络，肝失条达，横乘脾土，或因饮食不节、劳倦内伤，损及脾气，脾失健运。肝脾生理相关，病理互相影响。治疗时当肝脾同治，"见肝之病，知肝传脾，当先实脾"。在未出现严重症状时即予干预，避免疾病加重。证属肝郁脾虚型，临床颇为常见。症见胁肋胀满，情志抑郁，胸闷，善太息，纳食减少，时有嗳气，身困乏力，头重身痛，肠鸣便溏，舌边有齿痕，脉弦或濡。治以疏肝健脾，方用逍遥散合四君子汤加减。方中以柴胡疏肝解郁；白芍养肝柔肝；当归养血和血，以适肝体；炒白术、甘草、茯苓健脾利湿；人参补益元气，但人参补气之力较强，对于气虚不甚者，选用太子参以补肺气、健脾气；酌加香橼、佛手以助疏肝之力。

　　肝病日久，克脾太过，脾虚无力运化而酿湿成痰。湿为阴邪，阻滞气机，损伤阳气，迁延不愈，证属脾虚湿盛型。症见面色萎黄、倦怠乏力、少气懒言、脘腹胀满、口中黏腻、便溏、脉沉缓。治以健脾益气祛湿，方用参苓白术散加减，酌加泽泻、猪苓以助利水之功，加陈皮以化痰和胃，加砂仁、白豆蔻、藿香等以芳香化湿醒脾。湿邪得阳则运，故治疗中应提高机体阳气，可加桂枝助阳化气，加干姜以温阳化饮。阳气充足，湿邪自然易于化解，"离照当空，阴霾自消"。

　　湿邪蕴结生热，见于乙型病毒性肝炎急性期或慢性活动期，证属脾虚湿热证。"邪之所凑，其气必虚"。脾虚为乙型病毒性肝炎自然病程自始至终都存在的一个重要的病理因素。湿邪困脾，加重脾虚，患者体型多偏瘦，纳差、乏力等症状反复出现。此证症见精神疲倦、气短懒言、面目肌肤发黄、皮肤瘙痒、纳差、食后腹胀、脘腹痞闷、呕恶纳呆、汗出不解、小便短赤、大便溏泻而臭、舌苔黄腻、脉濡数。治以益气健脾、清化湿热，方用香砂胃苓汤加减，药用砂仁、木香、苍术、白术、泽泻、茯苓等。砂仁为芳香之品，化湿燥湿；苍术苦温燥湿；白术、泽泻、茯苓健脾利湿，使湿去热孤；木香疏肝行气，以助水液运行；酌加茵陈清热燥湿，又可退黄；加金钱草以清热利胆，胆道通畅，不致侵犯肝脉；加白花蛇舌草清热，解疫毒之邪。

　　病邪日久不去，耗伤正气，正气亏虚，无力助血液运行；又因湿热阻滞气机，均可致血行不畅，瘀血停积，痹阻肝脉，证属气滞血瘀，可兼见气虚之象，因气虚无力推动血液而见血瘀。症见面色黧黑，肌肤甲错，胁痛、固定不移、有胀满感、常在夜间明显，胸闷不舒，焦虑易怒，甚则抑郁，失眠多梦，舌质紫暗或有瘀斑，脉象弦涩；女子尚可见月经不调或痛经，部分患者还可出现肝脾肿大、肝掌、蜘蛛痣等明显血瘀征象。以气滞血瘀为主者，治以行气止痛、活血化瘀通络，方用四逆散合膈下逐瘀汤加减，药用柴胡、枳壳、赤芍、牡丹皮、延胡索、香附、当归、丹参等。四逆散以疏肝行气，助瘀血运行；赤芍、香附、丹参活血行血，牡丹皮可清瘀血日久之郁热，当归养血和血使活血而不动血。可酌加姜黄、白芍以活血化瘀而养肝阴，姜黄与白芍的用量比例多为 1：2；白芍得姜黄之助，瘀血祛除而新血化生；姜黄得白芍之助，行气止痛而活血通络，可谓之"将相和，邦国兴"。若有气虚之象，可加黄芪、太子参益气以助运化，亦可防止因行气太过而耗气。若出现肝纤维化，可加鳖甲、土鳖虫破血逐瘀，常用配伍比例为2∶1或3∶1；鳖甲多入煎剂，土鳖虫多酒用或入散剂；土鳖虫峻破顽瘀，得鳖甲之柔润则攻不伤正；鳖甲大补肝阴，得土鳖虫之走窜则补而不滞。

慢性肝炎长期失治误治，湿热疫毒入侵，蕴结于肝，肝体失养，肝用失调，肝肾乙癸同源，子病及母，日久损及肾阴，水不涵木，肝肾同病，迁延难愈，证属肝肾亏虚证。症见胁痛隐隐，劳累后尤甚，头晕耳鸣，口燥咽干，失眠多梦，五心烦热，腰膝酸软，女子经少经闭，舌红体瘦少津，或有裂纹，苔少，脉细数。以清热利湿解毒治标，滋阴柔肝益肾治本，同时应注意养阴而不敛邪，祛邪而不伤正。方用一贯煎加减，药用生地黄、沙参、枸杞子、麦冬、当归、川楝子、女贞子、虎杖、板蓝根、薏苡仁等。一贯煎为滋养肝阴第一要方，川楝子使滋阴养肝而不腻滞；加女贞子以益肾阴、养肝之母；酌加虎杖、板蓝根、败酱草、垂盆草、薏苡仁等以清热利湿解毒，以治疾病之标。

谢晶日教授强调辨证应灵活，不可拘泥于以上证型，临证思路不能僵化，按图索骥。患者病情千变万化，病机复杂，应按照当下阶段的证候，因人立法，辨证施治，圆机活法。乙型病毒性肝炎总属本虚标实之病，治疗时勿忘扶正以助正气抗邪。健脾益气以助脾胃运化水湿，因湿热是乙型病毒性肝炎的一个重要病因。肝脾同属中焦，脾胃功能的正常运化需要肝之疏泄，故治以疏肝理气以助气机升降正常。清利湿热常选用车前草、金钱草、茵陈、竹叶、滑石等清热利湿之品，猪苓、茯苓、泽泻、薏苡仁、通草等淡渗利湿之品，白花蛇舌草、板蓝根、垂盆草、连翘、大青叶、栀子、败酱草、茵陈、黄芩等清热解毒药。清热解毒药多具有抑制病毒DNA复制、降低转氨酶异常升高的作用，以保护肝脏细胞。茵陈可降低肝脏损伤、阻碍肝脏纤维化；白花蛇舌草具有抗菌、改善免疫、抗氧化、抗肿瘤的作用；黄芩通过清除自由基、影响细胞色素酶等作用来保护肝脏。谢晶日教授强调祛湿应利湿、化湿，不可过于香燥而伤阴；清热解毒之品不能过用寒凉，而使湿邪冰伏凉滞。健脾疏肝之方用逍遥散加减。疏肝理气选用柴胡、香橼、佛手等轻清平和疏肝之品；健脾益气选用炒白术、甘草、薏苡仁、太子参、山药等；疲乏无力加黄芪、黄精、党参等；健脾消食加焦山楂、焦神曲、莱菔子、炒麦芽等。药理研究表明，白术含有多种氨基酸、多糖，可提高免疫功能、抗肿瘤。需注意，出现胁下痞块，血络瘀滞，选用活血软坚药鳖甲、三七、当归、党参、川芎等，可以抑制肝纤维化的形成，但转氨酶高时慎用。

二、谢晶日教授诊治慢性乙型病毒性肝炎相关论文举要

从虚、郁、瘀辨治慢性乙型病毒性肝炎的探讨

运用中医中药整体辨证治疗乙型病毒性肝炎已显示出较好的优势，只要辨证得当、用药准确，见效一般较快，尤其是改善患者症状、远期疗效及降低复发率方面确有实实在在的疗效。但是当下对于乙型病毒性肝炎的治疗，很多医疗机构都存在着一种固有的思维模式，即一见病毒就予清热解毒之法，然而临床实践证明，仅一部分人有效，也有一部分人初期有效，后期则疗效并不明显。因此，火热毒邪并不是唯一的病理因素，亦非单纯清热解毒之法可以取效。很多医生在临床中治疗该病时，辨证不够细致，证型单调，用药大体相似，以清热解毒为主要治法，这样的诊疗思维其结果是可想而知的。谢晶日教授临证之时深入分析，用药以具体临证情况而定，取得了较好的临床疗效，现整理如下，请同道指正。

1. 乙型病毒性肝炎的基本证型

（1）肝郁脾虚证

本证患者感染病毒后多有情志不遂，郁怒伤肝，肝失条达，横乘脾土，或者饮食不节、劳倦太过，损伤脾气，脾失健运的病理机转，遂成此证。《金匮要略》云："见肝之病，知肝传脾，当先实脾，四季脾王不受邪。"因此肝脾生理相互影响，病理相互关联。本证临床颇为常见，症见胁肋胀满，情志抑郁，胸闷，善太息，纳食减少，时有嗳气，身困乏力，头重身楚，肠鸣便溏，舌边齿痕，脉弦或濡。治以疏肝健脾。方选逍遥散合四君子汤加减，药用柴胡、佛手、炒白芍、炒白术、茯苓、陈皮、党参、炙甘草等。

（2）脾虚湿盛证

多由于肝病日久，迁延不愈，克脾太过，而致脾气亏虚，脾虚日久，酿湿成痰，终成本证。由于湿为阴邪，具有阻滞气机、损伤阳气、缠绵难化等特点，因此临床此证治疗周期略久，宜令患者坚定信心，方可战胜病魔。症见面色萎黄，倦怠乏力，少气懒言，脘腹胀满，口中黏腻，便溏，脉沉缓。治以益气健脾燥湿。方选参苓白术散加减，药用党参、炒白术、茯苓、白扁豆、炒薏苡仁、陈皮、藿香等。由于湿为阴邪，易伤阳气，因此治疗中应注意提高机体的阳气，阳气充足，湿邪自然易于化解。"离照当空，阴霾自消"，这就是取类比象所蕴藏的道理。

（3）脾虚湿热证

本证多见于乙型病毒性肝炎急性期或者慢性活动期。脾虚是乙型病毒性肝炎自然

病程自始至终都存在的一个重要病理因素，因此，固护脾胃贯穿治疗始终。《素问·评热病论》中说："邪之所凑，其气必虚。"《瘟疫论》言："本气充满，邪不易入，本气适逢亏欠，呼吸之间，外邪因而乘之。"乙型病毒性肝炎另一个主要病理因素是湿邪。脾为阴土，主运化水谷精微，喜燥恶湿，易为湿邪所害，湿邪蕴久生热，故乙型病毒性肝炎脾虚夹杂湿热证较为多见。根据临床观察发现，本证多数患者体型偏瘦，乏力、纳差症状长期反复出现，并非一过性症状。结合临床分析，乙型病毒性肝炎患者多存在脾气虚的表现，这是疾病反复迁延的结果。症见精神疲倦，气短懒言，面目肌肤发黄，皮肤瘙痒，纳谷减少，食后腹胀，大便溏薄，舌苔黄腻，脉濡数。治以益气健脾，清化湿热。方选香砂胃苓汤加减，药用砂仁、木香、苍术、白术、泽泻、茯苓、山楂、黄芪、金钱草、白花蛇舌草、党参、陈皮、连翘等。

（4）气滞血瘀证

本证多见于肝病日久的患者，病邪久羁不去，耗伤正气，正气亏虚，无力助气血运行，血行不畅，瘀血停积，瘀血痹阻肝络，可致使此种证型的发生，如清代叶天士《临证指南医案·胁痛》云"久病在络，气血皆窒"，在《临证指南医案·木乘土》中言"初病在气，久必入血，以经脉主气，络脉主血也"。症见面色黧黑，肌肤甲错，胁痛、有胀满感、痛处固定不移、常在夜间明显，胸闷不舒，焦虑易怒，甚则抑郁，失眠多梦，女子尚可见月经不调或痛经，舌质紫暗或有瘀斑，脉象弦涩；部分患者还可出现肝脾肿大、肝掌、蜘蛛痣等血瘀证指征。治以行气止痛、活血通络。方选膈下逐瘀汤加减，药用柴胡、枳壳、赤芍、当归、土鳖虫、生地、制鳖甲、生甘草、丹参等。

（5）肝肾阴虚证

肝肾阴虚证是慢性肝炎长期失治、误治以后的常见证候，其病机为肝阴亏虚，殃及肾阴而造成肝肾阴虚。本证多是由于湿热疫毒入侵，长时间蕴结于肝，以致肝体失养，肝用失调，子病及母，日久及肾，或素体肾亏，水不涵木，最终肝肾阴虚，肝肾同病，导致病情虚实夹杂，正虚邪恋，疫毒胶结，病情迁延难愈。因此，治疗上要以清热利湿解毒、养阴滋肾柔肝为主，临证之时尤应注意滋腻而不妨邪，祛邪而不伤正。症见胁痛隐隐，劳累后尤甚，头晕耳鸣，口燥咽干，失眠多梦，五心烦热，腰膝酸软，女子经少经闭，舌红体瘦少津，或有裂纹，苔少，脉细数。治以清热利湿解毒、养阴滋肾柔肝。方选一贯煎加减，药用生地黄、沙参、枸杞子、当归、女贞子、虎杖、败酱草、薏苡仁、板蓝根等。

2. 临床治疗体会

（1）务必辨证灵活，不可拘泥

以上证型为乙型病毒性肝炎基本的、常见的五种证型，所列的方剂与用药也是临证之时的大体思路，临床虽可见到一些典型病例，但大多数患者临床症状不够典型，往往是数证合一，病机较为复杂，或数脏同病，或数邪混杂，或本虚标实，因此临证思路绝不可僵化，按图索骥，这样临床疗效将会大打折扣，治法亦应千变万化，总以圆机活法为要。

（2）扶正不忘祛邪，祛邪切勿伤正

乙型病毒性肝炎的治疗是一个长期、缓慢的过程，因此总的治疗原则是和中守方，缓缓收功。从乙型病毒性肝炎的病因病机来看，湿热是慢性乙型病毒性肝炎的主要病理因素，而七情、饮食、劳倦等只是使疾病加重或迁延、复发的原因。湿热邪毒之所以能长期潜伏于人体内，其原因在于人体正气不能祛邪外出，正邪长期处于对峙的局面。清代名医叶天士在《温热论》中言："湿邪害人最多……在阳旺之躯，胃湿恒多，在阴盛之体，脾湿亦不少，然其化热则一。"因此，清利湿热与健脾疏肝是治疗大法中的主要方面，清利湿热常用药可选用车前草、茵陈、木通、金钱草、萹蓄、滑石、竹叶、石韦等清热利湿之药；猪苓、茯苓、泽泻、薏苡仁、白茅根、通草、车前子、赤小豆等淡渗利湿药；虎杖、紫花地丁、苦参、白花蛇舌草、金银花、山豆根、板蓝根、蒲公英、败酱草、大青叶、连翘等清热解毒药。而用药原则是祛湿应以化湿、利湿为主，用药不宜过燥，利湿不能伤阴，清热解毒不宜过于寒凉。健脾疏肝之法多以逍遥散为主加减，常用药物有柴胡、陈皮、当归、郁金、白术、白芍、甘草、丹参、香附等。疲乏无力明显者，加黄精、黄芪、党参等；右胁疼痛明显者，加姜黄、鸡血藤、土鳖虫等；脾虚便溏者，可加山药、薏苡仁、鸡内金、九香虫、白扁豆等。

（3）既病防变，着重痰瘀

乙型病毒性肝炎的自然发展过程可形象地概括为四部曲，即乙型病毒性肝炎、肝纤维化、肝硬化、原发性肝癌。导致患者死亡的主要病理阶段集中在第三与第四阶段。因此，早期诊治、既病防变，切断其中某个环节就变得尤为重要。目前中药控制纤维化方面的研究较多，临床实际疗效也较好。从乙型病毒性肝炎病机的动态发展来看，湿热毒邪是贯穿疾病发展全过程的病理因素，湿热久羁不除，易于侵肝，耗灼肝之阴血，致使血液黏稠，凝血而生瘀。此外，湿热缠绵，损脾碍胃，久之脾气亏虚，无力运化，饮食精微阻滞脉道，津液失于输布，酿湿生痰，最终形成痰瘀互结之积聚、臌胀。此时临床分期已进入三、四阶段，因此采取活血通络、燥湿化痰对于乙型病毒性肝炎的早期干预是极为重要的治疗大法，而活血通络药中又常常须加用虫类药，方可显效，诚如叶天士所言："久病邪正混处其间，草木不能见效，当以虫蚁疏通逐邪。"强调对于久病入络、痰瘀互结、深入骨髓者必以虫类药搜剔络中之邪，临证常用者有地龙、鳖甲、全蝎、蜈蚣、僵蚕、地鳖虫、水蛭、蜂房、乌梢蛇等，再配以丹参、香附、郁金、红花、桃仁、延胡索等，以活血通络、软坚散结。乙型病毒性肝炎患者一旦进入此阶段，往往取效不易迅速，肝脾的软化与缩小通常不会立竿见影，因此医者应提前告知患者，使其坚定信心，坚持服药，最终多能收功。

三、医案分享

病案一：肝着·肝郁脾虚证

姜某，男，40岁。

首诊时间：2019年7月13日。

主诉：乏力2年余，加重1周。

现病史：患者2年前饮酒后出现胁肋胀满，未予重视。1周前因劳累再次出现胁肋胀满，乏力明显。为明确诊断，于某医院行乙肝五项检查示乙型病毒性肝炎大三阳（HBV表面抗原阳性，HBV e抗原阳性，HBV核心抗体阳性）；腹部彩超显示肝大、肝弥漫性改变（考虑肝损伤合并脂肪肝轻-中度）、胆囊壁毛糙。多方打听，就诊于我院门诊。患者现用替诺福韦抗病毒治疗。患者形体适中，面色晦暗，巩膜黄染，乏力明显，偶烧心，纳呆，寐差，入睡困难，大便黏滞，日1～2次，小便黄，舌暗红，苔薄白，脉沉滑。

既往史：无。

辅助检查：

①腹部彩超：肝大，肝弥漫性改变（考虑肝损伤合并脂肪肝轻-中度），胆囊壁毛糙。

②HBV-DNA载量检测：2.5×10^5IU/mL。

辨证分析：该患者疑似患慢性乙型病毒性肝炎2年未愈，湿热未清，正气虚而余邪未尽。湿热之邪侵犯肝脾，脾气亏虚，为湿所困，失于健运，故见乏力、纳呆、腹胀、困倦、大便溏；肝失条达，气机不畅，则见肝区胀满不舒；若病久则肝及于肾，肾气亏虚，可见腰膝酸软。四诊合参，辨为肝着·肝郁脾虚证。

中医诊断：肝着·肝郁脾虚证。

西医诊断：慢性乙型病毒性肝炎。

中医治法：疏利肝胆，补气健脾。

处　方：柴　胡10g　　黄　芪20g　　太子参15g　　金钱草30g
　　　　郁　金15g　　姜　黄15g　　茵　陈20g　　栀　子15g
　　　　党　参15g　　焦白术20g　　猪　苓10g　　泽　泻10g
　　　　煅龙骨20g　　煅牡蛎20g　　神　曲10g

　　　　　　　7剂，水煎服，日1剂，水煎300mL，早晚分服。

二诊：患者仍觉乏力，大便黏滞明显好转，日1次，见烧心，纳可，寐可；舌暗红，苔薄白，脉沉滑。上方加入海螵蛸30g以增强抑酸之力。

处　　方：柴　胡 10g　　黄　芪 20g　　太子参 15g　　金钱草 30g
　　　　　郁　金 15g　　姜　黄 15g　　茵　陈 20g　　栀　子 15g
　　　　　党　参 15g　　焦白术 20g　　猪　苓 10g　　泽　泻 10g
　　　　　煅龙骨 20g　　煅牡蛎 20g　　神　曲 10g　　海螵蛸 30g

7剂，水煎服，日1剂，水煎300mL，早晚分服。

三诊：患者乏力好转，大便成形，日1次，口干，口苦，未见烧心，纳可，寐差，小便黄；舌色绛红，苔薄白，脉沉滑。大便成形，烧心好转，故上方去泽泻、焦白术、海螵蛸；口干，加石斛15g、北沙参15g；口苦、小便黄，加黄连10g以清热。

处　　方：柴　胡 10g　　黄　芪 20g　　太子参 15g　　金钱草 30g
　　　　　郁　金 15g　　姜　黄 15g　　茵　陈 20g　　栀　子 15g
　　　　　党　参 15g　　猪　苓 10g　　石　斛 15g　　黄　连 10g
　　　　　煅龙骨 20g　　煅牡蛎 20g　　神　曲 10g　　北沙参 15g

7剂，水煎服，日1剂，水煎300mL，早晚分服。

四诊：患者自觉服药后乏力、巩膜黄染缓解，面色晦暗，纳可，寐差；舌淡红，苔薄白，脉沉。肝炎系列检查示HBV表面抗原阳性，HBV核心抗体阳性。原方继予7剂以巩固疗效。

处　　方：柴　胡 10g　　黄　芪 20g　　太子参 15g　　金钱草 30g
　　　　　郁　金 15g　　姜　黄 15g　　茵　陈 20g　　栀　子 15g
　　　　　党　参 15g　　猪　苓 10g　　石　斛 15g　　黄　连 10g
　　　　　煅龙骨 20g　　煅牡蛎 20g　　神　曲 10g　　北沙参 15g

7剂，水煎服，日1剂，水煎300mL，早晚分服。

电话随访，患者自诉症状明显好转，无明显不适。

【临证心悟】

该患者肝阴虚致肝阳过亢，克犯脾土，出现湿热征象，症见舌暗红，脉滑；阳不入阴，故见入睡困难，烦躁易怒；疾病迁延日久，累及五脏，故见虚劳征象。谢晶日教授以柴胡疏肝理气；黄芪补五脏之虚；郁金、姜黄行气散结；金钱草、茵陈、栀子、焦白术、猪苓、泽泻清热利湿；龙骨、牡蛎软坚散结；太子参、党参滋阴润燥，以补气津之亏虚。患者二诊自诉主症轻微缓解，烧心较前明显，故在原方基础上加入海螵蛸。三诊患者自觉主症缓解，然其舌色绛红，脉沉滑，加石斛、沙参、黄连以养阴清热。四诊患者无明显变化，遂要求其继服原方，以巩固疗效。

慢性病毒性肝炎是由于急性病毒性肝炎迁延不愈，病程达半年以上而病情无明显好转，症状、体征及肝功能检查均有明显异常。主要症状有乏力、纳差、肝区疼痛等，长期或反复发作可有肝病面容、肝掌、黄疸、肝脾肿大等体征，部分患者有出血倾向、内分泌紊乱等。一般病程长、病情顽固、并发症较多，如不能及时控制，则预后很差。

谢晶日教授勤求古训，博采众方，具有深厚的中医功底，同时积极接受新的理论和技术，根据多年经验，提出肝炎多为湿热停留于肝胆脾胃，湿、痰、瘀、疫毒结于胁下。由于个体差异，有的表现以实证为主，有的以虚证为主，有的虚实夹杂，很难将复杂的临床症状简单地归纳为几个固定的类型，并加以定方。在治疗中，以人定法，以法定方，以方加减，据辨证加以祛湿、除痰、解毒之法，标本兼治。

中医的抗病毒药、抗肿瘤药多从清热利湿药、清热解毒药中选用；免疫调节药多为健脾补气、养血活血、补肾柔肝药。"调理肝脾肾，中州要当先"，正如《金匮要略》所说："见肝之病，知肝传脾，当先实脾。"脾居中州，为后天之本，气血生化之源，运湿之枢纽，又易被肝病波及，且湿邪易困脾阳，故治疗中应注意调理中州，稍佐祛邪，使湿热余邪无处藏身，无由内生。在治脾方面需根据脾呆、脾湿、脾虚、脾寒、脾胃不和、肝脾不和的不同，辨证用药；治肝需辨清肝热、肝胆湿热、肝郁气滞、肝郁血滞、肝虚和肝风，对症用药。慢性肝炎患者病程较长，扶正之甘温之品配合苦寒之祛邪之剂有反佐之意，使整个组方更加平和，不会因为长时间用药导致甘温蕴热，有助于整个机体气血阴阳的平衡。

病案二：胁痛·肝胆湿热证

李某，男，64岁。

首诊时间：2018年8月2日。

主诉：两胁胀满3个月。

现病史：患者3个月前出现两胁胀满不舒，就诊于哈尔滨医科大学附属第二医院，诊断为慢性乙型病毒性肝炎、肝硬化，予抗病毒、保肝等对症治疗后好转出院，后症状反复发作，先后多次就诊于哈尔滨医科大学附属第二医院，未见明显好转。该患者为求中医治疗，于我院门诊就诊。患者现面色晦暗，形体适中，两胁胀满，胃胀，口干口苦，口气重，纳可，大便秘结，1～2日1次，乏力，双眼干涩，视物模糊，周身瘙痒，巩膜黄染；舌红有裂纹，苔白腻少津。

既往史：乙型病毒性肝炎大三阳30年。

辅助检查：腹部CT检查示肝脏弥漫性改变，肝内多发乏血供病变，考虑囊肿、胆囊炎。

辨证分析：患者男，64岁，肝气郁滞，疏泄失常，故两胁胀满；血失濡养，故面色晦暗，周身瘙痒；肝气犯胃，故胃胀；肝开窍于目，肝失疏泄，目失所养，故两目干涩，视物模糊，巩膜黄染。结合舌脉辨证为肝胆湿热证。

中医诊断：胁痛·肝胆湿热证。

西医诊断：乙型病毒性肝炎肝硬化。

中医治法：疏肝健脾，清热利湿。

处　　方：黄　芪 20g　　太子参 10g　　茯　苓 10g　　泽　泻 10g

白豆蔻 15g　　香　橼 15g　　佛　手 15g　　紫苏子 12g

五味子 10g　　甘　草 10g　　连　翘 15g　　板蓝根 15g

厚　朴 15g　　金钱草 20g　　槟榔片 15g　　半枝莲 15g

7 剂，水煎服，日 1 剂，水煎 300mL，早晚分服。

二诊：患者面色晦暗，形体适中，两胁胀满明显缓解，胃胀缓解，口干口苦，口气重，纳可，大便质软、黏滞，排便不畅，1～2 日 1 次，乏力，双眼干涩，视物模糊，周身瘙痒，巩膜黄染，眼睑稍色淡；舌红有裂纹，苔白腻少津。两胁胀满、胃胀缓解，予原方加大腹皮 15g 以除湿消满，加谷精草 10g 以明目退翳。

处　　方：黄　芪 20g　　太子参 10g　　茯　苓 10g　　泽　泻 10g

白豆蔻 15g　　香　橼 15g　　佛　手 15g　　紫苏子 12g

五味子 10g　　甘　草 10g　　连　翘 15g　　板蓝根 15g

厚　朴 15g　　金钱草 20g　　槟榔片 15g　　半枝莲 15g

大腹皮 15g　　谷精草 10g

7 剂，水煎服，日 1 剂，水煎 300mL，早晚分服。

三诊：患者面色晦暗，形体适中，两胁胀满、胃胀明显缓解，口干口苦，口气重，纳可，大便质软、成形，每日 1～2 次，乏力，双眼干涩，视物模糊，周身瘙痒，巩膜黄染；舌红有裂纹，苔白腻少津。患者胁肋胀满明显缓解，大便成形，上方加白鲜皮 10g 以清热燥湿止痒。

处　　方：黄　芪 20g　　太子参 10g　　茯　苓 10g　　泽　泻 10g

白豆蔻 15g　　香　橼 15g　　佛　手 15g　　紫苏子 12g

五味子 10g　　甘　草 10g　　连　翘 15g　　板蓝根 15g

厚　朴 15g　　金钱草 20g　　槟榔片 15g　　半枝莲 15g

大腹皮 15g　　谷精草 10g　　白鲜皮 10g

7 剂，水煎服，日 1 剂，水煎 300mL，早晚分服。

四诊：患者面色晦暗，形体适中，两胁胀满、胃胀明显缓解，口干，烧心，纳可，大便质软、成形，每日 1 次，乏力，双眼干涩，视物模糊缓解，寐差，不易入睡，睡后易醒，周身瘙痒，巩膜黄染；舌红有裂纹，苔白腻少津，脉缓。予原方继服 7 剂。

处　　方：黄　芪 20g　　太子参 10g　　茯　苓 10g　　泽　泻 10g

白豆蔻 15g　　香　橼 15g　　佛　手 15g　　紫苏子 12g

五味子 10g　　甘　草 10g　　连　翘 15g　　板蓝根 15g

厚　朴 15g　　金钱草 20g　　槟榔片 15g　　半枝莲 15g

大腹皮 15g　　谷精草 10g　　白鲜皮 10g

7 剂，水煎服，日 1 剂，水煎 300mL，早晚分服。

电话随访，患者自诉无明显不适，症状明显好转。

【临证心悟】

胁痛的基本病机为肝络失和，可归结为"不通则痛"和"不荣则痛"两类。其病理因素不外乎气滞、血瘀、湿热三者。

该患者肝硬化为慢性乙型病毒性肝炎迁延日久所致。根据张仲景"见肝之病，知肝传脾，当先实脾"之说，谢晶日教授认为治疗肝硬化时，顾护脾土应贯穿始末。慢性乙型病毒性肝炎发展到肝硬化阶段，脾气必虚，主要表现为肝郁脾虚，宜益气健脾，恢复肝之疏泄功能。脾气健运，可避免水湿内停，减缓肝硬化的发展进程。谢晶日教授选用黄芪补气升阳行水，配合太子参健脾兼补益气阴，达到健脾补虚的目的。同时，在补益的基础上，使用香橼、紫苏子、白豆蔻等大量疏肝理气之品。木克脾土，该患者亦表现有脾虚症状，故处方加入健脾和胃消导之品，使补益与疏导健运相结合。该患者肝病日久，病情虚实错杂，乙型病毒性肝炎发病主要是由于疫毒侵袭人体，因此，清热解毒需贯穿治疗的始终，处方加入金钱草、半枝莲利湿解毒，清利肝胆湿热，以增疏肝利胆之功，延缓病情的进展。

谢晶日教授治疗胆病，注重通腑，使肝胆湿热从大便而走，常用枳实、槟榔片等通畅大便；同时，利湿热不可过度伤阴，故可酌用石斛、天花粉以顾护阴液。

病案三：胁痛·肝郁气滞证

赵某，女，55 岁。

首诊时间：2018 年 12 月 7 日。

主诉：右胁下疼痛 3 年。

现病史：患者 3 年前情志不遂后出现右胁下疼痛，既往有乙型病毒性肝炎小三阳（HBV 表面抗原阳性，HBV e 抗体阳性，HBV 核心抗体阳性）病史，服用恩替卡韦联合中成药（具体药物及用量不详），症状有所缓解，后症状反复发作，为求系统诊治，经朋友介绍来我院门诊就诊。现症见右胁下疼痛，胃脘疼痛，食后加重，食用油炸食品后尤甚，呃逆，口干口苦，乏力，全身发热，手足心热，怕热，纳可，入睡困难，多梦，胸闷心慌，大便成形，日1次，排便困难；舌质淡，苔白腻，边有齿痕，脉弦缓。

既往史：乙型病毒性肝炎20年。

辅助检查：

①胃镜检查：慢性胃炎。

②腹部彩超检查：胆囊壁毛糙，右肾囊肿。

③HBV-DNA载量检测：7.36×10^2IU/mL。

辨证分析：本证为脾虚肝郁，气机郁滞。主要辨证依据为胁痛、呃逆、乏力、发热、排便不畅。舌质淡、苔白腻、边有齿痕、脉弦缓为脾虚肝郁之征。

中医诊断：胁痛·肝郁气滞证。

西医诊断：慢性乙型病毒性肝炎。

中医治法：疏肝健脾，通络降逆。

处　　方：	柴　胡 10g	生白术 15g	佛　手 15g	金钱草 35g
郁　金 15g	连　翘 15g	枳　实 10g	夏枯草 15g
延胡索 15g	白豆蔻 15g		

7剂，水煎服，日1剂，水煎300mL，早晚分服。

二诊：患者右胁下疼痛缓解，胃脘疼痛，胃胀，反酸，食后加重，食油炸食品后尤甚，呃逆，口干口苦，乏力，全身发热，手足心热，怕热，纳可，食欲可，入睡困难缓解，多梦，胸闷心慌，大便成形，偏干，日1次，排便困难；舌质淡，苔白腻，边有齿痕，脉弦缓。全身发热、手足心热，上方加牡丹皮15g、秦艽10g、玄参15g以滋阴清热；加紫苏子15g以理气消胀。

处　　方：	柴　胡 10g	生白术 15g	佛　手 15g	金钱草 35g
郁　金 15g	连　翘 15g	枳　实 10g	夏枯草 15g
延胡索 15g	白豆蔻 15g	紫苏子 15g	牡丹皮 15g
秦　艽 10g	玄　参 15g		

7剂，水煎服，日1剂，水煎300mL，早晚分服。

三诊：患者右胁下疼痛缓解，胃脘疼痛，胃胀，反酸，食后加重，食油炸食品后尤甚，呃逆，口干，乏力，身热缓解，手足心热，怕热，纳可，食欲可，入睡困难缓解，多梦，胸闷心慌，大便成形，偏干，日1次，排便畅；舌质淡，苔白腻，边有齿痕，脉弦缓。胃脘疼痛、胃胀，上方加陈皮15g、炒神曲15g以理气消胀，消食导滞。

| 处　　方： | 柴　胡 10g | 生白术 15g | 佛　手 15g | 金钱草 35g |
| 郁　金 15g | 连　翘 15g | 枳　实 10g | 夏枯草 15g |

| 延胡索 15g | 白豆蔻 15g | 紫苏子 15g | 牡丹皮 15g |
| 秦　艽 10g | 玄　参 15g | 陈　皮 15g | 炒神曲 15g |

14 剂，水煎服，日 1 剂，水煎 300mL，早晚分服。

电话随访，患者自诉无明显不适，症状明显好转。

【临证心悟】

肝居于胁下，足厥阴肝经经络布于两胁，胆附于肝，与肝成表里关系，其脉亦循于两胁。《医方考·胁痛门》谓："胁者，肝胆之区也。"故胁痛的病位主要在肝胆。肝为刚脏，主疏泄，性喜条达，肝胆之气宜疏而不宜滞。肝主藏血，胆属相火，湿热蕴结，导致肝胆疏泄不利，不通则痛；胁痛虚证则为肝阴不足，络脉失养，不荣则痛。如《金匮翼·胁痛统论》所说："肝虚者，肝阴虚也，阴虚则脉绌急，肝之脉贯膈布胁肋，阴虚血燥，则经脉失养而痛。"该病辨虚实，实证由肝郁气滞，瘀血阻络，湿热蕴结所致，起病急，病程短，疼痛剧烈而拒按，脉实有力；虚证由肝阴不足，络脉失养所引起，常因劳累而诱发，起病缓，病程长，疼痛隐隐，悠悠不休而喜按，脉虚无力。气滞胁痛以胀痛为主，痛处游走不定，时轻时重，症状的轻重与情绪变化有关；血瘀胁痛以刺痛为主，痛处固定不移，疼痛持续不已，局部拒按，入夜尤甚，或胁下有积块，或有局部外伤史。

关于胁痛的治疗，谢晶日教授认为实证宜理气、活血通络、清热利湿，虚证宜滋阴养血，但两者均不能离开疏肝理气，疏通气机。在一定条件下，胁痛的虚实病机可相互转化，主要表现在邪实积聚和正气耗损两方面。虚实兼具的患者，要根据患者的虚实轻重缓急程度，补泻兼施，或以补为主，补中有通，或以通为主，通中兼补，治疗胁痛效果较佳。

本案中医诊断为肝郁气滞型胁痛，西医诊断为乙型病毒性肝炎。治以疏肝健脾、通络降逆之法。方以白术健脾；柴胡、佛手理气；金钱草、郁金利胆通络；连翘清热解毒；枳实行气通腑；夏枯草清肝；延胡索通络止痛；白豆蔻行气，性温，佐之以防此方寒凉太过。

病案四：胁痛·肝郁气滞证

李某，女，66 岁。

首诊时间：2018 年 12 月 23 日。

主诉：右胁隐痛伴胀满不适 5 年。

现病史：患者 5 年前情志不遂后出现右胁隐痛，于当地医院诊断为乙型病毒性肝炎大三阳，经恩替卡韦抗病毒治疗后症状好转，后情志不遂时症状反复发作，为求系统治疗，遂来我院门诊就诊。现症见面色萎黄，形体适中，右胁隐痛伴胀满不适，情志不畅后尤甚，右肩酸沉，自诉转氨酶、HBV-DNA 载量检测正常，大便成形，日 1 次；舌质暗红，边有齿痕，少许薄白苔，脉沉弦。

既往史：乙型病毒性肝炎大三阳 5 年，胆囊炎 3 年。

辅助检查：未检。

辨证分析：本病由于肝郁日久，肝经阻滞，气滞不通而致胁痛，属于"不通则痛"。辨证时应注意肝经气滞及热邪与情志的关系，治疗时应以疏肝解郁行气为主，配合调节情志，标本兼治。胁痛病性分为虚、实两种。如果胁痛以胀痛为主，伴走窜样疼痛，时痛时止，随情志变化而加重或减轻，一般为肝郁气滞，气阻络痹所导致的胁痛。

中医诊断：胁痛·肝郁气滞证。

西医诊断：①慢性乙型病毒性肝炎。

②胆囊炎。

中医治法：疏肝解郁，行气止痛。

处　　方：柴　胡 15g　　金钱草 30g　　郁　金 20g　　白　芷 15g
　　　　　砂　仁 15g　　炙鳖甲 15g　　炒白术 20g　　薏苡仁 25g
　　　　　苍　术 15g　　延胡索 15g　　土茯苓 20g　　炒神曲 15g
　　　　　炒麦芽 15g　　焦山楂 15g　　陈　皮 15g

14 剂，水煎服，日 1 剂，水煎 300mL，早晚分服。

二诊：患者服药后诸症缓解，头晕嗜睡；舌质暗红，少许白腻苔，脉沉弦。上方加入丹参 15g、九香虫 10g 以增强活血化瘀止痛之功，加入羌活 15g、煨葛根 25g 以升阳舒筋止痛。

处　　方：柴　胡 15g　　金钱草 30g　　郁　金 20g　　白　芷 15g
　　　　　砂　仁 15g　　炙鳖甲 15g　　炒白术 20g　　薏苡仁 25g
　　　　　苍　术 15g　　延胡索 15g　　土茯苓 20g　　炒神曲 15g
　　　　　炒麦芽 15g　　焦山楂 15g　　陈　皮 15g　　丹　参 15g
　　　　　煨葛根 25g　　羌　活 15g　　炒九香虫 10g

14 剂，水煎服，日 1 剂，水煎 300mL，早晚分服。

三诊：患者服药后上述症状均好转。调整用药剂量，嘱患者继续服用 14 天。

处　　方：柴　胡 15g　　金钱草 30g　　郁　金 10g　　白　芷 15g
　　　　　砂　仁 15g　　炙鳖甲 15g　　炒白术 20g　　薏苡仁 25g
　　　　　苍　术 10g　　延胡索 10g　　土茯苓 20g　　炒神曲 15g
　　　　　炒麦芽 15g　　焦山楂 15g　　陈　皮 15g　　丹　参 15g

煨葛根 20g　　　羌　活 15g　　　炒九香虫 10g

电话随访，患者自诉无明显不适，半年未再复发。

【临证心悟】

该患者中医诊断为肝郁气滞型胁痛，西医诊断为乙型病毒性肝炎、胆囊炎。治疗原则为疏肝解郁，行气止痛。本病由于肝郁日久，肝经阻滞，气滞不通而致胁痛，属于"不通则痛"。辨证时应注意肝经气滞、热邪与情志的关系，治疗时应以疏肝解郁行气为主，配合调节情志，标本兼治。

方中柴胡、延胡索、郁金、陈皮疏肝理气止痛；白术、薏苡仁、苍术健脾；炒神曲、炒麦芽、焦山楂健脾消食除胀；金钱草清热利胆；鳖甲软坚散结；白芷解表通络。二诊患者诸症缓解，但头晕嗜睡，故方中加入丹参、九香虫增强活血化瘀止痛之功，加入羌活、葛根以升阳舒筋止痛。三诊诸症好转，减药量继续治疗。

中医治疗胁痛的主要原则是调理气血、疏通经络，将脏腑功能恢复正常。对于实证的胁痛，根据患者的不同情况可遵循利湿解毒清热、理气活血等祛除邪气的原则进行治疗，使患者的经络达到通畅。对于虚证的患者，主要以扶正作为治疗原则，使患者的阴阳气血充足，阴平阳秘，具有充足的气血，经络自得以荣养。虚实兼具的患者，要根据患者的虚实轻重缓急程度，补泻兼施，或应用以补为主的方法，补中有通，或应用以通为主的方法，通中兼补。根据胁痛的辨证分型，选用不同的中药。由肝郁气滞引起的胁痛，可选用柴胡、青皮、陈皮、川楝子、香附等以疏肝解郁；由血瘀导致的胁痛，可选用益母草、红花、延胡索、丹参、泽兰、赤芍、牡丹皮等以活血化瘀止痛；由湿热之邪导致的胁痛，可选用茵陈、金钱草、黄芩、青黛、龙胆草等以清利湿热；由肝肾阴虚导致的胁痛，可选用麦冬、枸杞子、女贞子、沙参等以滋养肝阴；由肝血不足导致的胁痛，可选用当归、白芍、川芎、阿胶、鸡血藤、熟地黄等以养血柔肝止痛。

病案五：胁痛·肝胆湿热证

程某，男，38岁。

首诊时间：2019年4月24日。

主诉：右胁部时痛1周。

现病史：患者1周前因生气出现右胁肋部疼痛，自行口服护肝片后缓解，后又反复发作。经朋友介绍，遂来门诊就诊。现患者右胁疼痛，偶尔发作，纳可，困倦但体力尚可，寐可，大便可，日1～2次，夜尿频，面色暗，形体胖；舌体胖大，淡红，苔黄白腻，脉滑。

既往史：乙型病毒性肝炎大三阳8年。

辅助检查：

①生化检查：谷丙转氨酶98.4U/L，谷草转氨酶53.2U/L，γ-谷氨酰转肽酶97U/L。

② HBV-DNA 载量检测：3.05×10^6 IU/mL。

辨证分析：本病为肝胆湿热证，湿热疫毒之邪入侵，蕴积体内，侵犯脾胃，熏蒸肝胆，使肝胆疏泄失常，肝经布于胸胁，故出现右胁肋部疼痛。舌体胖大，淡红，苔黄白腻，脉滑，均为湿热蕴结之征象。

中医诊断：胁痛·肝胆湿热证。

西医诊断：慢性乙型病毒性肝炎。

中医治法：疏肝健脾，清热利湿。

处　　方：柴　胡 10g　　炒白芍 30g　　炒白术 15g　　五味子 15g
　　　　　甘　草 15g　　金钱草 30g　　鸡内金 10g　　猪　苓 15g
　　　　　薏苡仁 15g　　黄　芪 20g　　太子参 15g　　煅龙骨 25g
　　　　　煅牡蛎 25g

　　　　　　　　　　　　7 剂，水煎服，日 1 剂，水煎 300mL，早晚分服。

二诊：患者服上方后右胁肋部偶有疼痛，夜尿频缓解，纳可，困倦，寐可，大便可，日 1 ~ 2 次，体力可，面色暗，形体胖；舌体胖大，淡红，苔黄白腻，脉滑。上方加入白花蛇舌草以清热解毒。

处　　方：柴　胡 10g　　炒白芍 30g　　炒白术 15g　　五味子 15g
　　　　　甘　草 15g　　金钱草 30g　　鸡内金 10g　　猪　苓 15g
　　　　　薏苡仁 15g　　黄　芪 20g　　太子参 15g　　煅龙骨 25g
　　　　　煅牡蛎 25g　　白花蛇舌草 25g

　　　　　　　　　　　　7 剂，水煎服，日 1 剂，水煎 300mL，早晚分服。

三诊：患者服上方后右胁肋部疼痛消失，夜尿频缓解，纳可，困倦，寐可，大便成形，日 1 ~ 2 次，体力可，面色暗，形体胖；舌体胖大，淡红，苔黄白腻，脉滑。上方加入陈皮以理气开郁，加入泽泻以增强利湿之功，加入半枝莲以清热解毒。

处　　方：柴　胡 10g　　炒白芍 30g　　炒白术 15g　　五味子 15g
　　　　　甘　草 15g　　金钱草 30g　　鸡内金 10g　　猪　苓 15g
　　　　　薏苡仁 15g　　黄　芪 20g　　太子参 15g　　煅龙骨 25g
　　　　　煅牡蛎 25g　　陈　皮 10g　　泽　泻 15g　　半枝莲 15g
　　　　　白花蛇舌草 25g

　　　　　　　　　　　　14 剂，水煎服，日 1 剂，水煎 300mL，早晚分服。

四诊：患者右胁肋部疼痛消失，纳可，困倦，寐可，大便成形，日1～2次，体力可，面色暗，形体胖；舌体胖大，淡红，苔黄白腻，脉滑。患者症状、状态良好，形体偏胖。上方去炒白芍、甘草、煅龙骨、煅牡蛎，加苍术以燥湿，加郁金、姜黄以活血化瘀、利胆，加决明子以化浊降脂。

处　　方：柴　胡 10g　　炒白术 15g　　五味子 15g　　苍　术 10g
　　　　　金钱草 30g　　鸡内金 10g　　猪　苓 15g　　决明子 20g
　　　　　薏苡仁 15g　　黄　芪 20g　　太子参 15g　　半枝莲 15g
　　　　　陈　皮 10g　　泽　泻 15g　　郁　金 15g　　姜　黄 15g
　　　　　白花蛇舌草 25g

14剂，水煎服，日1剂，水煎300mL，早晚分服。

五诊：患者症状、状态良好，嘱咐其按照上方继续服用14剂。

电话随访，患者自诉无明显不适，症状明显好转。

【临证心悟】

该患者为慢性乙型病毒性肝炎活动期，其中医病名为胁痛，其病机为湿热疫毒之邪蕴积中焦，胶结不解，加之情绪不舒、饮食不节、劳倦内伤等诱因，日久导致脾胃失和，肝失条达。《景岳全书·胁痛》云："胁痛之病，本属肝胆二经，以二经之脉，皆循胁肋故也。"《症因脉治》云："运气胁痛之症，病起于仓卒，暴发寒热，胁肋刺痛，沿门相似，或在一边，或在两边，痛之不已……所谓天灾流行之疫症。"该论述说明该病为疠气所致，治疗时应清热利湿解毒，疏肝健脾利胆。

谢晶日教授治疗本病以柴胡疏肝解郁，清热解毒，引诸药入肝胆经；金钱草清热解毒利胆；猪苓、薏苡仁化湿利水，使湿热疫毒从小便而去；苍术、炒白术健脾利湿；鸡内金、黄芪、太子参益气健脾，顾护脾胃，扶正以祛邪；炒白芍柔肝缓急止痛；煅龙骨、煅牡蛎重镇收敛。全方共奏清热利湿解毒、疏肝健脾利胆之功。复诊患者症状缓解。前期治疗，扶正祛邪并进，后期在扶正的基础上加大祛邪力度，治疗中以疏肝健脾为基本大法，辅以清热解毒之法，疗效显著。

本病病位在肝，与胆、脾、胃密切相关，顾护脾胃在本病的治疗中较为重要，正气得盛，邪气方祛。

病案六：虚劳·脾阳虚证

田某，女，29岁。

首诊时间：2018年10月10日。

主诉：全身乏力倦怠1年余。

现病史：患者1年前无明显诱因出现全身乏力倦怠，未经系统性治疗，症状未见好转。门诊就诊,症见全身乏力倦怠,偶有胃脘部胀痛、受凉后明显,腰部酸痛,下肢胀痛,右侧为著,畏寒,易怒,纳可,嗜食辣,寐可,大便不成形,日 1～2 次,夜尿多,尿量少,色黄;舌质红,少苔,脉沉滑。

既往史:乙型病毒性肝炎 29 年,未进行抗病毒治疗。

辅助检查:

①乙肝五项检查:小三阳。

②生化检查、血常规检查:未见异常。

③ HBV-DNA 载量检测:2.4×10^2IU/mL。

辨证分析:患者青年女性,因"全身乏力倦怠 1 年余"在此就诊,经辨病属中医"虚劳"范畴。患者素体阳虚,故畏寒;脾主四肢,脾阳虚弱,气血生化乏源,不能濡养肌肉,故全身疼痛;脾阳虚损日久,不能充养肾阳,肾阳受损,故腰部酸疼,下肢胀痛,夜尿频;脾阳虚弱,脾不升清,致使大便不成形;加之情志不畅,肝气不舒,出现胃部胀满,易怒;舌质红,少苔,脉沉滑均为脾阳虚之征。

中医诊断:虚劳·脾阳虚证。

西医诊断:慢性乙型病毒性肝炎。

中医治法:温补脾阳。

处　方:黄　芪 25g　　太子参 15g　　炒白术 20g　　薏苡仁 15g
　　　　　苍　术 10g　　煅龙骨 30g　　煅牡蛎 30g　　香　橼 15g
　　　　　连　翘 15g　　板蓝根 15g　　炒神曲 10g　　陈　皮 15g
　　　　　杜　仲 15g　　狗　脊 15g　　山　药 30g

　　　　　　　　　　　　　7 剂,水煎服,日 1 剂,水煎 300mL,早晚分服。

二诊:患者乏力明显减轻,偶有胃脘部胀痛、受凉后明显的症状好转,畏寒稍好转,易怒,纳可,偶口干,嗜食辣,寐可,大便 2 天 1 次,夜尿多,量正常,色黄,月经提前,经量少,偶有血块;舌质红,少苔,脉沉滑。大便不成形有所好转,上方去掉薏苡仁、苍术、山药;将炒白术改为生白术以健脾通腑,加入厚朴 15g、枳实 10g、槟榔 10g 以行气消胀。

处　方:黄　芪 25g　　太子参 15g　　生白术 20g　　香　橼 15g
　　　　　煅龙骨 30g　　煅牡蛎 30g　　杜　仲 15g　　狗　脊 15g
　　　　　连　翘 15g　　板蓝根 15g　　炒神曲 10g　　陈　皮 15g
　　　　　厚　朴 15g　　枳　实 10g　　槟　榔 10g

　　　　　　　　　　　　14 剂,水煎服,日 1 剂,水煎 300mL,早晚分服。

三诊:患者上述症状均有一定程度改善,舌质红,少苔,脉沉滑。上方去连翘、板蓝根以防清热太过，去槟榔。继续治疗 14 天。

电话随访，患者自诉无明显不适，症状明显好转。

【临证心悟】

本病为乙型病毒性肝炎小三阳，病位在肝脾肾。患者先天禀赋不足，加之外来毒邪侵袭，损伤正气，故机体处于虚弱状态。虽然患者表现出一派虚象，但体内仍有毒邪，故治疗时应扶正祛邪，以扶正为主，祛邪为辅。

本病如果一味扶正补虚则会敛邪，邪毒郁滞于体内，会使病情恶化。病位在肝脾肾三脏，病机为外邪侵袭，脾肾阳虚，治疗以扶正祛邪为原则，疏肝理气，补肾健脾，利湿健胃。

治疗特色有三点：第一，该患者首诊时以扶正为主，增强患者的正气，"正气存内，邪不可干"；第二，谢晶日教授运用利湿通腑泄浊之法，意在将邪毒通过大便排出体外；第三，治疗本病会应用解毒类药，此类药性寒凉会伤及脾胃，故佐以神曲、陈皮等顾护脾胃之药，才可达祛邪不伤正之意。治疗时不可求快而一味地补虚或祛邪，应循序渐进，抓主要矛盾，看清疾病的本质，做到心中有数。

病案七：胁痛·肝郁气滞证

田某，女，27 岁。

首诊时间：2018 年 10 月 10 日。

主诉：右胁胀痛半年余，加重 2 个月。

现病史：患者半年前出现右胁肋部胀痛，未经系统治疗，2 个月前加重，经朋友介绍遂来门诊就诊，患者现右胁胀痛伴后背疼，饮食后加重，头痛，偶有头晕，偶有口干，纳可，寐差，多梦，心慌，大便干，排便费力，2～3 日 1 行，小便可；舌质暗，苔白，脉沉细弦。

既往史：否认肝炎及其他病史。

辅助检查：

① HBV–DNA 载量检测：8.04×10^2IU/mL。

②乙肝五项检查：HBV 表面抗原阳性，HBV e 抗体阳性。

辨证分析：该患者因感受湿热疫毒，损伤肝脏，导致肝疏泄失常，气机运行不畅，故出现右胁肋部胀痛；胆经疏泄失职，故牵引后背疼痛；肝失疏泄，水液代谢失常，津液亏虚，上不能濡润口唇，下不能滋润大肠，故出现口干，大便干；舌质暗，苔白，脉沉细弦均为肝郁气滞之征象。

中医诊断：胁痛·肝郁气滞证。

西医诊断：慢性乙型病毒性肝炎。

中医治法：疏肝解郁。

处　　方：柴　胡 10g　　生白术 25g　　连　翘 15g　　金钱草 35g

　　　　　　郁　金 15g　　茯　苓 15g　　枳　实 15g　　鸡内金 10g

　　　　　　佛　手 15g　　紫苏子 15g　　夏枯草 15g　　田基黄 10g

　　　　　　大　黄 10g（代茶饮）

7 剂，水煎服，日 1 剂，水煎 300mL，早晚分服。

二诊：患者右胁胀痛缓解，饮食后加重缓解，心慌缓解，自诉大黄代茶饮后大便日 3～5 次，便前腹痛，小便可。上方去大黄，改用火麻仁润肠通便；加入陈皮以理气开郁，垂盆草以清热解毒。

处　　方：柴　胡 10g　　生白术 25g　　连　翘 15g　　金钱草 35g

　　　　　　郁　金 15g　　茯　苓 15g　　枳　实 15g　　鸡内金 10g

　　　　　　佛　手 15g　　紫苏子 15g　　夏枯草 15g　　陈　皮 15g

　　　　　　垂盆草 15g　　火麻仁 15g　　田基黄 10g

7 剂，水煎服，日 1 剂，水煎 300mL，早晚分服。

三诊：患者右胁胀痛几近消失，头痛明显缓解，偶伴口气重、口干欲饮，睡前自觉咽干明显，大便干，排便费力，日 1 行；舌质暗，苔白，脉滑，右尺脉沉。口干、大便干，上方去茯苓、田基黄，加玄参、牡丹皮、栀子以凉血养阴。

处　　方：柴　胡 10g　　生白术 25g　　连　翘 15g　　金钱草 35g

　　　　　　郁　金 15g　　枳　实 15g　　鸡内金 10g　　栀　子 10g

　　　　　　佛　手 15g　　紫苏子 15g　　夏枯草 15g　　陈　皮 15g

　　　　　　垂盆草 15g　　火麻仁 15g　　玄　参 15g　　牡丹皮 15g

14 剂，水煎服，日 1 剂，水煎 300mL，早晚分服。

电话随访，患者自诉无明显不适，症状明显好转。

【临证心悟】

该患者以"右胁胀痛半年余，加重 2 个月"为主诉就诊，中医诊断为胁痛，西医诊断为乙型病毒性肝炎。湿热疫毒侵袭机体，日久导致脾胃失和，肝失条达，气机郁滞，发为本病，中医辨证为胁痛肝郁气滞证，治宜疏肝解毒，养阴止痛。

谢晶日教授自拟方药，以连翘、田基黄清热解毒；兼加佛手、紫苏子等理气疏肝；夏枯草散结以消除有形实邪；金钱草、郁金利胆；大便干，排便不畅，方中加入枳实以通腑行气，使腑气得通，胸胁之气得顺；肝失疏泄、脾失健运则会使气机不畅，运化失"见肝之病，知肝传脾，当先实脾"，此为肝病，疏肝的同时需顾护脾胃，故方中选用生白术、陈皮、鸡内金等顾护脾胃。二诊时患者诸症缓解，因大黄峻猛，故大便次数增多。初期予大黄代茶饮，使肠腑得通，后期去大黄，加火麻仁以润肠通便。三诊时患者口气重、口干、咽干、大便排便费力，故加玄参、牡丹皮、栀子凉血养阴，增水行舟以助排便。后随访患者无明显不适。

HBV 感染活动期，从中医学的角度分析为邪毒侵犯人体，故治疗时谢晶日教授常用连翘、板蓝根、田基黄、垂盆草等中药解毒，同时注重扶正祛邪，在祛邪之时顾护正气，临床疗效显著。

病案八：胁痛·肝胆湿热证

高某，男，64 岁。

首诊时间：2017 年 5 月 15 日。

主诉：两胁胀满疼痛 1 年。

现病史：患者 1 年前因饮酒后出现两胁胀满疼痛，于当地医院服中药治疗，未见明显缓解。遂到西医院就诊，确诊慢性乙型病毒性肝炎，完善腹部彩超示肝硬化、肝囊肿、胆囊多发结石、脾大、腹水。为求系统治疗，经多方打听，来门诊就诊。患者面色晦暗，形体适中，巩膜黄染，腹大胀满，两胁胀满疼痛，口干口苦，胸闷纳呆，牙龈出血，乏力，寐差，大便成形，每日 1 ~ 2 次，小便黄赤，曾有上消化道出血；舌质红，黄腻苔，脉沉弦。

既往史：饮酒 20 余年。

辅助检查：腹部彩超示肝硬化，肝多发囊肿，慢性胆囊炎，胆汁淤积，胆囊多发泥沙样结石，脾大，腹水少量。

辨证分析：患者有 20 余年饮酒史，致使湿热蕴于肝胆，肝胆失于疏泄，气机失调，见胁痛、胁胀、口干口苦；中焦气机失常，故胸闷纳呆；湿热交蒸，胆汁不循常道而外溢，出现巩膜黄染、小便黄赤。四诊合参辨为胁痛·肝胆湿热证。

中医诊断：胁痛·肝胆湿热证。

西医诊断：①乙型病毒性肝炎肝硬化。

②酒精性肝病。

中医治法：疏肝利胆，清热利湿。

处　　方：
柴　胡 15g	黄　芪 30g	炒白术 20g	薏苡仁 15g
炙鳖甲 15g	佛　手 15g	大腹皮 30g	炒白芍 20g
半枝莲 20g	五加皮 30g	枳　壳 15g	炒神曲 15g
泽　泻 15g	猪　苓 20g	香　橼 15g	白花蛇舌草 10g

7 剂，水煎服，日 1 剂，水煎 300mL，早晚分服。

二诊：患者两胁肋部胀满疼痛减轻，腹部膨隆减轻，口干口苦，见牙龈出血，大便成形，日2次。上方加白及10g以止血。

处　方：柴　胡15g　　黄　芪30g　　炒白术20g　　薏苡仁15g

　　　　　炙鳖甲15g　　佛　手15g　　大腹皮30g　　炒白芍20g

　　　　　半枝莲20g　　五加皮30g　　枳　壳15g　　炒神曲15g

　　　　　泽　泻15g　　猪　苓20g　　香　橼15g　　白花蛇舌草10g

　　　　　白　及10g

7剂，水煎服，日1剂，水煎300mL，早晚分服。

三诊：患者胁肋部胀满疼痛明显缓解，腹水减少，胸闷缓解，大便成形，日1次，患者仍有牙龈出血，小便不利。上方加入仙鹤草20g以益气止血，加入白茅根20g以利尿通淋。

处　方：柴　胡15g　　黄　芪30g　　炒白术20g　　薏苡仁15g

　　　　　炙鳖甲15g　　佛　手15g　　大腹皮30g　　炒白芍20g

　　　　　半枝莲20g　　五加皮30g　　枳　壳15g　　炒神曲15g

　　　　　泽　泻15g　　猪　苓20g　　香　橼15g　　白花蛇舌草10g

　　　　　白　及10g　　仙鹤草20g　　白茅根20g

7剂，水煎服，日1剂，水煎300mL，早晚分服。

四诊：患者牙龈出血明显好转，体力增加，时有脘腹胀满，纳可，肠鸣音增多，小便不利明显缓解，大便尚可，日2次；舌质暗红，黄白腻苔，脉沉弦。上方去白及、炒白芍、泽泻、猪苓，加入乌药15g以理气消胀。

处　方：柴　胡15g　　黄　芪30g　　炒白术20g　　薏苡仁15g

　　　　　炙鳖甲15g　　佛　手15g　　大腹皮30g　　香　橼15g

　　　　　半枝莲20g　　五加皮30g　　枳　壳15g　　炒神曲15g

　　　　　仙鹤草20g　　白茅根20g　　乌　药15g　　白花蛇舌草10g

14剂，水煎服，日1剂，水煎300mL，早晚分服。

五诊：患者自诉诸症好转，未见明显不适。嘱患者继服中药14剂，不适随诊。

电话随访，患者自诉无明显不适，症状明显好转。

【临证心悟】

该患者表现为阵发性右胁肋胀满疼痛，两胁为足厥阴肝经所过之域，肝藏血，与足少阳胆经相表里，胆主决断，为人体气血升降之枢机。枢机不利，则气机郁结而生胁痛。治疗应从肝胆入手，沈金鳌在《杂病源流犀烛》中云："肝和则生气，发育万物，为诸脏之生化；若衰与亢，则能为诸脏之残贼。"治法当以调肝解郁、行气和中为主。

患者胁肋疼痛日久，知病在肝胆，但因病久，以肝为主。肝久郁而入络，血络不通，而致两胁隐痛；肝郁化热，肝火扰心，故睡眠不佳而且多梦。谢晶日教授在治疗本病时，着手于肝胆，以治肝为主，同时兼顾心、胃、脾、胆、肾，运用辨证论治的指导思想组方用药，从而达到疏肝利胆、软坚化结、和胃健脾之功。

方中柴胡、白术、薏苡仁疏肝健脾化湿；佛手、香橼等疏肝理气；脾胃为后天之本，故加健脾消食导滞之神曲。据本草专书记载，利水祛湿药有数十种之多，每种都需要分辨其功能特点及配伍应用，故名曰"要药辨能"。

在治疗腹水或者水肿时，谢晶日教授常用五苓散加减。五苓散中茯苓味甘益脾，利水渗湿，宁心安神，能助脾运化水湿而达到健脾的作用；猪苓利水之力大于茯苓，但无补益之性，味甘、淡，性平，主要功用为利水渗湿，多用于祛邪，不用于补虚；泽泻味甘、淡，性寒，主泻肝、肾两经之火，逐膀胱、三焦之水，配合茯苓、猪苓、桑白皮、五加皮、大腹皮等，治疗水肿胀满、小便不利。

谢晶日教授强调"辨证论治"具体体现在"理""法""方""药"上，四者不可截然分开。我们必须深入学习和钻研中医理论，才能提高辨证论治的水平。

四、临证经验总结

（一）中西详参，追根溯源

谢晶日教授在临床采用宏观与微观相结合的方法辅助诊断，他认为临床检查结果可与中医证型相对应。如湿热蕴结可导致转氨酶和胆红素升高；脉络瘀阻不畅可见碱性磷酸酶升高；脾气虚弱、肝肾不足可致白蛋白减少；肝郁气结超声可见肝脾肿大。

（二）疏肝健脾，益气扶正

慢性乙型病毒性肝炎无论处在何种阶段，受病理产物或是患者自身情绪的影响，都会存在气机不畅的现象，且在竞争与压力日益剧增的当今社会，烦躁易怒、忧思过度等不良情绪所带来的影响变得越发明显。谢晶日教授强调肝为刚脏，体阴而用阳，故在治疗过程中，应以"补肝体和肝用"为总则，注重养肝调肝，加强对肝体的调养。物质生活水平的提高，尤其是嗜食肥甘厚味的不良饮食习惯，使得脾的运化功能明显减弱。郁久化热，虚久生湿，湿热互结，久可化毒。肝郁脾虚兼湿热蕴结逐渐成为大部分人群生病的主因。谢晶日教授认为该病湿热为主因，脾虚是关键。湿热深伏，痰瘀内停，病毒反复迁延，进一步损伤正气。故在治疗慢性乙型病毒性肝炎时，宜从"疏肝健脾"着手，调畅气机升降，同时注意调补脾脏，以补"不解实脾，惟治肝"的弊端。

（三）五脏同调，滋肝养肝

肝病初期常为肝实证，多以疏肝健脾为先，后期因久病多伤元气、阴阳，形成肝虚证，而肝虚证多为肝之阴血不足。故在治疗时尤需注意调理正气，滋阴助阳。运用五脏相生法，除直补本脏外，还可通过调理他脏来养肝体。《金匮要略·脏腑经络先后病脉证》载："肝之病，补用酸，助用焦苦，益用甘味之药调之。"酸为肝之本味，入其本脏；焦苦入心，因心为肝之子，子能令母实，而肝虚易受肺金之侮，故助心火可制约肺金。甘药调和脾土，使脾土制水以助火，从而制金防其侮肝木。且肝苦急，急食甘以缓之。另外，酸甘相合又可化阴养肝体。

（四）临证遣方，知常达变

谢晶日教授常用的药物柴胡，归肝胆两经，善条达肝气而疏肝解郁。慢性乙型病毒性肝炎患者因肝气郁结所致的胸胁乳房胀痛、月经不调、痛经等症，可用柴胡与白芍、川芎、枳壳相配伍以柔肝缓急、行气止痛；而遇气虚下陷所致的短气、乏力、神疲倦怠等症状时，可与升麻、黄芪同用，助其升清阳之气而举陷；胆失疏泄，胆区疼痛者，可配伍威灵仙以燥湿行气止痛；大黄荡涤肠胃，推陈致新，凡食积便秘，脘腹胀满，腹痛拒按者，均可配伍此药，腑气得通，则诸症可缓；体弱气虚、阴津耗伤者，可配伍肉苁蓉等润下之品，峻缓同用防重伤阴津；瘀血较重者，可酌加三棱、莪术、牛膝、土鳖虫以活血散瘀通络；郁火伤阴者，可酌加黄芩、栀子、石斛、天花粉以清热养阴；胃失和降，嗳气、呃逆较重者，可酌加代赭石、旋覆花以重镇降逆；寐差者，可酌加炒枣仁、莲子心以清心火、养心安眠；而湿热较重，大便黏滞不爽者，可酌加黄连、黄芩、黄柏等以清热燥湿。

第二章　脂肪肝

一、脂肪肝的中西医诊治思考

（一）脂肪肝是否属亚健康状态及治疗的必要性

正常人肝组织中含有少量的脂肪，以保证机体的正常生理活动，其重量约为肝重量的 3%～5%。如果肝内脂肪蓄积太多，超过肝重量的 5%，或在组织学上肝细胞50% 以上有脂肪变性时，就可称为脂肪肝。根据脂肪变性在肝脏内累及的范围，又可分为轻、中、重三型，通常脂肪含量超过肝脏重量的 5%～10% 时被视为轻度脂肪肝，超过 10%～25% 为中度脂肪肝，超过 25% 为重度脂肪肝。

随着人们生活水平的提高，许多人的体检报告显示脂肪肝，然而一些人认为脂肪肝是"富贵病"，不需要治疗。但即使是单纯性脂肪肝，肝细胞都存在受损的情况，比正常的肝脏更容易受到药物、酒精、病毒等的伤害，造成其他类型的肝病，所以应摒除脂肪肝仅是"亚健康"状态，不需要进行治疗的这个错误观念。

人们常说的脂肪肝为脂肪性肝病，包括非酒精性脂肪性肝病和酒精性肝病等其他原因脂肪肝，前者现已更名为代谢相关脂肪性肝病。代谢相关脂肪性肝病是全球常见的慢性肝脏疾病之一，其病理过程为肝脏炎症和肝纤维化，随后发展为非酒精性脂肪性肝炎（NASH）。NASH 会导致肝硬化、肝衰竭和肝癌。脂肪肝是亚健康，不是一种病，不需要治疗的说法是一个谣言。轻度脂肪肝可通过行为干预，包括控制体重、节制饮食、改善生活方式、进行有规律的体育锻炼等方法进行治疗。生活方式的改变对于代谢相关脂肪性肝病的转归起主要作用。药物治疗主要用于代谢综合征及预防或延缓代谢相关脂肪性肝病的进展，但目前各国指南对药物尚无共识，且非酒精性脂肪性肝病肝脏处于应激状态，不宜同时使用多种药物，以避免肝细胞的损伤。西医学治疗代谢相关脂肪性肝病的药物主要包括胰岛素增敏药物、抗氧化损伤药物、调脂药物（他汀类药物）、肝细胞保护药物等，主要用于改善代谢综合征、调节血脂等。脂肪肝患者不可贸然服用保肝药物，以免加重肝细胞负担。

（二）脂肪肝易感人群特征

代谢相关脂肪性肝病的高发人群常有以下特征：肥胖、高血脂、糖尿病、高血压、饮酒、心血管疾病等。研究发现，该病的危险因素还包括睡眠呼吸暂停、结直肠癌、骨质疏松症、银屑病等。此外，其他内分泌代谢疾病也伴随代谢相关脂肪性肝病，如多囊卵巢综合征、甲状腺功能减退、生长激素缺乏症等。酒精性脂肪肝，顾名思义，其致病因素与酒精有关，故高发于饮酒患者。

脂肪肝在生活中相对常见的一个病因是肥胖，肥胖人群的不合理的饮食结构，包括高脂肪膳食、高糖膳食、缺少必要的膳食纤维等，以及未进行规律有效的体育运动，均是形成脂肪肝的重要因素。肥胖患者常伴有胰岛素抵抗或者糖尿病，体内胰岛素相对不足，易患脂肪肝。流行病学调查发现，肥胖（尤其是向心性肥胖）是非酒精性脂肪性肝病发生的重要危险因素。研究发现，当体重指数 BMI < 25 时，非酒精性脂肪性肝病的患病率为 16.4%；当 BMI > 30 时，非酒精性脂肪性肝病的患病率为 75.8%；而病态肥胖（BMI > 40）的非酒精性脂肪性肝病患病率高达 96%。肥胖者由于体内脂肪组织增加，体内脂肪酸和游离脂肪酸的释放增多，脂肪成了机体的主要能量供应物质，而对葡萄糖的利用率降低。一般情况下，血中葡萄糖含量升高可以刺激胰岛素分泌来抑制游离脂肪酸释放，但当体内脂肪大量增加时，即便受胰岛素抑制，其游离脂肪酸释放的绝对量还是增加，使得过多的脂肪酸大量进入肝脏合成为甘油三酯，于是形成脂肪肝。肝内脂肪的堆积与体重成正比，肥胖人群体重控制后，其脂肪肝的程度减轻。反之，体重增加，脂肪肝亦加重。肥胖患者应控制热量摄入，并进行规律的体育锻炼，以控制体重，使脂肪肝得到改善。

（三）瘦人是否会得脂肪肝

对脂肪肝的一大误区就是认为只有肥胖者会患脂肪肝，而瘦人不会患上脂肪肝，这绝对是一个谣言。

为什么瘦人也会罹患脂肪肝呢？这要从饮食结构说起，多数体型偏瘦的人喜好吃素或挑食，长期饮食成分单一，处于一种饥饿或半饥饿状态，营养摄入不均衡，缺乏蛋白质、维生素、矿物质的摄入。当机体的营养或能量缺乏，代偿性动员肾上腺糖皮质激素分泌增多，将其他部位储存的脂肪动员起来转化成葡萄糖，血清中游离的脂肪酸增多，大量的游离脂肪酸堆积在肝脏。而机体缺少蛋白质的摄入，肝脏合成脂蛋白严重减少或不足，肝脏缺少脂肪代谢必需的酶类和维生素，脂肪酸在肝脏内堆积不能转运，超过肝脏的运转负荷后，就容易形成脂肪肝或导致脂肪肝加重。膳食中胆碱的缺乏可致卵磷脂合成不足，也可使脂蛋白形成障碍，脂质无法运输出去，沉积在肝脏，导致脂肪肝。

（四）吃素是否能吃出脂肪肝

从脂肪的生成来看，素食者患脂肪肝的成因如下：水果含有一定的糖类，若素食者长期、过量进食富含单糖和双糖的水果，会导致血糖升高，多余的糖会转化成脂肪，导致脂肪生成过多。素食者因缺少动物蛋白的摄入，会更容易感觉饥饿，这时往往会进食更多以碳水化合物为主的食物，糖类摄入过多，超过人体所需，肝脏将其转化成脂肪而储存在肝脏内，形成脂肪肝。

从脂肪的转运障碍探讨素食者脂肪肝的成因如下：肝脏合成脂肪之后需要将其转运至所需的细胞、组织当中，而长期素食可能因为营养不均衡，导致蛋白质摄入不足，影响脂肪合成所需酶的生成，脂肪合成不足，导致脂肪酸等原料在肝内堆积，或转运所需的载脂蛋白无法正常合成，导致脂肪在肝脏内沉积，形成脂肪肝。

综上，对于素食者的饮食，建议摄入足够的以植物蛋白为主的优质蛋白质，保证营养均衡，避免摄入过多含糖量高的水果，避免摄入过多的碳水化合物。同时，建议适量运动，推荐每周至少 5 次，每次 30 分钟中等强度的有氧运动。

（五）脂肪肝逆转的可能性

非酒精性脂肪性肝病早期，经过积极治疗多能明显改善，部分患者通过饮食控制和运动锻炼可完全恢复。部分脂肪性肝炎会进展为肝硬化，甚至出现肝衰竭，并发肝细胞癌，预后不良。

对于生活方式的干预是早期脂肪肝最有效的治疗。建议肥胖者控制体重，减少腰围；推荐中等程度的热量控制，肥胖成人每天热量摄入需减少 500 ～ 1000kcal；建议低脂低糖平衡饮食，增加膳食纤维含量；规律进行体育锻炼，保证每周 5 次 30 分钟以上的有效有氧运动。应避免体重急剧下降，禁用极低热量饮食，避免因营养摄入不均衡，造成脂肪的代谢障碍，增加脂肪性肝炎风险。重度肥胖人群在改善生活方式、药物减肥治疗无效的情况下，可以考虑减重手术。

非酒精性脂肪性肝病的药物治疗主要是为了改善代谢综合征，使用胰岛素增敏剂、血管紧张素受体阻断剂、调脂药物（他汀类）改善胰岛素抵抗，纠正代谢紊乱。但目前针对非酒精性脂肪性肝病尚无有效的预防和治疗药物。如果脂肪肝发展为脂肪性肝炎，可使用保肝抗炎药物以防治肝炎和纤维化；若进展至肝硬化阶段，需积极处理肝硬化的并发症。

西医学尚无有效的直接治疗非酒精性脂肪性肝病的药物，中医药治疗非酒精性脂肪性肝病疗效较佳。谢晶日教授以"肝脾论"为理论基础，重视以人立法，辨证论治，对非酒精性脂肪性肝病的治疗提出了独到的见解，在临床应用时，灵活对待，随证施治，有较好的疗效。

谢晶日教授认为脾失健运是导致非酒精性脂肪性肝病的主要原因，肝气郁滞不疏是病情发展的重要因素。脾虚不能运化水谷精微，日久而成水湿，肝气不疏，土虚木乘，肝脾气机失调，水湿停聚而成黏稠之痰浊；痰湿郁久化热而致热结，气机阻滞，膏脂潴留，血液运行不畅而成瘀。故非酒精性脂肪性肝病的病理因素可以概括为气滞、湿浊、痰饮、瘀血，四者互结于肝，痹阻脉络。非酒精性脂肪性肝病进展为肝硬化，甚至肝癌时，常出现气虚、血虚之象，这是由于湿、痰、瘀互结于肝脏，肝脏失其正常功能，疏泄不能，乘犯脾土，致使水谷运化乏源，气血生成不足，遂成虚实夹杂之证。

（六）中医治疗特色

1. 疏肝理气，助肝之用

肝为厥阴风木之脏，主疏泄，其性喜条达而恶抑郁。若气滞日久，肝气不疏，肝不得养，肝木郁而不发，脾土不能正常输布水液，化为脂膏沉结于肝脏。故以顺肝升发条达之性为要，疏肝泻肝以畅达气机，养肝柔肝以助肝之用。以四逆散为基础，疏肝解郁而畅达气机，重视佛手、香橼、川楝子等柔和理气药的应用；以白芍养肝阴，配伍当归、丹参、川芎养血活血，助肝之用，以防肝脏阴血亏虚不得养。如此则攻伐之力更增。气机郁滞甚而正气尚不亏者，予槟榔、陈皮等行气破气之品，以大黄攻下积滞，配伍应用以行气泄浊，助肝疏泄。

2. 健运脾胃，燮理中焦

痰湿之生，重在脾胃。脾虚失运是导致非酒精性脂肪性肝病的重要原因，故健运脾胃，使湿浊之邪不复产生，气机升降的枢纽恢复正常，即使产生病理水湿也可以及时转输，从根本上解决痰湿内生。以焦白术、茯苓等健脾运脾；以薏苡仁、苍术等化湿健脾；以佩兰、藿香、白豆蔻芳香化湿之品醒脾运脾，使脾脏恢复运化之职。

3. 化痰祛湿，谨守病机

谢晶日教授认为，痰湿内生为非酒精性脂肪性肝病的重要病机。素有"肥人多痰"之说，饮食不节，嗜食肥甘厚味，脾胃升降失常，水谷运化无权，湿浊渐生，日久湿热蕴结，酿而成痰，痰浊膏脂潴留，形成脂肪肝，故以化痰祛湿为要，祛除致病因素。选用二陈汤为基础方，利用半夏、陈皮燥湿化痰，以茯苓淡渗利湿，祛除水湿，使水湿不能停聚成痰；加渗湿之品泽泻、薏苡仁，使痰湿得以从小便而去。《金匮要略》言"病痰饮者，当以温药和之"，治疗痰饮为患的非酒精性脂肪性肝病，不可过用苦寒渗利之品，以防湿邪冰伏凉滞，愈发难祛，酌加温运之品，温补中焦脾胃，使痰饮得以温化而自散，常以桂枝、干姜等温热之品，温阳化饮。但亦不可过用温热之品而使病理之痰湿与药物偏性之热结合，交结固壅，阻塞气机，发为变证。

4. 久病入络，防其传变

肝为藏血之脏，肝病日久入络，络脉不和，气滞、痰湿停滞肝脉，阻滞气机而成瘀血。水湿既生，脾脏易损，肝肾乙癸同源，日久损及肾脏，致使肝脾肾三脏失调，气滞、瘀血、痰湿停于腹中，而成臌胀之变证，也就是现代医学所说的肝硬化。症见胁下痞块，胁痛，痛如针刺，入夜尤甚，甚或脘腹坚满，青筋显露，面色晦暗黧黑，或见赤丝血缕，面、颈、胸、臂出现血痣或蟹爪纹，口干不欲饮，舌暗有瘀斑、瘀点，脉涩等血瘀之象。谢晶日教授常以复元活血汤加味治疗；痞块坚大者，以鳖甲煎丸加味治疗。出现以上情况为病情进展至严重程度，谢晶日教授强调在变证出现之前，就应精准预判疾病预后，不可至病情危急时才予治疗。有可能出现瘀血征象之时，酌加活血化瘀之品以防传变，如川芎、丹参等。应用活血祛瘀之法，应注意如下三个方面：一是化瘀之品多味辛力雄，易耗伤阴血，应酌加养阴之品以防伤阴，如白芍、生地黄等。二是瘀血之象明显者，一般活血化瘀之品药力不足，应予破血消癥之品，如莪术、三棱等，但也应注意避免耗伤正气。三是气滞、气虚均可出现血瘀，然两者治法截然不同；气虚者在活血化瘀的同时应予一定的补气药，如黄芪、太子参之属，以助气行血，加入适量理气之品防止过补壅滞；而气滞致血瘀者，理气行气之品药量应足，以推动血液运行，但也需避免行气过多而耗气。临证应精准辨明气滞、水湿、血瘀的程度，时刻铭记存正气以祛邪。

5. 脏腑相关，勿忘脾肾

谢晶日教授认为肝之病不可妄补、妄泄、妄疏，须认清肝与脾的关系及肝与肾的关系。肝主疏泄，脾主运化，肝之疏泄正常，脾能将水谷运化为精微而输布全身。若肝失疏泄，脾失健运，则水谷不归正化而化痰湿、脂膏，故应注重疏肝健脾，使脏腑气机和畅。肝与肾乙癸同源，肾藏精，肝藏血，精血互化，肝病日久及肾，肾之精不能得脾胃后天之养而续，血不能化精以注肾，肾不能正常温煦水液，而化痰湿，加重病情。肾阳为一身阳气之本，肾阳鼓动肾阴，肾阴得肾阳之温煦而化为气，"气食少火"，少火之气微动以助肝疏泄。肾阳不足，精不得化，不能助肝疏泄，故应重视补养肾之阴精，温补肾之阳气。肝脾肾三脏相关，治以健脾泄浊，补肾升阳，助肝之疏泄。制何首乌、菟丝子，一阴一阳，不燥不腻而补肝肾；肾阳虚明显者，以肉桂、杜仲、肉苁蓉等温补肾阳；肾阴虚明显者，加生地黄、山药、山茱萸滋阴益肾，可酌加牡丹皮、知母等，以清阴亏之虚热；湿邪偏盛困脾者，以砂仁、藿香、佩兰、白豆蔻醒脾化湿，以苍术、茯苓健脾运脾，助湿之运化，以泽泻、车前子、猪苓泄浊降逆。

6. 衷中参西，宏微并举

谢晶日教授在发挥中医药治疗特色时，亦注重利用现代医学的检验技术，精益求精，提高疾病的治疗效果。如早期非酒精性脂肪性肝病症状不明显，患者往往以超声、CT 等影像学检查结果异常而就诊，临证时，以中医的四诊合参、辨证论治，结合现代技术手段，对病情做出精准判断。除了运用中医理论组方用药，还可结合现代药理学研究，加入一些对症治疗的药物，如患者合并血压升高，属肝火旺盛、肝阳上亢者，加天麻、菊花、决明子等；血脂升高、痰浊内盛者，加泽泻、猪苓泄浊以降血脂；非酒精性脂肪性肝病常见于代谢综合征的患者，若兼见血糖升高，证属阴虚内热者，可养阴清热，酌加天花粉、石斛、沙参、黄连等。

7. 养生调摄，未病先防

非酒精性脂肪性肝病早期经过治疗，预后良好。本病可进展为脂肪性肝炎，逐渐发展为肝硬化，故应该早期治疗，改善生活方式，未病先防。除了上述对症治疗，还应加强体育锻炼，制订规律的饮食计划，减轻体重。体育锻炼应保证每周至少 5 次，每次 30 分钟的有氧运动，多进行户外活动。但在寒冷潮湿的天气中，减少户外活动，以减少寒湿之邪由自然界进入人体为病。肝主情志，愉快的心情可使肝气舒畅，在日常生活中应保持良好的情绪，及时消除不良情绪，防止消极情绪造成气滞。养成良好的饮食习惯，纠正错误的生活方式。三餐定时适量，食物以清淡为主，碳水化合物、蛋白质、脂肪应该规律摄入，可增加膳食纤维的摄入，如蔬菜、水果等，但需控制含糖量高的水果的摄入。减肥是一项需要毅力和坚持的生活方式，不能一蹴而就，不可采取极低热量饮食，需要进行合理规划，有规律地执行，避免加重肝细胞的损伤。严格禁酒，无论是非酒精性脂肪性肝病，还是酒精性肝病，禁酒可减少酒精对肝细胞的损伤。积极治疗原发病，尤其是合并糖尿病的患者，应尽量保证血糖在正常范围内，以维持三大营养物质代谢平衡。患者不可盲目自行服用药物，尤其是保肝药物，应咨询医生，全面评估病情，避免加重肝细胞的损伤，造成疾病进展。

二、谢晶日教授诊治脂肪肝相关论文举要

谢晶日辨治非酒精性脂肪肝经验

非酒精性脂肪性肝病是一种肝脏细胞内脂肪过度沉积及脂肪变性导致的代谢性病理综合征，与胰岛素抵抗和氧化应激有关，包括非酒精性单纯性脂肪肝、非酒精性脂肪性肝炎，以及与其相关的肝纤维化，若未及时控制，病情发展，可形成肝硬化

和肝癌。非酒精性脂肪性肝病患者无饮酒史或者饮酒量未达到标准量。据流行病学调查显示，非酒精性脂肪性肝病已成为西方国家人群肝病的常见疾病，其发病率在20%～30%，而在亚洲国家中，发病率也呈现上升趋势，我国在20%左右，仅次于病毒性肝炎。随着现代生活节奏的加快，人们的饮食及生活方式发生了变化，非酒精性脂肪性肝病的发病率呈现持续上升，将成为21世纪人类重要的健康问题。如何找到解决非酒精性脂肪性肝病有效的治疗方案是所有医务工作者面临的难题。中医药在治疗该病方面积累了丰富的经验，且中药具有不良反应少、便于个体化治疗、患者依从性好的优点，值得临床推广。谢晶日教授在临床上辨治疾病常中西并举，现将其辨治非酒精性脂肪性肝病的经验及验案分享如下。

1. 病因病机

中医学并没有"非酒精性脂肪性肝病"这一病名的记载，结合非酒精性脂肪性肝病的临床表现，多数现代医家将其归属于"胁痛""肥气"等病的范畴。《难经·五十六难》曰："肝之积，名曰肥气。在左胁下，如覆杯，有头足。"结合古代医家治病思路和现代诊疗技术，中西并举，谢晶日教授提出脾虚湿盛是非酒精性脂肪性肝病发病的基础，发展到后期会出现痰浊中阻、瘀血阻络等并存的虚实夹杂的证候。非酒精性脂肪肝的发生与肝郁气滞、脾气虚弱、湿热熏蒸肝胆等密切相关。

（1）肝郁气滞

《灵枢·邪气脏腑病形》曰："若有所大怒，气上而不下，积于胁下，而伤肝。"肝主疏泄，体阴而用阳，主全身气机的运行。肝者，将军之官，其性动而主生发。情志抑郁，恼怒忧思，皆可使肝气失于条达，阻于胁络，气郁而生胁痛。肝脉布两胁，胁为肝之分野，故痛连胁肋。气为无形，聚散无常，故疼痛随情绪的波动而变化。

（2）脾虚湿盛

素体脾胃虚弱，或后天饮食不节致脾胃虚弱，中气损伤，运化功能减弱，故食欲不振，脘腹满闷纳差，体倦乏力；或恣食肥甘厚味，困阻脾胃，致脾不升清，胃不腐熟，痰湿内生，湿性重浊，故倦怠嗜睡。

（3）肝胆湿热

《临证指南医案·胁痛》云："胁痛一症，多属少阳、厥阴。伤寒胁痛，皆在少阳胆经……杂症胁痛，皆属厥阴肝经。"肝郁气滞日久化火，与中焦痰湿相互搏结，酿成湿热，湿热蕴结肝胆，肝胆疏泄不畅，肝胃不和，故胸闷纳呆；湿热下注膀胱，故小便黄；湿热循经上乘，则口苦口黏，舌苔黄腻；下迫大肠，则大便黏腻不爽。

（4）瘀血停着

气为血之帅，气行则血行，气郁日久，血行不畅，则瘀血停着，痹阻经络，日久瘀血不散，渐成积聚。诚如《张氏医通·胁痛》所言："肝主阴血而属于左胁……其间七情六欲之犯，饮食劳动之伤，皆足以致痰凝气聚，血蓄成积。"

脂肪肝的病性有虚实之分，临床上常虚实并见，病机相互转化，常有气血同病，由虚致实或由实致虚，虚实夹杂。

2. 辨证论治

（1）肝郁气滞证

该证型非酒精性脂肪性肝病患者往往会有两侧胁肋部窜痛，每因情绪的变化而加重，伴随胃脘部胀闷不适，食欲减少，苔薄白，脉弦细。烦躁易怒伴随该病证的始终。《杂病源流犀烛·肝病源流》曰："气郁，由大怒气逆，或谋虑不决，皆令肝火动甚，以致肢胁肋痛。"该类患者通常在常规体检时被发现存在转氨酶升高和脂肪肝等客观征象。此阶段的主要病机是肝胆气机疏泄不利，气滞胁络，治疗上应该疏肝理气，活络止痛。临床上多选用柴胡疏肝散和四七汤加减，药物组成有柴胡、白芍、川芎、枳壳、陈皮、香附、茯苓、薏苡仁、半夏、甘草等。若胁肋部胀痛明显，加川楝子、青皮、延胡索等，加强理气止痛之力。若肝郁气滞日久，全腹部胀气明显，情绪抑郁低落，可用木香顺气丸加减治疗。

（2）脾虚湿盛证

此类病证多因为中焦脾土虚弱，脾阳虚以致运化功能减弱，痰湿、膏脂等转输不利，临床多表现为胸闷纳呆，身重困倦，口淡不渴，舌淡苔白厚腻，脉沉滑。该病证治疗原则多以健脾除湿、补脾和中为主，方用香砂六君子汤和二陈平胃汤加减，药物组成有砂仁、香附、党参、白术、茯苓、甘草、陈皮、半夏、苍术、厚朴、枳壳、干姜等。若痰湿盛而口中黏腻，口吐白痰，加用桔梗、紫苏子等，加强理气化痰之功效；若气逆不降，加沉香、枳实等，加强降逆理气的功用。

（3）肝胆湿热证

非酒精性脂肪性肝病患者患病日久，气郁化火，与中焦痰湿相互搏结化生湿热，蕴积肝胆，临床检验可见转氨酶升高，肝细胞脂肪变性。临床表现为胸胁苦满，胸闷纳呆，头晕神乏，口苦口黏，大便黏腻，小便短黄，舌红苔黄腻，脉弦滑数。肝胆湿热，肝胆疏泄不利为此阶段的关键病机，治宜清热利湿，疏肝利胆。常用大柴胡汤和龙胆泻肝汤加减化裁，药物组成有柴胡、大黄、枳实、黄芩、黄连、半夏、栀子、赤芍、茯苓、泽泻、生地黄、车前子、甘草等。若津液耗伤，热重于湿，腹胀便秘，加麻仁滋脾丸，以泻热通便导滞；若湿重于热，见脘腹痞满，可加白术、党参、薏苡仁等。

（4）瘀血停着证

若非酒精性脂肪性肝病病情日久，进一步损伤肝脏，病情向肝炎、肝硬化发展，转氨酶超出正常值多倍，会出现瘀血停着，经络闭阻的症状。症见胁肋部痛如针刺，痛处不移，或胁肋下扪及包块，肝脾肿大，右侧肝区闷胀异常明显，舌紫暗伴有瘀斑，脉沉弦涩。《医宗必读·胁痛》曰："左痛多留血……右痛多痰气……左为肝胁……右为肝移邪于肺……死血日轻夜重，或午后热，脉涩或芤。"此阶段病情以瘀血闭阻胁络部为主，治疗原则上侧重祛瘀通络，活血止痛，常以旋覆花汤和复元活血汤加减，药用旋覆花、桃仁、红花、生地黄、茜草、酒大黄、当归、鳖甲、柴胡、甘草、赤芍、牛膝等。胁肋部刺痛严重者，加香附、郁金、延胡索等加强活血行气止痛的功效；若见肝气郁结明显，胸中憋闷，急躁易怒，懊恼不舒，可用血府逐瘀汤加减，以加强疏肝活血化瘀之力；若肝脾脉络瘀血严重，静脉怒张，胁腹部疼痛，面色黧黑，可用调营饮加减。

另外，多数学者认为该病的发生与肥胖、2型糖尿病等有着密切的关系，因而应注意忌食辛辣、生冷油腻、肥甘厚味等食物。同时应多做户外运动，加强体育锻炼，坚持有氧运动，增强机体抗病祛邪的能力。需常常叮嘱此类患者，在生活中要做到食饮有节，起居有常，保持舒畅的心情，才能更有利于疾病的恢复。

3. 病案举例

患者张某，男，55岁，身高178cm，体质量90kg，于2017年4月12日初诊。

主诉：右侧肝区胀痛3个月余，加重1个月。

既往史：慢性胃炎10余年，慢性胆囊炎6年。

现病史：患者3个月前因饮食不节出现右侧肝区胀痛明显，间断服用疏肝利胆药物，症状无缓解。半个月前因单位例行体检发现血清转氨酶异常升高，生化检查示谷丙转氨酶85U/L，谷草转氨酶110U/L，甘油三酯2.81mmol/L，腹部彩超提示中度脂肪肝。于当地医院对症治疗后症状无明显缓解。平素以肉食为主，很少吃蔬菜，饮食不规律，无饮酒嗜好，缺乏运动。刻下症见右侧肝区胀痛，情绪波动时加重，周身乏力，困倦嗜睡，脘腹胀满，食欲减退，小便色黄量少，大便黏腻不爽，每日1～2次。平素心情闷闷不乐，口中黏腻，形体肥胖，舌红苔白，脉沉濡细。

西医诊断：中度脂肪肝。

中医诊断：胁痛·痰湿内盛证。

治　则：疏肝健脾，祛湿化痰。

处　方：小柴胡汤合平胃散加减。

方　药：柴　胡12g　　法半夏15g　　苍　术15g　　厚　朴15g
　　　　　枳　壳15g　　栀　子10g　　陈　皮12g　　茯　苓20g

　　猪　苓 15g　　　白　术 20g　　　香　附 15g　　　川楝子 10g。

　　　　　　　　　　10 剂，水煎服，日 1 剂，早晚分服，饭后服用。

　　嘱患者平时要清淡饮食，以素食为主，加强体育锻炼，规律饮食。避免生冷油腻辛辣黏腻等刺激性食物，切勿过度劳累。

　　二诊：患者自诉肝区胀痛缓解，但情绪波动或饮食不当后时有胀痛，食欲未明显缓解，口黏减轻，乏力缓解，大便黏腻明显好转。观其脉症，察其舌象，调整中药处方，原方基础上加焦山楂 15g、炒莱菔子 10g。10 剂，服用方法如前。

　　方　药：柴　胡 12g　　　法半夏 15g　　　苍　术 15g　　　厚　朴 15g
　　　　　　 枳　壳 15g　　　栀　子 10g　　　陈　皮 12g　　　茯　苓 20g
　　　　　　 猪　苓 15g　　　白　术 20g　　　香　附 15g　　　川楝子 10g
　　　　　　 焦山楂 15g　　　炒莱菔子 10g

　　三诊：患者自诉肝区胀痛大减，食欲尚可，口黏腻缓解，二便尚可，舌红苔白，脉沉细。复查腹部彩超提示脂肪肝转为轻度，生化指标接近正常范围，诸症好转。调整处方，去莱菔子和川楝子，改苍术剂量为 10g，加炒山药 30g、炒薏苡仁 20g，余药用量不变，14 剂，服法同前。

　　方　药：柴　胡 12g　　　法半夏 15g　　　苍　术 10g　　　厚　朴 15g
　　　　　　 枳　壳 15g　　　栀　子 10g　　　陈　皮 12g　　　茯　苓 20g
　　　　　　 猪　苓 15g　　　白　术 20g　　　香　附 15g　　　焦山楂 15g
　　　　　　 炒山药 30g　　　炒薏苡仁 20g

　　患者来电告知，复查彩超示已无脂肪肝，实验室检查指标趋于正常，体重减少7.5kg。嘱患者平时注意规律饮食，适度体育锻炼，保持心情舒畅，至少每半年复查 1 次肝功能、血脂和血糖，每年至少检查 1 次肝胆脾彩超，如有不适，及时就诊。

　　按：本例患者主要病机是肝郁脾虚，痰湿中阻，中焦气机不畅，运化失司。根据患者出现的病症，方以茯苓、猪苓、苍术化湿健脾，薏苡仁、山药淡渗利湿，半夏降逆止呕，柴胡、郁金、香附疏肝解郁，理气除胀。《神农本草经》云柴胡："主心腹，去肠胃中结气，饮食积聚，寒热邪气，推陈致新。"现代药理研究发现，柴胡能抑制胰岛素促进脂肪的合成，降低体内胆固醇及甘油三酯含量。白芍、甘草缓急止痛，白术健脾益胃，川楝子行气止痛，山楂消食化积。《药品化义》载山楂："入脾、肝二经。"现代药理研究发现，山楂能降血脂，抗动脉粥样硬化，加快对胆固醇的消除作用，又能促进脂肪食物的消化。莱菔子增强消食除胀之功效，《医学衷中参西录·莱菔子解》认为莱菔子："无论或生或炒，皆能顺气开郁，消胀除满，此乃化气之品，非破气之品。"诸药合用，共奏疏泄肝胆郁气，建运中州，振奋脾阳，恢复中焦运化之功，使脾胃升降如常，痰湿自然消退，诸症消失。

4. 小结

非酒精性脂肪性肝病属于脂肪性肝病的一种，如果能及时发现，对症下药，随证治之，能使肝脏功能恢复正常，避免发生中晚期肝病的一系列不良后果，减轻患者痛苦。非酒精性脂肪性肝病的发病机制尚未完全阐明，目前学术界公认的发病机制为"二次打击"学说，初次打击是指胰岛素抵抗导致脂肪在肝脏沉积，第二次打击是炎性因子在脂肪变性的肝细胞内的炎症反应。西医治疗该病的药物较多，在降脂方面运用辛伐他汀或阿托伐他汀等药物；在控制血糖方面运用二甲双胍等改善胰岛素抵抗；运用多烯磷脂酰胆碱胶囊改善肝损伤及脂肪肝等。中医学将非酒精性脂肪性肝病归为"胁痛""肥气""积证"等的范畴，认为其是一种以一侧或两侧胁肋部胀痛为主要症状的疾病。纵观现代医家对其病因病机的探讨可知，饮食不节或者肝气郁结导致中焦脾胃运化功能减退，肝胆疏泄不利，或日久瘀血停于胁下，或日久肝胆湿热熏蒸脾胃等，多形成虚实夹杂病证。正如《金匮要略·五脏风寒积聚病脉证并治》所云："肝中风者，头目瞤，两胁痛，行常伛，令人嗜甘。"谢晶日教授认为此病无外乎不通则痛，不荣则痛。

近些年来，非酒精性脂肪性肝病的发病率增高，究其原因，与人民日益增长的物质条件有着密切的关系。饮食无节，嗜食膏粱厚味，致中焦脾胃湿盛，土壅木郁，肝脾两脏相互影响，成为脂肪肝形成的病理基础。脾湿化则中州建，中州建则肝胆疏泄利，邪去则正安。非酒精性脂肪性肝病并非形成于一朝一夕之间，乃饮食不节日久，逐渐发展而成。故需要患者控制饮食，调整饮食结构。早期患者无须药物治疗，控制饮食并加强身体锻炼后可恢复。中后期需要随证诊治，控制病情的进一步发展。本病各证候相互错杂，虚中有实，实中夹虚，并非单独存在，临床上须详加辨证。《类证治裁·胁痛》云："怒伤者，郁伤者，初痛在经，久必入络。经主气，络主血，有营络虚寒，得食痛缓者，辛温通络，甘缓补虚；有肝阴虚者，热痛嗌干，宜凉润滋液；有液虚风动者……宜滋液息风；有郁热胀痛者，宜苦辛泄降；有因怒劳，致气血皆伤，肝络瘀痹者，宜辛温通络；有痞积攻痛者，宜辛散通瘀；有气逆呕涎，由胁攻胃者，用酸泄和肝……凡胁痛，药忌刚燥，以肝为刚脏，必以柔济之，乃安也。"对非酒精性脂肪性肝病患者及早干预治疗，能够改善患者生活质量，控制病情的发展，治疗得法，积极配合，一般预后尚可。倘若病情治疗不得法，迁延日久不愈，造成身体多器官病变，则预后不佳。中医药防治该病有很好的前景，中西医结合，内外合治，配以针灸、按摩、拔罐等辅助疗法，疗效满意，值得临床推广。

三、医案分享

病案一：胁痛·肝胆湿热兼气虚证

吴某，女，54岁。

首诊时间：2019年3月25日。

主诉：右胁时痛4年余。

现病史：患者4年前进食油腻食物后出现右胁疼痛，经当地医院检查提示脂肪肝，服用药物治疗，症状有所好转，但进食油腻食物后反复发作，为求系统治疗，遂来我院就诊。现症见面色少华，困倦乏力，下睑虚浮，眼干痒，口气重，口干涩，胃脘凉，项背、足跟、指间关节时有疼痛，四肢关节发凉，手足心热，寐差，多梦，多汗，纳差，大便常不成形，日1～2次；舌质暗红，边有齿痕，苔黄白腻，脉沉。

既往史：既往健康。

辅助检查：

①生化检查：谷草转氨酶53U/L，γ-谷氨酰转肽酶180U/L，甘油三酯2.05mmol/L，总胆固醇6.51mmol/L。

②自身免疫性肝炎系列检查：阴性。

③乙型肝炎表面抗体：阳性。

④腹部彩超：肝轻度弥漫性改变，符合脂肪肝声像。

辨证分析：肝经布两胁，上循喉咙，连目系，与督脉在巅顶交会，故而肝阴虚可见胁痛、目干、口干、寐差、多梦、手足心热等；患者兼有脾气虚证，如下睑虚浮、纳差、困倦、乏力、多汗、大便不成形等；气者属阳，虚损较甚可见阳虚之象，如四末不温，胃脘发凉等；舌苔黄白腻，为湿热蕴结之象；多汗、关节痛也可为湿热熏蒸所致。

中医诊断：胁痛·肝胆湿热兼气虚证。

西医诊断：脂肪性肝炎。

中医治法：疏肝健脾，清热利湿。

处　方：	柴　胡10g	炒白术15g	黄　芪15g	太子参10g
	金钱草25g	姜　黄15g	栀　子15g	甘　草10g
	白　芍15g	神　曲10g	煅牡蛎30g	五味子10g
	煅龙骨30g	黄　芩15g		

7剂，水煎服，日1剂，水煎300mL，早晚分服。

二诊：患者胁痛隐隐，胃脘及四肢发凉减轻，纳可，口干明显，手足心热，大便成形，日1次；舌质暗红，边有齿痕，苔黄白腻，脉沉。上方加石斛15g、牡丹皮15g以滋阴清热。

处　　方：柴　胡10g　　炒白术15g　　黄　芪15g　　太子参10g
　　　　　金钱草25g　　姜　黄15g　　栀　子15g　　甘　草10g
　　　　　白　芍15g　　神　曲10g　　煅牡蛎30g　　牡丹皮15g
　　　　　石　斛15g　　五味子10g　　煅龙骨30g　　黄　芩15g

14剂，水煎服，日1剂，水煎300mL，早晚分服。

三诊：患者诸症缓解，夜寐不安；舌质暗红，边有齿痕，苔薄白腻，脉沉。上方加灵磁石20g以镇惊安神。

处　　方：柴　胡10g　　炒白术15g　　黄　芪15g　　太子参10g
　　　　　金钱草25g　　姜　黄15g　　栀　子15g　　甘　草10g
　　　　　白　芍15g　　神　曲10g　　煅牡蛎30g　　牡丹皮15g
　　　　　石　斛15g　　五味子10g　　煅龙骨30g　　黄　芩15g
　　　　　灵磁石20g

14剂，水煎服，日1剂，水煎300mL，早晚分服。

四诊：患者诸症缓解，不耐劳累，余无明显不适。复查肝功能示 γ–谷氨酰转肽酶116U/L。上方继予14剂。

五诊：患者诸症缓解，无明显不适。复查肝功能示 γ–谷氨酰转肽酶70U/L。

【临证心悟】

肝以血为体，以气为用，称"体阴而用阳"，此为肝脏的生理特点。肝之为病，常体现为肝血不足，气火有余。故肝虚证常见阴虚、血虚，症见耳鸣、目眩、多梦、烦热、胁肋隐痛，治以养阴法。肝实证病机常见湿热毒邪，治疗以清热为大法。湿热内蕴，包括肝胆湿热和脾胃湿热，两者可并存，治以清热利湿法。热毒相合，极易阻碍气机，耗伤气血，治以清热解毒法。谢晶日教授指出，阴虚证形成的关键因素常见于两个方面，一是热盛伤阴，二是用药不当，耗伤阴津。热证早期，治疗多以祛邪为主，使用清热利湿、苦寒燥湿之品。而对于慢性肝病患者，余邪未尽，肝阴已亏，不宜大量、持久使用此类药物，否则进一步耗伤阴津，可致病情迁延。因此，对于慢性肝病患者，予以清热解毒法时，需注意顾护正气，不可妄用伤正。

本案中，患者患肝病多年，转氨酶反复升高，病因不甚明确。通过病史及相关检查，初步排除酒精肝、病毒性肝炎、自身免疫性肝炎等，不排除药物所致慢性肝损伤及其他可能。彩超提示脂肪肝，由于过量饮酒、病毒性肝炎、自身免疫性肝病、肝豆状核变性、炎症性肠病、甲状腺功能减退、库欣综合征、某些药物（糖皮质激素、他莫昔芬、甲氨蝶呤等）皆可导致脂肪肝，因此脂肪肝不作病因诊断。

谢晶日教授拟定治疗方案，以养肝阴、益脾气、调畅气机、辅以清肝为法。柴胡调畅气机，使补而不滞；黄芪、太子参、炒白术补益肝脾；五味子、甘草，以酸甘养阴，有柔肝之效；金钱草、姜黄、黄芩、栀子清肝气之热；煅龙骨、煅牡蛎潜阳安神。中医治病遵循整体观念，治肝而不局限于肝，肝为气机之枢纽，通过畅达四末阳气，由外而内地带动中枢运转。

病案二：胁痛·肝郁气滞兼脾虚证

杨某，女，62岁。

首诊时间：2018年6月13日。

主诉：两胁疼痛7日。

现病史：两胁疼痛7日，偶有胃痛伴两侧腹痛，呃逆，恶心，有痰，口苦口干，纳差，咽部有异物感，完谷不化，大便成形，日2～3次，畏寒；舌淡暗，苔黄腻，少津，脉沉。

辅助检查：腹部彩超示轻度脂肪肝。

辨证分析：本证为脾虚肝郁，胃气上逆，主要辨证依据为胁痛、呃逆、完谷不化。舌淡暗、脉沉为脾虚肝郁之征。

中医诊断：胁痛·肝郁气滞兼脾虚证。

西医诊断：脂肪肝。

中医治法：疏肝健脾，和胃降逆。

处 方：炒白术 20g	薏苡仁 10g	柴 胡 10g	炒白芍 30g
甘 草 10g	黄 连 15g	吴茱萸 5g	煅海螵蛸 25g
代赭石 30g	旋覆花 15g	郁 金 15g	金钱草 25g
白豆蔻 12g	乌 药 15g	全瓜蒌 10g	

7剂，水煎服，日1剂，水煎300mL，早晚分服。

二诊：患者两胁疼痛明显缓解，偶有胃痛伴两侧腹痛缓解，呃逆缓解，恶心，咽部有异物感，有痰，口干，纳差，稍有反酸，大便成形，量少，完谷不化，日2～3次，畏寒；舌淡暗，有裂纹，苔黄腻，少津，脉沉。上方去郁金、全瓜蒌，加瓦楞子以抑酸降逆，加入枳实、槟榔以通腑导滞。

处 方：炒白术 20g	薏苡仁 10g	柴 胡 10g	炒白芍 30g
甘 草 10g	黄 连 15g	吴茱萸 5g	煅海螵蛸 25g
代赭石 30g	旋覆花 15g	金钱草 25g	白豆蔻 12g

乌　药15g　　　枳　实10g　　　槟　榔10g　　　煅瓦楞子25g

7剂，水煎服，日1剂，水煎300mL，早晚分服。

三诊：患者两胁疼痛明显缓解，偶有胃痛伴两侧腹痛缓解，呃逆缓解，口苦，烧心，有痰，口干，纳差，咽部有异物感，完谷不化，大便成形，量少，日1～2次，畏寒。呃逆缓解，上方去代赭石、旋覆花、黄连、吴茱萸、乌药、枳实、槟榔、煅瓦楞子；加煅龙骨、煅牡蛎、灵磁石重镇安神，且能抑酸；加神曲、陈皮以理气和胃；加郁金、丹参、川芎活血止痛。

处　　方：炒白术20g　　薏苡仁10g　　柴　胡10g　　炒白芍30g
　　　　　甘　草10g　　神　曲15g　　陈　皮15g　　郁　金15g
　　　　　金钱草20g　　白豆蔻12g　　丹　参15g　　川　芎15g
　　　　　煅海螵蛸30g　煅龙骨30g　　煅牡蛎30g　　灵磁石25g

14剂，水煎服，日1剂，水煎300mL，早晚分服。

四诊：患者两胁疼痛明显缓解，偶有胃痛伴左侧腹痛缓解，呃逆明显缓解，口苦，烧心，反酸明显缓解，胸闷，右胁心窝处疼痛，口干，纳差缓解，咽部有异物感，完谷不化，大便不成形，量少，日1～2次，畏寒；舌淡暗，有裂纹，苔白腻，脉沉。上方加延胡索以活血化瘀止痛。

处　　方：炒白术20g　　薏苡仁10g　　柴　胡10g　　炒白芍30g
　　　　　甘　草10g　　神　曲15g　　陈　皮15g　　郁　金15g
　　　　　金钱草20g　　白豆蔻12g　　丹　参15g　　川　芎15g
　　　　　煅海螵蛸30g　煅龙骨30g　　煅牡蛎30g　　灵磁石25g
　　　　　延胡索10g

14剂，水煎服，日1剂，水煎300mL，早晚分服。

【临证心悟】

本案中医诊断为肝郁气滞兼脾虚胁痛，西医诊断为脂肪肝。治以疏肝健脾、和胃降逆之法。治疗以炒白术、薏苡仁健脾，柴胡、炒白芍、甘草疏肝柔肝，黄连、吴茱萸和胃，煅海螵蛸抑酸和胃，代赭石、旋覆花、全瓜蒌理气降逆，郁金、金钱草疏利胆络，白豆蔻、乌药温中理气。

病案三：胁痛·肝郁气滞兼脾虚证

孙某，女，38岁。

首诊时间：2018年9月28日。

主诉：右胁疼痛半月余。

现病史：半月前无明显诱因出现右胁疼痛，劳累后尤甚，伴后背痛，休息后缓解，未予重视，未经系统治疗，其间症状反复发作。今为求中西医结合治疗，遂来我院门诊就诊。患者现右胁疼痛，劳累后尤甚，伴后背痛，胃脘绞痛，偶有反酸烧心，口干口苦，口气重，心悸，头晕头痛，腰部酸痛，乏力倦怠，急躁易怒，纳差，寐可，大便不成形，质稀溏，日1次，小便可；舌质暗红，舌体胖大，苔黄腻，脉沉弦。

既往史：既往健康。

辅助检查：腹部超声示脂肪肝。

辨证分析：肝失疏泄，脾失健运是本病的基本病机。该患者情绪不畅，引起肝气失于条达，气机阻于胁肋，致右胁疼痛；胆汁上泛，则口苦；情志不畅，肝气上逆，而致头晕头痛；情志不遂，肝气郁滞，日久攻伐脾土，致脾失健运，久则心络失养，而致心悸、忧思恼怒；影响脾胃运化，致纳差；日久腰部失于濡养，则腰部酸痛；情志不畅，日久致脾虚，失于运化，清浊不分，致大便不成形，质稀溏；舌质暗红，体胖大，苔黄腻，脉沉弦，则为肝郁脾虚之象。四诊合参，辨证为胁痛·肝郁脾虚证。

中医诊断：胁痛·肝郁气滞兼脾虚证。

西医诊断：脂肪肝。

中医治法：疏肝健脾，理气止痛。

处　方：柴　胡 10g　　薏苡仁 15g　　炒白术 25g　　苍　术 15g
　　　　　金钱草 30g　　郁　金 15g　　姜　黄 15g　　黄　芩 15g
　　　　　栀　子 15g　　紫苏子 15g　　佛　手 15g　　延胡索 15g

　　　　　　　　　　14剂，水煎服，日1剂，水煎300mL，早晚分服。

嘱咐患者调情志，节饮食。

二诊：患者右胁疼痛缓解，伴后背痛，心悸好转，食后胃胀，偶有反酸烧心，口干口苦，口气重，头晕头痛，腰部酸痛，乏力倦怠，易怒，纳差，寐可，大便不成形，质稀溏，日1次，小便可；舌质暗红，舌体胖大，苔黄腻，脉沉弦。上方去姜黄、佛手、紫苏子，加香附、海螵蛸、焦山楂、炒神曲、炒麦芽以消食导滞，抑酸止痛。

处　方：柴　胡 10g　　薏苡仁 15g　　炒白术 25g　　苍　术 15g
　　　　　金钱草 30g　　郁　金 15g　　香　附 15g　　延胡索 15g
　　　　　焦山楂 10g　　炒神曲 10g　　炒麦芽 10g　　煅海螵蛸 25g
　　　　　黄　芩 15g　　栀　子 15g

　　　　　　　　　　14剂，水煎服，日1剂，水煎300mL，早晚分服。

三诊：患者右胁疼痛、口干口苦、口气重、乏力倦怠缓解，心悸、易怒好转，痛经缓解，月经期腰部酸痛，经期4～5天，周期29～30天，无血块，寐可，大便不成形，质稀溏好转，日1～2次，小便可；舌质淡红，舌体胖大，苔略黄腻，脉沉弦。

上方加夏枯草以清肝泻火。

处　　方：柴　胡 10g　　薏苡仁 15g　　炒白术 25g　　苍　术 15g

金钱草 30g　　郁　金 15g　　香　附 15g　　延胡索 15g

焦山楂 10g　　炒神曲 10g　　炒麦芽 10g　　煅海螵蛸 25g

黄　芩 15g　　栀　子 15g　　夏枯草 15g

14 剂，水煎服，日 1 剂，水煎 300mL，早晚分服。

四诊：患者病情稳定，舌质淡红，舌体略胖大，苔薄白，脉沉。上方继予 14 剂，巩固治疗，水煎服，日 1 剂，早晚分服。

【临证心悟】

肝主疏泄，能调节人的情志活动，协助脾胃消化。胆附于肝，肝、胆布于两胁。肝乃将军之官，性喜条达，主调畅气机。若情志不畅，忧思恼怒，使肝失条达，疏泄不利，气阻络痹，导致胁痛。胁痛基本病机为肝络失和，病位一般在肝胆，与脾、胃、肾有关。肝位于胁下，经脉分布于两胁，胆附于肝，其脉亦循于胁，故胁痛主要责之于肝胆。脾胃居于中焦，主受纳水谷，运化水湿。若情志不畅，气机阻滞，日久可致脾虚。胁痛是以一侧或两侧胁肋部疼痛为主。

该患者肝气失于条达，气机阻于胁肋，致右胁疼痛；胆汁上泛，则口苦；情志不畅，肝气上逆，而致头晕头痛；忧思恼怒，影响脾胃运化，致纳差；日久腰部失于濡养，则腰部酸痛；情志不畅，日久致脾虚失于运化，致大便不成形，质稀溏。谢晶日教授认为肝郁脾虚证，乃虚实夹杂之证，治疗多以疏肝、健脾、利胆、行气、止痛为主，疏肝解郁的同时，酌以健脾。

谢晶日教授以疏肝健脾、理气止痛为主要治疗法则，方药以柴胡、佛手、紫苏子合用，疏肝理气、解郁止痛之力强；薏苡仁、苍术、炒白术以健脾利湿；因其胁肋部疼痛，加金钱草、郁金以利胆清热；因其气郁化火，出现胁肋疼痛，口干，口苦，故加黄芩、栀子，以清热、泻上焦之火、除烦；胁部疼痛较甚，加延胡索以增强行气止痛之力。

病案四：胁痛·肝胆湿热证

李某，女，53 岁。

首诊时间：2018 年 11 月 29 日。

主诉：右胁肋部隐痛多年，加重 1 周。

现病史：患者右胁肋部疼痛多年，多为饮食不节后出现，曾口服中成药物治疗（具体药物及用量不详），疗效不佳。1 周前饮食不节后右胁肋部疼痛，症状较前加重，为求系统治疗，遂来我院就诊。现症见右胁肋部隐痛，痛及右肩背部，时有后背酸沉，口干口苦，饮食欠佳，小便正常，大便干稀不调，起居不适加重；舌质紫暗，苔黄腻，脉沉滑。

既往史：脂肪肝。

辨证分析：饮食不节，积湿蕴热，导致肝胆湿热蕴结，气失疏泄，络脉失和，引起右胁肋部疼痛；足少阳经络循行于肩，因此放射至右肩背部，时有后背酸沉；胆热犯及脾胃，则口干口苦、饮食欠佳；热伤津液则小便黄赤，大便干稀不调；起居不适，致机体阴阳失调，使病情加重。舌质紫暗、苔黄腻、脉沉滑属肝胆湿热证。

中医诊断：胁痛·肝胆湿热证。

西医诊断：脂肪肝。

中医治法：疏肝利胆，清热利湿。

处　　方：龙胆草 15g　　栀　子 15g　　泽　泻 15g　　柴　胡 15g
金钱草 30g　　郁　金 20g　　姜　黄 10g　　白　芷 10g
威灵仙 10g　　川　芎 10g　　当　归 20g　　炒白术 20g
薏苡仁 25g　　苍　术 15g　　延胡索 10g

7 剂，水煎服，日 1 剂，水煎 300mL，早晚分服。

二诊：患者服药后诸症好转，右胁肋部疼痛、痛及右肩背部减轻，口干口苦，饮食欠佳，小便黄赤，大便干稀不调，起居不适加重；舌质紫暗，苔黄腻，脉沉。上方去郁金、威灵仙、延胡索，加路路通、煨葛根通络止痛，加鸡内金以消食和胃。

处　　方：龙胆草 15g　　栀　子 15g　　泽　泻 15g　　柴　胡 15g
金钱草 30g　　煨葛根 25g　　姜　黄 10g　　白　芷 10g
川　芎 10g　　当　归 20g　　炒白术 20g　　路路通 20g
薏苡仁 25g　　苍　术 15g　　鸡内金 15g

14 剂，水煎服，日 1 剂，水煎 300mL，早晚分服。

三诊：患者服药后诸症好转，右胁肋部隐痛，口干口苦，饮食欠佳改善，小便正常，大便干稀不调，起居不适加重；舌质暗，苔薄腻，脉沉。上方加枳壳、香橼以行气导滞。

处　　方：龙胆草 15g　　栀　子 15g　　泽　泻 15g　　柴　胡 15g
金钱草 30g　　煨葛根 25g　　姜　黄 10g　　白　芷 10g
川　芎 10g　　当　归 20g　　炒白术 20g　　路路通 20g
薏苡仁 25g　　苍　术 15g　　鸡内金 15g　　枳　壳 15g
香　橼 15g

14 剂，水煎服，日 1 剂，水煎 300mL，早晚分服。

【临证心悟】

该患者中医诊断为胁痛肝胆湿热证，西医诊断为脂肪肝。治以清肝利胆、和络止痛兼祛湿。治疗以龙胆草、栀子、泽泻、柴胡清肝利胆；郁金、姜黄、威灵仙、川芎和络止痛；炒白术、薏苡仁、苍术等健脾祛湿。脂肪肝是现代发病率较高的疾病，目前西医的治疗方案中仍旧缺乏理想的针对性治疗药物，且停药后易反弹，影响疗效。谢晶日教授根据多年的诊疗经验，认为运用中医理论四诊合参，诊察治疗疾病，可以改善肝功能，根治本病。

中医学中虽然无脂肪肝这一病名，但是根据其症状体征可知本病主要是由多逸少劳、脾胃失和、肝血不畅、过度肥胖、气滞血瘀、痰湿交结、积聚于肝而发病。本病主要病位在肝脾，属本虚标实之证。主要病理产物是痰饮、瘀血、气滞，三者相互胶结，阻滞肝络。在治疗过程中要注意健脾疏肝、理气活血，并且在此基础上，可根据患者一时阴阳虚实表现的不同，做适当加减变化，以更符合客观实际，也更体现中医治病辨证求本、因时而异的运动变化思想。

病案五：胁痛·肝郁气滞兼脾虚证

李某，女，70岁。

首诊时间：2018年11月10日。

主诉：胁痛6个月。

现病史：患者6个月前无明显诱因出现胁痛，未经系统治疗，症状反复发作。现症见胁痛，易饥，烦热，胃脘嘈杂，偶反酸，烧心，稍有呃逆，口干，大便成形，偏干，日1～2次，善太息，心悸，胸闷气短，耳鸣；舌边尖红，苔白厚腻。

既往史：既往健康。

辅助检查：腹部彩超示脂肪肝，肝多发囊肿，胆囊结石，胆囊壁欠光滑。

辨证分析：患者为胁痛。一般起病较缓，病程较长，热势轻重不一，但以低热为多，或自觉发热但体温并不升高。患者胁痛、易饥、烦热、胃脘嘈杂、偶反酸、烧心，皆为肝郁气滞、内有郁火之象。肝经郁热，情志抑郁，肝气不能条达，气郁化火而发热；或因恼怒过度，肝火内盛，以致发热。苔白厚腻，属脾虚湿盛。四诊合参，辨证为肝郁气滞兼脾虚证。

中医诊断：胁痛·肝郁气滞兼脾虚证。

西医诊断：①脂肪肝。

②胆囊炎。

③胆囊结石。

中医治法：疏肝解郁，健脾祛湿。

处　　方：香　橼 15g　　　香　附 15g　　　天　麻 15g　　　钩　藤 15g

牡丹皮 10g　　　赤　芍 10g　　　丹　参 15g　　　佛　手 15g

紫苏子 15g　　　石　斛 15g　　　玄　参 15g　　　枳　实 15g

柿　蒂 15g　　　煅海螵蛸 30g　　生石膏 20g　　　知　母 10g

7 剂，水煎服，日 1 剂，水煎 300mL，早晚分服。

二诊：患者胁痛，易饥，烦热，胃脘嘈杂，口干，大便成形，偏干，日 1～2 次，善太息，心悸，胸闷气短，耳鸣缓解，焦虑；舌边尖红，苔黄厚腻。上方去海螵蛸，加入炒白术以健脾除湿，加入珍珠母以降逆。

处　　方：香　橼 15g　　　香　附 15g　　　天　麻 15g　　　钩　藤 15g

牡丹皮 10g　　　赤　芍 10g　　　丹　参 15g　　　佛　手 15g

紫苏子 15g　　　石　斛 15g　　　玄　参 15g　　　枳　实 15g

柿　蒂 15g　　　炒白术 15g　　　生石膏 20g　　　知　母 10g

珍珠母 25g

7 剂，水煎服，日 1 剂，水煎 300mL，早晚分服。

三诊：患者胁痛、易饥、烦热较前缓解明显，胃脘嘈杂，口干，大便成形，日 2～3 次，善太息，心悸，胸闷气短，耳鸣缓解；舌边尖红，苔黄厚腻。予上方继服 7 剂。

处　　方：香　橼 15g　　　香　附 15g　　　天　麻 15g　　　钩　藤 15g

牡丹皮 10g　　　赤　芍 10g　　　丹　参 15g　　　佛　手 15g

紫苏子 15g　　　石　斛 15g　　　玄　参 15g　　　枳　实 15g

柿　蒂 15g　　　炒白术 15g　　　生石膏 20g　　　知　母 10g

珍珠母 25g

7 剂，水煎服，日 1 剂，水煎 300mL，早晚分服。

四诊：患者胁痛、易饥、烦热明显缓解，胃脘嘈杂、口干缓解，大便不成形，日 2～3 次，善太息，心悸、胸闷气短、耳鸣缓解；舌边尖红，苔黄厚腻。上方加入茯苓以增强除湿之功。

处　　方：香　橼 15g　　　香　附 15g　　　天　麻 15g　　　钩　藤 15g

牡丹皮 10g　　　赤　芍 10g　　　丹　参 15g　　　佛　手 15g

紫苏子 15g　　　石　斛 15g　　　玄　参 15g　　　枳　实 15g

柿　蒂 15g　　　炒白术 15g　　　生石膏 20g　　　知　母 10g

珍珠母 25g　　　茯　苓 20g

7 剂，水煎服，日 1 剂，水煎 300mL，早晚分服。

【临证心悟】

《丹溪心法·火》言："凡气有余便是火。"因胁痛与情志密切相关，故亦称"五志之火"。患者为老年女性，曾经历丧偶，必定有情志不舒。肝郁气滞，横逆犯脾，导致脾胃虚弱，形成肝郁气滞脾虚之证。

此类患者，肝经郁热，情志抑郁，肝气不能条达，气郁化火而发热。实火宜清，虚火宜补，应根据证候、病机的不同而分别采用有针对性的治法。属实者，宜以解郁、活血、除湿为主，适当配伍清热。属虚者，则应益气、养血、滋阴、温阳，除了阴虚发热可适当配伍清退虚热的药物，其余均应以补为主。对虚实夹杂者，则宜兼顾之。

谢晶日教授在诊疗时，观其舌脉，望其神态，四诊合参，除上述治法外，还应辅以清热凉血、平肝滋阴、疏肝行气之法。其重用石膏，最高用量达35g。《名医别录》云石膏："除时气，头痛，身热，三焦大热，皮肤热，肠胃中膈热，解肌，发汗，止消渴烦逆，腹胀暴气喘息，咽热。"《伤寒论》中运用石膏，清阳明之热。天麻、钩藤平肝潜阳；牡丹皮、赤芍清热凉血，其余诸药疏肝理气，扶正治本。患者经治疗，诸症好转，疗效显著。

病案六：痞满·肝胃不和证

张某，女，60岁。

首诊时间：2018年9月19日。

主诉：胃脘胀满4年余。

现病史：患者4年前饮食不节后出现胃脘胀满，服用中成药（具体药物及用量不详）治疗，效果不显，常饮食不节后发作。为求系统治疗，遂来我院门诊就诊。现症见胃脘胀满，食后加重，呃逆，矢气多，自觉后背热，自觉口辣，右胁胀满，偶伴疼痛，小关节疼痛，头晕，头胀，口干口苦，心慌，乏力，易怒，胸闷气短，眼干眼涩，腰背酸痛，耳鸣，手足心热，纳可，寐差，睡后易醒，多梦，大便先干后稀，1～3日1行，排便不畅，小便频数；舌质紫暗，少苔，脉弦滑。

既往史：高血压7年，脂肪肝4年。

辅助检查：腹部彩超示脂肪肝。

辨证分析：肝具有疏通、条达、升发等功能。特别是人的情志，很大程度上受肝主疏泄的影响。该患者平时情绪不畅，肝郁气滞，气郁化火，横逆犯脾，故胃脘胀满，呃逆；肝火上炎，故口干口苦，咽干眼涩；肝经郁热，故手心热；肝火扰动胸中气机，故胸闷气短；肝火扰神，故烦躁易怒，寐差，多梦；气机不畅，推动无力，糟粕不能下行，则排便不畅。辨证为肝胃不和证。

中医诊断：痞满·肝胃不和证。

西医诊断：脂肪肝。

中医治法：疏肝健脾，养阴益胃。

处　　方：柴　胡 10g　　生白术 20g　　香　橼 10g　　紫苏梗 10g

　　　　　白豆蔻 12g　　草豆蔻 12g　　乌　药 15g　　郁　金 15g

　　　　　金钱草 25g　　姜　黄 15g　　决明子 10g　　茯　苓 10g

　　　　　香　附 10g　　枳　实 10g

14 剂，水煎服，日 1 剂，水煎 300mL，早晚分服。

二诊：患者胃脘胀满缓解，呃逆、矢气多缓解，自觉后背热，自觉口辣加重，小关节疼痛，头晕，头胀，口干口苦，口黏，晨起痰多，心慌，乏力好转，易怒，眼干眼涩，腰背酸痛，耳鸣，耳痒，手足心热，纳可，寐差，睡后易醒，多梦，大便可，排便不畅，日 1 行，小便频数，腿痛，腰痛，腰酸，后背痛，有烧灼感。上方加石斛、沙参以养阴益胃，加全瓜蒌以宽胸散结。

处　　方：柴　胡 10g　　生白术 20g　　香　橼 10g　　紫苏梗 10g

　　　　　白豆蔻 12g　　草豆蔻 12g　　乌　药 15g　　郁　金 15g

　　　　　金钱草 25g　　姜　黄 15g　　决明子 10g　　茯　苓 10g

　　　　　香　附 10g　　石　斛 15g　　沙　参 15g　　全瓜蒌 10g

　　　　　枳　实 10g

14 剂，水煎服，日 1 剂，水煎 300mL，早晚分服。

三诊：患者自觉后背热，口辣加重，小关节疼痛，头晕，头胀，口干口苦，口黏，晨起痰多，易怒，眼干眼涩，腰背酸痛，耳鸣，耳痒，手足心热，纳可，寐差，睡后易醒，多梦，大便可，1 ～ 2 日 1 行，排便不畅，小便频数，腿痛，腰痛，腰酸，后背痛，有烧灼感；舌质红绛，少津，脉沉滑。血压 145/101mmHg，现口服卡托普利。上方去茯苓、白豆蔻、草豆蔻、乌药、香附，加竹茹化痰，加秦艽、赤芍、栀子、黄连以清热。

处　　方：柴　胡 10g　　生白术 20g　　香　橼 10g　　紫苏梗 10g

　　　　　郁　金 15g　　栀　子 10g　　金钱草 15g　　姜　黄 15g

　　　　　决明子 15g　　赤　芍 10g　　黄　连 10g　　石　斛 15g

　　　　　沙　参 15g　　全瓜蒌 15g　　竹　茹 10g　　秦　艽 10g

　　　　　枳　实 10g

14 剂，水煎服，日 1 剂，水煎 300mL，早晚分服。

【临证心悟】

谢晶日教授认为痞满，乃气机不畅。究其根源，本于肝，犯于脾胃，影响中焦气

131

机。他提出治疗有九字方针，即"肝宜疏，脾宜健，胃宜和"。其病因以湿热为主。脾气虚弱，影响脾气健运，加重湿邪，湿邪又反过来影响脾气健运，相反相成。情志不舒，气机逆乱，脾胃运化受损，进一步影响病情发展。治疗予疏肝理气，健脾祛湿，养阴益胃。以柴胡、香橼、郁金、香附疏肝理气，健脾燥湿；白豆蔻、草豆蔻、乌药温中理气，温化湿邪；决明子、枳实通腑泄浊除满；金钱草清热祛湿；石斛、沙参养阴益胃；白术、茯苓健脾渗湿。诸药共用，使肝气舒，脾气健，胃气和，痞满除。

治痞重视疏肝健脾，调畅气机。痞满病在胃，与肝、脾密切相关。脾胃同居中焦，最易互相影响。胃病日久，累及脾脏，阳气受损，运化失职，清气不升，浊气不降，中焦升降失常，故作胃痞。肝失疏泄，横克脾胃，中焦升降失职亦可致痞。所以，治胃痞应在和胃降气的同时，重视疏肝健脾法的运用，宜用黄芪、党参、升麻、柴胡等以升清阳；枳壳、厚朴、佛手等疏肝理气以降浊气。诸法并用，使肝气舒，脾气健，胃气和，则痞满自除。

久痞温清并用，辛开苦降。痞满日久，易出现虚实夹杂、寒热并见之证，表现为胃脘痞满、疲倦纳呆、口苦而干、舌质淡红、苔微黄腻等。对此，应效仲景诸泻心汤法，温清并用，辛开苦降。温补、辛开可健脾运脾，苦降、清泄可解除郁热。辛药多热，苦药多寒，辛热与苦寒药配伍组合，则一薄一厚，一阳一阴。开散升浮，轻清向上；通泄沉降，重浊向下，清热而不患寒，散寒而不忧热，从而平衡阴阳，斡旋气机，开结消痞。

病案七：肝癖·脾气虚证

患者，男，21岁。

首诊时间：2018年8月15日。

主诉：疲倦乏力纳呆1个月。

现病史：患者1个月前无明显诱因出现疲倦乏力，伴口气重，未系统治疗。自行通过饮食调节，近1个月不见好转，出现纳呆、口干口苦。为求中医系统治疗，遂到我院门诊就诊。患者现疲倦乏力，口气重，口干口苦，纳呆，入夜手足心热，四肢关节发凉，睡眠尚可，大便尚可，日1～2次，小便可；舌质暗红，苔黄白腻，脉沉细弦。

既往史：既往健康。

辅助检查：

①肝功能检查（自诉）：转氨酶偏高。

②腹部彩超：肝轻度弥漫性改变，符合脂肪肝声像，胆囊壁毛糙。

辨证分析：患者平素脾胃虚弱，脾失运化，湿浊内生，蕴阻中焦，津液无法上承，故出现口干；脾气虚弱，运化无力，水谷不化，故纳呆；气虚推动乏力，则疲倦乏力；

脾虚湿盛，湿浊蕴于中焦，日久化热，故出现口苦，口气重；肾阴虚，则入夜手足心热；脾阳不足，不能达于四末，故四肢关节发凉；舌质暗红，苔黄白腻，脉沉细弦均为脾气虚之征。

中医诊断：肝癖·脾气虚证。

西医诊断：①脂肪肝。

　　　　　②胆囊炎。

中医治法：疏肝健脾，利湿降浊。

处　　方：柴　胡 10g　　薏苡仁 15g　　炒白术 15g　　黄　芪 15g

　　　　　太子参 10g　　藿　香 10g　　佩　兰 10g　　姜　黄 15g

　　　　　决明子 20g　　枳　壳 15g　　五味子 15g　　甘　草 15g

　　　　　泽　泻 15g　　茯　苓 15g　　猪　苓 10g　　黄　芩 10g

　　　　　栀　子 10g

　　　　　　　　　　　　　　　7 剂，水煎服，日 1 剂，水煎 300mL，早晚分服。

嘱患者节饮食，调情志。

二诊：患者疲倦乏力、入夜手足心热、四肢关节发凉缓解，口气重，纳可，口干、咽干，有白痰，大便黏滞成形，日 1 次；舌质暗红，苔黄白腻，脉沉弦细。上方去黄芩、栀子、薏苡仁，加苍术燥湿健脾。

处　　方：柴　胡 10g　　苍　术 15g　　炒白术 15g　　黄　芪 15g

　　　　　太子参 10g　　藿　香 10g　　佩　兰 10g　　姜　黄 15g

　　　　　决明子 20g　　枳　壳 15g　　五味子 15g　　甘　草 15g

　　　　　泽　泻 15g　　茯　苓 15g　　猪　苓 10g

　　　　　　　　　　　　　　　14 剂，水煎服，日 1 剂，水煎 300mL，早晚分服。

三诊：患者疲倦乏力、入夜手足心热、四肢关节发凉缓解，口气重，纳可，口干、咽干，有白痰，大便黏滞成形，日 1 次；舌质暗红，苔黄白腻，脉沉弦细。上方加知母以养阴清热。

处　　方：柴　胡 10g　　苍　术 15g　　炒白术 15g　　黄　芪 15g

　　　　　太子参 10g　　藿　香 10g　　佩　兰 10g　　姜　黄 15g

　　　　　决明子 20g　　枳　壳 15g　　五味子 15g　　甘　草 15g

　　　　　泽　泻 15g　　茯　苓 15g　　猪　苓 10g　　知　母 10g

　　　　　　　　　　　　　　　14 剂，水煎服，日 1 剂，水煎 300mL，早晚分服。

四诊：患者疲倦乏力明显缓解，手足心热、四肢关节发凉均缓解，口气重稍缓解，纳可，口干、咽干，有白痰，大便成形，日 1 次；舌质暗红，苔黄白腻，脉沉弦细。

上方加枸杞子滋肾阴。

处　方：柴　胡 10g　　苍　术 15g　　炒白术 15g　　黄　芪 15g

太子参 10g　　藿　香 10g　　佩　兰 10g　　姜　黄 15g

决明子 20g　　枳　壳 15g　　五味子 15g　　甘　草 15g

泽　泻 15g　　茯　苓 15g　　猪　苓 10g　　枸杞子 10g

知　母 10g

14 剂，水煎服，日 1 剂，水煎 300mL，早晚分服。

五诊：患者无明显乏力感，手足心热、四肢关节发凉均缓解，口气重稍缓解，纳可，口干缓解，咽干、有白痰缓解，大便成形，日 1 次；舌质暗红，苔黄白腻，脉沉弦细。继续予上方 14 剂。

电话随访，患者自诉平素注意饮食起居，无明显不适症状。

【临证心悟】

此案例是一个脂肪肝的患者，近几年脂肪肝的发病率越来越高，若不治疗任其发展，很有可能会诱发肝损伤及肝硬化。脂肪肝多因饮食不节、嗜食肥甘厚味、情志失调所致，病变部位在肝，与脾胃肾密切相关。患者以脾虚湿盛为主，治疗过程中以疏肝健脾、利湿降浊为治疗大法，随证加减，灵活用药。谢晶日教授自拟化浊降脂方加减治疗。方中柴胡疏肝解郁，调畅气机，为引经药；薏苡仁、泽泻、茯苓、猪苓等健脾利湿降浊；黄芪、太子参健脾益气，攻补兼施，防大批攻邪之品伤及正气；藿香、佩兰芳香化湿，化中焦之湿浊；黄芩、栀子清热燥湿，泻中焦之火毒；全方共奏疏肝健脾、利湿降浊之功。

谢晶日教授在治疗脂肪肝的时候，善从病因病机着手。对该患者而言，基本病机为脾虚湿盛、肝失疏泄，故围绕疏肝健脾、利湿降浊来治疗。谢晶日教授用自拟化浊降脂方进行加减治疗，取得了很好的疗效。肝病与脾病，密切相关，土得木而达。因此，在治疗脾胃病时，加疏肝之品，有很好的疗效。

本病治疗周期较长，需要患者和大夫的互相配合。谢晶日教授对待患者和蔼可亲，处处为患者考虑，医患之间建立了信任，对之后的诊疗效果有很大的正向作用。

四、临证经验总结

（一）脂肪肝的病因病机

中医学中无脂肪肝病名，脂肪肝是西医病名，根据临床表现和发病特点本病可归属于中医学的"胁痛""积聚""痰浊""湿阻""痰证""肝积""肺气病"等范畴。虽然没有脂肪肝病名，但中医古典医籍里面有脂肪肝的相关描述，如《灵枢·百病始生》云"温气不行，凝血蕴里而不散，津液涩渗，著而不去，而积皆成矣"，《难经·第五十六难》谓"肝之积，名曰肥气，在左胁下，如覆杯，有头足"，《张氏医通·胁痛》云"饮食劳动之伤，皆足以致痰凝气聚"等。

谢晶日教授认为脂肪肝病位主要在肝，与脾胃肾等脏腑密切相关。肝脾同居中焦，其位相邻，经脉相通，气机互调。生理情况下，肝主疏泄，调畅气机，协调脾胃升降，并疏利胆汁，促进脾胃运化水谷精微；脾气健旺，运化正常，水谷精微充足，营血生化有源，则肝体得养，气机条达，疏泄自如。即所谓"肝木疏土，土得木而达之，木赖土以培之"。病理情况下，肝失疏泄，气机郁滞，易致脾失健运，即肝木乘脾；若脾气虚弱，运化无力，酿生痰浊，气机壅滞，升降失调，则肝不能随脾而升，气机逆乱而疏泄不利，即土壅而木郁，从而引起"肝郁脾虚"的病理表现。脂肪肝患者多有嗜食肥甘厚味、劳逸失度、工作压力大等不良生活习惯，情志不遂则肝气郁结，饮食不节、劳逸失度则损伤脾胃，从而形成肝郁脾虚之证。若再加上年老体弱，久病及肾，肾精不足，水不涵木或火不暖土，则肝脾更虚，此为发病之本。

《中西汇通医经精义·五脏所主》说："肝属木，能疏泄水谷。脾土得木之疏泄，则饮食化。"《血证论》有言："设肝之清阳不升，则不能疏泄水谷，渗泻中满之症，在所不免。"《医贯》谓："七情内伤，郁而生痰。"《医方论》云："人非脾胃无以养生，饮食不节，病即随之，多食辛辣则火生，多食生冷则寒生，多食浓厚则痰湿俱生，于是为积聚，为胀满，为泻痢，种种俱见。"综上所述，脾失健运，肝失疏泄，致水谷精微不归正化，酿湿生痰，痰湿内结，气机不畅；痰湿、气滞郁久又可化热，而成湿热之邪；日久气病及血，可致气滞血瘀；最终痰湿、气滞、湿热、瘀血蕴结于肝络而发病。

（二）临证经验

1. 疏肝健脾治其本

肝主疏泄，调畅气机，调和气血，疏通三焦水道，调节津液代谢。若肝气郁滞，肝失疏泄，则三焦水道不利，水湿失布，水谷精微不归正化，聚而为痰，或气不行则血滞为瘀，痰瘀互结，痹阻肝络而发为脂肪肝。脾主运化，输布水谷，调节水湿。若先天脾虚或后天饮食不节、嗜食肥甘厚味、劳逸失度等原因导致脾气亏虚，则脾虚湿阻，清阳不升，浊阴不降，聚湿生痰，日久气血运行不畅而成瘀滞，致痰瘀互结，积于肝内，日久而发生脂肪肝。正如金代张元素所言："壮人无积，虚人则有之，由于脾胃怯弱，气血两衰，四时有感，皆能成积。"脂肪肝是一种代谢失常所致的疾病，肝郁脾虚是本病发生的本质所在，肝脾疏泄与运化的协调是饮食水谷运化吸收的保障。调和肝脾，宜疏肝健脾治其本。

谢晶日教授认为肝脏脂质沉积的结果虽然是痰湿瘀积，但与肝郁脾虚关系更为密切。若肝气得疏、脾气得健，则痰湿瘀积自除。此外，在调理肝脾的同时，要注重五脏之间的生理病理关系，如心主行血，肝主藏血，两者共同维持血液的正常运行，若心血瘀阻，则可累及肝，肝血瘀阻，也可累及心；肝肾同源，精血相互滋生，肝血不足与肾精亏虚多可相互影响；脾为后天之本，肾为先天之本，两者相互滋生促进，且脾气运化水液须赖肾气的蒸腾气化和肾阳的温煦。《景岳全书·胁痛》有云："胁痛之病，本属肝胆二经，以二经之脉皆循胁肋故也。然而心肺脾胃肾与膀胱亦皆有胁痛之病，此非诸经皆有此证，但以邪在诸经，气逆不解，必以次相传。"该论述说明脏腑之间相互影响、相互传变。谢晶日教授强调，治疗本病需十分注意肝脾与其他脏腑的依存制约关系，用药既要结合肝脾的生理属性，也要注意适当加入补益心气、益肾填精之品等。

本病治疗，首重疏肝健脾理气，以柴胡、炒白术、茯苓、佛手、砂仁、紫苏子、泽泻、猪苓、六神曲、陈皮为基础方。临床上，根据患者的症状及舌脉，随证加减。腹胀，大便秘结者，加厚朴、乌药、白豆蔻，重者加大黄；口苦，苔腻者，加栀子、黄芩；口中秽气，黏腻不爽者，加藿香、佩兰；体形肥胖，大便溏者，加薏苡仁、苍术；腹痛者，加延胡索；反酸，烧心者，加浙贝母、海螵蛸、煅瓦楞子；舌质紫暗，胁痛者，治疗分三步走，一是加当归、川芎以化瘀，二是加九香虫，三是加水蛭、土鳖虫；消化不良，嗳气者，加炒莱菔子、代赭石、旋覆花；口干者，加天花粉、沙参、石斛；气短乏力者，加黄芪、党参。

2. 活血化瘀防其渐

谢晶日教授认为瘀血是有形之邪，阻滞脏腑气机，经络不畅，肝脉气滞，瘀而凝滞，引起本病。瘀血是一种重要的病理因素，瘀血可致气滞、痰凝、湿浊、食积等，并引起多种病变，故治疗宜活血化瘀防其渐。《素问·调经论》曰："血气不和，百病乃变化而生。"朱丹溪云："气血冲和，万病不生，一有怫郁，诸病生焉。"气血调和是防治本病的重要生理基础。治病之要，在于明辨气血，气行则血行，气滞则血凝，血运则气通，血瘀则气滞。血瘀与气滞不可分割，互为影响，互为因果，相互转化，故治疗宜疏其气血，令其调达。研究显示，脂肪肝与血液流变学异常有关，活血化瘀法能降低全血黏度、血浆黏度、纤维蛋白原，从而改善血液循环及脂质代谢。谢晶日教授重视气血调和，常气血同治。他在使用活血化瘀药的时，常适当配伍理气之品，如选用当归、山楂、丹参、三七、延胡索、九香虫等活血化瘀药，适当配伍陈皮、枳实、厚朴、佛手、香橼等质轻柔和之品，理气而不伤阴。若瘀血比较重，加莪术、三棱等破血之品。临证用药，疗效显著。谢晶日教授治疗脂肪肝患者时多用山楂片，而且山楂多为生用。山楂可扩张内脏血管，增加肝脏血流量，使肝脏的微循环得到改善，降血脂，减轻自身免疫反应，使肝细胞免受损害，预防和治疗脂肪肝，抑制细胞活性。

　　肝病既久，可以入络。络脉不和，肝失疏泄而生气滞之候。日久肝乘脾，脾失健运，水湿内停。若失治、误治，水湿痰饮不去，土壅而侮木，肝瘀更甚。因肝为藏血之脏，故可累及于血而生血瘀。久病入肾，则肝脾肾三脏功能失调，气滞、瘀血、水饮互结于腹中，转为臌胀。故当症见胁下痞块、胁痛引背、入夜加剧、舌暗有瘀点等血瘀之征象者，当行气活血，化瘀消积。谢晶日教授常喜用复元活血汤加味。谢晶日教授认为在运用活血化瘀法治疗本病时，应该注意以下 3 个方面的问题：①活血化瘀药多辛香走窜，用量过大易伤阴耗血，可适当配伍生地黄、当归、白芍等。②气虚血瘀、气滞血瘀宜分别对待。气虚血瘀，补气药量宜大，活血药量宜小，气行则血行；气滞血瘀，宜理气活血，活血药量常应大于理气药量，以调理气机于轻灵之中。③瘀血征象较明显，是有顽血阻于经络，可适当加破血之品，如三棱、莪术之属，但应注意防其破血耗气。

3. 燥湿泄浊治其标

　　水谷不能归于正化，精微不布，化为痰湿或痰浊，渐为脂膏，停留和蕴结于肝脏，从而发展为脂肪肝。脂肪肝与痰湿存在密切关系，痰湿既是脂肪肝的病理产物，又是脂肪肝向肝纤维化和肝硬化进一步发展的关键因素。脾主运化，脾能将水谷化为精微，疏布全身，升清降浊；肝主疏泄，调畅气机，水湿得以气化，通畅三焦。若肝失疏泄，脾失健运，则水谷不能归于正化，精微不布，化为脂膏，痰浊沉积于肝，痰浊或水湿是脂肪肝形成的重要病理因素，亦为本病之标。有学者提出，脂肪肝早中期阶段，多以水湿、痰积等较为常见，治疗多用祛湿化痰法。治疗本病时，应标本同治，以燥湿泄浊治其标，常用石菖蒲、荷叶、决明子、山楂、姜黄、白芷、威灵仙、泽泻、槟榔、大黄、车前子、法半夏等燥湿泄浊之品。泽泻利湿泄浊，荷叶芳香化浊，山楂消食化积祛痰，法半夏燥湿健脾，决明子清肝化浊。中药药理学的研究表明，一些中药具有保肝、降脂的作用，如生山楂、虎杖、泽泻、丹参等。但应用上述诸药时，必须与辨证论治相结合，才能得到较好的疗效。如纳呆、腹胀、不思饮食者，可选用生山楂；体质较胖、嗜睡易疲劳而偏于湿热者，常选苍术、茯苓、滑石；偏于气虚，则选黄芪、焦白术；偏于血瘀者，加丹参、三七；偏于肾气不足者，则选菟丝子、巴戟天。只有将专病用专药与辨证相结合，才能提高疗效。

第三章　肝硬化

一、肝硬化的中西医诊治思考

（一）肝硬化的常见病因

肝硬化是各种慢性肝病进展至以肝脏慢性炎症、弥漫性纤维化、假小叶、再生结节和肝内外血管增殖为特征的病理阶段，代偿期无明显症状，失代偿期以门静脉高压和肝功能减退为临床特征。

导致肝硬化的病因有 10 余种，我国目前仍以 HBV 为主；在欧美地区，酒精及丙型肝炎病毒（HCV）是主要病因。

1. 病毒性肝炎

HBV 为我国常见病因，其次为 HCV。从病毒性肝炎发展为肝硬化，短则数月，长达数十年。病毒的持续存在和中重度的肝炎是发展为肝纤维化，继而进展为肝硬化的主要原因。

2. 慢性酒精性肝病

长期大量饮酒导致肝细胞损害、脂肪沉积及肝纤维化，逐渐发展为肝硬化。营养不良、合并 HBV 或 HCV 感染及服用了损伤肝脏的药物等因素将增加酒精性肝硬化发生的风险。酒精性肝硬化为欧美国家肝硬化的常见病因，在我国近年也有上升趋势。

3. 代谢相关脂肪性肝病

代谢相关脂肪性肝病常因肥胖、糖尿病、高脂血症等代谢综合征引起。此外，肠外营养和明显的体重下降等是该病的危险因素。肝细胞先出现脂肪变性，进而出现肝纤维化、肝假小叶、肝再生结节，最后演变为肝硬化。

4. 长期胆汁淤积

任何原因引起肝内、肝外胆道持续梗阻，肝内胆汁淤积，皆可发展为胆汁性肝硬化。根据胆汁淤积的原因，可分为原发性胆汁性肝硬化和继发性胆汁性肝硬化。高浓度胆汁酸和胆红素可导致肝细胞变性、坏死、纤维化。

5. 免疫疾病

自身免疫性肝炎和累及肝脏的多种免疫性疾病可以进展为肝硬化，近年来，发病率呈上升趋势。

6. 循环障碍

肝窦阻塞综合征（HSOS）、布－加综合征（BCS）、慢性心功能不全及缩窄性心包炎等导致肝脏血液回流受阻，使肝脏长期瘀血、肝细胞变性及纤维化，最终导致肝硬化。

7. 药物或毒物

长期使用损伤肝脏的药物如对乙酰氨基酚、抗肿瘤化疗药物、抗结核药物及部分中草药（雷公藤、生何首乌、土三七等），或接触四氯化碳、磷、砷等化学毒物可引起药物性肝炎或中毒性肝炎，最终演变为肝硬化。

8. 遗传和代谢性疾病

由于遗传或先天性酶缺陷，某些代谢产物沉积于肝，引起肝细胞坏死和纤维组织增生，又称代谢性肝硬化。

（1）铜代谢紊乱：又称肝豆状核变性，即威尔逊病（Wilson disease），是一种常染色体隐性遗传病，由于缺少转运铜离子的酶，故铜在肝内沉积，损伤肝、脑等器官而致病。

（2）血色病：因第 6 对染色体上基因异常，导致小肠黏膜对食物内铁吸收增加，过多的铁沉积在肝脏，引起纤维组织增生及器官功能障碍。

（3）α_1- 抗胰蛋白酶缺乏症：由于遗传缺陷，正常 α_1- 抗胰蛋白酶显著减少，异常的 α_1- 抗胰蛋白酶分子量小而溶解度低，以致不能被肝脏排至血中而大量聚集在肝细胞内，使肝细胞受损，引起肝硬化。

其他如半乳糖血症、血友病、酪氨酸代谢紊乱症、遗传性出血性毛细血管扩张症等亦可以导致肝硬化。

9. 寄生虫感染

血吸虫感染在我国南方仍然存在，血吸虫虫卵在肝内主要沉积在门静脉分支附近，造成嗜酸性粒细胞浸润、纤维组织增生，肝纤维化使门静脉回流障碍，故导致的肝硬化，常以窦前性门静脉高压为突出特征。

10. 原因不明

部分患者由于病史不详、组织病理特征不清、与特异性诊断标准不符等原因，无法明确肝硬化的病因，称为"隐源性肝硬化"。在尚未充分甄别上述各种病因前，得出原因不明肝硬化的结论需谨慎，以免影响肝硬化的对因治疗。

在上述各种致病因素的作用下，肝脏经历慢性炎症、脂肪变性、肝细胞减少、肝纤维化及肝内外血管增殖，逐渐发展为肝硬化。肝硬化发展过程中的典型组织病理特点是假小叶生成。在肝纤维化发展的同时，伴随着显著的肝内外血管异常增殖，形成肝窦毛细血管化，致使肝窦狭窄，血流受阻，肝窦内物质转运障碍，肝细胞缺氧，养料供给障碍，肝细胞功能减退、变性，转化为间质细胞，凋亡增加甚至死亡。肝内血管阻力增加，门静脉压力持续升高，最终肝门静脉、肝静脉和肝动脉三个血管系统之间失去正常的联系，出现交通吻合支，导致食管胃底静脉曲张、脾大、门静脉高压性胃病、门静脉高压性肠病等。

（二）肝硬化的常见并发症及中西医结合治疗优势

1. 肝硬化常见并发症及治疗原则

（1）消化道出血

①食管胃底静脉曲张出血：主要原因为门静脉高压，临床表现为突发大量呕血或柏油样便，严重者可致出血性休克。

②消化性溃疡：门静脉高压使胃黏膜静脉回流缓慢，屏障功能受损，易发生胃十二指肠溃疡甚至出血。

③门静脉高压性胃肠病：门静脉高压性胃病，多为反复或持续少量呕血及黑便。门静脉高压性肠病，多数患者无症状，部分患者可出现消化道出血、腹胀、腹痛。治疗以止血和积极补充血容量为主，止血可以通过给予收缩内脏血管的药物以减少门静脉血流量，降低门静脉压；止血的临床操作包括内镜结扎治疗、经颈静脉肝内门体静脉分流术（TIPS）、气囊压迫止血。对尚未出血的患者给予预防措施。

（2）胆石症

胆石症常见于胆囊和肝外胆管结石。应以内科保守治疗为主，肝硬化并发胆石症的手术死亡率约10%，尤其是肝功能蔡尔德－皮尤（Child-Pugh）评分C级者，应尽量避免手术。

（3）感染

①自发性细菌性腹膜炎：是由非腹内脏器感染引发的急性细菌性腹膜炎。肝硬化患者在出现腹水后易出现该病，致病菌多为革兰氏阴性菌。

②胆道感染：胆囊及肝外胆管结石所致的胆道梗阻或不全梗阻常伴发感染，患者常有腹痛及发热；当有胆总管梗阻时，出现梗阻性黄疸；当感染进一步加重，损伤肝功能时，出现肝细胞性黄疸。

③肺部、肠道及尿路感染：致病菌多以革兰氏阴性菌为主；此外由于使用大量广谱抗生素及患者免疫功能减退，厌氧菌及真菌感染增多。

对肝硬化并发的感染，一旦有疑似诊断，应立即进行经验性抗感染治疗。自发性细菌性腹膜炎、胆道和肠道感染的抗生素选择，应遵循广谱、足量、肝肾毒性小的原则。一旦培养出致病菌，应根据药敏试验选择窄谱抗生素。

（4）肝性脑病

肝性脑病是指在肝硬化基础上因肝功能不全和（或）门静脉 – 体循环分流引起的，以代谢紊乱为基础，中枢神经系统功能失调的综合征。发病机制涉及氨中毒、假性神经递质、色氨酸、锰离子等。约50%的肝硬化患者有脑水肿，病程长者大脑皮质变薄，神经元及神经纤维减少。肝性脑病与其他代谢性脑病比起来，并无特殊性，临床表现为高级神经中枢的功能紊乱、运动和反射异常。

对于肝性脑病的治疗，应以祛除病因、维护肝脏功能、促进氨代谢清除和调节神经递质为原则。

（5）门静脉血栓或海绵病变

门静脉出现血栓而严重阻断入肝血流时，导致难治性食管胃底静脉曲张出血、中重度腹痛、难治性腹水、肠坏死及肝性脑病等，腹腔穿刺可抽出血性腹水。

（6）电解质和酸碱平衡紊乱

钠长期摄入不足、利尿、大量排放腹水、腹泻和继发性醛固酮增多均是电解质和酸碱平衡紊乱的常见原因。低钾血症、低氯血症与代谢性碱中毒容易诱发肝性脑病。若出现持续性低钠血症易引起肝肾综合征，预后较差。应重视对患者的营养支持，利尿剂的剂量不宜过大。

（7）肝肾综合征

肝肾综合征常表现为自发性少尿或无尿、氮质血症、稀释性低钠血症和低尿钠，但肾却无重要病理改变，是重症肝病的严重并发症，一旦发生，治疗困难，存活率很低。

（8）原发性肝癌

肝细胞损伤出现纤维化，形成假小叶后，在损伤的再生修复过程中，生物学特征逐渐变化，基因突变、增殖与凋亡失衡，同时各种致癌因素促使癌基因表达及抑癌基因受抑，以及慢性进行性炎症和纤维化的过程中活跃的血管增殖，均为肝癌的产生创造了条件。

2. 中医药方法治疗肝硬化并发症

早期肝纤维化若能得到合理治疗，可以逆转，若发生肝硬化则很难逆转。对待初诊即被诊断为肝硬化的患者，应辨明其中医证候阶段，辅以现代医学的检查手段，精确判断病情，预估结果，根据患者的病因病机进行辨证论治。

（1）免疫力下降

肝硬化患者免疫、凝血功能下降，易出现感染、凝血功能障碍等并发症。患者来诊时常诉乏力、劳动时的耐力下降。肝硬化在中医中可归为"癥瘕""积聚"之病，证候总属本虚标实。正气不足，邪气亢盛则病进，正气足可退邪而使病退。在治疗肝硬化时，谢晶日教授强调固护正气以存正抗邪，而脾胃又是化生"胃气"的脏腑，"胃气"，"谷气"也，一身之气的源头，可化为正气以固表抗邪，化营气，奉心化赤而为血。扶助脾胃之气，在疾病的治疗中显得尤为重要。谢晶日教授以健脾益气之品，增强人体正气以固表，提高机体免疫力，选用焦白术、太子参、黄芪等以助正气抗邪。研究表明，黄芪有很好的抗疲劳功效，可以缓解患者乏力的症状。谢晶日教授认为补正气不可壅补，不可过用补气之品使气机壅滞，应选用清灵不滞之补气药，酌加理气之品以助运化。

（2）腹水

脾居中焦，为水湿运化、气机升降之枢纽；肝主疏泄，协调气机以助水液运化，推动血液运行；肾为气之根，肾阳温煦水液，气化而成津液。肝失疏泄、脾失健运、肾失蒸腾，致气滞留而不行，水液停滞成湿，阻塞脉道而成血瘀，气滞、水湿、血瘀三者胶结腹中而成臌胀。臌胀多为本虚标实之候，治疗当攻补兼施。

谢晶日教授认为，肝硬化腹水的治疗，首重健脾利水，以五苓散合五皮饮加减。五苓散利水渗湿、温阳化气；五皮饮行气利水。两者合用，可治疗肝硬化腹水患者出现的不同程度的皮肤水肿。亦可选用八正散以加强利水通淋之功，给邪以出路。谢晶日教授运用五苓散，将茯苓与茯苓皮相须为用，共奏健脾利水、通利水气之功，两者常用剂量均为 20 ～ 30g；泽泻用量为 15g，泻而不补，力大而专，直达肾与膀胱而行水湿。研究表明，泽泻具有保肝、抗炎、调节免疫的作用，可配伍车前子、萹蓄等，促进水液排出。另外，根据患者水湿停滞的部位，用药也会有所偏重，如可根据水湿犯溢部位之上、中、下焦而分别选用桑白皮、大腹皮、泽兰等。本虚标实之证，需存正气以攻邪，以黄芪、太子参补气健脾。利水之品不可过用，若损及阴液，阴阳失衡，甚则阴阳相离，而成危候。过量排放腹水或者重用利尿剂，易出现离子紊乱、酸碱失衡等情况，严重者可诱发肝性脑病。大量腹水的患者在应用利水之药时，需要加强监护。利水易伤阴液，阴液既伤，阴虚生热，易于化火动血，出现变证，故利水化湿不可伤及阴液，滋阴扶正不得妨碍化湿利水。滋阴之品可选用沙参、石斛、生地黄等，取一贯煎之义，滋养肝肾，助肾之气化、肝之疏泄。

谢晶日教授认为肝硬化腹水迁延日久，导致肝、脾、肾功能障碍，气滞、血瘀、水饮等交织并存，本虚标实、虚实夹杂为肝硬化腹水的主要病理性质。而正虚则是各种病理因素发展的必然趋势，虚实互为因果。治疗以补气健脾为主，但需注意补中寓通，补脾勿忘调肝。病久由肝脾传肾，肾失主水与封藏的功能，导致症状进一步加重，邪愈盛，胀愈甚，正愈虚，病势日益增重。谢晶日教授以四君子汤合六味地黄丸，健脾益气又滋肾助肝。四君子汤为健脾益气第一要方。谢晶日教授特别指出，伴大便秘结者多选用生白术，大便溏薄者多选用焦白术；气虚甚者加用黄芪以补气扶正，用量多为30～60g，配党参以使气行则血行；六味地黄丸补肾益气，复肾与膀胱之气化。谢晶日教授善重用甘温平补之山药，脾肾同调；善用熟地黄配陈皮，一补一行，滋而不腻。谢晶日教授亦强调，若非伤及脾肾正气，不可过早补益，切忌恣意使用温燥纯补之品，若关门留寇，势必适得其反。

肝主疏泄，调畅全身气机，又主藏血。肝气郁则血运受阻，瘀阻脉道，致气滞血瘀水停，瘀血留而不去，出现络脉怒张，表筋暴露。在健脾利水祛湿的基础上，应加入行气活血之品，以促进瘀血的祛除，方以四逆散合当归补血汤加减。柴胡疏肝解郁、升清阳，使郁热外达；白芍养血敛阴和营，与柴胡配伍，一散一敛，使其透散郁热而不伤阴液；枳实用为佐药，行气散结降浊，助柴胡疏肝行气；炙甘草调和诸药，又缓急和中；黄芪补肝气，常与党参合用，共奏补气之功；当归有养肝血之效，补肝气，养肝血，调气机升降。若肝气甚虚，不宜疏泄太过，去柴胡、枳实防止伤气，加入太子参、山茱萸等补益肝气；若阳虚偏盛者，加附子、干姜等温阳散寒，酌加丹参、泽兰、当归等养血活血之品，使血瘀祛而不伤血。

（3）出血

肝主藏血，肝病日久，水湿、痰饮、瘀血阻塞脉道，脉道不利，加之湿邪困脾，日久脾气不健，脾虚不能统血，血液溢出脉外而出血；或湿邪、瘀血胶结，郁久化热，破血妄行；肝经郁滞，肝阴不足不能涵养肝脉，而致肝阳上亢，火随气动；以上病机均可表现为吐血、便血、衄血及皮肤有瘀点、瘀斑等。治疗出血当首辨病因，血溢脉外，非火即气。火为实火与虚火，病因多为火热之邪，迫血妄行；气者多为气虚不能摄血。故治血者，需治火、治气、治血，实火者宜清热泻火，虚火者宜滋阴降火，气虚者宜补气益气摄血。酌情选用凉血止血、收敛止血及活血止血的药物，应注意止血不留瘀，适当活血化瘀，辅以益气健脾的药物，助脾统血，且化瘀之力不可过重以防伤及正气。活血化瘀药多辛香走窜，应辅以养阴之品，避免伤及阴液。若瘀血重、癥积结块已成，应选用咸寒之品鳖甲滋阴潜阳、软坚散结；积聚重而正气尚可者，可配伍土鳖虫，通行血脉而破血散血。药理研究显示，鳖甲可抑制肝、脾结缔组织增生，提高血浆蛋白水平，抗肿瘤。气血相互为用，善治血者，不求有形之血，但求无形之气。在上焦者，宜通降肺气，血不上逆而自降，可选用牛膝；中焦出血宜健脾气以统血，多以人参为用；在下焦者宜固肾气以升阳，宜加墨旱莲、升麻等。《素问·五脏生成》云："人卧，血归于肝。"肝贮藏血液，若应用大量活血破血之品，易耗血伤肝。谢晶日教授临证之时，注重养肝血、柔肝阴，选用何首乌、炒白芍、熟地黄、党参等养肝经之血，扶助肝经之体，辅以柴胡、香橼、香附、佛手等疏肝之品，协调肝之气血，使气血和畅，以助正气抗邪。

（三）肝硬化患者的饮食调护

人以胃气为本，水谷入胃，化为精气，以养后天，谷气充足，五脏之气自然充实，故有"胃气强则五脏俱盛，胃气弱则五脏俱衰"之说。重视"胃气"，即重视脾胃功能。脾胃失司，运化失职，影响食物的消化、吸收和转输。谢晶日教授在临床中，除了调节脏腑功能，以恢复气机升降，还强调健运中焦脾胃，以恢复脾胃的生理功能，促进疾病向愈。健运脾胃并不是在脾胃功能受损的时候才进行补救，而是在疾病可能出现脾胃受损时，即予治疗。除了用药治疗，谢晶日教授尤其注重患者的饮食调护。在诊疗结束时，谢晶日教授常嘱托患者进行合理的饮食改善，以冀获得更好的疗效。

肝硬化患者在临床一般表现为白蛋白降低、凝血功能下降、肝功能降低、消化功能减退及门静脉高压等，尤以食管胃底静脉曲张为重。此外，影像学检查常显示不同程度的肝细胞损伤。对于肝硬化患者的饮食调护，首先要保证有足够的能量摄入，可以减少机体禁食状态的持续时间，防止肌肉代谢分解。选择的食物需要以易消化、高蛋白质、丰富的维生素、适量的碳水化合物、低脂肪为主。由脂肪性肝炎进展至肝硬化的患者，需控制体重。无论何种肝硬化，患者均需要禁烟禁酒，以减少对肝细胞的损伤。在清醒状态下，有规律地、频繁地进食可以帮助患者满足营养需求，减少处于禁食状态的时间。建议患者在摄入热量不变的情况下，少食多餐，可在午餐、晚餐及睡前各加 1 餐。

肝硬化患者常伴有低白蛋白血症，故应保证摄入适量的蛋白质，以维持和重建肌肉组织。建议蛋白质的摄入量为 1.0 ～ 1.5g/kg 体重，以保持患者的去脂体重。患者可以从乳制品中摄取较高比例的蛋白质，植物蛋白耐受性优于动物蛋白。同时，可以摄入丰富的膳食纤维，通过调节肠道微生态和通便，来预防或减轻肝性脑病。另外，乳清蛋白及植物性食物（如豆腐、大豆等）中支链氨基酸（BCAA）含量丰富。

为缓解消化道症状，应指导患者家属给患者选择易于消化的清淡饮食，嘱其注意饮食卫生，避免食用易引起腹胀的食物。对于合并有门静脉高压，尤其是食管胃底静脉曲张的患者，禁止食用坚硬食物，如在进食鱼肉或带骨的肉类时，应避免吞下鱼刺或骨头，防止食物通过食管时，划破因曲张而变薄的静脉血管壁，造成消化道出血的危候。避免剧烈咳嗽，防止因剧烈咳嗽造成血管破裂出血。肝硬化患者可以卧床休息，保证规律的睡眠，避免劳累，增加肝脏血流量，有利于肝脏细胞恢复。适当进行体育锻炼，如慢走等和缓的运动，禁止剧烈运动，防止不良事件的发生。有轻微肝性脑病的患者反应力降低，不宜驾车及高空作业。生活中需调畅情志，不可过怒，保持良好的心态，不要焦虑、沮丧。家属应对患者进行劝解、开导，使患者保持稳定、舒畅的情绪，有利于疾病的缓解。情志不遂，郁而伤肝，气机不畅，肝疏泄之用失职，日久肝体失养，必然损及脾胃，中焦不利，气血生化乏源。血统于脾而藏于肝，血流量的调节与肝的疏泄功能密切相关。若肝失条达，血液运行障碍，气滞血瘀，日久阻塞肝络，而成癥积。以药物的偏性纠正因疾病而产生的偏，疏肝解郁的同时辅以健脾益气，使肝得舒、脾得养，气血调畅，生化有源，瘀血得化。临床常选用柴胡、香橼、佛手、紫苏子、砂仁、白术、甘草、太子参、焦山楂、炒麦芽、焦神曲等药。

　　肝硬化的患者失治误治，日久损及于肾，脏腑已虚，此时常见腹水。因脾失运化，水液停滞，肾失蒸腾气化，水聚为湿，阻于中、下焦，除了腹水，还可见下肢浮肿。此时应补益脾肾，选用白术、山药、薏苡仁、茯苓等。根据肾之阴阳偏衰，予以温肾阳或滋肾阴之法。偏于阳虚者，予仙茅、淫羊藿、肉桂、杜仲等温阳益肾之品；偏于阴虚者，予生地黄、枸杞子、女贞子等滋肾益阴。先天得养，后天得补，脾肾同调，水饮归化。

（四）延减缓"肝硬化—肝癌"进程的干预措施

　　"肝炎—肝硬化—肝癌"是大多数慢性乙型病毒性肝炎患者肝癌发生的三部曲，大多数乙型病毒性肝炎肝硬化患者会进展为肝癌。据统计，90% 的肝细胞癌患者有肝硬化病史，乙型病毒性肝炎相关肝细胞癌较丙型病毒性肝炎相关肝细胞癌更易发生于非肝硬化患者，这与 HBV 更多整合入基因组有关。HBV 相关肝硬化患者较非肝硬化患者更易发展为肝癌。

　　研究显示，乙型病毒性肝炎肝硬化患者进展为原发性肝癌的高危因素是持续HBV–DNA 阳性、长期饮酒史和糖尿病史等。及时、有效的抗病毒治疗不仅能够降低患者血清 HBV–DNA 水平，而且能够改善肝功能，延缓肝硬化进展。肝硬化为慢性进展型疾病，非一朝一夕形成，在肝硬化发生之前，应积极主动治疗高危疾病，延缓肝细胞坏死进展。

　　对于就诊时已出现肝纤维化、肝硬化的患者，需评估其高危因素，如饮酒史、代谢性遗传病史、肝炎病毒感染史、家族史、糖尿病史等。定期监测肝功能指标、影像学检查、甲胎蛋白等肿瘤标志物、乙肝五项、病毒载量等。抗病毒治疗是乙型肝炎肝硬化的主要治疗方法。

除了运用抗病毒药物，还可采用中医药治疗，以有效逆转肝纤维化。一些早期肝硬化若能得到良好治疗，可减缓病程。对于已经确诊为肝硬化的患者，需定期体检，判断肝细胞损伤程度，以及时有效开展相应治疗；医生应对其进行密切的随访，以收获更好的治疗效果；患者应积极主动配合医生进行治疗，在失代偿期出现之前尽量进行有效治疗，减少不良事件，保证患者自身的生存质量。依从性较高的患者，病程进展缓慢。

（五）中医药抗肝纤维化作用机制

谢晶日教授认为引起肝纤维化的病机主要是正虚血瘀，毒瘀内蕴。肝体失养，肝气不畅，气血运行涩滞，化而为积，轻者在气，重者入血阻络。肝为刚脏，体阴而用阳。体阴为肝主藏血，肝体失养，血虚血滞而成瘀，瘀久成积，瘀阻脉络，而产生刺痛不移、胁下癥积、赤掌、蜘蛛痣、青筋怒张、舌质紫暗、有瘀斑等血瘀症状。用阳为肝主疏泄，肝用不畅，疏泄失司，气机不利，从而出现胁肋胀痛；若郁而化热，加之正虚脾弱，水湿不化，湿热相合，蕴蒸肝胆，而出现黄疸；肝胃不和，而出现嘈杂吞酸、胃脘胀满等症状。

郁热灼阴，肝阴亏虚，脾失健运，水湿不化，湿热内蕴，故早期多出现阴虚湿热的症状，即肝气分湿热证。气行则血行，气机不利，则血液运行涩滞，久则入血阻络，中期出现血瘀的证候，即肝血分瘀滞证。病久及脾肾，损及先后天之本，正虚血瘀，水湿不化，即为晚期肝硬化腹水阶段。抗肝纤维化治疗多用于早期和中期尚可逆转阶段，晚期治疗应以健脾补肾、活血利水为主。在抗肝纤维化治疗时应注意气血之别，疏肝与养肝并济。

早期以阴虚湿热为主，肝气分湿热，邪入不深，以清热祛湿、养阴柔肝为基本治法，选用柴胡主入肝经，以疏肝解郁；猪苓、泽泻淡渗利水以祛湿；生地黄、白芍、沙参、枸杞子合用，即一贯煎之法以养肝阴、柔肝体，合肝体阴而用阳之性。白芍主邪气腹痛、除血痹、破坚积寒热、利小便、益气，味酸入肝以滋阴养血，味甘缓急，健脾和中，为治肝第一要药。

随着病情进展，出现血瘀之象时，治以活血化瘀、疏肝健脾，以丹参、姜黄活血行血，使血行而不留瘀。姜黄主心腹结积，下气，破血，消痈，主入肝脾二经，活血行气，令肝气得舒而不克土。脾得健运，肝体得养，肝之功用调畅无郁，瘀自当得行。姜黄尤善于治疗肝纤维化胁痛，无论是血瘀引起的胁部刺痛，还是气滞引起的胁肋胀痛均适用。姜黄与白芍的用量比例多为1：2，白芍得姜黄之助，瘀血祛除而新血化生；姜黄得白芍之助，行气止痛而活血通络，谓之将相和，邦国兴。

瘀滞重者成癥积，以土鳖虫、三棱、莪术破血逐瘀，加入鳖甲滋阴柔肝散结。土鳖虫为虫类药，性善走窜，可通血络而逐瘀，对于慢性肝炎、肝纤维化，肝区有闷痛等症尤宜。土鳖虫虽可逐瘀，但兼行血、和血之功，药性不峻烈，虚弱患者亦适用。鳖甲主癥瘕痞块、肝积肥气，鳖甲性虽善攻，但其味仍补，鳖肉补多而攻少，鳖甲攻多补亦多。鳖为阴物，以阴补阴，故鳖甲能软肝散结，又主厥阴血分为病，兼具滋育真阴的功效。在治疗肝纤维化时，鳖甲与土鳖虫的常用配伍比例为 2 ∶ 1 和 3 ∶ 1，鳖甲多入煎剂，土鳖虫多酒用或入散剂，土鳖虫峻破顽瘀，得鳖甲之柔润则攻不伤正；鳖甲大补肝阴，得土鳖虫之走窜则补而不滞。土鳖虫散剂入药，取意散者散之，酒用亦可，但肝纤维化患者应避免酒精对肝细胞的损伤，可在餐后 1 小时服用，借助食物的油脂促进药物脂溶性成分更好地析出并发挥作用，减少对胃肠道的刺激。破血逐瘀之品多力雄，但伤正耗阴血。谢晶日教授认为不可一味攻伐，以免损及正气，使病邪深入；亦不可壅补，使补药助邪气横行。

病情进展至中后期，正衰邪盛，需辅以健脾运中、补肾化气之法，细辨阴阳，根据患者体质酌加药物。偏于脾虚者以炒白术、太子参、山药、薏苡仁等健脾利水；偏于肾阳虚者加入仙茅、淫羊藿、肉桂、杜仲等以温阳助运；偏于阴虚者选用枸杞子、生地黄、山茱萸等养阴和营。

中医药在治疗肝纤维化、肝硬化等疾病时，对于减轻患者症状，改善肝细胞损伤，延缓疾病进展，有很好的疗效。建议在肝脏疾病早期就加入中医药诊疗方法，以减轻患者痛苦，增加生存期。

（六）肝硬化与肌肉减少症

肝脏是人体重要的代谢器官，蛋白质、脂肪和碳水化合物的代谢，以及维生素的储存和激活等都在肝脏中进行。肝硬化时，可出现复杂的营养素代谢改变，引发一系列营养问题或营养相关并发症，常见的包括营养不良、肌肉减少症（简称肌少症）和骨质疏松。这些营养和代谢问题又不同程度地影响患者的临床结局和预后，因此，早期识别肝硬化患者肌少症，并给予适当的干预，将有助于患者的预后。

肌少症是指进行性、广泛性的骨骼肌质量及力量下降，并由此导致患者的机体运动能力减弱、生活质量降低，甚至死亡率增加等严重后果的综合征。肝硬化患者常处于分解代谢状态，当肌肉蛋白质的分解超过合成时容易导致肌少症的发生。

1. 肝硬化肌少症的发生机制

研究发现，肌少症的发生机制与营养不良和摄入减少、高氨血症、激素水平异常、线粒体功能障碍及氧化损伤、系统性炎症和内毒素、胆汁淤积、泛素－蛋白酶体途径及肌肉自噬、维生素 D 缺乏、利尿剂的使用等因素相关。

2. 诊断

目前尚无相应指南规范肌肉减少症的诊断方法。人种不同，肌少症的定义、诊断及标准有所不同，其检测内容大多包括肌肉量测定、肌力测定及身体活动功能测定，仅亚欧间就具有较大差异。

3. 营养支持和药物治疗

由于肝硬化患者存在代谢异常，易发生营养不良，同时还存在蛋白质周转异常和血浆必需脂肪酸水平降低等情况，因此，通过临床营养干预来补充足够的能量和蛋白质显得尤为重要。

长期补充支链氨基酸能够增加肌肉蛋白的合成，改善肝硬化患者的肌肉质量，且对肝性脑病也显示出有益的效应。

4. 中医对肝硬化并发肌少症的认识

《素问·痿论》云："肝主身之筋膜，脾主身之肌肉，肾主身之骨髓。"《临证指南医案》言："肝主筋，肝伤则四肢不为人用，而筋骨拘挛；肾藏精，精血相生，精虚则不能灌溉诸末，血虚则不能营养筋骨。"肝不能濡养筋脉，脾不能运化水谷精微，肾不能主骨生髓，而造成骨骼、肌肉失养，出现肢体筋脉弛缓，软弱无力，不能随意运动，或伴有肌肉萎缩的表现，在中医学中可以归属为"痿证"的范畴。

对于肝硬化出现"痿证"的患者，可扶正补虚。根据脏腑的虚损，补其所亏。需要注意的是，肝硬化总属本虚标实之候，标实有水湿、气滞、瘀血等，不可一见虚象就一味峻补，反而助长邪气。谢晶日教授认为治疗肝硬化后期出现的肌肉减少症可从脾胃而调，辅以疏肝之法，助脾之健运；肝肾虚损明显者应平补肝肾，填精益髓。

《素问·痿论》言"阳明者，五脏六腑之海，主润宗筋，宗筋主束骨而利机关也"，并提出"治痿独取阳明"之法。阳明为五脏六腑之海，饮食水谷经胃腑受纳腐熟、脾之运化而成精微物质，可以濡养全身，五脏精气得此后天之本而养，故治疗痿证以健脾益气、和胃益阴为主，兼以醒脾运脾，防湿邪困脾。谢晶日教授以补中益气汤之法，酌加益肾强骨、养肝和血之品，助骨骼肌肉之养，黄芪、白术、人参、甘草四药健脾而大补元气，固护肌表而存正气以生肌肉，又可御邪；当归、党参养血和血，助精血化生；柴胡、升麻为"风药"，以其轻轻上浮之性，遂肝升发清阳之能，助脾胃之运化，谢晶日教授强调风药香燥易生风动血，少量即可助肝理脾升阳；少佐陈皮，以其行气、理气、化痰之效，防补药壅滞成湿；痿证之人多津液亏少，以沙参、石斛、天花粉滋阴助胃和降。肝肾虚损明显者，应益肾养肝，强筋壮骨，谢晶日教授以六味地黄丸为基础，加入狗脊、杜仲滋肾而养骨髓之本；淫羊藿、仙茅、肉苁蓉壮肾之阳而强肾阴；女贞子、枸杞子等滋肾阴而养肝阴，肝肾同补；配牛膝走下肢而除湿邪之标，以利肢体关节。

谢晶日教授强调肝硬化后期变证迭起，不可见其变证而忘其本，协调标本虚实，以人立法，以法组方，治法治则应灵活变通，以冀取得更好的疗效。

二、谢晶日教授诊治肝硬化相关论文举要

（一）谢晶日辨治乙型肝炎肝硬化药对撷精

1. 特色药对

（1）柴胡、白芍——养肝体、复肝用

柴胡，辛苦疏泄，归肝、胆经。《药品化义》有云："柴胡，性轻清，主升散，味微苦，主疏肝。"谢晶日教授认为本品功善疏肝解郁，理气止痛，使木气冲和条达，复肝之用，同时引诸药走两胁入肝经，临证常用醋柴胡。《医学入门》中提到柴胡的用法有"入肝用醋"。醋制，一可增强柴胡引药入肝经的作用，二可增止痛之效，三可增强柴胡疏肝的功效。白芍，苦、酸，微寒，归肝、脾经，功善养阴柔肝，养肝之体，缓急止痛。谢晶日教授常以炒白芍入药，《医宗说约》载其"伐肝生用，止痛炒用"，炒白芍养血止痛之效更强。

谢晶日教授认为，肝失疏泄，痞块内结而成本病，反之，癥瘕内留，阻滞气机，又可加重该病积滞不化之势，形成恶性循环。气利则积消，故应理气消积。然肝脏体阴而用阳，宜疏肝与柔肝并举，不可偏废。谢晶日教授常以柴胡与白芍相伍，一则疏肝理气，畅肝气之条达，助肝疏泄，利肝之用；二则养血柔肝，滋肝之阴，养肝之体；三则白芍酸寒柔缓可防柴胡辛温燥烈劫肝阴。因此，两者合用可有肝阴得养、肝阳被涵、阴阳协调、刚柔相济之效，使肝脏恢复生理功能，直达病所。临证时，谢晶日教授常根据患者肝郁与血虚程度分别予以两药剂量多少之偏重，肝郁较重者常以醋柴胡15g，伍炒白芍6g；肝血虚明显者常以炒白芍30g，伍醋柴胡10g。

（2）鳖甲、莪术——软坚散结

鳖甲，咸，寒，归肝经。谢晶日教授认为本品咸寒能软，消癥散结，且功专滋养肝阴，善养肝除积而不伤正。《本草汇言》亦载该药："入肝，统主厥阴血分为病……为癥瘕，为痞胀……咸得主之。"莪术，辛散温通，入肝经。《药品化义》言："蓬术……味辛性烈，专攻气中之血，主破积消坚……去积聚癖块。"其中蓬术为莪术别称，本品既能入气分破气止痛，又入血分破血消癥。

《景岳全书·积聚》言："积聚之病……是坚硬不移者，本有形也，故有形者曰积……皆积之类，其病多在血分，血有形而静也。"谢晶日教授认为该病为疫毒与气血搏结，凝滞不畅，着而不去，瘀于肝脏，凝结成块，故治疗应活血化瘀，软坚散结，去其壅滞，常以鳖甲与莪术合用，气血兼顾，消补兼用，破气行血，养肝散结。同时，谢晶日教授主张鳖甲功善养肝散结而无动血之虞，常根据肝硬化程度给予 10 ～ 35g 剂量；对于肝阴虚较甚，无力抗邪者，甚至可给予 50g 剂量。而莪术功善破气破血，药性峻猛，走而不守，又因失代偿期肝硬化患者常有吐血、便血之虞，恐其动血，故常根据患者不同的临床阶段分别给予 10 ～ 15g 剂量，并以醋莪术入药，醋制后莪术抗纤维化作用增强。此外，"血不自行，赖气以动"，亦可配以柴胡组成角药，疏肝行气，助其活血散结之势。

（3）黄芪、太子参——养正除积

黄芪，甘，温，归脾、肺经。谢晶日教授认为本品善补脾胃之气，鼓动脾胃运化，脾运有力则积滞可除。《本经逢原》亦云黄芪"性虽温补，而能通调血脉，流行经络，可无碍于壅滞也"，表明黄芪补而不滞的特性。太子参，甘平微苦，归脾、肺经。《本草再新》言其："治气虚肺燥，补脾土，消水肿。"太子参补气健脾，生津润肺，且性平和，略偏凉，属清补之品，补虚而不峻烈，养阴而不滋腻。谢晶日教授主张，初病者，肝病乘脾，脾虚运化无力，则痰湿、血瘀、水停诸积内生，即所谓因虚内壅，因虚致痞；久病者，病势缠绵难愈，消耗精气，气血虚弱，不耐攻伐，且脾虚转输失职，中焦不运，诸积难除。《医宗金鉴》亦强调："形虚病盛先扶正，形证俱实去病急，大积大聚衰其半，须知养正积自除。"治疗本病，谢晶日教授主张补中健脾，以复运化，养正除积，然脾虚难运，故宜选用补而不壅之品。《医学入门·鼓胀》亦有云："治胀必补中行湿，兼以消积。"亦如《景岳全书》所言："凡积痞势缓而攻补俱有未便者，当专以调理脾胃为主。"谢晶日教授认为黄芪、太子参性平势缓，均具有补而不滞的特点，尤以太子参性略凉偏清补，与黄芪相伍可减其温燥之性，尤适宜肝硬化后期气阴两虚之势。两药合用，补中气，健脾气，脾健气运，痰湿得去，气血得运，诸积自除，是所谓"消积不伤正，扶正除积"。对于伴有腹水者，谢晶日教授常用生黄芪健脾利水；脾弱气虚严重者，谢晶日教授常用炙黄芪增其健脾补气之效；更甚者可加党参组成角药，扶正抗邪；阴虚较重者可重用太子参 25 ～ 35g。

（4）连翘、水飞蓟——解毒散结

连翘，苦，寒，归肺、心、小肠经，轻清透散，具有清热解毒、消肿散结之功。《药品化义》谓其功效为："一切血结气聚，无不调达而通畅也。"《烟霞圣效方》载连翘："散诸经血结气聚，消肿……谓表里上下气血之分，咸需之耳。"谢晶日教授认为连翘不仅解表，亦可透里，入血分、气分等，散结疏邪，促瘕结消散。张锡纯亦谓其具有疏利肝胆之效，"应秋金之令……能清肝家留滞之邪毒也"，可治疗肝胆湿热，蕴而成疸之证。水飞蓟，味苦性凉，归肝胆经，具有清热解毒、疏肝利胆之效。本品自1952 年由英国引入中国，虽无更多相关古典医籍记载，但研究表明该药具有明确的抗病毒及保肝降酶作用，收录于多国药典，被广泛应用于治疗肝硬化、肝炎等疾病。

谢晶日教授认为HBV 属中医"疫毒"范畴，疫毒侵袭，搏结气血，稽留不除，炼血为毒，气滞血瘀，聚而成形，郁结凝瘕，正如《医林改错》所云"疫毒在内烧炼其血，血受烧炼，其血必凝"，故治以解毒散结。连翘疏肝利胆，解毒散结，水飞蓟功专肝胆，助连翘解毒，又引连翘入肝胆经，并走两胁，直达病所。同时，谢晶日教授认为治疗本病应辨证与辨病结合，衷中参西。该组药对亦取意于西医学的抗病毒疗法，研究表明，本药组具有抗病毒、降低转氨酶血清含量、抑制HBV 感染及肝星状细胞的转化、修复肝细胞等药理作用，尤适用于伴有转氨酶和（或）HBV 病毒滴数升高的患者。恐此二药苦寒易伤胃，谢晶日教授常以连翘、水飞蓟各 10 ～ 15g 入药，中病即止。

（5）泽泻、郁金——行气活血、利水消肿

泽泻，甘、寒，归肾、膀胱经。《本草纲目》载："仲景地黄丸，用茯苓、泽泻者，乃取其泻膀胱之邪气，非引接也。"泽泻甘寒趋下，直走水府，通达肾与膀胱，渗利小便，利水消肿的作用较强。郁金，味辛能散能行，归肝胆经，《本草备要》载其功能"行气，解郁，泄血，破瘀，凉心热，散肝郁"，可破血，又可行气，为气血双用之药，尤善治疗肝瘀气滞之证。谢晶日教授认为泽泻直趋膀胱而消肿治病之标，得郁金行肝气、活肝血、助运水道，治病之机，利水功倍。

肝硬化中晚期患者常伴有腹水。肝血瘀滞，瘕块内结，碍气行水，气机郁闭，膀胱不利，水湿内停于腹，则小便不利、单腹胀大、绷急如鼓，是为"臌胀"。治疗以活血化瘀、行气利水，药用泽泻、郁金。谢晶日教授认为两药相伍，气得行，血得运，湿得利，水不蓄，是治疗肝硬化腹水的重要药对，常用剂量 10 ～ 25g。严重腹水患者可配伍猪苓、大腹皮、五加皮等利水消肿。然临床常见腹水反复发作的患者，恐其久用耗津，故应稍佐养阴之品。谢晶日教授认为"因肝水停，则于肝中养阴"，故常佐白芍柔肝养阴，养肝之体，助肝之用，缓药渗利，达利水而不伤阴、滋阴而不敛邪之效。

（6）茵陈、车前子——湿退黄

茵陈，苦、辛，微寒，归肝、胆、脾、胃经，《名医别录》载其适应证为："通身发黄，小便不利，除头痛，去伏瘕。"《诸病源候论·急黄候》云："脾胃有热，谷气熏蒸，因为热毒所加。"湿热熏蒸肝胆，胆汁不循常道外溢肌肤，则身目发黄。黄疸的病机为肝胆脾胃四经湿热熏蒸、胆汁外溢。茵陈苦寒下泄，善从小便清利肝胆及脾胃四经湿热以退黄，直指病机，为利湿退黄要药。车前子，甘，寒，归肾、肝、肺经，谢晶日教授认为本品甘寒滑利，可清利肝经湿热、渗膀胱而通利水道，但通利而不伤正。《本草备要》载车前子："甘、寒，清肺肝风热，渗膀胱湿热，利小便而不走气，与茯苓同功，强阴益精，令人有子。"

谢晶日教授认为两药相伍，肝胆及脾胃湿热得除，小便得利，湿热从中焦及下焦分利而出，则黄亦分消。车前子滑利，善祛湿，茵陈苦寒，善清热，故黄疸湿多热少者，重用车前子利湿退黄，热多湿少者，重用茵陈清热退黄，或以栀子佐之。此外，谢晶日教授常选用盐车前子，车前子有效成分京尼平苷酸可修复肝损伤，改善胆汁微循环环境，经盐炙后其含量可明显增加，且利尿功能显著升高。《张氏医通》曰："诸黄虽多湿热，然经脉久病，不无瘀血阻滞也。"此二药亦可配伍郁金，组成角药，疏利肝胆，化瘀退黄。寒湿阻遏，成阴黄者，可加入附子温化寒湿。

2. 结语

张锡纯言药对配伍："取其药性化合，借彼药之长，以济此药之短。"上述六组药物可两两相合组成药对互增有无。"一生二，二生三，三生万物"，药对亦可组内拆分或增一味而三三相伍互为犄角组成角药，更可随证加减组方成剂，变化万千，配伍灵活，是谢晶日教授治疗乙型病毒性肝炎肝硬化遣方用药最基础的单元。

（二）谢晶日活用药对治疗肝硬化腹水的临证诊疗探析

肝硬化腹水属于中医"臌胀""水蛊""蜘蛛蛊"等范畴，为中医四大难治病之一。近年来，在使用中医学治疗本病的研讨过程中发现，中医药在治疗上除了能够消退腹水，还可改善肝功能，延缓疾病发展，从而达到改善患者生活质量，延长生命周期的诊疗结果。

1. 主要治法

（1）"双术"配黄芪——温补中焦以醒脾湿

双术指白术和苍术。白术，味甘、苦，性温，归脾、胃经，善健补脾胃之气，温燥化湿利水，被前人誉为"脾脏补气第一要药"，正如《本草通玄》所述："白术，补脾胃之药，更无出其右者……土旺则能胜湿，故患痰饮者，肿满者，湿痹者，皆赖之也。"苍术，味辛、苦，性温，归肝、脾、胃经，《名医别录》云其主"消痰饮，逐皮间风水结肿"，为健脾燥湿之要药。黄芪，味甘，性微温，归脾、胃经，张锡纯谓之"小便不利而肿胀者，可用之以利小便"，又谓其"尤善补气之功"。谢晶日教授常用三药配伍治疗本病中焦脾虚，水湿困阻之证。且现代药理学研究发现，白术具有抗肿瘤、抗衰老、免疫调节、调节胃肠功能等作用。经研究发现，白术中的挥发油具有抗肿瘤、增强免疫等功效。且谢晶日教授认为气乃血之将帅，气足则能生血固血，气血旺行，则濡养周身，故方中常用黄芪 15～35g，以固正气，使中气补而不壅闭，脾气足而利水湿，气足而津血畅。且实验研究发现，黄芪中所含的黄芪多糖成分可抗细胞衰亡、抗氧化衰老、增强机体免疫功能，既可改善瘀血引起的炎症损伤破坏，还可明显加快肝硬化腹水患者颜面气色、腹部青筋凸起等症状的缓解。

（2）"双苓"配茯苓皮——甘补淡渗以逐水饮

双苓指猪苓、茯苓。三者性味平而甘淡，甘能补，淡能渗，药性平和，利水渗湿的同时扶正气而祛湿邪，乃利水消肿之首选。《草本化义》中记载："茯苓最为利水除湿要药。"研究指出，茯苓素可促进水与盐代谢，有良好的利尿功效，茯苓多糖可增强机体免疫力，保肝，抑制肝组织损伤，具有降低转氨酶等作用。茯苓皮长于行皮肤水湿。谢晶日教授常将三者相须而用，治疗脾阳不振、湿邪内盛之证。谢晶日教授认为茯苓上调心脾，下入肾经；猪苓开腠理，入肾经而走膀胱；茯苓皮善走于皮间；三药配伍，内外调达，标本兼顾，使周身水气通达，促进水液的排泄。

（3）"双半"配白花蛇舌草——清利毒热以消水肿

双半指半枝莲、半边莲。三者均具有清毒热内壅，疗水湿蓄停的作用。半边莲归心、小肠、肺经；白花蛇舌草归胃、小肠、大肠经；半枝莲，归肺、肝、肾经。肺与大肠、心与小肠互为表里。谢晶日教授认为三药同用，可泄上焦之肺中之水，清中焦之脾胃之水，除下焦之肾中之水，使三焦水道通利，水毒之邪畅有其行。且药理实验显示半枝莲、白花蛇舌草在治疗疾病时，抗肿瘤作用明显，半边莲可用于治疗水肿、癌肿、腹水等疾病。三药相合，辛凉利水，合而用之，可增其药效。

（4）"二仙"配牛膝——壮命门火以散水湿

二仙指仙茅、仙灵脾（淫羊藿）。三药主入肝肾经。仙茅味辛燥烈，善补命门而达阳道；《本草纲目》记载："仙茅性热，补三焦、命门之药也。"淫羊藿味甘燥烈，长于补肾兴阳强筋骨；牛膝味酸甘而苦，既可补肝肾，强筋骨，又可下利水道，引火下行。谢晶日教授认为血为阴，日久伤耗，实则损阴，阴弱则阳亢化为虚火，内扰脏腑，清浊不分，且本病日久，肝脾肾阳气虚耗，阳虚则温煦脾阳无力，日久阴寒生于内，水湿输达不调，继而寒热交杂，阴阳失衡，上下不通，阻滞于内。故谢晶日教授常将三药配伍，上引虚火以归肾元，下壮命门以助火内生，使脾阳得温而化，蒸腾水气，气化有序，开阖有度，使水湿循道而行。

（5）"二皮"配陈皮——宽中导滞以泄水气

二皮指五加皮、大腹皮。大腹皮，味辛，性微温，主入脾、胃、大肠、小肠经，上宣肺气而利水湿，中理脾胃之气而导积滞，下通二肠之气而通水肿，《本草纲目》云其"降逆气，消肌肤中水气浮肿"，故大腹皮为理气消水之捷药。陈皮，味辛、苦，性温，主入脾、肺经，善理气机而疏痛，调脾胃而培土，温中焦而合湿，《本草纲目》记载："其治百病，总取其理气燥湿之功。同补药则补，同泻药则泻，同升药则升，同降药则降。"五加皮，味辛、苦，性温，主入肝、肾经，有辛散风寒、苦泄燥湿、辛温暖肾、壮筋骨之效，且补益之功尤宜久病体虚者。三药相须为伍，上泄肺水，中消脾水，下除肾水，且互而为用，消水的同时补中气，降逆气，以皮入皮，共达泄水气之功。谢晶日教授认为水邪之为患，当责肺脾肾三脏，脾虚胃弱则心腹水积，肺失宣降则泛溢肌肤，肾失温煦则周身肿满，故治疗时应统筹兼顾，临证加减，权衡轻重，配伍辨证论治。

（6）"三棱、莪术、炙鳖甲"——散化瘀结以潜阴阳

三棱、莪术，二者入气分走血分。《药品化义》记载蓬术："味辛性烈，专攻气中之血，主破积消坚，有星移电闪之能，去积聚癖块。"《神农本草经疏》记载三棱："从血药则治血，从气药则治气……苦能泄而辛能散，甘能和而入脾，血属阴而有形，此所以能治一切凝结停滞有形之坚积也。"两药同用，是为破瘀破气之要药。药理研究证明，两者均有显著抑制肿瘤细胞增殖和生长，防止肿瘤侵袭和转移的作用，对治疗肝癌有显著疗效。鳖甲，主入肝肾二经，长于补阴血，伏虚阳，软散瘀结，《神农本草经》谓："主心腹癥瘕坚积，寒热，去痞息肉。"血为阴化，谢晶日教授将三药合用，佐三棱、莪术的峻猛，缓鳖甲之滋腻，使破血而不耗阴，滋补而不留邪，且谢晶日教授常用炙鳖甲入药，增加其药效。现代医家组方研究发现，炙鳖甲比生鳖甲中蛋白质和钙的煎出率更高。另药理研究表明，鳖甲具有免疫调节、抗肝纤维化、抗肿瘤、抗疲劳和抗突变等作用，临床上多用于治疗肝、肺纤维化，其中肝纤维化治疗效果尤其明显。

（7）"柴胡、枳壳、炒白芍"——疏肝降逆以柔肝消胀

柴胡，味辛、苦，性微寒，归肝、胆经，《神农本草经》中谓其："主心腹，去肠胃中结气，饮食积聚，寒热邪气，推陈致新。"枳壳，味辛、苦，性酸温，归脾、胃、大肠经，《本草纲目》谓："气通则痛刺止，气利则后重除。"两药相伍，不仅疏肝气，通肠滞，还可止腑痛。白芍，味酸，性微寒，归肝、脾经，善敛肝阴以养阴血，柔肝以缓急止痛，《神农本草经》谓其："主邪气腹痛……止痛，利小便，益气。"三药配伍，散收升敛，畅补同用，共奏疏肝柔肝、降逆消胀之效。

（8）"丹参、当归、炙甘草"——和血补血以利水湿

丹参，味苦，性微寒，《本草便读》谓："丹参，功同四物，能祛瘀以生新……但补血之力不足，活血之力有余，为调理血分之首药。"当归，《医学启源》谓："当归，

气温味甘，能和血补血，尾破血，身和血。"基于"血不利则为水"的观点，两药同用，可使新血生而顾护血脉，旧血除而不伤阴耗气。另外，研究表明，当归有保护肝细胞和促进肝功能恢复的作用。甘草，善补心脾，复气益脉，《本草汇言》记载其为："和中益气，补虚解毒之药也。"甘草作为辅助用药，既可助丹参、当归活血补血，亦可顾护脉道，缓急止痛，调和诸药。此外，药理研究指出，甘草的主要成分为甘草次酸，其药物活性较为丰富，如消炎、保肝、抗菌、抗病毒等。

（9）"双泽"配坤草——温通经络以推新生

双泽指泽泻、泽兰。泽泻，味甘，性寒，归肾、膀胱经，既清膀胱湿热，又清相火妄动。《本经逢原》谓："泽泻性专利窍，窍利则邪热自通。"泽兰，苦泄温通而不峻，调经络而化瘀阻。《本草纲目》谓："泽兰走血分，故能治水肿。"坤草又名"益母草"，《本草纲目》认为其功效为："行血而不伤新血，养血而不滞瘀血，诚为血家之圣药也。"谢晶日教授认为本病多由湿邪和热毒互结，且常由标实转化为本虚之证，本虚则湿邪黏滞不行，日久气血壅塞化而为瘀，故肝硬化腹水患者，瘀阻之证贯穿始终。谢晶日教授将三药配伍，通络化瘀，补益气血，祛邪与扶正同调，使邪去而不伤正，正留而存其本。另外，药理研究发现，益母草含有硒和锰等微量元素，具有抗氧化、防衰老、抗疲劳及抑制癌细胞增生的作用；泽泻具有保肝、调节免疫、抗炎等作用。

2. 结语

以上药对，是谢晶日教授经多年临床经验总结而得，大多出自古代医家典籍。所谓无药不成方，方中必有药，二者互为影响，药对即是方、药之精华所在。谢晶日教授认为，多方共调，由病选法，由法选方，由方加减，灵活运用，治疗疾病才可有明显的疗效。

三、医案分享

病案一：臌胀·水湿困脾证

张某，男，44岁。

首诊时间：2019年8月26日。

主诉：腹部胀满不适6个月余。

现病史：患者6个月前因情绪不良，出现腹部胀满不适。遂就诊于某医院，行相关检查，腹部彩超示肝脏弥漫性改变，慢性肝损伤（符合肝硬化声像），腹水（少量）。诊断为"失代偿期肝硬化"，予以保肝利尿等对症治疗后效果不理想。半年中上述症状反复发作，遂经他人介绍，前来就诊。患者现面色晦暗，形体适中，腹部胀满不适、膨隆，双下肢浮肿，纳可，大便可，日1～2次，进行性消瘦；舌质紫暗，边有齿痕，苔白腻，脉沉。

既往史：既往健康。

辅助检查：腹部彩超检查示肝脏弥漫性病变，慢性肝损伤（符合肝硬化声像），腹水（少量）。

辨证分析：患者以"腹部胀满不适6个月余"为主诉前来就诊，经辨病属于中医"臌胀"范畴。肝为藏血之脏，性喜条达，若情志不舒，肝失疏泄，气机不利，则血液运行不畅，致肝脉瘀阻，故见面色晦暗，舌质紫暗；肝气郁结不舒，气机不畅，气不行水或横逆犯脾，运化失司，以致水湿停留，水湿与血瘀蕴结，日久不化，阻塞中焦，故见臌胀；水湿停聚在下，故见下肢浮肿；苔白腻，边有齿痕，脉沉为水湿困脾之象。四诊合参，辨证为水湿困脾证。

中医诊断：臌胀·水湿困脾证。

西医诊断：①失代偿期肝硬化。

②腹水。

中医治法：疏肝健脾，行气利水。

处　　方：柴　胡15g　　泽　泻15g　　猪　苓20g　　茯苓15g

大腹皮15g　　焦白术15g　　薏苡仁15g　　佛手15g

紫苏子15g　　煅龙骨30g　　煅牡蛎30g　　陈皮15g

鸡内金15g　　黄　芪20g　　太子参10g　　茵陈30g

7剂，水煎服，日1剂，水煎200mL，早晚分服。

二诊：患者服药后双下肢浮肿减轻，偶有胃脘不适，寐差；舌质紫暗，边有齿痕，少许白腻苔，脉沉。遂原方去猪苓、薏苡仁、紫苏子、太子参，加灵磁石30g、首乌藤30g、柏子仁10g以改善睡眠，加延胡索10g以疏肝理气。

处　　方：柴　胡15g　　泽　泻15g　　茯　苓15g　　灵磁石30g

大腹皮15g　　焦白术15g　　柏子仁10g　　佛　手15g

煅龙骨30g　　煅牡蛎30g　　陈　皮15g　　延胡索10g

鸡内金15g　　黄　芪20g　　茵　陈30g　　首乌藤30g

14剂，水煎服，日1剂，水煎200mL，早晚分服。

三诊：患者服药后双下肢浮肿减轻，偶有胃脘不适，肠鸣音亢进，口干欲饮，口苦，寐差；舌质紫暗，边有齿痕，有少许白腻苔，脉沉。遂上方去柏子仁、延胡索，加三七10g、仙鹤草20g，以和血止血。

处　　方：柴　胡15g　　泽　泻15g　　茯　苓15g　　灵磁石30g

大腹皮15g　　焦白术15g　　佛　手15g　　茵　陈30g

| 煅龙骨 30g | 煅牡蛎 30g | 陈　皮 15g | 鸡内金 15g |
| 仙鹤草 20g | 黄　芪 20g | 首乌藤 30g | 三　七 10g |

14 剂，水煎服，日 1 剂，水煎 300mL，早晚分服。

电话随访，患者自诉无明显不适，诸症好转。

【临证心悟】

该患者中医诊断为水湿困脾型臌胀，西医诊断为失代偿期肝硬化。谢晶日教授认为臌胀基本病理变化总属肝、脾、肾三脏受损，气滞、血瘀、水停腹中。病变脏腑先及肝脾，久及于肾。因肝主疏泄，为藏血之官，肝病则疏泄失职，气滞血瘀，进而横逆犯脾，脾主运化，脾病则运化失司，水湿内聚，进而土壅木郁，以致肝脾俱病。病理因素无外乎气滞、血瘀、水液停聚。

臌胀早期常兼有气滞、血瘀、寒热等有形实邪，后期常兼有脾肾阳虚等亏虚之候，方药上常用利水渗湿药，如茯苓、薏苡仁、猪苓、泽泻等利水消肿类药，一除臌胀，二消肢肿；亦用茵陈等利水清热药，以防湿困日久，郁而化热；另加白术、佛手、陈皮等健脾益气、疏肝行气、和胃理气等通达之品，起到提壶揭盖之效；灵磁石、煅龙骨、煅牡蛎等重镇沉降之品，一疏肝、二柔肝、三敛肝，使肝气畅，肝脾和。治疗臌胀要始终顾护脾胃，坚持守方。治疗后期常选用益气养阴、补气健脾之品，以防利水伤阴，使邪祛而不伤正。

病案二：胁痛·湿热蕴结兼外感证

杨某，男，66 岁。

首诊时间：2018 年 12 月 26 日。

主诉：两侧胁肋疼痛 1 个月。

现病史：患者 1 个月前无明显诱因出现两侧胁肋疼痛，遂就诊于当地医院，行相关检查，腹部彩超示肝硬化，肝门静脉增宽，胆囊受累，脾大，腹水。诊断为"失代偿期肝硬化"，于 2018 年 11 月 30 日行腹腔闭式引流术等相应治疗后，症状缓解。出院后胁痛再次发作，苦不堪言，为寻求有效治疗，遂来我处就诊。刻下症见患者面色萎黄，形体略胖，两侧胁肋隐隐作痛，身黄，食后腹胀，畏凉，忽冷忽热，口干口苦，时有干咳，周身红疹瘙痒，偶有左前胸刺痛，腰背酸痛，大便如水样，1 日 3～6 次；舌质紫暗，苔黄腻，舌体瘦，脉弦。

辅助检查：腹部彩超示肝硬化声像，肝门静脉增宽，胆囊受累，脾大，大量腹水。

辨证分析：患者以"两侧胁肋疼痛 1 个月"为主诉前来就诊，经辨病属于中医"胁痛"范畴。湿热蕴结肝络，络脉不通，故见胁痛；湿热壅遏中焦，脾失健运，食后不化，故见胃胀；脾不升清，水液下陷，故见大便溏如水状，1 日多次；湿热壅遏阳气，故见身体畏寒，表虚外感则忽冷忽热、风疹瘙痒；腰酸、胸部刺痛为经络瘀滞，不通则痛；舌质紫暗，苔黄腻，舌体瘦，脉弦为湿热蕴结中焦，气机郁滞之象，兼可见瘀血之征。四诊合参，辨证为湿热蕴结兼外感证。

中医诊断：胁痛·湿热蕴结兼外感证。

西医诊断：①失代偿期肝硬化。

②脾大。

③腹水。

中医治法：清热利湿，攻下逐水。

处　方：柴　胡10g　　薏苡仁15g　　苍　术10g　　焦白术15g

香　橼15g　　鳖　甲10g　　白豆蔻15g　　煅龙骨20g

煅牡蛎20g　　防　风10g　　五加皮15g　　大腹皮15g

白　及6g　　刺蒺藜10g　　太子参10g　　泽　泻10g

7剂，水煎服，日1剂，水煎200mL，早晚分服。

二诊：患者面色萎黄，形体略胖，身黄，双侧胁肋部隐痛减轻，食后腹胀缓解，畏凉缓解，忽冷忽热感觉局限于后背部，口干口苦，干咳减轻，周身红疹瘙痒已不明显，偶有左前胸刺痛，大便成形，日1次；舌质紫暗，苔黄腻，舌体瘦，脉弦。遂原方去薏苡仁、刺蒺藜、防风、五加皮，加炙甘草15g、白茅根15g、厚朴15g、枳实15g。

处　方：柴　胡10g　　苍　术10g　　焦白术20g　　香　橼10g

煅牡蛎20g　　白豆蔻15g　　鳖　甲10g　　煅龙骨20g

枳　实15g　　大腹皮15g　　泽　泻10g　　炙甘草15g

白茅根15g　　太子参10g　　白　及6g　　厚　朴15g

14剂，水煎服，日1剂，水煎200mL，早晚分服。

三诊：患者面色萎黄，形体略胖，身黄，双侧胁肋部隐痛减轻，食后腹胀消失，畏凉缓解，忽冷忽热感觉局限于后背部，口干口苦，干咳减轻，周身红疹瘙痒消失，偶有左前胸刺痛，大便成形，日1次；舌质紫暗，苔黄腻，舌体瘦，脉弦。遂上方去苍术、香橼，另加黄芩10g、栀子10g。

处　方：柴　胡10g　　栀　子10g　　焦白术20g　　黄　芩10g

煅牡蛎20g　　白豆蔻15g　　鳖　甲10g　　煅龙骨20g

枳　实15g　　大腹皮15g　　泽　泻10g　　炙甘草15g

白茅根15g　　太子参10g　　白　及6g　　厚　朴15g

14剂，水煎服，日1剂，水煎200mL，早晚分服。

电话随访，患者自诉无明显不适，诸症好转。

【临证心悟】

胁痛主要责之于肝胆。肝位居于胁下，其经脉循行两胁，胆附于肝，与肝呈表里关系，其脉亦循于两胁。肝为刚脏，主疏泄，性喜条达；主藏血，体阴而用阳。若情志不舒，饮食不节，久病耗伤，劳倦过度，或外感湿热等病因，累及于肝胆，导致气滞、血瘀、湿热蕴结，肝胆疏泄不利，或肝阴不足，络脉失养，即可引起胁痛。《景岳全书·胁痛》言："胁痛之病，本属肝胆二经，以二经之脉皆循胁肋故也……胁痛有内伤、外感之辨。凡寒邪在少阳经，乃病为胁痛，耳聋而呕，然必有寒热表证者，方是外感；如无表证，悉属内伤。但内伤胁痛者十居八九，外感胁痛则间有之耳。"

本案患者发病之初有寒热往来，红疹瘙痒，证属内伤兼有轻微外感，故少加防风、刺蒺藜祛风；主以柴胡、香橼疏肝；薏苡仁、苍术、焦白术、白豆蔻以健脾化湿；鳖甲、煅龙骨、煅牡蛎以镇肝；五加皮、大腹皮、泽泻以利水；白及收敛止血，以防出血；太子参以益气扶正。二诊时患者自觉寒热往来减轻，风疹瘙痒不显，故去防风、刺蒺藜；患者体虚为本，加重焦白术剂量，并加炙甘草以补脾，加白茅根以利水，加厚朴、枳实行气，以利肝胆疏泄。

病案三：胁痛·肝脾血瘀证

李某，女，48岁。

首诊时间：2018年5月4日。

主诉：阵发性右胁刺痛1个月。

现病史：患者1个月前无明显诱因阵发性右胁刺痛，并伴有烧心、反酸，遂于当地医院就诊，行相关检查，腹部彩超示肝硬化，肝结节，肝囊肿。诊断为乙型病毒性肝炎代偿期肝硬化，予保肝、抗病毒等对症治疗，症状缓解。出院后上述症状反复发作，为寻求有效治疗，遂来就诊。刻下症见患者阵发性右胁刺痛，食后反酸，烧心，呃逆，纳可，体力可，大便稀，日1次，寐差，入睡困难，潮热盗汗，心烦，畏寒，小腹疼痛，白带量多；舌紫暗，尖红，苔白腻，脉弱。

既往史：慢性乙型病毒性肝炎20年（大三阳）。

辅助检查：腹部彩超示肝硬化，肝结节（3~4mm），肝囊肿。

辨证分析：患者以"阵发性右胁刺痛1个月"为主诉前来就诊，经辨病属于中医"胁痛"范畴。肝气郁滞，气滞血行不畅而致血瘀，故见右胁刺痛；郁而化火，煎灼胃液，故见吞酸；气逆于上，故见呃逆；肝郁脾虚，食而不化，故见便溏；肝血失养，阴阳失衡，故见不寐；脾虚不固，失于统摄，故见带下；畏寒、腹痛、潮热、心烦为化寒、化热、寒热错杂之征；舌紫暗，尖红，苔白腻，为肝郁，血络瘀滞，上焦有热，中焦湿蕴之象；脉弱说明此证总属虚证。四诊合参，辨证为肝脾血瘀证。

中医诊断：胁痛·肝脾血瘀证。

西医诊断：①乙型病毒性肝炎代偿期肝硬化。

②肝结节。

③肝囊肿。

中医治法：活血化瘀，疏肝解毒。

处　方：柴　胡 15g　　焦白术 20g　　郁　金 15g　　煅瓦楞子 30g

苍　术 15g　　威灵仙 15g　　川　芎 15g　　煅海螵蛸 30g

炙鳖甲 15g　　玄　参 15g　　夏枯草 15g　　半枝莲 15g

金钱草 15g　　炒白芍 30g　　甘　草 15g　　白花蛇舌草 15g

7 剂，水煎服，日 1 剂，水煎 300mL，早晚分服。

嘱患者检查：①肝脏 CT 平扫及增强扫描；②肾功能检查；③生化全项检查。

二诊：患者阵发性右胁刺痛，食后反酸缓解，呃逆，偶有腹胀，纳可，体力可，大便稀，日 1 次，寐差，入睡困难，潮热盗汗，心烦，畏寒，小腹疼痛，白带量多；舌淡红，尖红，苔薄白，脉弱。遂原方去白花蛇舌草、煅瓦楞子，加香附 10g、紫苏梗 10g 以增加理气的功效。

处　　方：柴　胡 15g　　焦白术 20g　　苍　术 10g　　郁　金 15g

金钱草 15g　　威灵仙 15g　　川　芎 15g　　煅海螵蛸 30g

炙鳖甲 15g　　玄　参 15g　　夏枯草 15g　　半枝莲 15g

紫苏梗 10g　　炒白芍 30g　　甘　草 15g　　香　附 10g

14 剂，水煎服，日 1 剂，水煎 300mL，早晚分服。

三诊：患者阵发性右胁刺痛、食后反酸好转，呃逆，纳可，体力可，大便不成形，日 1 次，寐差缓解，入睡困难，潮热盗汗，心烦，畏寒，口唇紫暗，小腹疼痛，白带量多；舌淡红，尖红，苔薄白，脉弱。遂上方去紫苏梗、苍术、金钱草，加延胡索 10g、白芷 15g 以理气通络止痛，煅海螵蛸减至 25g。

处　　方：柴　胡 15g　　焦白术 20g　　白　芷 15g　　郁　金 15g

延胡索 10g　　威灵仙 15g　　川　芎 15g　　炙鳖甲 15g

玄　参 15g　　夏枯草 15g　　半枝莲 15g　　煅海螵蛸 25g

炒白芍 20g　　甘　草 10g　　香　附 10g

14 剂，水煎服，日 1 剂，水煎 300mL，早晚分服。

四诊：患者阵发性右胁刺痛好转，食后胃痛，纳可，厌油腻，体力可，大便不成形，日 1 次，寐差缓解，入睡困难，潮热盗汗，心烦，畏寒，口唇紫暗，小腹疼痛，白带量多、偏黄；舌淡红，尖红，苔白腻，脉弱。遂上方去香附，加木香 10g、紫苏子 15g。

处　　方：柴　胡 15g　　焦白术 20g　　白　芷 15g　　郁　金 15g

　　　　　　延胡索 10g　　威灵仙 15g　　川　芎 15g　　炙鳖甲 15g

　　　　　　玄　参 15g　　夏枯草 15g　　半枝莲 15g　　煅海螵蛸 25g

　　　　　　炒白芍 20g　　甘　草 10g　　紫苏子 15g　　木　香 10g

　　　　　　　　　　　　　14 剂，水煎服，日 1 剂，水煎 300mL，早晚分服。

五诊：患者阵发性右胁刺痛好转，纳可，厌油腻，体力可，大便不成形，日 1 次，寐差缓解，入睡困难，潮热盗汗，心烦，畏寒，口唇紫暗，小腹疼痛，白带量多、偏黄；舌淡红，尖红，苔白腻，脉弱。遂上方去夏枯草、白芷，加生地黄 10g、赤芍 10g 滋补肾阴。

处　　方：柴　胡 15g　　焦白术 20g　　郁　金 15g　　延胡索 10g

　　　　　　赤　芍 10g　　威灵仙 15g　　川　芎 15g　　炙鳖甲 15g

　　　　　　玄　参 15g　　半枝莲 15g　　木　香 10g　　炒白芍 20g

　　　　　　甘　草 10g　　紫苏子 15g　　生地黄 10g　　煅海螵蛸 25g

　　　　　　　　　　　　　14 剂，水煎服，日 1 剂，水煎 300mL，早晚分服。

电话随访，患者自诉无明显不适，诸症好转。

【临证心悟】

胁痛主要责之于肝胆。《景岳全书·胁痛》言："胁痛之病，本属肝胆二经，以二经之脉皆循胁肋故也。"肝位居于胁下，其经脉循行两胁，胆附于肝，与肝呈表里关系，其脉亦循于两胁。肝为刚脏，主疏泄，性喜条达；主藏血，体阴而用阳。若情志不舒，饮食不节，久病耗伤，劳倦过度，或外感湿热等病因，累及于肝胆，导致气滞、血瘀、湿热蕴结，肝胆疏泄不利，或肝阴不足，络脉失养，即可引起胁痛。胁痛主要责之于肝胆，与脾、胃、肾相关。病机转化较为复杂，既可由实转虚，又可由虚转实，而成虚实并见之证；既可气滞及血，又可血瘀阻气，以致气血同病。《金匮翼·胁痛总论·肝郁胁痛》曰："肝郁胁痛者，悲哀恼怒，郁伤肝气。"《临证指南医案·胁痛》曰："久病在络，气血皆窒。"《金匮翼·胁痛总论·肝虚胁痛》曰："肝虚者，肝阴虚也，阴虚则脉细急，肝之脉贯膈布胁肋，阴虚血燥则经脉失养而痛。"故胁痛的基本病机为气滞、血瘀、湿热蕴结致肝胆疏泄不利，不通则痛，或肝阴不足，络脉失养，不荣则痛。

本案患者肝气郁滞，气滞血瘀而为右胁刺痛；郁而化火故见吞酸；气逆于上故见呃逆；肝郁脾虚，可见便溏、不寐、带下、畏寒、腹痛、潮热之症；舌紫暗，尖红，苔白腻，为肝郁，血络瘀滞，上焦有热，中焦湿蕴之象；脉弱说明此证总属虚证。治以疏肝健脾，通腑降逆，活血解毒，养阴清肝。药用柴胡、焦白术、苍术疏肝健脾燥湿，郁金、金钱草、威灵仙利胆通腑，煅海螵蛸、煅瓦楞子重镇降逆抑酸，川芎、炙鳖甲、玄参、夏枯草活血散结，半枝莲、白花蛇舌草清热解毒，炒白芍、甘草养阴柔肝。

病案四：胁痛·肝阴不足证

患者，女，46岁。

首诊时间：2019年7月4日。

主诉：右胁肋部疼痛反复发作3年，加重10日。

现病史：患者3年前因劳累出现右胁疼痛，反复发作，遂于当地医院就诊，行相关检查。肝脏CT平扫示肝硬化，肝实质密度欠均匀；肝脏CT增强扫描示肝脏弥漫性改变。诊断为乙型病毒性肝炎肝硬化，后自行口服抗病毒药物。10日前上述症状再次加重，劳累后右胁肋部疼痛，休息后缓解，为求系统诊疗，前来我处就诊。患者现右胁肋部疼痛，寐差，入睡困难，咽干，五心烦热，时有口臭，体力可，目干痒，时有小腹胀满，大便溏，日1～2次；舌质淡紫，边有齿痕，苔少，脉细数。

既往史：慢性乙型病毒性肝炎10年。

家族史：祖父肝癌病史。

辅助检查：

①肝脏CT平扫：肝硬化，肝实质密度欠均匀。

②肝脏CT增强扫描：肝脏弥漫性改变，考虑肝硬化。

辨证分析：患者以"右胁肋部疼痛反复发作3年，加重10日"为主诉前来就诊，经辨病属于中医"胁痛"范畴。胁痛主要责之于肝胆，与肝、胃、肾密切相关。胁痛辨虚实，实证多由肝郁气滞、瘀血阻络、外感湿热之邪所致，起病急，病程短，疼痛剧烈而拒按；虚证由肝阴不足，脉络失养所引起，常因劳累而诱发，起病缓，病程长，疼痛隐隐，喜按。本案患者肝阴不足，络脉失养，不荣则痛，故见右胁肋疼痛；阴血不足，血液难以上行，头目失濡，故目干痒；阴虚不能制阳，虚热内蒸，故见五心烦热；阴液不能上承，故见咽干；虚热内扰，心神失养，故见寐差，入睡困难；舌质淡紫，边有齿痕，苔少，脉细数，均为肝阴不足之征象。四诊合参，辨证为肝阴不足证。

中医诊断：胁痛·肝阴不足证。

西医诊断：乙型病毒性肝炎代偿期肝硬化。

中医治法：滋阴柔肝，活血解毒。

处　　方：柴　胡 15g　　重　楼 10g　　山慈菇 10g　　焦山楂 10g

　　　　　佛　手 15g　　秦　艽 10g　　黄　芪 15g　　太子参 10g

| 焦白术 15g | 泽 泻 10g | 紫苏子 10g | 茯 苓 15g |

7 剂，水煎服，日 1 剂，水煎 300mL，早晚分服。

二诊：患者服药后胁肋部疼痛明显缓解，时有口干，手足发热，纳差，偶有反酸烧心；舌质淡紫，边有齿痕，苔少，脉细数。遂原方加香橼 15g、陈皮 10g 以理气和胃。

处　　方：柴 胡 15g	重 楼 10g	山慈菇 10g	焦山楂 10g
佛 手 15g	秦 艽 10g	黄 芪 15g	太子参 10g
焦白术 15g	泽 泻 10g	紫苏子 10g	茯 苓 15g
香 橼 15g	陈 皮 10g		

14 剂，水煎服，日 1 剂，水煎 300mL，早晚分服。

三诊：患者诸症皆缓解，患者现手足心仍有发热，口干不欲饮，大便可，纳可；舌质淡紫，边有齿痕，苔白，脉数。遂上方去山慈菇、重楼，加沙参 10g、板蓝根 10g、连翘 10g，以清热解毒。

处　　方：柴 胡 15g	焦山楂 10g	沙 参 10g	板蓝根 10g
佛 手 15g	秦 艽 10g	黄 芪 15g	太子参 10g
焦白术 15g	泽 泻 10g	紫苏子 10g	茯 苓 15g
香 橼 15g	陈 皮 10g	连 翘 10g	

14 剂，水煎服，日 1 剂，水煎 300mL，早晚分服。

电话随访，患者自诉无明显不适，诸症好转。

【临证心悟】

本案患者首诊以"右胁肋部疼痛反复发作"为主症，经辨病属于中医学"胁痛"范畴，结合患者症状及舌脉，辨证为肝阴不足证。全方行补气养阴、活血解毒之功。可谓辨证准确，用药精练。二诊时可见患者症状明显改善，加香橼、陈皮以理气和胃；三诊患者的自觉症状已有缓解，肝阴得养，正气已复，故加板蓝根、连翘以解毒抗纤维化。

谢晶日教授认为湿热疫毒久羁致病，热为阳邪，阳盛伤阴；湿郁经久生热，伤津耗液；况且慢性肝炎多由急性肝炎转变而来，病之早期，或过用苦寒清热，或多用辛燥理气，亦常致阴伤；也有素体阴虚之人，感受湿热之邪，湿热又可伤阴。肝阴宜养，法在柔润，取药宜甘。"柔"者缓也，柔能制刚；"甘"能补能守，其性和缓，能缓肝之急，助肝用，益肝体。谢晶日教授临证常以一贯煎加减，用北沙参、生地黄、熟地黄、黄精、石斛等甘润而不滋腻之品。对于肝郁化火者不轻易泻火伐肝，而注重育阴潜阳。吴鞠通指出："肝郁久则血瘀，瘀者必通络。"因此，活血化瘀理应成为治疗肝炎的治则之一，且应贯穿始终。

病案五：臌胀·气滞湿阻证

患者，男，59 岁。

首诊时间：2019 年 1 月 11 日。

主诉：腹部胀满不适 2 年余。

现病史：患者 2 年前无明显诱因出现腹部胀满，自行口服药物后未见缓解，于当地医院检查诊断为酒精性肝硬化失代偿期。于 2017 年行胃底静脉曲张硬化治疗术等相应治疗，症状好转后出院。其间上述症状仍持续存在，为寻求进一步诊疗，前来就诊。患者现面色黧黑，腹部有胀满感，腹部膨隆，乏力，气短，易感冒，双眼巩膜黄染，夜间流泪，纳可，偶有烧心，小便黄赤、深茶色、量少，大便 3～4 日 1 行；舌质红，苔黄腻，脉弦数。现口服呋塞米、螺内酯、熊去氧胆酸胶囊治疗。

既往史：2017 年行胃底静脉曲张硬化治疗术。

个人史：20 余年饮酒史。

辅助检查：血常规检查血小板计数 $82×10^9$/L，红细胞计数 $2.48×10^{12}$/L，血红蛋白 82g/L。

辨证分析：患者以"腹部胀满 2 年余"为主诉前来就诊，经辨病属中医"臌胀"范畴。臌胀的病因多由黄疸、积聚迁延日久或感染血吸虫，以及酒食不节、情志不遂、劳欲过度所致。基本病机为肝、脾、肾的功能障碍，气滞、血瘀、水饮互结于腹中。气滞于中，脾胃运化失职，故见乏力，气短；气机郁滞，水液运化失调，郁而化热，出现小便黄赤、量少之象；湿热壅滞肝胆，胆液外溢于肌肤，故见双目黄染；舌质红，苔黄腻，脉弦数均属气滞湿阻化热之征象。四诊合参，辨证为气滞湿阻证。

中医诊断：臌胀·气滞湿阻证。

西医诊断：①酒精性肝硬化失代偿期。

②胆石症。

③脾大。

④肝囊肿。

⑤腹水。

⑥贫血。

中医治法：疏肝理气，运脾逐水。

处　方：

黄　芪 20g	太子参 10g	生白术 20g	厚　朴 15g
柴　胡 10g	槟　榔 10g	火麻仁 15g	泽　泻 10g
当　归 15g	郁　金 15g	香　橼 15g	茵　陈 30g

白 及 10g   茯 苓 10g

14剂，水煎服，日1剂，水煎200mL，早晚分服。

二诊：患者服药后乏力、气短明显好转，仍有面色黧黑，夜间流泪，烧心消失，食欲可，大便1～2日1行，小便黄赤，量少；舌质红，苔黄腻，脉弦数。遂原方去火麻仁，加栀子10g、垂盆草15g以清热燥湿。

处　　方：黄　芪 20g   太子参 10g   生白术 20g   厚　朴 15g
　　　　　柴　胡 10g   槟　榔 10g   栀　子 10g   垂盆草 15g
　　　　　当　归 15g   郁　金 15g   香　橼 15g   茵　陈 30g
　　　　　白　及 10g   茯　苓 10g   泽　泻 10g

14剂，水煎服，日1剂，水煎200mL，早晚分服。

三诊：患者上述症状均好转，嘱其注意休息，做好防寒保暖，继续间断服用中药1个月余。

电话随访，患者自诉无明显不适，诸症好转。

【临证心悟】

《金匮要略》指出："见肝之病，知肝传脾，当先实脾。"肝硬化腹水的成因主要是感染邪毒、酗酒、饮食不节及其他疾病传变，而致肝气郁滞，脾失健运。脾为气血生化之源，运化功能失司，则气血津液不足，不能运化水湿，水湿内停，湿阻气机则血行不畅，日久则成臌胀。脾居中州，为水湿运化、气机升降之枢纽，故谢晶日教授认为，肝硬化腹水的治疗，首重健脾利水。故方中使用茯苓、泽泻、白术等健脾利湿之品；加黄芪补气健脾，与太子参、泽泻等为伍，补气健脾利水；茵陈、郁金既能祛除湿热，又能利胆退黄。

《金匮要略》谓："经为血，血不利则为水。"而血不自行，赖气以动，且"气为血之帅，血为气之母"。肝硬化腹水的形成是由于气、血、水互结于腹内，肝、脾、肾三脏功能失调。肝主疏泄，调畅气机，且肝主藏血，调节血运，肝气郁则血行受阻，终致气滞血瘀而水停。气滞血瘀，以致瘀血停留，着而不去，阻滞血络，脉道受阻，则络脉怒张，表筋暴露。

谢晶日教授认为，在健脾利水的基础上应同时注重行气活血，且应贯穿肝硬化腹水治疗的全过程。故加用厚朴、香橼、柴胡，同时配伍当归行气活血。谢晶日教授治疗本病多年，从中体会到，除了用常规药物治疗本病，还应注重对患者的情志疏导。尽早发现某些患者的心理负担，进行正确的适当引导，使其保持心情舒畅，并注意饮食，合理营养，节制饮酒，加强劳动保健，可以有效地辅助药物治疗本病，减慢或延缓疾病进展的速度，在本病的治疗过程中也具有十分重要的意义。

病案六：臌胀·肝胆湿热证

患者，男，43岁。

首诊时间：2019年5月15日。

主诉：腹痛、腹胀2个月。

现病史：患者2个月前无明显诱因出现腹痛、腹胀，于当地医院就诊，行相关检查，腹部彩超示肝脏弥漫性病变、腹水、胆囊炎。诊断为乙型病毒性肝炎失代偿期肝硬化，予保肝、利尿、抗病毒等对症治疗后缓解。2个月中上述症状反复发作，后经他人介绍，前来就诊。患者现面色萎黄，腹痛，腹胀，腹部膨隆，口干口苦，呃逆，后背痛，纳可，寐可，大便黏滞，日1次；舌紫暗，苔白腻，脉弦而有力。

既往史：慢性乙型病毒性肝炎5年。

家族史：父亲有肝癌病史。

辅助检查：

①腹部彩超：肝脏弥漫性病变（不排除肝硬化），肝内多发高、低回声结节，腹水，胆囊炎。

②肝弹性测定：受控衰减参数206dB/m，肝硬度值10.5kPa。

③血常规检查：白细胞计数$2.61×10^9$/L，血小板计数$62.00×10^9$/L。

④生化检查：碱性磷酸酶37U/L。

⑤肿瘤标志物：甲胎蛋白1.49ng/mL。

辨证分析：患者以"腹痛、腹胀2个月"为主诉前来就诊，经辨病属于中医"臌胀"范畴。患者素体感邪（肝炎病毒），邪毒侵袭肝脏，属肝脾损伤之疾。脾伤则脾失健运，肝伤则肝气郁滞，久则肝脾肾俱损，而致气滞血瘀，水停腹中，故见臌胀；湿浊日久，渐化生热，煎灼肝胆，胆汁泛溢，故见面色萎黄，上泛咽喉，故见口苦口干；湿热搏结肠道，夹杂而下，故见大便黏滞；肝郁气滞，血行无力，瘀阻脉络，故见舌紫暗；患者为年轻男性，正气旺盛，正邪相搏，郁而生热，故见脉弦而有力等湿热实证。四诊合参，辨证为肝胆湿热证。

中医诊断：臌胀·肝胆湿热证。

西医诊断：①乙型肝炎失代偿期肝硬化。

②腹水。

③肝结节。

④胆囊炎。

中医治法：疏肝解郁，清热利湿。

处　　方：柴　胡15g　　焦白术15g　　香　橼15g　　佛　手15g

白豆蔻 15g	炒白芍 30g	夏枯草 15g	郁 金 15g
黄 芪 15g	太子参 20g	五加皮 15g	甘 草 15g
鳖 甲 15g	煅龙骨 20g	白 及 10g	半枝莲 15g

7剂，水煎服，日1剂，水煎200mL，早晚分服。

二诊：患者腹痛、腹胀缓解，口干口苦减轻，面色萎黄，呃逆，纳可，腹部膨隆，后背痛，寐可，大便黏滞，日1次；舌紫暗，苔白腻，脉弦而有力。效不更方。嘱患者复查消化系统彩超。

处 方：	柴 胡 15g	焦白术 15g	香 橼 15g	佛 手 15g
	白豆蔻 15g	炒白芍 30g	夏枯草 15g	郁 金 15g
	黄 芪 15g	太子参 20g	五加皮 15g	甘 草 15g
	鳖 甲 15g	煅龙骨 20g	半枝莲 15g	白 及 10g

14剂，水煎服，日1剂，水煎200mL，早晚分服。

三诊：患者腹痛、腹胀缓解，口干口苦减轻，面色萎黄，呃逆，纳可，腹部膨隆，后背痛，寐可，大便黏滞，日1次；舌紫暗，苔白腻，脉弦而有力。遂原方去夏枯草、五加皮，鳖甲减为10g，加茯苓15g、薏苡仁15g以健脾化湿。

处 方：	柴 胡 10g	焦白术 15g	香 橼 10g	佛 手 15g
	白豆蔻 15g	炒白芍 30g	郁 金 15g	黄 芪 15g
	太子参 15g	茯 苓 15g	薏苡仁 15g	鳖 甲 10g
	煅龙骨 20g	甘 草 15g	半枝莲 15g	白 及 10g

14剂，水煎服，日1剂，水煎200mL，早晚分服。

电话随访，患者诸症好转，半年内复发2次，上方继续服用，症见好转。

【临证心悟】

谢晶日教授认为脾胃功能的正常与否直接影响着疾病的发生和发展。在临床治疗臌胀的过程中，需重视脾胃的重要作用。脾胃将受纳腐熟的水谷精微运转到全身各脏腑器官，滋养五脏六腑，提高机体的免疫功能。脾胃功能正常，则饮食物化生的水谷精微充沛，正气得以滋养，人体免疫功能提高，即"正气存内，邪不可干"。

本案方中柴胡疏肝理气，梳理全身气机，辅助脾脏运化湿热，健脾化湿；香橼、佛手疏肝理气和胃，理通肝胃气机，疏畅气之运行；太子参、焦白术、茯苓、甘草取义四君子汤，补气健脾，补养后天之源。《本草汇言》曰鳖甲："除阴虚热疟，解劳热骨蒸之药也……厥阴血闭邪结，渐至寒热，为癥瘕，为痞胀，为疟疾，为淋沥，为骨蒸者，咸得主之。"谢晶日教授认为在肝硬化的治疗过程中，鳖甲起着举足轻重的作用。炒白芍、甘草，酸甘化阴，柔肝止痛；半枝莲，攻毒抑癌，为治疗癌变及癌前病变常用药物。众药组合，用药虽多，但清晰而不繁乱。患者自诉服药过程中，腹部胀满明显好转，复查彩超，症状较前减轻。

病案七：臌胀·阳虚水泛证

患者，男，73岁。

首诊时间：2019年7月27日。

主诉：腹部胀满4年，加重1周。

现病史：患者4年前无明显诱因出现腹胀，食后加重，就诊于当地医院，行相关检查，腹部彩超示肝硬化、慢性胆囊炎、胆囊泥沙样结石、脾大、腹水（大量）。诊断为酒精性肝硬化失代偿期，予对症治疗后症状缓解。近1周，上述症状加重，且反复发作，为求进一步诊疗，前来就诊。患者现腹部胀满，食后加重，纳差，口干，口咸，眼干眼涩，寐可，厌油腻，大便干，排便费力，1～2日1次，乏力，双足踝浮肿，手足凉；舌质紫暗，体胖，中有裂纹，苔白微腻，脉细弦。现口服乐康片通便，口服螺内酯、呋塞米利尿。

既往史：既往健康。

个人史：20余年饮酒史。

辅助检查：腹部彩超示肝脏弥漫性改变，考虑肝硬化，慢性胆囊炎，胆囊泥沙样结石，脾大，脾静脉内径增宽，腹水（大量）。

辨证分析：患者以"胃脘部胀满4年，加重1周"为主诉前来就诊，经辨病属于中医"臌胀"范畴。患者平素饮食不节，嗜饮酒，邪毒侵袭肝脏，导致肝脏疏泄功能受损。《金匮要略》云："见肝之病，知肝传脾。"肝脏受损，累及脾脏运化水湿功能，肝脾两脏受损，疏泄运化水气不利，蕴结中焦，故发为臌胀，臌胀病变部位主要在肝脾两脏，久病累及肾脏。肾脏主水，位于下焦，水湿不利，故见下肢水肿。四诊合参，辨证为阳虚水泛证。

中医诊断：臌胀·阳虚水泛证。

西医诊断：①酒精性肝硬化失代偿期。

②慢性胆囊炎。

③胆囊结石。

④脾大。

⑤腹水。

中医治法：补气健脾，温阳利水。

处　　方：柴　胡10g　　生白术15g　　厚　朴15g　　生黄芪20g

槟　榔10g　　佛　手15g　　五加皮10g　　白豆蔻15g

乌　药 15g	焦神曲 10g	茯　苓 10g	鸡内金 10g
沙　参 10g	泽　泻 10g	郁　金 15g	金钱草 30g

7 剂，水煎服，日 1 剂，水煎 200mL，早晚分服。

二诊：患者全腹胀满，腹水，纳差，口干，口咸，眼干眼涩，寐可，厌油腻，大便干，排便费力，1～2 日 1 次，乏力、双足踝浮肿缓解，手足凉；舌质紫暗，体胖，边有齿痕，中有裂纹，苔白微腻，脉沉细滑。遂原方去生白术、鸡内金、白豆蔻，加焦白术 15g、泽兰 10g、鸡血藤 15g 活血通络利水。

处　　方：柴　胡 10g	厚　朴 15g	焦白术 15g	槟　榔 10g
佛　手 15g	五加皮 10g	泽　兰 10g	乌　药 15g
焦神曲 10g	茯　苓 10g	沙　参 10g	泽　泻 10g
郁　金 15g	金钱草 30g	生黄芪 20g	鸡血藤 15g

14 剂，水煎服，日 1 剂，水煎 200mL，早晚分服。

三诊：患者全腹胀满缓解，腹水，纳差，口干，口咸，眼干眼涩，寐可，厌油腻，大便干，排便费力，1～2 日 1 次，精神饱满，体力增强，双足踝浮肿缓解，手足凉；舌质紫暗，体胖，边有齿痕，中有裂纹，少苔，脉弦滑。遂上方去槟榔、佛手、乌药、鸡血藤，加猪苓 10g、益母草 15g、白及 10g、苍术 10g 增强利水之力。

处　　方：柴　胡 10g	厚　朴 15g	焦白术 15g	五加皮 10g
焦神曲 10g	沙　参 10g	郁　金 15g	金钱草 30g
茯　苓 10g	益母草 15g	白　及 10g	生黄芪 20g
猪　苓 10g	泽　兰 10g	泽　泻 10g	苍　术 10g

14 剂，水煎服，日 1 剂，水煎 200mL，早晚分服。

四诊：患者面色少华，形体偏瘦，全腹胀满缓解，腹水，纳差，口干，口咸，眼干眼涩，寐可，厌油腻，大便干，排便费力，1～2 日 1 次，精神饱满，体力增强，双足踝浮肿缓解，手足凉；舌质暗红，体胖，边齿，中裂纹，少苔，脉弦滑。效不更方。

方　　药：柴　胡 10g	厚　朴 15g	焦白术 15g	五加皮 10g
焦神曲 10g	沙　参 10g	郁　金 15g	金钱草 20g
茯　苓 10g	益母草 15g	白　及 10g	生黄芪 20g
猪　苓 10g	泽　兰 10g	泽　泻 10g	苍　术 10g

14 剂，水煎服，日 1 剂，水煎 200mL，早晚分服。

电话随访，患者自诉无明显不适，诸症好转。

【临证心悟】

肝硬化是一种以肝组织弥漫性纤维化、形成假小叶为特征，可导致多个系统受累的慢性进行性肝病，临床表现为肝功能减退和门静脉高压。随着肝硬化病情的加重，门静脉压力增高，血浆胶体渗透压降低，淋巴液生成过多，继发性醛固酮增多，抗利尿激素分泌增多，有效循环血容量不足，导致腹水的发生。肝硬化腹水属于中医"臌胀"范畴，临床以腹部胀满、绷急如鼓、皮色苍黄、脉络显露为特征。

谢晶日教授在治疗时，以祛除患者腹部胀满为主要目标，故予柴胡、白术疏肝理气，健脾化湿，疏理全身气机，辅助脾脏运化水湿。方中黄芪、焦白术、茯苓补气健脾，运畅气机。厚朴行气消胀，除满下积，取承气汤之义以消腹部积满；槟榔驱虫、消积、下气、行水。佛手性温，味辛、苦、酸，归肺、脾、肝经，可以疏肝理气、和胃止痛；五加皮、猪苓、泽泻攻逐水饮、利气除胀，水行气化，臌胀自消；乌药顺气、开郁、散寒。诸药合用，有很好的下气消满功效。谢晶日教授认为，该患者有阳虚的症状，故可以使用上述诸药。不明寒热而使用上述药物，容易失治误治，导致患者病情加重。

四、临证经验总结

肝硬化的形成多由酒食不节、情志失调、虫毒感染、黄疸积聚等迁延日久，引起肝、脾、肾亏损，气滞、血瘀、湿阻腹中所致。临床可出现乏力、纳差，重者腹大胀满、按之如囊裹水、腹壁脉络怒张、胁腹刺痛等症状。晚期水湿郁而化热，蒙蔽心神，引动肝风，迫血妄行，而有神昏、痉厥、出血等危象。肝硬化早期可无症状，后期可出现肝功能减退、门静脉高压等各种表现，属中医学"胁痛""积聚""癥瘕"范畴；后期若出现腹水，属"臌胀"范畴。

（一）兼顾标本，治肝四法巧运用

1. 疏肝健脾以疗其本

谢晶日教授认为本病发病主要责之于肝之郁、脾之虚。肝为将军之官，主疏泄，喜条达而恶抑郁。正如《沈氏尊生书·肿胀源流》所说："鼓胀……或由怒气伤肝，渐蚀其脾，脾虚之极。"《素问·玉机真脏论》曰："脾脉者土也，孤脏以灌四傍者也。"故有"脾王则不受邪"的论点。而脾胃内伤则百病由生，是故应当健运脾土以复其运化水谷精微之用。肝失条达，脾运不健，气、血、水互结则发为此病。因此在治疗上应以调肝健脾为本。补脾气可用黄芪、太子参、茯苓，亦可用肉桂、干姜以温运脾阳，用苍术、白术泻脾湿，以复脾之健旺，气血生化有源，则病邪可除。谢晶日教授认为调肝有疏肝、柔肝、养肝等多种方法。柔肝、缓急止痛可用白芍、甘草等；滋养肝阴可用鳖甲、枸杞子等；用佛手、紫苏、香橼等药物疏肝理气、调畅气机，且理气而不伤阴。

《金匮要略》有"见肝之病，知肝传脾，当先实脾"之说，可见肝硬化的病变与脾胃关系尤为密切，故治疗肝硬化顾护脾土亦须贯彻始终。慢性肝病发展到肝硬化阶段，其气必虚，主要表现为脾气虚弱或肝郁脾虚，临床可见纳差、乏力、舌质淡、脉细弱等。益气健脾法可使脾气健旺，亏虚之气血得补以助祛邪，也可使肝之气血充和条达，有利于正常疏泄功能的发挥，脾气健运亦可避免水湿内停，进而减缓肝硬化的发展进程。治疗肝硬化时常用三棱、莪术、土鳖虫等破血化瘀之品，为免攻伐之品损伤正气，可合益气健脾之品，防攻伐太过。病之晚期，正气耗损亦甚，变证亦多，如脾气虚损而失于统血，则出现呕血、便血，宜益气健脾以统摄之，方选归脾汤或黄土汤，可重用党参、黄芪；如肝火犯胃而致出血者，宜选用泻心汤、十灰散化裁。

2. 燥湿解毒以祛浊邪

薛生白有云："太阴内伤，湿饮停聚，客邪再至，内外相引，故病湿热。"对于肝病而言，湿热内生是疾病发生的主要原因，使病情反复且逐渐加重。因此，在治疗中应当运用清热燥湿法。湿热之邪易侵犯肝胆，若蕴于肝胆，病久不去，可见肝胆疏泄失职，气滞血瘀；又可因邪毒久恋而耗伤肝血，劫肝阴而发病。故谢晶日教授强调用黄连、黄柏等苦寒之品以清热燥湿，用连翘、板蓝根、虎杖等药物清热解毒，除中州湿热之邪，疏泄肝胆之不利。以上药物虽能降火清肝解毒，亦可化燥伤阴，但若投不如法，则有伤阴败胃之弊，故尤宜谨慎，酌情配伍加减。根据证情和兼夹证候，圆机活法，善于因人、因时、因证择方。

肝硬化多为慢性肝病迁延日久所致，湿热毒邪在病情发展中起重要作用，使得病情反复发作且逐渐加重，因此，清热利湿解毒仍应作为基本治法贯穿治疗的始终。谢晶日教授常在组方用药中加入黄芩、夏枯草、连翘、板蓝根等清热解毒药。如有黄疸，则视湿热轻重选药。如若表现为身目黄染、其色鲜明、舌红苔黄腻，属湿热较重，此时常有胆红素和转氨酶升高，宜选用茵陈蒿、栀子、大黄、垂盆草、龙胆草等清热利湿、降酶退黄；如湿热之象不明显，则选用茵陈蒿、田基黄、土茯苓等；如病毒复制活跃，则常用半枝莲、白花蛇舌草、蒲公英等清热解毒药。药理研究表明，半枝莲、白花蛇舌草还有防癌、抗癌的作用，在治疗时可防止肝硬化恶变。

3. 活血利水以消肿胀

肝硬化发病的关键是水蓄血瘀，发病之本为气虚血滞。《医门法律·胀病论》曰："胀病亦不外水裹、气结、血凝。"因气为血之帅，血为气之母，气行则血行，血枯则气竭，脉络瘀阻，聚之而成癥积。《直指方·血滞》曰："人之一身不离乎气血，凡病经多日疗治不痊，须当为之调血。"谢晶日教授强调分清疾病阶段，灵活运用活血利水药，可在临床治疗上取得显著的效果。即在疾病初期，正气尚存，且血小板数量未降低、凝血功能正常时，可用丹参、赤芍、当归等，亦可用土鳖虫、炒蒲黄炭等活血祛瘀、通肝络，使瘀去血止，防止出血；中期则可用猪苓、泽泻、白茅根、大腹皮等利水消肿，谢晶日教授善于运用既能活血又有利水之功的泽兰、益母草等；晚期则重用白及、三七以收敛止血。谢晶日教授亦常用火麻仁、郁李仁等药，以通便的方式利水。

谢晶日教授常强调，肝为阳脏，肝气郁结，气郁化火，火劫伤阴，可致肝之阴血亏损。脾虚失运，水湿停聚，与气血搏结而为臌胀。由气滞血瘀发展为水湿内停时，常既有瘀血互阻、腹水等邪实的一面，又有气血大亏、脾失运化等正虚的一面。水停是脾肾俱衰、运化无权、水无所制之故，阴亏则是因肝郁化火、营阴内耗或肝病及肾、肾阴受损而起。因此，治疗宜谨守病机，攻补兼施。疏肝与健脾虽是治疗的重点，但亦应适当考虑养阴利水。用药多选甘平凉润、淡渗利湿之品，以养阴护肝、利水祛湿。方用一贯煎加减，药用沙参、麦冬、白扁豆、山药、白芍、石斛、茯苓、薏苡仁、猪苓、泽泻之类。同时，应在疏肝健脾、化瘀消痰、软坚散结的基础上，结合临床表现、理化检查，辨证施治，常用制鳖甲、牡蛎等入肝经，软坚散结，散结消癥，配伍三棱、莪术、红花、丹参、赤芍、延胡索，以行气祛瘀通络、消癥散结。臌胀乃气虚之甚，气虚过极，不能行血化水，可致血瘀水结。谢晶日教授常用黄芪以补气升阳行水，用其配伍软坚药可促使结块消散。凡舌质淡、边有齿印或舌体胖大湿润者，使用黄芪则气逐水退之效速，正所谓"大气一转，其结乃散"。谢晶日教授指出，在治疗时，决不能一味破气，以免攻伐伤正。此外，阴虚火毒炽盛、出血者，慎用该法。

4. 调补肝肾以补其虚

《素问·阴阳应象大论》曰："肾生骨髓，髓生肝。"肝藏血，肾藏精，精血同源，肝肾亦同源。肝脏之血已枯，不能生肾水，水不能生木，肝无血以养，血枯则肝失濡润而必成硬化，肾精亏虚，则肝失所养，血气皆乏先天之煦育，所谓"水不涵木"，使肝脏体用失衡，相互影响。肝病日久失治误治，迁延不愈，必会累及肾，导致肾之阴阳偏衰。故在本病的治疗中应注意滋补肝肾，于阴中求阳，以熟地黄、枸杞子、鳖甲等补肝肾之阴，滋水涵木；阳中求阴，以杜仲、肉苁蓉、锁阳等温肾阳以利水。

本病的基本病机为脾运不健，湿阻中焦，浊气充塞，水蓄不行。肝气郁结，日久气滞血瘀，瘀血阻于脉络，血不利则为水，致水气内聚。病久及肾，耗气伤阳，阳气不运，水寒之气不行。肝肾阴虚，津液不得输布，水液停聚中焦，血瘀不行。故其辨证总属本虚标实，虚实夹杂，脾肾两脏之虚，致气滞、血瘀、水停于腹中成实。当患者以头目眩晕、眼干涩、耳鸣颧红、口干、五心烦热、腰膝酸软，或兼见腹部胀大、胸胁胀痛、善太息、纳差、舌红苔少、脉细弦数等为主症时，为肾阴亏损而肝阴不足、肝阳偏亢之证，适用于滋水涵木之法，药用熟地黄、山药、山茱萸、枸杞子、玄参、龟甲、女贞子、何首乌等。

（二）利水逐水，分段调治有先后

谢晶日教授根据肝硬化腹水的证候特点，提出该病的辨证论治，可分三个阶段。三个阶段分别强调调肝、治脾、补肾，并根据患者的具体情况佐以消导、行气、化瘀、利水之法，不可一味祛邪或者扶正。谢晶日教授强调祛邪与扶正并举需贯穿整个病程，具体治疗方法如下。

1. 第一阶段重在调肝

此阶段患者常出现倦怠乏力、胸胁胀满、气短食少、腹部胀大、脉沉弦，治疗上主要以疏肝解郁、补气和营为主，治疗时常以四逆散和当归补血汤作为基础方加减治疗。方药组成为柴胡、白芍、枳实、甘草、黄芪、当归等。其中柴胡疏肝解郁，升举阳气；白芍酸寒收敛，能收阳气而泻肝之邪热；两药合用，一散一收，相互促进，共奏疏肝解郁、升阳敛阴之效。黄芪补肝气，常与党参合用，共奏补气之功。研究表明，黄芪有很好的抗疲劳功效，可以缓解患者疲倦乏力的症状。当归有养肝血之效，枳实行气降浊阴，甘草缓中补虚，共奏补肝气、养肝血、调气机升降之功。若肝气甚虚，不宜疏泄太过，去柴胡、枳实防止伤气，加入太子参、山茱萸等补助肝气；若阳虚偏盛，加附子、干姜等温阳散寒；若尿少、腹胀，可加大腹皮、泽泻、车前子等运脾利湿。治疗从气血入手，注重正气的恢复，使郁滞消散，肝气疏泄功能恢复，此法不治水而腹水自消。

2. 第二阶段重在治脾

此阶段肝病日久传脾，由气及血，常有气血同病之象，腹水量增多，常可表现为面黄虚浮、疲劳乏力、胸腹胀满、纳差、大便溏泄、舌苔腻、边有齿痕、脉濡缓。谢晶日教授强调此阶段治疗以补气健脾为主，但注意补中有寓通之意，补脾勿忘调肝。临证时常用的基本药物为黄芪、党参、白术、茯苓、当归、白芍、赤芍、香附、大腹皮、泽兰、木瓜等。诸药合用，共奏健脾调肝利水之功效。方中重用黄芪，为君药，以补气扶正，统帅血行，祛湿消肿，用量常为 30～60g。黄芪与党参，均有补气健脾之功，两者配伍，补气之力更宏。白术、茯苓、泽兰、大腹皮共奏运脾和肝、通行水气之功效，为臣药。白术、茯苓两药合用，一健一利，使水邪有出路，故脾健、湿去、肿消、饮化。赤芍、白芍、木瓜味酸入肝，以缓肝急，为佐药。若出现舌中无苔少津，大便干燥，并伴有上述脾虚臌胀证候，为脾阴虚之证。此证较为棘手，如滋养脾阴太过，会导致气机阻滞，影响脾胃运化，水湿之邪更加难祛。常用熟地黄、党参，当归易白术，再少佐陈皮、干姜，使方从温补脾阳变为温补脾阴，加熟地黄配伍陈皮，补阴而不滋腻，增强脾胃运化之力。《景岳全书》中云："善补阴者，必于阳中求阴，则阴得阳升而源泉不竭。"少佐干姜以补阳，使阴精得到阳气的鼓动而源源不绝。本方以滋补脾阴为主，少佐补阳之药，助脾胃运化，通阳利水兼备。

3. 第三阶段重在补肾

此阶段病日久由肝脾传肾，肾失去主水与封藏的功能，导致症状进一步加重，气滞、血瘀、水停同见。邪愈盛，胀愈甚，正愈虚，本虚标实，病势日益加重。《素问·水热穴论》中写道："肾者，胃之关也，关闭不利，故聚水而从其类也，上下溢于皮肤，故为胕肿。"常见表现为腹胀如鼓，周身浮肿，腰膝酸软，便溏，肢寒畏冷，舌质暗红，两脉沉细。此阶段以温肾化气为主，行血利水为辅。此时禁忌强攻峻下之品，以防伤正，影响正气恢复。临证时常用熟地黄、续断、山茱萸滋补肝肾，山药、白术顾护脾胃，猪苓、茯苓、泽泻、车前子祛湿利水，炙鳖甲、土鳖虫软坚化瘀。研究表明，鳖甲有抗肝纤维化的作用，在一定程度上可以逆转肝硬化。再加牛膝、牡丹皮能化下焦瘀滞。此阶段慎用三棱、莪术、川芎等活血破血之品，以防伤及正气，尤其是有出血倾向的患者，更应慎用，如攻逐不慎，活血破瘀力量过大，容易导致络脉破裂，使得病情恶化。

（三）预后调护，起居饮食有宜忌

谢晶日教授认为肝硬化应早期诊断，早期治疗。一方面重视生活调理、饮食营养及体育锻炼等综合措施，饮食以低盐高热量、高蛋白和维生素丰富而易消化的食物为主。另一方面服药期间禁烟酒，忌生、冷、辛辣、油腻、海鲜等食物，这对疾病的治疗有辅助作用。治疗肝硬化，应综合考虑每个证型的病机特点来辨证论治，用药宜灵活多变，以提高治疗效果，充分体现治病从整体出发，充分发挥中医的优势。《素问·疏五过论》指出："凡欲诊病者，必问饮食居处。"《素问·阴阳应象大论》要求"治病必求于本"。《素问·五常政大论》云："药以祛之，食以随之。"故谢晶日教授在临床上，不论所看患者是第一个还是最后一个，都会细心耐心地叮嘱患者生活宜忌，以求获得良效。

第四篇

临证研究——胆病篇

第一章　胆囊炎

一、胆囊炎的中西医诊治思考

（一）胆囊炎与胆囊癌

1. 胆囊炎

胆囊炎可分为急、慢性胆囊炎。急性胆囊炎是因胆囊管阻塞和细菌侵袭引起的胆囊炎症，以中年女性多见。根据有无结石，分为结石性胆囊炎和非结石性胆囊炎，其中，以结石性胆囊炎多见，约占95%。而重症急性非结石性胆囊炎病情发展迅速，胆囊坏死率高，死亡率高。慢性胆囊炎是由急性胆囊炎反复发作，或从胆囊结石发展而来。病理上表现为萎缩性胆囊炎、葫芦状胆囊、瓷样胆囊、草莓样胆囊等。慢性胆囊炎患者多有胆绞痛病史，常在饱餐、进食油腻食物后加重，出现腹胀、腹痛。腹痛程度不一，多在上腹部，可向腹部其他区域放射，可放射至右肩背部。有的患者多年无症状，有的仅为偶感剑突下隐痛或轻度的胃肠道症状。腹部检查可无阳性体征，或仅有右上腹轻度压痛，墨菲征偶呈阳性。若出现胆囊积液时，右上腹可触及囊性包块，随呼吸上下移动。

2. 胆囊癌

胆囊癌是一种少见，但致死率高的恶性肿瘤。发病率随年龄增长而上升，女性发病为男性的2～6倍。胆囊结石合并慢性胆囊炎是胆囊癌的危险因素之一。手术是唯一可能治愈胆囊癌的方法。胆囊癌预后较差，与诊断时通常已处于晚期有关。胆囊癌无明确病因，但临床实践和流行病学调查显示，诸多与胆囊癌密切相关的高危因素包括胆石症、瓷样胆囊、胆囊腺瘤、胆囊空肠吻合术后、原发性硬化性胆管炎、沙门菌属或螺杆菌属引起的慢性感染、先天性胆管囊肿合并胰胆管合流异常致癌源暴露、遗传因素等，这些高危因素许多都有一个共同的特征——慢性胆囊炎。

接近90%的胆囊癌为腺癌，其他组织学类型包括腺鳞癌或鳞状细胞癌、小细胞癌、神经内分泌肿瘤、淋巴瘤和肉瘤。大体形态上胆囊癌可表现为浸润型、结节状、乳头状或混合型。乳头状癌预后良好。腺癌常扩散至胆囊外，侵犯邻近器官，特别是肝脏。常见转移途径包括经黏膜下淋巴结转移到区域淋巴结、直接侵犯肝脏等邻近器官、血行转移及腹膜转移，也可通过活检或外科手术传播。

早期胆囊癌患者多无症状，或有类似胆囊炎的非特异性症状，如腹痛、厌食、恶心、呕吐等。部分患者因胆囊切除，标本送病理检查意外发现胆囊癌。进展期胆囊癌可表现为体重减轻、食欲不振、乏力不适、贫血等。部分患者因病变直接侵犯胆管，或转移至肝十二指肠韧带而表现为梗阻性黄疸。肿瘤侵犯肝门可导致十二指肠梗阻。少数情况下，表现为腹外转移（肺、胸膜）、肝大、可触及的肿块、腹水或副肿瘤综合征。实验室检查肿瘤标志物癌胚抗原（CEA）、糖类抗原19-9（CA19-9）、糖类抗原125（CA125）等均可升高，但缺乏敏感性和特异性，诊断价值较弱。但术前肿瘤标志物升高，术后监测有助于及时发现肿瘤残留或复发。

3.胆囊炎和胆囊癌的区别与联系

根据胆囊炎和胆囊癌的概念、病因、临床表现、病理特征、实验室检查等，可以对两者进行区分。胆囊炎是一种常见的胆囊炎症性疾病。急性胆囊炎病情进展迅速；慢性胆囊炎病程长，进展缓慢，多由急性胆囊炎反复发作造成，患者较为痛苦。胆囊癌可由胆囊炎作为危险因素之一发展而来。早期胆囊癌患者可无明显表现，或仅有胆囊炎的表现，难以区分，可进行肿瘤标志物、影像学等检查进行鉴别，但有时并不能明确诊断，进展期可有恶病质的表现。外科手术或许是胆囊癌唯一可行的治疗方法。对于已患有胆囊炎、胆石症、原发性硬化性胆管炎等疾病，或有空肠吻合术等腹腔手术史的患者，应警惕这些高危因素，对不明确的症状及时就医，并进行检查，以得到合理有效的治疗，阻止疾病进展。

（二）胆囊炎的手术切除指征

对于急性胆囊炎的根本治疗方法为胆囊切除术，当出现以下情况，应尽早手术。

1.急性胆囊炎采取非手术治疗后症状无缓解或病情加重；胆囊炎反复急性发作，全身症状明显，如胆囊炎反复发作引起腹痛、发热、黄疸、穿孔、坏疽，或胆囊炎引起的严重消化不良等症状；局部压痛、肌紧张明显或触及高张力性包块；胆囊炎合并胆囊功能缺失，胆囊功能检查显示已经存在严重缺陷者，建议进行手术切除。

2.有癌变风险。胆囊壁明显增厚，表示慢性胆囊炎比较严重，或胆囊炎合并胆囊息肉超过1cm，这种情况会导致胆囊癌变风险增大，如果无法排除胆囊癌的风险，或者已经并发胆囊癌，这种情况建议患者尽早手术治疗。

3.有钙化、瓷化、结石。胆囊炎合并胆囊壁钙化或者瓷化，胆囊功能缺失，建议患者要尽早手术；胆囊炎合并胆囊结石，胆囊结石长期刺激胆囊壁，容易导致胆囊炎持续反复发作，需要针对胆囊结石进行手术治疗。

4.合并胆囊积脓、胆囊坏疽、胆囊穿孔、急性化脓性胆管炎等严重并发症者；老年人经非手术治疗效果不佳，应充分考虑胆囊坏疽或穿孔可能，如无手术禁忌证，宜尽早进行手术。

5.其他。有胆囊癌家族史、基因缺陷者，建议尽早进行手术切除。

胆囊炎的手术指征有很多，要根据每个患者的具体情况进行评估。患者出现胆囊炎的表现要及时就医，若暂时不宜手术，可考虑保守治疗，如服用抗生素、解痉止痛药、熊去氧胆酸胶囊、消炎利胆片等，避免因胆囊炎反复发作诱发胆囊癌。若手术指征明显，患者应尽快进行手术，防止并发症的产生。

（三）胆囊切除术后综合征

1. 西医学对胆囊切除术后综合征的认识

（1）概念

胆囊切除术后综合征（PCS）是指胆囊切除术后原有的症状没有消失，甚至在此基础上又出现新的症状的一组综合征。广义的概念是指所有因素（包括胆道、非胆道及功能性因素）引起的 PCS；狭义的概念指通过现有的检查方法和手段不能发现确切的器质性病变，即功能性因素引起的 PCS，又称胆囊切除术后胆管运动功能障碍。多数学者认为狭义的 PCS 才是真正意义上的 PCS。

（2）发病原因

胆系原因包括胆囊管残留过长、胆总管结石、奥迪括约肌功能障碍（SOD）、十二指肠乳头狭窄、十二指肠乳头憩室及乳头旁憩室；非胆系原因包括十二指肠胃反流、胆系外疾病、矿物质的缺乏、精神心理因素等。胆囊切除后，胆汁进入肠道，对肠道菌群造成一定影响，空腹时缺乏胃酸和食物中和，胆汁在十二指肠内蓄积逆流入胃，对胃黏膜造成损害，出现胆汁反流性胃炎等。

（3）临床表现

PCS 患者主要表现为右上腹部疼痛不适、腹胀、消化不良、恶心呕吐、腹泻或便秘等症状。本病一般预后较好，但部分患者症状可复发。现代研究认为 PCS 的发生与以肝内外胆管结石、SOD 为主的术前未发现或漏诊的胆道疾病、术前症状不明显的非胆道病变、术后并发症及心理因素有关。

（4）治疗

对胆囊切除术后 SOD 的治疗策略应根据罗马Ⅳ标准选择，临床常用药物包括钙通道拮抗剂、胃肠动力调节药物、硝酸酯类药物、抗抑郁药物等。匹维溴铵是作用于消化道局部的高选择性钙通道拮抗剂，有研究结果显示，其能有效抑制奥迪括约肌痉挛，作用强度呈剂量依赖性，并可降低胆囊切除术后患者的胆总管压力。

2. 中医学对胆囊切除术后综合征的认识

中医学并无胆囊切除术后综合征的概念，根据其临床表现可归属为"胁痛""黄疸""泄泻"等范畴。《东医宝鉴》载《脉经》曰："肝之余气，溢入于胆，聚而成精。"《素问·脏气法时论》中说："肝病者，两胁下痛引少腹，令人善怒。"《灵枢·五邪》言："邪在肝，则两胁中痛，寒中，恶血在内。"肝胆互为表里，肝主疏泄，胆附于肝，胆汁的产生和正常排泄均依赖肝气的正常疏泄功能。胆囊切除术中金刃伤及血脉，气血凝滞，瘀血产生，肝经循行受阻，胆病及肝，肝病及胆。肝失疏泄，胆汁化生和排泄障碍，胆囊已损，胆汁不能正常排泄，郁阻于肝，损伤肝脏。胆汁排泄失常，不能助脾胃运化，出现腹痛、腹泻、纳差等症状。脾胃运化失职，水液代谢失常，湿阻于内，土壅侮木，肝失疏泄，气机阻滞，反而克脾，加重症状。若湿邪与热相合，湿热蕴结，熏蒸肝胆，浸淫肌肤，可出现黄疸。综上所述，PCS在中医学范畴内，与肝、脾、胃等脏腑密切相关，病理因素可为气滞、水湿、瘀血，病机可概括为肝胆失疏、肝脾失调、肝胃不和、湿阻气滞、瘀血内停，术后气血亏虚，可出现一些虚象。

对于以上情况，可以采用疏肝健脾、利胆通腑、清热利湿、活血化瘀等治法。肝脾失用，肝胃不和，气滞于腹，可见恶心、纳差、上腹部疼痛不适、腹胀、便结不通等症状，予健脾疏肝、利胆通腑之法，选用柴胡、白术、香橼、香附、紫苏子、金钱草、郁金、焦山楂、莱菔子、焦神曲、炒麦芽等；大便秘结者选用生白术，大便溏稀者选用麸炒白术；便结、腑气不通甚者予枳实、厚朴、槟榔行气破气、导滞通腑，使邪气从大便而去；津液已亏、正气虚者不耐攻伐，予郁李仁、火麻仁等润肠通便之品，加沙参、玄参、麦冬等以增水行舟，助便通，复腑之通降。若胃气上逆而见反酸、烧心、嗳气等，可予旋覆花、代赭石、煅瓦楞子等以降逆抑酸；肝气郁结，化火伤阴，而口苦者，予左金丸之法，用黄连和吴茱萸2：1以疏肝清热。湿热蕴结，熏蒸肝胆，胆汁不走胆道进入胆囊，外溢血脉而成黄疸，症见皮肤变黄，目黄明显，可有恶心、纳差、大便黏滞而臭、小便黄赤等表现。治以清热利湿通腑，用茵陈蒿汤加减。茵陈为利胆退黄之要药，清热解毒，且祛湿热；栀子加强茵陈的清热解毒之功；大黄通降腑气，使湿热从大便而去，增强利胆退黄之力。金刃损及血脉，气血凝滞，瘀血丛生，阻塞气机，成为他病的致病因素，变证迭起，故应活血化瘀以利血脉运行。因术中患者元气已损，不可妄投行血破血之品而徒伤正气，可用四物汤进行加减。川芎活血行气，助血瘀得行；赤芍行血脉而散瘀滞；当归养血和血，使活血而不动血；生地黄养阴，以补血液化生之源；酌加姜黄、威灵仙、香附加强活血之功，通行经脉；血瘀甚，正气尚佳者，可予三棱、莪术破血以逐瘀。

随着人们生活水平的提高和饮食结构的改变，PCS 的发病率明显增加，虽不致命，但症状的持续性、反复性影响患者的身心健康和生活质量。PCS 在胆囊切除术后的患者中较常见，虽已摘除病变胆囊，无癌变之虑，但是胆囊的缺少对患者的正常生活亦产生了影响。中医治疗 PCS 强调恢复脏腑气机升降之职，针对肝胆、脾胃的气滞、湿热、血瘀等病理因素，以清热利湿、疏肝健脾、利胆通腑、活血化瘀等为主要治疗方法，注重术后生活方式的调理，在清淡饮食、调畅情志的同时，更要注意避免过度劳累，对患者不良感受进行治疗，以缓解患者的症状，改善焦虑等负面情绪。

胆囊切除的患者，术后应进行饮食调护，减少术后复发和加重疾病的可能。胆囊切除术后 1 个月内禁止油炸食品、甜食、高胆固醇食物、粗纤维蔬菜。术后 1 个月以后，虽然要求清淡饮食，但也需加强必要的营养补充，如蛋白质类，每天可以补充瘦肉、鱼肉、豆类，也可以饮用牛奶等。术后半年需保持清淡、低脂、高蛋白饮食，不宜摄入过多脂肪。建立良好的饮食习惯，按时进餐，可以采用少食多餐，三餐达到六七分饱，在三餐之外可以进行加餐。胆囊切除后，会影响脂溶性维生素的吸收，建议适量补充维生素；胆汁持续释放到肠道，导致肠道菌群失调，可以适量喝一些酸奶或口服益生菌，建议遵医嘱进行服用。胆囊切除术后应禁酒，酗酒会损伤胰腺，导致胰腺炎。从清淡饮食过渡到正常饮食是一个动态的过程，患者应根据进食后的感觉随时调整，定期进行检查，以判断病情。

（四）选择中医药来抗炎抗菌的可行性

抗生素存在耐药等问题，对于胆囊炎可以采用中医药的治疗方法，有效解决因抗生素耐药等问题造成的治疗效果下降。中药具有多靶点、多角度的特点，从多方面治疗胆道感染。

急性胆囊炎可归于"胁痛"范畴，慢性胆囊炎归属于"胆胀"范畴。中医理论认为情志不遂、饮食失节、感受外邪、虫石阻滞及劳伤过度是胆囊炎发病的主要诱因。病位在胆腑，与肝、脾、胃等脏腑功能失调相关。主要病机是胆失通降，不通则痛；胆络失和，不荣则痛。情志不遂、饮食失节、感受外邪、虫石阻滞，均致肝胆疏泄失职，腑气不通，发病多为实证。久病体虚，劳欲过度，使得阴血亏虚，胆络失养，脉络拘急，胆失通降，发为虚证。

肝胆相附，肝主疏泄，胆藏精汁，肝气郁滞，气血郁积胆腑；肝胆与脾胃同居中焦，共奏气机升降之职，脾胃不能正常运化水谷，湿邪内生，肝郁化火，日久湿热蕴结中焦；胆腑通降失司，胆汁积聚不通，脉络阻滞，不通则痛。气滞湿阻日久，阻塞脉道，血液壅滞而成血瘀，病久入络。胃肠相连，气机逆乱，水谷不化，壅塞肠道，腑气不通，百病由生。

针对胆囊炎的病因病机，谢晶日教授提出如下治法。

1. 疏肝健脾，调畅气机

肝胆相附，互为表里，以经络相络属。"胆者，中精之府"，胆藏精汁，精气所化，肝气正常疏泄可以调节胆汁化生排泄。谢晶日教授认为若肝气郁结不疏，则胆气不利，胆汁不能正常生化排泄，循经而病，足少阳胆经循颈，行手少阳之前，至肩上，故胆经为病，患者多见肩部酸沉疼痛。肝经布胸胁，肝气不舒，脉络失和，则胁肋胀痛；肝主情志，情志抑郁而善太息；胆火上炎，内有郁热而出现口干口苦。谢晶日教授善用柴胡、香橼、佛手、砂仁、紫苏子等药性清灵、疏肝理气而不燥之品。柴胡疏肝解郁，引药入肝经；香橼、佛手、砂仁、紫苏子畅达三焦，助气运化。胆汁日久煎熬成石，阻于胆道者，加金钱草、郁金、鸡内金等药物利胆排石；肩背部酸沉疼痛者，加姜黄、白芷、威灵仙通经活络；口苦甚者，加黄芩、栀子以清肝泻火。现代药理研究表明，柴胡中含有的柴胡皂苷具有抗炎、抗菌的作用；金钱草、郁金在抗炎的同时，也能促进胆汁分泌，且郁金可以改善局部微循环，改善局部病变组织的血液流变异常，抑制存在于胆囊中的微生物。

2. 利胆通腑，清利湿热

谢晶日教授认为腑气不通，百病始生。慢性胆囊炎常合并便秘，患者数日不大便，大便难或大便硬、燥结或黏滞；大便阻于肠道，助长邪气，使热结、湿滞、血瘀。《素问·五脏别论》云："魄门亦为五脏使，水谷不得久藏。"魄门启闭有节，有利于五脏气机的调节，亦给邪以出路。燥屎内结，腑气不通，胆胃之气上逆，邪气郁闭，症见大便秘结、恶心呕吐、胸腹胁肋胀痛。故在治疗上，谢晶日教授强调以通降为关键，保持大便通畅。通便导滞的药物多选用大黄、枳实、槟榔、厚朴等行气攻下之品，因势利导而荡涤湿热。大黄通降肠腑，行气导滞，又可清热解毒；枳实破气除痞，化痰消积；厚朴下气开郁，行气除满；槟榔导滞下气而除积滞胀满。枳实有增加胃肠蠕动，排出肠道积气、燥屎之功，可改善微循环，提高机体免疫力，具有抗变态反应的作用，与厚朴合用可以解痉止痛，在一定程度上调节患者的免疫功能。

大黄、枳实、厚朴，此三者取法大承气汤。现代药理研究表明，三者合用，可以减少内毒素的产生和吸收，攻下作用使大量细菌内毒素随肠内容物排出体外，并促进内毒素灭活，降低血管通透性，增强网状内皮细胞功能，具有抗炎和增强机体免疫功能；亦可松弛奥迪括约肌，使胆汁顺利排泄。若素体本虚或日久已化为虚证，肺气不利而致腑气不通者，可加苦杏仁以宣肺降气；津液少而大便秘结不下者，选用火麻仁、郁李仁等润肠之品。不可一味峻药猛攻，使气血津液损耗，变生他病。若胆道不通，胆汁外溢，现于肌肤，而见黄疸者，予茵陈蒿汤清热利湿退黄。茵陈能改善胆汁淤积，增强胆汁固有物质，如胆酸和胆红素的排出量；栀子可清热以助退黄；大黄导湿热之邪从大便而出。

3. 活血化瘀，通络止痛

谢晶日教授认为慢性胆囊炎常常由于患者对病情未及时予以重视，迁延日久，邪气阻滞胆囊，胆汁排泄不畅，胆囊收缩失职，最终致使气机壅滞，脉络瘀阻，日久伤及血分，形成血瘀，阻塞脉道，不通则痛；脾胃运化失职，水谷化生乏源，气血津液化生不足，肝胆经脉失于濡养，不荣则痛。治疗上，谢晶日教授强调在疏利胆腑的同时，须着重予以理气活血化瘀之法，理气以通行气道，活血化瘀以畅达血脉，使气机、血行通畅，邪气自然无以附着，顺行而出。谢晶日教授念及久病或素体虚弱者，不耐攻伐，故而在临床用药上，通常先予以修复正气、力道和缓之品，待正气渐复，再施以攻伐邪气、祛瘀通络之药，中病即止。活血化瘀之品选用丹参、赤芍、红花等，配伍香附、香橼以活血行气，使气畅络通。现代药理研究证明，丹参、红花、赤芍等具有激活巨噬细胞功能的调节作用，抑制有内毒素诱导的白细胞介素 –6 的产生，具有抗炎及增强机体免疫的功能。

谢晶日教授主张中西医相结合，互取其长。谢晶日教授尤善于结合西医之理化检查来辅助疾病的诊断。西医学认为慢性胆囊炎发病的病理因素主要是胆囊受到细菌、结石、梗阻等刺激而形成的慢性炎症，病程较长，且超过90%的患者有胆囊结石。谢晶日教授根据超声提示，凡是胆囊壁毛糙，且有结石光团者，鉴于久病成瘀之理论，均予以相应的化瘀溶石之法。用药上，谢晶日教授常以三棱、莪术作为溶石药对。三棱善破血中之气，莪术善破气中之血，两药配伍，共奏行气破瘀、消积止痛之功。姜黄、川芎亦为谢晶日教授治疗胆囊炎的常用药对。姜黄活血行气，通经止痛，且《日华子本草》曰姜黄"治癥瘕、血块、痈肿"；川芎入肝、胆、心包经，行血中之气，祛风止痛，为"血中气药"；两药配伍，起活血化瘀、行气止痛之效。谢晶日教授在施以活血化瘀的同时，常辅以白芷、威灵仙等通络之品，且现代药理研究表明威灵仙、白芷均有镇痛抗炎之效，同时威灵仙有一定的利胆作用，可预防胆结石的形成，白芷对大肠埃希菌等引发胆囊感染的主要细菌有不同程度的抑制作用。三组药物配伍，共奏活血通经、溶石止痛之效。

谢晶日教授在辨证诊疗过程中，始终注意脾胃的重要性，无论运用何种方法治疗疾病，都不忘时时调护脾胃。故谢晶日教授在治疗时，多用健脾和胃之品以资助、健运脾胃，并嘱患者节饮食，忌肥甘、油腻、辛辣之品，以保养脾胃。脾胃健运，肝脏疏泄之职正常，胆汁排泄通畅，络脉和畅，疾病可愈。

（五）中西医在缓解慢性胆囊炎急性发作期的绞痛及控制日常隐痛两方面的优势与不足

胆囊炎可采取中西医结合的治疗方式。根据病情发病急缓，急性胆囊炎采取手术治疗及非手术治疗；慢性胆囊炎不伴息肉、结石者，多采用非手术疗法的保守治疗，治疗目标为控制症状、预防复发、防治并发症，但部分患者治疗效果欠佳，往往迁延多年，严重影响患者的生活质量。

急性非结石性胆囊炎易坏疽穿孔，一经诊断，应及早手术治疗，手术方式采用胆囊切除术与胆囊造瘘术；急性结石性胆囊炎最终也需采用手术治疗，应争取择期手术治疗，手术方法首选腹腔镜胆囊切除术，以及其他传统的开腹手术、胆囊造瘘术。对于病情较轻或者未能确诊者，应在严密观察下行积极的非手术治疗，一旦病情恶化，及时施行手术。对于慢性胆囊炎患者，应按是否有症状、是否有并发症分别进行个体化治疗。对于有症状且反复发作的慢性胆囊炎，无论是否伴有结石，都应行胆囊切除，首选腹腔镜胆囊切除。切除胆囊后，患者症状可大幅度减轻，达到临床治愈的目的。对于无症状者，或腹痛可能由其他并存疾病如消化性溃疡、胃炎引起者，手术治疗应慎重，治疗方案为饮食调整、继续观察等；对某些高风险患者可采取预防性胆囊切除。对不能耐受手术者可选择非手术治疗，方法包括口服溶石药物、有机溶石剂直接穿刺胆囊溶石、体外震波碎石等。

慢性胆囊炎需要进行饮食调整，建议规律、低脂、低热量的膳食，提倡定量、定时的规律饮食方式。无症状的患者不需要进行治疗，而有症状的患者如果不宜手术，腹部超声检查评估为胆囊功能正常、X 线检查结果为阴性的胆固醇结石，可考虑进行口服溶石治疗，如熊去氧胆酸。慢性胆囊炎患者常有消化功能紊乱的症状，对于有胆源性消化不良症状的患者，宜补充促进胆汁合成的消化酶类药物，如复方阿嗪米特肠溶片；合并有不同程度上腹痛的患者可加用钙离子通道拮抗剂缓解症状，如匹维溴铵。胆绞痛急性发作期应予禁食及有效的止痛治疗。止痛治疗国外选用非甾体抗炎药（如双氯芬酸和吲哚美辛）或镇痛剂（如哌替啶）；而国内仍更常用解痉药，包括阿托品、山莨菪碱和间苯三酚等；吗啡能促使奥迪括约肌痉挛而增加胆管内压力，一般禁用。慢性胆囊炎患者通常不需要抗生素治疗，如出现急性发作，建议采用经验性抗菌药物治疗。

以上为西医治疗慢性胆囊炎的常规治疗方式。对于慢性胆囊炎急性发作期，使用西医学的治疗药物可能会更快到达作用靶点，缓解患者症状，尤其是对于胆绞痛的治疗。但在平时的隐痛治疗中，仍存在一些问题，比如只能通过出现的症状来用药，"有是症用是药"，作用效果单一，需联合用药，有一部分症状仍无法改善，故对于高危人群，可采取预防性胆囊切除。而近年来，随着研究的深入，术后出现的 PCS 对患者的影响也不容忽视。虽然切除胆囊可以缓解慢性胆囊炎的症状，减少癌变风险，但 PCS 伴有新的症状。西医学治疗 PCS 主要以消炎利胆、解痉止痛、抑酸、抗酸、消化酶、促胃动力等药物缓解临床症状。中医疗法注重恢复脏腑的生理功能，重视整体调节，可有效缓解 PCS 的临床症状。

中医药治疗慢性胆囊炎与常规西药治疗慢性胆囊炎相比，在治愈率、总有效率、疼痛积分和缩短住院时间方面可能存在优势。中医药的治疗特色为根据患者的整体情况进行论治，注重整体观，并不是简单的"对症治疗"，而是通过对患者的诊察，四诊合参，确定目前疾病所处的阶段，即"证"，根据证候，施以方药，为个体化治疗。根据疾病发病急缓和发病经过，可以分为急性胆囊炎和慢性胆囊炎。急性胆囊炎以热、毒为主，常见胆腑郁热证和热毒炽盛证，多为实证，选用大柴胡汤和茵陈蒿汤进行治疗，可以有效缓解患者的胆绞痛和感染中毒症状。慢性胆囊炎反复发作，以湿、热为主，可兼见脾虚、阴虚之证。缓解期的慢性胆囊炎，根据不同的表现，可分为实证和虚证，实证主要包括肝胆气滞证、肝胆湿热证、寒热错杂证、气滞血瘀证；而虚证包括肝郁脾虚证、肝阴不足证及脾胃气虚证。实证的致病因素为气滞、湿热、血瘀等相互夹杂。胆病日久，肝胆受累，脾胃已伤，出现虚证，总属虚实夹杂。

肝胆气滞证，气滞表现明显。因肝主疏泄，协调全身气机，肝失所用，胆道不利，气滞而停。症见右胁胀痛，心烦易怒，厌油腻，时有恶心，饭后呕吐，脘腹满闷，嗳气，舌质淡红，舌苔薄白或腻，脉弦。治以疏肝利胆，理气解郁。可选用柴胡疏肝散治疗。方中柴胡疏肝之气机，行少阳春升之气；川芎活血行气，为"血中之气药"，助柴胡以行气、通血脉；枳壳行气宽中，味酸入肝，性缓而理气；陈皮、香附助柴胡、枳壳、川芎行气之滞；白芍和营养血，柔肝阴，缓肝之急。若疼痛明显，可加重白芍的用量，配伍甘草，酸甘化阴，缓急止痛，或配伍延胡索以增加行气止痛之功；后背痛甚者，加姜黄、郁金以增强活血之功，加威灵仙、白芷通行经脉，通络止痛。

肝胆、脾胃同属中焦，肝胆气机不利，脾胃运化失职，水湿不化，日久化热，困阻肝胆之经，而成肝胆湿热证，以湿热为主要表现。症见胁肋胀痛，晨起口苦，口干，身目发黄，身重困倦，脘腹胀满，咽喉干涩，小便短黄，大便不爽或秘结，舌质红，苔黄或厚腻，脉弦滑数。应予清热利湿、利胆通腑之法。选用龙胆泻肝汤加减。方中龙胆草、黄芩、栀子清利肝胆湿热，使湿热退，气机畅达；柴胡为肝经主药，疏肝解郁，引药入肝经；泽泻、木通、车前子以利湿渗湿，使湿邪从小便而去；当归养血，通利血脉，又可助大便运行，给邪以出路。湿热蕴结，蒸腾津液，煎熬胆汁，日久可形成结石。伴有结石者，可加金钱草、鸡内金、郁金以利胆溶石；湿热蕴结于肠道，肠腑之气不通，大便不利，可加槟榔、枳实、大黄、莱菔子以通行腹内积滞，湿热可随大便而去。

肝胆湿热之证，日久损及脾胃之气，湿热困阻脾阳，脾阳不振，而使病情改变，出现寒热错杂之证。症见胁肋胀痛，恶寒喜暖，口干不欲饮，晨起口苦，恶心欲呕，腹部胀满，自觉乏力，大便溏泄，肢体疼痛，遇寒加重，舌质淡红，苔薄白腻，脉弦滑。治以疏利肝胆，温脾通阳。可选用柴胡桂枝干姜汤。方中柴胡、黄芩、甘草清热解郁，治疗往来寒热，胸胁胀满；用桂枝、甘草、干姜温阳而治乏力、肢体疼重之症；牡蛎、瓜蒌根养津润燥又可散结。若腹痛较甚，加延胡索、川楝子以增强行气之力；恶心呕吐者，可加姜半夏、竹茹、紫苏叶和胃化痰，降逆止呕。柴胡桂枝干姜汤出自《伤寒论》第147条，其云："伤寒五六日，已发汗复下之，胸胁满微结，小便不利，渴而不呕，但头汗出，往来寒热，心烦也，此为未解也，柴胡桂枝干姜汤主之。"患者素体强健，病伤寒发热，用过发汗药和泻下药，致正气已伤，邪气入里，结于胸腹，旧病伤寒未解，见头汗出；表现在胆囊炎的患者中，可能出现以低热为主的发热；此时邪已入里，但未结于阳明，尚在半表半里之间，不可贸然攻下，亦不可见恶寒发热而予发汗之剂，只能以调和之法，调中焦气机，而复其升降之职。予柴胡桂枝干姜汤，疏肝调气而解郁热，温中调和脾胃，养津液以补其伤。

肝胆气机不利，肝气郁滞不解，气行血行，气滞则血留而不行，而成血瘀，表现为气滞血瘀证。症见右胁胀痛或刺痛，胸部满闷，喜善太息，晨起口苦，咽喉干涩，右胁疼痛，夜间加重，大便不爽或秘结，舌质紫暗，苔厚腻，脉弦或弦涩。治以理气活血，利胆止痛。选用血府逐瘀汤。方中桃仁、红花、川芎活血化瘀，行气止痛，推动血液运行；当归、生地黄养血和血，使行血而不伤血；枳壳行气宽胸，助血之运行；柴胡、赤芍行肝经血脉，以增强活血之用。胁痛明显者，可加郁金、延胡索、川楝子以通行血脉，行气止痛。

肝胆受邪气损伤已久，伤及脾胃，表现为肝郁脾虚证。症见右胁胀痛，腹痛欲泻，体倦乏力，腹部胀满，大便溏薄，喜善太息，情志不舒加重，纳食减少，舌质淡胖，苔白，脉弦或弦细。治以疏肝健脾，柔肝利胆。方用逍遥散。方中柴胡疏肝之郁，助脾胃运化；当归、白芍养血柔肝，补肝阴；白术、茯苓、甘草健脾渗湿；少量薄荷轻清，入肝经，助柴胡疏肝解郁。右胁胀痛甚者，加香橼、枳壳、川楝子以增强行气之功。

邪困肝胆已久，肝用失和，肝体失养，出现肝阴不足证。症见右胁部隐痛，两目干涩，头晕目眩，心烦易怒，肢体困倦，纳食减少，失眠多梦，舌质红，苔少，脉弦细。选用一贯煎以养阴柔肝，清热利胆。方中生地黄、北沙参、麦冬、枸杞子养阴填精，补肝之体；当归养血活血，顺应肝主藏血之功；川楝子疏肝行气，以助肝之用，亦防过补而壅滞。

疾病日久，损及脾胃，运化无权，出现脾胃气虚证。症见右胁隐痛，体倦乏力，胃脘胀闷，纳食减少，肢体困倦，舌质淡白，苔薄白，脉缓无力。治以理气和中，健脾和胃。选用香砂六君子汤。四君子汤为补气健脾之主方；配以砂仁、陈皮醒脾运脾而化湿；木香理气助运；半夏燥湿化痰，除困脾之因。

以上证候并不是西医学中简单的解痉止痛药就可以治疗的，需要对患者全身状况进行综合考量。对于西药无法缓解的日常生活中的隐痛，中医药有很好的疗效。

二、谢晶日教授诊治胆囊炎相关论文举要

（一）谢晶日教授治疗慢性胆囊炎

1. 病因病机分析

西医学按照发病情况将胆囊炎分为急性胆囊炎和慢性胆囊炎，本文讨论的慢性胆囊炎主要以虚实夹杂证多见。按照是否伴有结石还可以将胆囊炎分为结石性和非结石性两大类，以非结石性为多，约占85%。本病发病率一直处于较高水平，发病率为10%。依据《胆囊炎中医诊疗共识意见》，慢性胆囊炎可分为肝胆气滞、肝胆湿热、胆热脾寒、气滞血瘀、肝郁脾虚5种类型。胆囊炎在中医学中属"胁痛""胆胀"范畴，证见一侧或两侧胁肋部疼痛，临床上以胸胁胀痛、嗳气、食少纳呆、善太息、胸胁苦满、心烦、寐差、口苦、恶心等为常见症状。谢晶日教授认为本病病位主要在肝、胆，且与脾、胃、肾相关。临证多以气滞、血瘀、湿热所致"不通则痛"实证为多见，而精血不足所致的"不荣则痛"较为少见。一般而言，慢性胆囊炎病因主要为情志失调，肝气郁结；气郁日久，升降失常，无力推动血行而致气滞血瘀；饮食不节，脾失健运，湿热内蕴；精血亏损，肝阴不足，络脉失养。以上病因导致肝失条达，疏泄不利，肝脉瘀阻而致胁痛；或湿热蕴结，肝络失和而致胁痛；或阴津不足，络脉失和而致胁痛；以及瘀血内停，阻滞胁络而致胁痛。临床治疗法则主要为疏肝利胆，清利湿热，并佐以通腑泄热。

2. 辨证论治特色

（1）利胆必兼通腑

谢晶日教授认为，慢性胆囊炎以肝郁气滞为主，故疏肝利胆为第一大法，同时强调"利胆必兼通腑""利胆而不兼通腑必徒劳也"。肝位于胁下，其经脉布于两胁，胆

附于肝，与肝呈表里关系，其脉亦循于肝。临证诊疗中观察该类患者症见胁肋下胀满不舒的同时，多兼有大便秘结。肝气郁结而致胁痛，本着"通则不痛"原则，疏肝利胆的同时必兼有通腑之法，因势利导，使邪有出路。通腑法为八法之下法，一般选用苦寒清热的攻下药物，以及利湿通淋等药物，以攻逐里实积滞。故针对慢性胆囊炎胁痛患者，用柴胡、金钱草、郁金、枳壳、白芍、紫苏子等疏肝利胆之品，并酌加泄热攻下的生大黄、芒硝、虎杖，以及润肠缓下的火麻仁、郁李仁、冬瓜仁，或利尿通淋的滑石、车前子等。以上通腑之品，其中具有代表性的大黄能够荡涤湿热积滞，有推陈出新之效，火麻仁、郁李仁则为缓润平和之品。

（2）疏肝健脾同用

谢晶日教授主张肝脾同治，疏肝利胆理脾法在其治疗慢性胆囊炎中亦广泛应用。在慢性胆囊炎发病原因的研究中，情志不遂与喜食肥甘厚味密切相关，证型以肝胃郁热证和肝胃气滞证为主。肝胆相表里，肝失疏泄，胆汁外溢。脾位于中焦，主运化，喜燥恶湿。肝胆脾胃，其位相邻，其脉相通，故其功能方面及疾病治疗方面均密不可分。胆助胃以纳运，胃协胆以降泄，胆安胃和，气机升降有常。谢晶日教授强调，一方面现代人致病因素多为脾虚湿盛，饮食不节，过食生冷多伤及脾胃，健运失司，湿自内生，气机不利，侵犯肝胆，使肝络失和，胆失疏泄，而致胁痛；另一方面，肝胆气逆易于冲犯脾胃，致肝木克脾土，出现脾虚湿盛之状。两者形成恶性循环，致病情恶化。故治疗中谢晶日教授主张疏肝健脾同用，在运用疏肝之品如柴胡、佛手、香橼的同时，善用白术、党参、茯苓、薏苡仁等益气健脾祛湿之品。

（3）久病佐以逐瘀

慢性胆囊炎临床多伴发胆囊结石，砂石阻滞，加之肝气郁结，气郁日久，而致血行不畅，瘀血内停。在慢性胆囊炎病情进展中，慢性胆囊炎发病日久必兼夹瘀邪，即"久病必瘀"，久病入络，痼病必瘀。任何一个疾病，日久必显瘀象。李梴在其著《医学入门》中早已指出："人皆知百病生于气，而不知血为百病之始也。"情志怫郁，气血郁结，日久出现胸胁刺痛、指甲发暗、眼圈着黑，则为久病成瘀之兆。对于瘀血治法，则为"血实者决之"，即活血化瘀法的运用。于方药中酌加化瘀之品，如加入香附、郁金以活血行气止痛、解郁清心，姜黄、白芷以活血行气、通经止痛，川芎、赤芍等活血行气之品以提高疗效。临床疗效颇佳，有画龙点睛之效。

（4）临证遣方加减

谢晶日教授治疗内科各种疑难杂症之时，时时叮嘱，勿忘"以人定法，以法定方，以方用药，随症加减"。对于慢性胆囊炎的治疗亦不离此理念。其强调中医治疗必须因人而异，辨证论治。若患者症见胃痛、纳呆、口气重等，则酌加藿香、佩兰；若症见呃逆、嗳气、反酸等，则酌加代赭石、旋覆花、竹茹、浙贝母、海螵蛸等抑酸降逆和胃之品；若见小便黄赤，加滑石、车前草、白茅根、通草等利湿通淋之品；若患者兼见恶心、呕吐等，则酌加姜半夏、竹茹等以降逆止呕；热毒之象较重者，酌加金银花、紫花地丁、蒲公英等以清热解毒；若患者舌质暗红，苔黄厚腻，则酌加茵陈蒿、虎杖、苍术、黄柏等清热燥湿利胆之品；睡眠不佳，则酌加首乌藤、合欢花、柏子仁、莲子心等安神之品。总之，谢晶日教授于治疗中善于因人制宜，辨证论治，遣方用药独具匠心。

3. 临床诊治谨记

（1）清热中病即止，祛湿切莫伤阴

胆囊炎患者以肝胆湿热居多，并常致湿热发黄，正如经文所言"寸口脉浮而缓，浮则为风，缓则为痹，痹非中风，四肢苦烦，脾色必黄，瘀热以行"。临床治疗以清热化湿为主，但谢晶日教授强调清热通腑时，应注意中病即止，以免伤及正气，病情缠绵难愈。由于肝郁、痰浊、湿热、瘀血，日久不愈容易伤阴，故祛湿应注意切莫伤阴，以免犯虚虚实实之错。在慢性胆囊炎急性发作时，重用清热祛湿之法，但又在病情缓解后加用四君子汤等顾护正气。临床应时刻观察患者病情变化，阴伤时投以玄参、麦冬等养阴之剂。

（2）勿忘情志疏导，饮食调护

胆囊炎的发病与精神、心理、社会因素密切相关，情志不遂，肝郁化火，日久生湿，加之现代人嗜食肥甘厚味、辛辣之品，脾胃受损，脾失健运，湿自内生，内湿外湿相和为病。故在慢性胆囊炎的中医特色治疗中，除了运用国医国药进行治疗，谢晶日教授强调"畅情志，节饮食"尤为重要。所谓畅情志即疏导患者情绪，以开达"六郁"，调和人身之气，这样可以达到内外合治之效，减轻肝郁气滞乃至瘀血内阻之候；节饮食即嘱咐患者饮食规律，勿食辛辣刺激等肥甘厚味之品，勿贪凉饮冷损伤脾胃之阳，使外因除，内自安，肝脾和也。平时要注意饮食规律卫生，防止复发。

（二）谢晶日教授辨治"胆胀"经验拾遗

1. "胆胀"溯源

胆胀首见于《黄帝内经》，系由外邪、饮食、情志等因素导致肝胆失于疏泄，胆中精汁壅滞。表现为右胁肋疼痛、胃脘不舒、腹胀、口苦、恶心、呕吐、善太息、大便不调等症。如《灵枢·胀论》曰："胆胀者，胁下痛胀，口中苦，善太息。"《灵枢·本藏》中提到，胆胀表现为胁下满而痛引小腹。《太平圣惠方》言肝气有余，则胆生实热，可有惊悸不安、起卧不定、口吐苦汁、咽干、心烦等症。本病病位在胆，涉及肝与脾胃。胆与肝脾胃的关系在古代典籍中曾有详细记载，肝与胆互为表里，如《素问·奇病论》中记载："肝者，中之将也，取决于胆。"《血证论》言："肝为风木之脏……胆为相火，木生火也。"《脉诀》指出胆汁为肝之余气所生。胆的疏泄功能正常则脾胃健运，《素问·宝命全形论》曰："土得木而达。"《四圣心源》云"土弱而不能达木，则木气郁塞而胆病上逆"，体现了肝之疏泄与脾胃之健运正常与否可影响胆的功能。据《内经》所述，本病病因与湿热蕴胆，肝有余气，胆虚气怯，以及情志因素有关。关于本病的治疗，《景岳全书》提到，肝胆之气上逆而引发的胁痛，用疏肝行气之木香调气散类治疗。《诸病源候论·胆病论》中提出胆病治则，胆气实予泻法，胆气虚应补之。《伤寒论》中记载"往来寒热，胸胁苦满""胁下痞硬"，宜小柴胡汤主之。《医学六书》提到黄疸者应予茵陈蒿汤、大陷胸汤，即"结胸而发黄者，茵陈蒿汤、大陷胸汤各半服之"。从古至今，历代医家对于胆胀的症状、病因病机、治疗方法等方面的见解逐步成熟、全面。一些古代方药因疗效显著而沿用至今，体现了中医药治疗本病具有一定优势与可行性。

2. 明确病因，详查病机

本病责之于胆，胆为清净之腑，内藏精汁，其性通降而恶壅滞，主要生理功能为藏泄胆汁，主决断，主勇怯。《素问·六节藏象论》言："凡十一脏，取决于胆也。"胆藏清净之液，为中正之官，五脏的神志活动取决于胆，各脏气血皆靠胆气以决断。《东医宝鉴》载《脉经》有云："肝之余气，溢入于胆，聚而成精"，胆在肝短叶间，肝的余气化为胆汁。以胆的生理功能为参，胆气以下降为顺而恶壅滞，顺其性则安和，悖其性则生变。谢晶日教授认为，胆以通降为顺，胆性直而内郁相火，助肝木条达，胆分泌和排泄精汁，输注于胃肠，助脾胃运化、吸收水谷精微。水谷精微化生营气行于脉中，转为卫气行于脉外，营卫之气的运行与胆发挥正常功能有一定关系。在生理功能上肝胆关系密切，为三焦运化之枢，胆病易累及于肝。关于胆胀的病机，秦景明在《症因脉治》中首次提出："肝胆主木……不得疏泄，胆胀乃成。"肝胆主木，若肝胆之气不能疏泄，则成胆胀。《素问·气厥论》载："胃移热于胆，亦曰食亦。"若饮食不节而生湿热、痰浊，阻滞气机，脾胃气机失调，肝失疏泄，胆失通降，而成胆胀。《医学入门·蛔厥》中提到，因蛔虫内扰，肝胆气机不畅，失于疏泄，胆汁淤滞，日久形成湿热，故成胆胀。谢晶日教授认为，胆胀的发病主要因于外感、内伤。外邪侵袭，邪犯肝胆，疏泄失常，导致气血郁滞、寒邪内停，或湿热蕴结于中焦，胆失和降引发本病；内伤可由情志不畅引起肝失疏泄，胆气受阻；饮食不节，过食肥甘厚味日久而生湿热，影响胆之通降；劳伤过度，久病体虚，阴血不足，胆络失养，不荣则痛，亦可发为本病；疾病由脏传腑，肝病传及胆腑，或脾胃病累及于胆，也可导致本病。临证过程中，明确疾病成因，详查病机，为辨证之根本。

3. 辨证论治，以法定方

（1）辨别邪正虚实

虚为精气不足，实为邪气亢盛。实证多起病急，病程短，可有畏寒发热或寒热往来，右上腹胀痛或刺痛，口苦，小便黄赤，大便秘结，舌红，苔黄，脉弦滑。虚证病程长，病情反复，表现为右上腹疼痛绵绵，喜按，倦怠乏力，纳差，寐差，口苦，善太息，大便不调，舌淡，苔黄白或薄白，脉沉弦。谢晶日教授在临证治疗本病时，常强调从虚实两端着手，从阴阳、表里、寒热等方面辨证论治。实证若有湿热蕴结，应泄热化湿运脾；若有气滞血瘀，当解郁行气化瘀；若有热结腑实，则消积导滞，通腑泄热；虚证脾胃虚寒，需温中理气和胃；若有寒热错杂，予调理阴阳。谢晶日教授认为疾病日久常虚中夹实、实中兼虚，应谨慎应用攻补兼施之法，以达扶正以祛邪，祛邪而不伤正之目的。病证中若有外邪侵袭脏腑，则可导致肝胆失于条达，脾胃失于运化，日久耗伤正气而表现为虚证。在辨证论治时应分清有无实邪，是否外邪已去。若虚证兼夹实邪，只用补虚之法则病不能除，正如张从正所言："邪未去，而不可言补。"虚实夹杂证需攻补兼施、寓通于补。

（2）论治明本求因

谢晶日教授认为治病求本是论治疾病的根本，确定治疗原则应明本求因。明本是分析疾病发生发展的过程，求因是对病机的探求，即探求对于疾病起主导作用的脏腑或病机，治疗时分清主次。本病为外感、内伤导致胆的疏泄功能失职，胆气壅滞，邪正相争引起阴阳失于平秘，发病与阴阳的偏盛偏衰、气滞血瘀、湿热等有关。如症见右胁部胀满疼痛、每遇情绪愤怒时加重、郁郁寡欢、善太息，为肝气郁滞所致，治疗以疏肝为主，兼顾利胆，可用柴胡疏肝散加减。若胆腑郁热，症见右胁灼痛、口干口苦、心烦易怒、大便秘结、小便短赤，治疗当以泻热通腑为主，如清胆汤加减。若右胁刺痛、固定不移、疼痛拒按，则为气滞日久而生瘀血所致，应以活血通络为主，如失笑散加减。若右胁胀痛、胸闷食少、大便黏滞不爽、舌红苔黄腻，为肝胆湿热之象，以清热利湿为主，如茵陈蒿汤加减。若右胁隐隐作痛、神疲倦怠、畏寒肢冷，阳虚之象明显，以温阳为要，可予理中汤加减。若有五心烦热、口干、急躁易怒，为阴虚之象，以滋阴清热为主，予一贯煎加减。胆胀病常由实转虚或虚实夹杂，在病证的转化过程中应明本求因，分主次，审标本，依据具体情况论治。

（3）疏肝木以利胆

谢晶日教授认为肝与胆密切相关，互为表里，治疗应重视从肝论治，疏肝木以利胆，从而达到肝胆同调。足厥阴肝经属肝，络于胆，足少阳胆经属胆，络于肝，肝与胆互为表里，解剖位置相邻，生理特点相似，治胆常用肝胆同治之法，如《素问·刺热》云"肝热病者，小便先黄，腹痛……刺足厥阴、少阳"，即肝经之病刺足厥阴肝经及足少阳胆经。《素问·痿论》中提到"肝气热，则胆泄口苦"，指肝经有热，累及于胆，胆汁上逆而发为口苦。"肝之余气"化生胆汁，肝又可调控胆汁，使其助运化。肝胆疏泄功能正常，则人体气机条达，肝胆疏泄失司，则气机郁滞。肝与胆的生理、病理关系密切，谢晶日教授常应用疏肝利胆、肝胆同调法论治胆病。外邪侵袭，饮食不调，情志不畅，皆可导致肝胆郁滞。若有肝气郁滞，可见胁痛、善太息、易怒，用柴胡、香附、郁金等以疏肝理气；肝阴不足，加养阴柔肝药，如生地黄、白芍、沙参、川楝子、麦冬、当归等滋养肝阴；若肝胆湿热，则见胁肋胀痛、口苦、困倦身重、脘腹胀满、大便不畅、小便黄赤等症状，应以清利湿热、利胆通腑为法，选用龙胆草、黄芩、栀子、车前子、泽泻、金钱草、槟榔、大黄等泻热通腑；若肝郁脾虚，可见胁肋胀痛、善太息、腹胀、大便溏薄、神疲倦怠、纳差等症状，应以疏肝健脾为法，选用柴胡、白术、茯苓、陈皮、郁金等；肝失所养，常伴有寐差或情志不舒，可酌情运用首乌藤、酸枣仁以养肝安神，用合欢皮调畅情志。

（4）健脾土以扶正

谢晶日教授认为脾为后天之本，脾胃健运则气血化生有源，五脏六腑皆受其濡养，是人体正气之来源，所谓"脾胃伤，则百病生"，固护脾胃之气，有益于扶正以祛除病邪，治疗胆病尤应重视调理脾胃。肝胆与脾胃密切相关，故胆病可以从脾胃切入进行论治。肝胆之疏泄，助脾运化水谷精微、布散水湿。《四圣心源》曰："肝随脾升，胆随胃降。"脾主运化，胃主受纳，一升一降，使中焦运转，胆主疏泄，可助脾胃共奏受盛水谷、布散精微之职。谢晶日教授以为肝胆属木，脾属土，木旺盛则乘脾土，脾胃与胆生理、病理关系密切，故当肝胆病时，当先实脾土。若饮食不节，损伤脾胃，脾运失司，则湿浊内生，阻遏气机；若肝气横逆于脾胃，以木克土，则脾胃受损；若脾气素虚，则土虚木乘，肝木相对偏盛，而导致脾不健运。故在治疗肝胆病时，尤重调理后天脾胃之气，以固护正气。脾为后天之本，人体气血的化生与抵抗外邪的能力强弱都有赖于脾的正常运化。若脾胃虚寒，可用白芍、桂枝、大枣、炙甘草等温补中焦；脾阳不足，胆热脾寒，选用柴胡、桂枝、干姜、炙甘草、白术、生牡蛎、金钱草、郁金等疏肝利胆温脾。

三、医案分享

病案一：胁痛·肝胆湿热兼血瘀证

魏某，男，30岁。

首诊时间：2021年2月28日。

主诉：右胁肋刺痛时作 5 年余。

现病史：患者患胆囊炎 5 年余，3 年前因过食油腻性食物，加之情志刺激，导致右胁肋刺痛加重，于某医院行彩超检查，诊断为胆囊炎伴胆囊多发结石。予解痉止痛、抗感染、利胆治疗后好转出院。后右侧胁肋部刺痛反复发作，患者多方求医，均建议行胆囊切除术。因患者不愿接受手术治疗，辗转来我处就诊。患者现症见面色晦暗、口唇发绀，右侧胁肋刺痛，右下腹胀痛，伴排气，水声辘辘，二便正常，纳差，寐可；舌质暗红，舌下有瘀点，舌体胖大，边有齿痕，苔黄腻，脉弦滑。

既往史：慢性胆囊炎 5 年余。

辅助检查：

①腹部彩超：胆囊壁毛糙，胆囊多发结石。

②胆囊造影：胆囊收缩功能不佳。

辨证分析：该患者平素肝气郁滞，克伐脾土，脾失健运，故可见纳差、舌边有齿痕等脾虚征象；脾虚内生湿浊，久而化热，湿热蕴结，故可见黄腻苔；肝胆相表里，胆藏之精汁源于肝而藏于胆，肝气郁滞则胆汁疏泄不利，加之患者患病日久，气机郁滞，气郁碍血，胁下脉络痹阻，不通则痛，可见右胁肋刺痛、舌质暗红、舌下有瘀点等血瘀征象。根据以上，可辨证为肝胆湿热兼血瘀证。

中医诊断：胁痛·肝胆湿热兼血瘀证。

西医诊断：慢性胆囊炎。

中医治法：清热利湿，活血化瘀，利胆通腑。

处　　方：柴　胡 10g	金钱草 20g	郁　金 10g	三　棱 10g
莪　术 10g	厚　朴 15g	白　芷 10g	威灵仙 15g
姜　黄 15g	炒白芍 20g	甘　草 10g	延胡索 10g
枳　实 15g	香　附 15g	鸡内金 10g	炙乳香 6g

7 剂，水煎服，日 1 剂，水煎 300mL，早晚分服。

二诊：连服 7 剂后，患者自诉右胁肋刺痛减轻，右下腹胀痛伴排气减轻，大便偶不成形。故上方加薏苡仁 15g 以健脾燥湿；去炙乳香，防止活血过度而伤正，中病即止，活血而不动血。

处　　方：柴　胡 10g	金钱草 20g	郁　金 10g	三　棱 10g
莪　术 10g	厚　朴 15g	白　芷 10g	威灵仙 15g
姜　黄 15g	炒白芍 20g	甘　草 10g	延胡索 15g
枳　实 15g	香　附 15g	鸡内金 10g	薏苡仁 15g

14 剂，水煎服，日 1 剂，水煎 300mL，早晚分服。

三诊：再服 14 剂后，患者自诉右胁肋疼痛明显减轻，右下腹胀痛伴排气明显减轻，但出现皮肤瘙痒的症状，故上方加入白鲜皮 10g、地肤子 10g 清热利湿止痒。上方去姜黄、三棱、莪术，防止过度破血行气而伤正。大便稀，故加入苍术 10g，以健脾燥湿。

处　　方：柴　胡 10g　　金钱草 25g　　郁　金 10g　　厚　朴 15g
　　　　　　白　芷 10g　　威灵仙 15g　　炒白芍 20g　　甘　草 10g
　　　　　　延胡索 15g　　枳　实 15g　　香　附 15g　　鸡内金 10g
　　　　　　薏苡仁 15g　　白鲜皮 10g　　地肤子 10g　　苍　术 10g

　　　　　　　　　　14 剂，水煎服，每日 1 剂，水煎 300mL，早晚分服。

四诊：再服 14 剂后，患者右胁肋疼痛消失，右下腹胀痛伴排气消失，患者自诉无不适症状。嘱患者复查腹部彩超。

【临证心悟】

清代叶天士指出："久发频发之恙，必伤及络，络乃聚血之所，久病必瘀闭。"此病例中患者患慢性胆囊炎 5 年余，气为血之帅，肝气郁滞则脉中血行乏力，加之湿热之邪黏滞，湿热互结，如油入面。湿热结于脉道，则气血运行不畅，日久伤及血分，不通则痛。故在治疗中除了清热利湿、利胆通腑，还要注重理气化瘀之法的运用。方中用柴胡专入肝胆，疏肝解郁以止胁痛。金钱草清肝泻火，现代药理研究证实，其水煎液有促进胆汁排泄的作用。郁金、姜黄、白芷、威灵仙合用能活血化瘀利胆，在兼有胆络瘀滞时，尽早使用，有助于气滞血瘀的改善和胆系功能的恢复；郁金能活血行气、利胆退黄，现代药理研究证实，郁金中含有的挥发油有促进胆汁排泄和胆囊收缩的作用；姜黄与郁金同源，能活血止痛、利胆退黄；威灵仙其性善走，能通行十二经，现代研究表明其有利胆解痉之功。三棱、莪术共用，以活血化瘀止痛。加延胡索以行气化瘀止痛。炙乳香化瘀止痛，尤适用于顽固性瘀血。炒白芍、甘草同用，柔肝缓急止痛，取芍药甘草汤之意，现代药理研究表明其有较强的解痉止痛之力。厚朴、枳实合用以行气通腑，通则不痛。通腑这一治则在临床上使用，效果极好。全方从病机出发，辨证论治，用药精练，配伍准确，共奏清热化湿、活血化瘀、利胆通腑之功。

病案二：胁痛·肝郁脾虚夹湿证

王某，男，43 岁。

首诊时间：2020 年 1 月 13 日。

主诉：右胁肋部疼痛伴后背放射痛 5 年。

现病史：患者患慢性胆囊炎 5 年，1 年前因饮食油腻后加重就医，在当地医院就诊，予以消炎利胆等治疗后始终不见好转，经由朋友介绍，来我处就诊。患者平素嗜食肥甘厚味，常在食用牛羊肉后牙龈肿痛、喉咙发热、后背疼痛加重。现症见右胁肋部疼痛伴后背放射痛，口气重，牙痛，咽痛，干呕，四肢沉重，乏力，餐后腹胀，便溏；舌紫暗，苔白腻，脉沉滑。

既往史：慢性胆囊炎 5 年。

辅助检查：

①生化检查：总胆红素 36.9μmol/L，直接胆红素 7.1μmol/L，间接胆红素 29.8μmol/L。

②腹部彩超：胆囊壁毛糙，多发息肉，胆囊附壁多发胆固醇结晶。

辨证分析：患者平素嗜食肥甘厚味，损伤脾胃，脾虚运化失司，湿邪凝聚，困阻中焦，脾虚湿困，升清降浊之功必然受到影响。《素问·阴阳应象大论》云："清气在下，则生飧泄。浊气在上，则生䐜胀。"脾虚湿困，运化失职，导致精微下流，则可见便溏；浊气上犯，则可见腹胀、口气重、呕吐等症状；湿邪阻滞脾胃，则可见苔白腻、脉沉滑等表现；脾主四肢，湿邪重浊黏滞，泛溢肢体，则可见肢体沉重、乏力；加之该患者肝气郁滞，久而化火，肝火上炎，则可见牙龈肿痛、喉咙发热等症状；湿热互结、熏蒸胆腑，胆失通降，循足少阳胆经而发病，其经脉循颈，行手少阳之前，至肩上，故可见患者右胁肋部疼痛，以及肩背部放射痛；肝气郁滞日久，气不行则血不畅，故可见舌紫暗等瘀血之象。

中医诊断：胁痛·肝郁脾虚夹湿证。

西医诊断：慢性胆囊炎。

中医治法：疏肝健脾，利湿通腑，化瘀止痛。

处　　方：	柴　胡 10g	白　术 20g	香　附 15g	香　橼 15g
	金钱草 30g	郁　金 15g	威灵仙 15g	决明子 15g
	泽　泻 15g	玄　参 15g	三　棱 10g	枳　壳 15g
	延胡索 15g	苦　参 15g		

7 剂，水煎服，每日 1 剂，水煎 300mL，早晚分服。

二诊：服药 7 剂后，患者诉右胁肋、后背疼痛减轻，乏力好转，腹胀缓解，另诉牙龈肿痛、发热。故上方加入夏枯草 15g 以清热泻火散结，加入蒲公英 10g 以清热解毒散结。

处　　方：	柴　胡 10g	白　术 20g	香　附 15g	香　橼 15g
	金钱草 30g	郁　金 15g	威灵仙 15g	决明子 15g
	泽　泻 15g	玄　参 15g	三　棱 10g	枳　壳 15g
	延胡索 15g	苦　参 15g	夏枯草 15g	蒲公英 10g

14 剂，水煎服，每日 1 剂，水煎 300mL，早晚分服。

三诊：服药 14 剂后，患者自诉胁痛明显缓解，牙龈肿痛缓解，故上方减去活血行气止痛的延胡索、解毒散结的蒲公英。患者另诉肩背沉重疼痛，肘关节沉重不舒，故上方加入羌活 10g 以祛风除湿通络，加入川芎 10g 以活血通络。

处　　方：	柴　胡 10g	白　术 20g	香　附 15g	香　橼 15g
	金钱草 30g	郁　金 10g	威灵仙 15g	决明子 15g
	泽　泻 15g	玄　参 15g	三　棱 10g	枳　壳 15g
	苦　参 15g	夏枯草 15g	羌　活 10g	川　芎 10g

14 剂，水煎服，每日 1 剂，水煎 300mL，早晚分服。

四诊：服药 14 剂后，患者肩背部沉重疼痛、肘关节沉重不舒减轻，故上方减去羌活。因患者饮食辛辣油腻，出现腹痛、大便次数增加，并伴有大便黏腻、便不尽感等症状，故上方加入鸡内金 15g 以健脾利胆，加入黄芩 15g、黄连 10g 以清热燥湿。

处　　方：	柴　胡 10g	白　术 20g	香　附 15g	香　橼 15g
	金钱草 30g	郁　金 10g	威灵仙 15g	决明子 15g
	泽　泻 15g	玄　参 15g	三　棱 10g	枳　壳 15g
	苦　参 15g	夏枯草 15g	川　芎 15g	鸡内金 15g
	黄　芩 15g	黄　连 10g		

14 剂，水煎服，每日 1 剂，水煎 300mL，早晚分服。

五诊：再服 14 剂后，患者右胁肋部疼痛、肩背部沉重疼痛、肘关节沉重不舒消失，患者自诉无不适症状。嘱患者忌食生冷、油腻、辛辣之品，保持心情舒畅。后随访患者，未见复发。

【临证心悟】

谢晶日教授认为慢性胆囊炎的病因概括起来不外乎两个，一个为外感，另一个为内伤。内伤起病或由情志不畅引起肝失疏泄，胆内精汁排出不畅而发病；或由饮食不节，嗜食肥甘厚味，日久内生湿热，熏蒸胆腑而发病。此病例辨证为肝郁脾虚夹湿型胁痛，既有肝气郁结、郁久化热之象，又有嗜食肥甘厚味，损伤脾胃后脾虚湿困之象。湿热互结，如油入面，不可速去，病因病机较之单一类型起病的慢性胆囊炎复杂。故在组方用药上，注重肝脾同治以治其本，利湿通腑以治其标。标本同治，方取其效。本方用柴胡入肝经，疏肝行气，《本草经解》云："柴胡轻清，升达胆气，胆气条达，则十一脏从之宣化，故心腹肠胃中，凡有结气，皆能散之也。"香橼、香附疏肝解郁，白术健脾化湿。四药同用，疏肝健脾以治其本。苦参清热燥湿，以除肝胆湿热。金钱草善清肝胆之火，现代药理研究证实其水煎液有促进胆汁排泄的作用。郁金行气活血，利胆退黄，现代药理研究证实，郁金中含有的挥发油有促进胆汁排泄和胆囊收缩的作用。威灵仙疏通经络，以治胸腹肩背疼痛。方中加入决明子以降血脂。谢晶日教授擅长中西结合辨证施治，以中医辨证为主，结合西医诊断用药，临床效果确切。泽泻淡渗利湿，给湿邪以出路。玄参滋阴凉血解毒，以清血分瘀热。三棱破血行气以通胆络，胆络通则胁痛止。枳壳行气通腑，通则不痛。全方从病机出发，辨证论治，用药精练，配伍准确，共奏疏肝健脾、利湿通腹、化瘀止痛之功。

病案三：胁痛·肝郁脾虚兼湿热蕴结证

胡某，男，43岁。

首诊时间：2020年10月14日。

主诉：胁肋部胀满疼痛不舒25年。

现病史：患者患慢性胆囊炎20余年，辗转多家医院治疗，病情反复，迁延不愈。近期因情绪刺激加重，经亲戚介绍，前来就诊。该患者平素易怒，情绪波动剧烈，焦虑，口苦。现症见胁肋部胀满疼痛，多梦，偶有乏力，晨起排气多，手足心热，怕冷，纳可，小便黄，大便不成形，黏滞，大便不爽，日1～2次或2日1次；舌体胖大，边有齿痕，舌暗，苔白，脉弦。

既往史：慢性胆囊炎20余年。

辅助检查：腹部彩超示胆囊炎性改变。

辨证分析：该患者平素易怒，焦虑，口苦，胁肋部胀满疼痛，是典型的肝气郁滞证。《东医宝鉴》载《脉经》云："肝之余气，溢入于胆，聚而成精。"胆在肝短叶间，肝的余气化为胆汁。胆气以下降为顺而恶壅滞，顺其性则安和，悖其性则生变，肝病易累及于胆。肝胆病变在病理上相互影响。该患者肝失疏泄，气机郁滞，两胁为气机升降之路，气滞于内，则出现胆腑精汁排泄不畅，不通则痛故见两胁胀痛；肝郁化火，熏蒸胆腑，则可见口苦，胆囊区不适；湿热下移膀胱则可见小便黄、手足心热等症状；肝气郁滞则可见弦脉；肝郁克脾，脾虚生湿，则可见患者大便不成形、大便黏腻、乏力、舌胖有齿痕的脾虚表现。

中医诊断：胁痛·肝郁脾虚兼湿热蕴结证。

西医诊断：慢性胆囊炎。

中医治法：疏肝利胆，清热利湿。

处　　方：柴　胡 10g　　白　术 15g　　香　附 15g　　香　橼 15g

　　　　　金钱草 35g　　郁　金 15g　　连　翘 15g　　陈　皮 15g

　　　　　焦山楂 15g　　白豆蔻 15g　　鸡内金 15g　　鳖　甲 10g

　　　　　　　　　　　7剂，水煎服，每日1剂，水煎300mL，早晚分服。

二诊：服上方7剂后，患者平素易怒、焦虑缓解，口苦，眼干涩，胁肋部胀满疼痛明显缓解，寐可，晨起排气多明显缓解，大便不成形，黏滞。上方加入决明子 10g 以清肝明目。由于患者气滞症状缓解，但脾虚症状明显，故将白豆蔻 15g 换成佛手 10g，减温中行气之力，增强行气健脾燥湿之功。

处　　方：柴　胡 10g　　白　术 15g　　香　附 15g　　香　橼 15g
　　　　　金钱草 35g　　郁　金 15g　　连　翘 15g　　陈　皮 15g
　　　　　焦山楂 15g　　鸡内金 15g　　鳖　甲 10g　　决明子 10g
　　　　　佛　手 10g

14 剂，水煎服，每日 1 剂，水煎 300mL，早晚分服。

三诊：服上方 14 剂后，患者平素易怒、焦虑缓解，口苦明显减轻，眼干涩减轻，胁肋部胀满几乎消失，寐可，晨起排气多明显缓解，小便黄，大便不成形，黏滞，苔黄腻。可见脾胃湿热蕴结日久不可速去，故上方加入苍术 15g 健脾燥湿，黄连 15g 清热燥湿，双管齐下，祛除脾胃湿热。患者湿热蕴结日久，久病入络，伤及血分，气滞血瘀络阻，故见舌暗，加入姜黄 15g 以活血行气。

处　　方：柴　胡 10g　　白　术 15g　　香　附 15g　　香　橼 15g
　　　　　金钱草 35g　　郁　金 15g　　连　翘 15g　　陈　皮 15g
　　　　　焦山楂 15g　　鸡内金 15g　　鳖　甲 10g　　决明子 10g
　　　　　佛　手 10g　　苍　术 15g　　黄　连 15g　　姜　黄 15g

14 剂，水煎服，每日 1 剂，水煎 300mL，早晚分服。

四诊：再服 14 剂后，患者右胁肋胀满疼痛消失，晨起排气正常，抑郁焦虑症状缓解，患者自诉无不适症状。嘱患者忌食生冷、油腻、辛辣之品，保持心情舒畅。后随访患者，未见复发。

【临证心悟】

结合该患者的主症"胁肋部胀满疼痛"，以及口苦、小便黄、大便不成形的兼症，胖大齿痕舌、弦脉的舌脉。不难诊断出，该患者是肝郁脾虚兼湿热蕴结型的胁痛。肝郁而发热，脾虚而生湿，湿热蕴结，熏蒸肝胆，胆中精汁疏泄不利，即出现胆囊区不适（胁肋部胀满疼痛）的症状。《素问·阴阳应象大论》云："清气在下，则生飧泄。"肝郁克脾，脾虚湿困，运化失职，导致精微下流，则可见患者大便不成形，黏腻；脾主四肢肌肉，脾虚则可见四肢乏力；舌胖有齿痕是脾虚的典型表现。谢晶日教授认为对于肝郁脾虚证的胁痛而言，疏肝健脾利胆是其治疗原则，应贯穿始终，在疏肝健脾利胆的基础上进行加减，以针对其兼症。本病以实证为主，且从肝论治，肝为刚脏，喜条达，恶抑郁，故治疗施以疏肝利胆、清热利湿之法。方中用柴胡，取其调肝气，疏肝郁，引诸药入肝经之功；香附行气止痛，以助柴胡疏肝；白术健脾燥湿；三药合用，共奏疏肝健脾之功，通过针对其肝郁脾虚的病机加以治疗，以治其本。臣以鳖甲、连翘化瘀解毒；金钱草、郁金、鸡内金利胆除湿，解郁清心以缓解其胁痛治其标，"三金"合用利胆之功显著。佐以焦山楂、陈皮消食导滞，以固护其后天之本；香橼、白豆蔻调畅气机、行气开胃。

二诊患者出现眼干涩的症状，故加入决明子以清肝明目；患者气滞症状缓解，但脾虚症状明显，故将白豆蔻换成佛手，减其温中行气之力，增强健脾燥湿之功。

三诊患者湿热蕴结之象并无缓解，舌苔黄腻，故加入苍术健脾燥湿，黄连清热燥湿，双管齐下，祛除脾胃湿热。患者湿热蕴结日久，久病入络，伤及血分，气滞血瘀络阻，故可见舌暗。湿瘀热互结，单纯祛除湿热，恐效力不足，故加入姜黄以活血行气。全方从病机出发，辨证论治，用药精练，对症准确，共奏疏肝利胆、清热利湿之功。

病案四：胁痛·肝胆湿热证

于某，男，44 岁。

首诊时间：2018 年 1 月 31 日。

主诉：右胁胀痛伴后背胀痛半年，加重 1 个月。

现病史：患者半年前因饮酒、过食肥甘厚味出现右胁胀痛，于肿瘤医院查腹部彩超示脂肪肝、胆囊炎；胃镜示浅表性胃炎伴糜烂。患者口服西药维持病情，不影响正常生活。1 个月前无明显诱因再次出现右胁胀痛，牵引至后背胀痛，为求中西医结合治疗，遂来我院，经人介绍，就诊于谢晶日教授门诊。患者面色少华，形体适中，现右胁胀痛伴后背胀痛，厌食油腻，饱食后胃胀，嘈杂，口干口苦，大便成形，日 1 次，饮酒后便稀，寐差易醒，心烦，手足心热；舌暗红，边有齿痕，苔黄腻，脉弦滑。

既往史：脂肪肝半年，慢性胆囊炎半年，浅表性胃炎伴糜烂半年。

辅助检查：

①腹部彩超：脂肪肝，胆囊炎。

②胃镜：浅表性胃炎伴糜烂。

辨证分析：胁痛是以一侧或两侧胁肋部疼痛为主要表现的疾病。过食肥甘厚味，损伤脾胃功能，湿热内生，郁于肝胆，加之情志不畅，肝郁气滞，导致肝失疏泄，发为胁痛。结合舌暗红、边有齿痕、苔黄腻、脉弦滑，四诊合参，辨证为胁痛·肝胆湿热证。

中医诊断：胁痛·肝胆湿热证。

西医诊断：①胆囊炎。

②脂肪肝。

③浅表性胃炎伴糜烂。

中医治法：清热利胆，行气止痛。

处　　方：柴　胡 15g　　苍　术 15g　　郁　金 15g　　金钱草 30g

佛　手 15g　　紫苏子 10g　　香　橼 15g　　威灵仙 15g

黄　芩 15g　　栀　子 10g　　枳　壳 15g　　陈　皮 10g

鸡内金 15g　　焦山楂 15g

7 剂，水煎服，每日 1 剂，水煎 300mL，早晚分服。

二诊：患者右胁胀痛伴后背胀痛稍缓解，口干口苦，大便成形，日 1 次，饮酒后便稀，寐差易醒，心烦，手足心热；舌暗红，边有齿痕，苔黄腻，脉弦滑。辨证分析可见湿热存在，故在原方基础上加泽泻 10g，以利水渗湿；加诃子 10g，以涩肠止泻。

处　　方：柴　胡 15g　　苍　术 15g　　郁　金 15g　　金钱草 30g

佛　手 15g　　紫苏子 10g　　香　橼 15g　　威灵仙 15g

黄　芩 15g　　栀　子 10g　　枳　壳 15g　　陈　皮 10g

鸡内金 15g　　焦山楂 15g　　泽　泻 10g　　诃　子 10g

14 剂，水煎服，每日 1 剂，水煎 300mL，早晚分服。

三诊：患者右胁胀痛伴后背胀痛好转，饱食后胃胀缓解，嘈杂，口干口苦好转，大便不成形，日 1 次，寐差易醒、心烦好转；舌暗红，边有齿痕，苔黄，脉弦。主症好转，治其兼证。上方去黄芩、栀子以免寒凉伤中；并加煅海螵蛸 25g 抑酸，保护胃黏膜；加草豆蔻 10g，以温中行气。

处　　方：柴　胡 15g　　苍　术 15g　　郁　金 15g　　金钱草 30g

佛　手 15g　　紫苏子 10g　　香　橼 15g　　威灵仙 15g

枳　壳 15g　　陈　皮 10g　　鸡内金 15g　　焦山楂 15g

泽　泻 10g　　诃　子 10g　　草豆蔻 10g　　煅海螵蛸 25g

7 剂，水煎服，每日 1 剂，水煎 300mL，早晚分服。

四诊：患者右胁胀痛伴后背胀痛明显好转，仍见嘈杂，大便成形，日 1 次，寐可；舌暗红，边有齿痕，苔稍黄，脉弦。诸症好转，重点治疗嘈杂之症，上方去焦山楂，加煅瓦楞子 25g，加大抑酸之效。

处　　方：柴　胡 15g　　苍　术 15g　　郁　金 15g　　金钱草 30g

佛　手 15g　　紫苏子 10g　　香　橼 15g　　威灵仙 15g

枳　壳 15g　　陈　皮 10g　　鸡内金 15g　　泽　泻 10g

诃　子 10g　　煅瓦楞子 25g　　煅海螵蛸 25g　　草豆蔻 10g

14 剂，水煎服，每日 1 剂，水煎 300mL，早晚分服。

【临证心悟】

《景岳全书·胁痛》指出："以饮食劳倦而致胁痛者，此脾胃之所传也。"饮食肥甘、过食辛辣、嗜食醇酒等可导致湿热内生于脾胃，脾胃失于运化，湿热郁于肝胆，肝胆失于疏泄，而为胁痛。《素问·缪刺论》中言："邪客于足少阳之络，令人胁痛不得息。"邪在少阳胆经，故在治疗肝胆湿热型胁痛时，谢晶日教授倡导清利肝胆湿热，佐以消食通腑，针对兼证用药灵活加减，临床应用效果颇佳。

疏肝利胆首选柴胡、香橼、金钱草、郁金，配合黄芩、栀子等清热利湿药，既可以疏利肝胆，又兼清热之功，湿热去则肝胆自调；肝胆枢机不利，故以威灵仙通络止痛；谢晶日教授认为利胆的同时，必须通腑，故用枳壳行气导滞，也应"腑以通为用"之说；同时以佛手、紫苏子调理脾胃气机，以苍术、陈皮健脾燥湿，以鸡内金、焦山楂消食和胃；诸药合用，恢复脾胃的升降功能。谢晶日教授强调在治疗疾病时应分清主次症状，着重治疗主症，主症去则兼症易调。结合辨病选方用药，胁痛可见于西医多种肝胆疾病，如病毒性肝炎，应疏肝健脾、清热解毒，选用茵陈蒿汤加减；湿热煎熬成石，发为胆石症，出现胁肋绞痛难忍，当清肝利胆、通降排石，方剂选用大柴胡汤加减，化石排石多加用鸡内金、金钱草、郁金、三棱、莪术等药物，疗效颇佳。

中医讲究情志致病，重视调理生活习惯。嘱患者注意保持心情舒畅，有利于恢复肝主疏泄的生理功能；养成良好的饮食习惯，调养脾胃，四季脾旺不受邪；加强体育锻炼，增强体质，提高免疫力，正所谓"正气存内，邪不可干"也。

病案五：胁痛·肝郁脾虚兼湿热证

李某，女，38岁。

首诊时间：2018年9月28日。

主诉：右胁疼痛半月余。

现病史：患者半月前无明显诱因右胁疼痛，劳累后尤甚，伴后背痛，胃脘绞痛，偶有反酸烧心，口干口苦，口气重，心慌，头晕头痛，腰部酸痛，乏力倦怠，易怒，情绪激动，纳差，食欲可，寐可，大便不成形，稀溏，日1次，小便可；舌质暗红，体胖大，苔黄腻，脉沉。

既往史：无。

辅助检查：腹部彩超示胆囊壁欠光滑。

辨证分析：患者右胁疼痛，劳累后尤甚，伴后背痛，足厥阴肝经沿人之两胁循行，胁肋疼痛多由肝经气机郁滞，循行不畅所致。《金匮要略》云："夫治未病者，见肝之病，知肝传脾，当先实脾，四季脾王不受邪，即勿补之；中工不晓相传，见肝之病，不解实脾，惟治肝也。"肝属木，常横逆犯脾，脾胃相表里，故见患者胃脘绞痛，偶有反酸烧心；患者口气重，乏力倦怠，易怒，情绪激动，此为肝郁化火之象；舌质暗红，体胖大，苔黄腻，脉沉，为体内有湿热。故辨证为胁痛之肝郁脾虚兼湿热证。

中医诊断：胁痛·肝郁脾虚兼湿热证。

西医诊断：胆囊炎。

中医治法：疏肝健脾，清热利湿。

处　　方：柴　胡 10g　　苍　术 15g　　金钱草 30g　　威灵仙 15g

　　　　　黄　芩 15g　　栀　子 15g　　香　橼 15g　　延胡索 15g

　　　　　　　　　　7 剂，水煎服，每日 1 剂，水煎 300mL，早晚分服。

二诊：患者右胁疼痛缓解，伴后背痛，食后胃胀，偶有反酸烧心，口干口苦，口气重，心慌好转，腰部酸痛，乏力倦怠，易怒，情绪激动，食欲可，寐可，大便不成形，稀溏，日 1 次，小便可；舌质暗红，体胖大，苔黄腻，脉沉。上方去威灵仙、黄芩、栀子，加白豆蔻 15g、陈皮 15g、焦山楂 10g、煅海螵蛸 25g。

处　　方：柴　胡 10g　　苍　术 15g　　金钱草 30g　　香　橼 15g

　　　　　延胡索 15g　　白豆蔻 15g　　陈　皮 15g　　焦山楂 10g

　　　　　煅海螵蛸 25g

　　　　　　　　　　14 剂，水煎服，每日 1 剂，水煎 300mL，早晚分服。

三诊：患者右胁疼痛缓解，口干口苦、口气重缓解，心慌好转，乏力倦怠、易怒缓解，痛经缓解，月经期腰部酸痛，经期 4～5 天，月经周期 29～30 天，无血块，食欲可，寐可，大便不成形、稀溏好转，日 1～2 次，小便可；舌质暗红，体胖大，苔黄腻，脉沉。现口服胆宁片。上方加夏枯草 10g。

处　　方：柴　胡 10g　　苍　术 15g　　金钱草 30g　　香　橼 15g

　　　　　延胡索 15g　　白豆蔻 15g　　陈　皮 15g　　焦山楂 10g

　　　　　夏枯草 10g　　煅海螵蛸 25g

　　　　　　　　　　14 剂，水煎服，每日 1 剂，水煎 300mL，早晚分服。

四诊：患者右胁疼痛缓解，口苦、口气重缓解，心慌好转，乏力倦怠、易怒缓解，食欲可，寐可，夜间出汗，晨起身体发紧，手足肿胀，大便不成形，稀溏量少，日 1 次，小便可；舌质暗红，体胖大，苔黄腻，脉沉。上方去香橼、焦山楂、夏枯草，加枳实、白芍、甘草、三棱各 10g。

处　　方：柴　胡 10g　　苍　术 15g　　金钱草 30g　　延胡索 15g

　　　　　白豆蔻 15g　　陈　皮 15g　　枳　实 10g　　煅海螵蛸 25g

　　　　　白　芍 10g　　甘　草 10g　　三　棱 10g

　　　　　　　　　　14 剂，水煎服，每日 1 剂，水煎 300mL，早晚分服。

【临证心悟】

慢性胆囊炎是由急性或亚急性胆囊炎反复发作，或长期存在的胆囊结石所致。胆囊功能异常，约 25% 的患者存在细菌感染，其发病基础是胆囊管或胆总管梗阻。谢晶日教授在治疗慢性胆囊炎时，多肝脾同调，佐以清热利胆通腑之法。患者右胁疼痛，劳累后尤甚，伴后背痛，谢晶日教授在治疗过程中，柴胡、金钱草的运用贯彻始终，其用意就是疏肝理气，清热利胆。首诊中，谢晶日教授用威灵仙、延胡索、香橼以疏肝行气，通络止痛。《金匮要略》云："夫治未病者，见肝之病，知肝传脾，当先实脾，四季脾王不受邪，即勿补之；中工不晓相传，见肝之病，不解实脾，惟治肝也。"肝属木，常常横逆犯脾，脾胃相表里，故在治疗时，运用苍术健脾燥湿；用栀子、黄芩清热燥湿。诸药配合，缓解患者的痛苦。

在随后的诊治中，肝脾兼顾，清热利湿之法不变。观其脉症，知犯何逆，随证治之。如气滞严重时，加白豆蔻、陈皮以温中行气；久病入络，出现瘀滞时，加三棱以活血化瘀。

病案六：胁痛·肝胆湿热证

景某，女，55 岁。

首诊时间：2018 年 8 月 20 日。

主诉：右胁痛 1 个月余。

现病史：右胁疼痛，上腹疼痛，胀满，厌食油腻，反酸烧心，大便黏滞，日 1 次，便不尽，矢气多，寐可，乏力，纳可，心烦，手足心热；舌暗红，边有齿痕，苔白水滑，脉滑。

既往史：胆囊炎 10 年，胆汁反流性胃炎 4 年。

辅助检查：

①胃镜：反流性食管炎，胆汁反流性胃炎。

②胃镜病理：肠化生伴轻度不典型增生。

③腹部彩超：胆囊结石。

辨证分析：本证为肝胆湿热，主要辨证依据为上腹疼痛胀满，右胁疼痛，厌食油腻，反酸烧心。湿阻气机则痛，胃失和降则胀，热郁中焦则烧心。大便黏滞、便不尽、矢气多，提示消化不良。乏力、心烦、手足心热，提示湿热日久伤及气阴。舌暗红、边有齿痕、苔白水滑、脉滑，为脾虚湿蕴，湿郁化热之征。

中医诊断：胁痛·肝胆湿热证。

西医诊断：①胆汁反流性胃炎。
　　　　　②慢性胆囊炎。
　　　　　③反流性食管炎。

中医治法：利胆和胃，清热化湿。

处　　方：柴　胡 15g　　　苍　术 15g　　　郁　金 15g　　　金钱草 20g

威灵仙 15g　　　白豆蔻 15g　　　神　曲 15g　　　煅海螵蛸 25g

陈　皮 10g　　　鸡内金 15g

7剂，水煎服，每日1剂，水煎 300mL，早晚分服。

二诊：患者上腹痛尤甚，胃胀，右胁疼痛，厌食油腻，偶伴恶心，反酸烧心，大便黏滞，日1次，便不尽，矢气多，寐可，乏力，纳可，心烦；舌红，边有齿痕，苔白水滑，脉滑。首诊后症状明显缓解，患者未坚持用药，近期症状加重，原方加入枳实15g行气通腹，加入煅石决明25g增强抑酸之效，加入石斛15g固护胃阴，加入白芍30g、甘草15g缓急止痛，加入三棱10g破血逐瘀止痛。

处　　方：柴　胡 15g　　　苍　术 15g　　　郁　金 15g　　　金钱草 20g

威灵仙 15g　　　白豆蔻 15g　　　神　曲 15g　　　煅海螵蛸 25g

陈　皮 15g　　　鸡内金 15g　　　枳　实 15g　　　煅石决明 25g

石　斛 15g　　　白　芍 30g　　　甘　草 15g　　　三　棱 10g

14剂，水煎服，每日1剂，水煎 300mL，早晚分服。

三诊：患者上腹痛缓解，右胁疼痛好转，反酸烧心明显缓解，大便可，日1～2次，情绪好转，偶有头痛，眼花，颈项痛，眼睛发痒，眼干涩，倦怠乏力，自觉舌部发凉，纳可，寐差缓解，多梦；舌淡红，边有齿痕，苔白，脉弦滑。上方去掉煅海螵蛸、煅石决明，以减轻抑酸之功；加入半枝莲15g化瘀解毒。

处　　方：柴　胡 15g　　　苍　术 15g　　　郁　金 15g　　　金钱草 20g

威灵仙 15g　　　白豆蔻 15g　　　神　曲 15g　　　陈　皮 15g

鸡内金 15g　　　枳　实 15g　　　石　斛 15g　　　白　芍 30g

甘　草 15g　　　三　棱 10g　　　半枝莲 15g

14剂，水煎服，每日1剂，300mL，早晚分服。

四诊：患者上腹痛缓解，反酸烧心明显缓解，大便可，日1～2次，眼花，眼睛发痒，眼干涩，自觉舌部发凉，纳可，寐可；舌淡红，边有齿痕，苔白，脉弦滑。续予上方。

处　　方：柴　胡 15g　　　苍　术 15g　　　郁　金 15g　　　金钱草 20g

威灵仙 15g　　　白豆蔻 15g　　　神　曲 15g　　　陈　皮 15g

鸡内金 15g　　　枳　实 15g　　　石　斛 15g　　　白　芍 30g

甘　草 15g　　　三　棱 10g　　　半枝莲 15g

14剂，水煎服，每日1剂，水煎 300mL，早晚分服。

患者症状显著缓解，再予14剂善后。嘱患者节饮食，畅情志，谨慎调养。

【临证心悟】

本证为肝胆湿热，主要症状为上腹隐痛，胃胀，右胁疼痛，厌食油腻，反酸烧心，大便黏滞，便不尽，矢气多，乏力，心烦，手足心热。患者有胆囊炎病史10年，4年前行胃镜检查提示胆汁反流性胃炎。按时间轴，胆病先于胃病，是胃病发病的基础。1年前行腹部彩超检查又见胆囊结石，胆病的发展也与近期胃部症状加重相吻合。胃部症状如隐痛、胀、反酸、烧心，并无特异性，胆病、胃病皆可见。右胁疼痛、厌食油腻为胆囊炎的特征性表现。结合症状和辅助检查，该患者目前同时具有胆病、胃病的明确诊断，属胆胃同病。胆病因素不除，胃病会继续迁延进展，发生肠化生、萎缩、上皮内瘤变等癌前病变表现。大便黏滞、便不尽、矢气多，提示消化不良。乏力、心烦、手足心热，提示湿热日久伤及气阴。舌暗红、边有齿痕、苔白水滑、脉滑为脾虚湿蕴，湿郁化热之征。治疗原则为利胆和胃，清热化湿。柴胡疏肝理气以助利胆，金钱草、郁金、鸡内金，"三金"同用，以利胆排石。此为谢晶日教授治疗胆囊结石的常用药对。苍术健脾化湿；白豆蔻芳香化湿；威灵仙疏通胆胃经络而止痛；煅海螵蛸抑酸止痛，保护胃内环境；神曲、陈皮健脾助运，理气消胀。

病案七：胁痛·肝郁气滞证

岳某，女，33岁。

首诊时间：2019年2月1日。

主诉：右胁痛3年。

现病史：患者近3年来餐后右胁下出现疼痛，饥饿时胃痛，食油腻性食物后右胁下不适加重，口干口苦，偶烧心，纳可，寐可，晨起疲乏，大便成形；舌淡红，尖红，苔薄白，脉弦细。

既往史：无。

辅助检查：腹部彩超示胆囊炎，胆囊多发结石。

辨证分析：两胁肋部疼痛，有时随情绪波动而加重，口干口苦，乃肝郁气滞；烧心，或者兼见剑突下疼痛、胃痛、胃胀、反酸、夜间腹胀、矢气等症状，皆是由肝郁化火，横逆犯脾胃，导致肝气不得畅达所致。

中医诊断：胁痛·肝郁气滞证。

西医诊断：慢性胆囊炎。

中医治法：疏肝理气，通络止痛。

处　　方：柴　胡15g　　白　术20g　　枳　实10g　　鸡内金10g
　　　　　　石　斛15g　　郁　金15g　　金钱草30g　　威灵仙15g

三　棱 15g　　当　归 15g　　白豆蔻 15g　　黄　芪 20g

14 剂，水煎服，每日 1 剂，水煎 300mL，早晚分服。

二诊：患者餐后右胁下疼痛，饥饿时胃痛，食油腻性食物后右胁下不适加重，口干口苦改善，偶烧心，纳可，寐可，晨起疲乏，大便成形；舌淡红，尖红，苔薄白，脉弦细。治疗予上方加苍术 15g 健脾祛湿，加煅海螵蛸 30g 抑酸止痛，以增功效。

处　　方：柴　胡 15g　　白　术 20g　　枳　实 10g　　鸡内金 10g
　　　　　石　斛 15g　　郁　金 15g　　金钱草 30g　　威灵仙 15g
　　　　　三　棱 15g　　当　归 15g　　白豆蔻 15g　　黄　芪 20g
　　　　　苍　术 15g　　煅海螵蛸 30g

14 剂，水煎服，每日 1 剂，水煎 300mL，早晚分服。

三诊：患者餐后右胁下疼痛、饱腹加重、饥饿时胃痛、食油腻性食物后右胁下不适均减轻，偶烧心，纳可，寐可，晨起疲乏，大便成形；舌淡红，尖红，苔薄白，脉弦细。治疗予上方改生白术为 15g，去鸡内金，加陈皮 15g、焦山楂 15g、太子参 15g，以巩固疗效。后电话随访，效果良好，未再复发。

处　　方：柴　胡 15g　　白　术 15g　　枳　实 10g　　石　斛 15g
　　　　　郁　金 15g　　金钱草 30g　　威灵仙 15g　　三　棱 15g
　　　　　当　归 15g　　白豆蔻 15g　　黄　芪 20g　　煅海螵蛸 30g
　　　　　苍　术 15g　　陈　皮 15g　　焦山楂 15g　　太子参 15g

14 剂，水煎服，每日 1 剂，水煎 300mL，早晚分服。

【临证心悟】

肝主疏泄，具有疏通、畅达全身气机的作用。血液的运行和津液的输布代谢，有赖于气机的畅达。肝主疏泄，调畅气机，使全身脏腑经络之气运行有序。肝具有协调脾胃之气的升降，促进脾胃运化的作用。治疗予柴胡、郁金疏肝解郁；金钱草清热利湿解毒；枳实理气畅中，消导下行；黄芪、白术健脾益气，以补后天之本；威灵仙疏经活络，调畅气血；当归、三棱养血活血，促进经络气血的运行；白豆蔻燥湿行气；石斛益胃生津，以防温燥之品伤及津液；鸡内金消食和胃。诸药配伍，以疏肝理气，健脾和胃，通络止痛。

肝乃将军之官，性喜条达，主调畅气机。若因情志所伤，或暴怒伤肝，或抑郁忧思，皆可使肝失条达，疏泄不利，气阻络痹，发为胁痛。正如《金匮翼·肝郁胁痛》所云："肝郁胁痛者，悲哀恼怒，郁伤肝气。"若气郁日久，血行不畅，瘀血渐生，阻于胁络，不通则痛，亦致胁痛，即《临证指南医案·胁痛》所云："久病在络，气血皆窒。"胁痛主要病因为情志不畅，尤其以女性为多见。胁痛的治疗应根据"通则不痛"

的理论，以疏肝和络止痛为大法。实证宜用理气、活血、清热利湿之法；虚证宜补中寓通，采用滋阴、养血、柔肝之法。

胁痛的发生与肝的疏泄功能失常有关，因此，要调摄情志，保持精神愉快，情绪稳定，气机条达。平时应注意休息，劳逸结合，多食蔬菜、水果、瘦肉等清淡有营养的食物。忌酒、辛辣肥甘、生冷不洁之品。不宜过量或长期服用香燥理气之品。

病案八：胁痛·肝郁脾虚兼湿热证

王某，男，54 岁。

首诊时间：2021 年 1 月 13 日。

主诉：右胁肋疼痛伴后背放射痛 5 年。

现病史：患者患慢性胆囊炎 5 年，于 3 个月前，因过食油腻出现右胁下疼痛，可牵涉后背痛，过食酒肉后有舌头胀痛、牙龈肿痛等表现，平素口气重，偶可发咽痛，干呕，食欲尚可，餐后偶腹痛，饱食后腹胀明显，每至午后下肢沉重、乏力，下肢有冷感，夜晚寐差多梦；舌质紫暗，苔白腻，脉沉滑。

既往史：慢性胆囊炎 5 年。

辅助检查：

①生化检查：总胆红素 36.9μmol/L，直接胆红素 7.1μmol/L，间接胆红素 29.8μmol/L，甘油三酯 1.97mmol/L。

②腹部彩超：胆囊壁毛糙，胆囊多发结石。

辨证分析：患者平素过食肥甘厚味，不禁酒食，严重影响脾胃消化功能，长久以来食积于胃，酿生湿浊，延及肝胆，致肝胆气滞，疏泄失常，发为胆胀。《医醇賸义·胀》言："各种胀症，皆浊阴上干清道所致……而五脏六腑遂各有胀病矣。"胆胀此病，为湿热蕴积肝胆脾胃。肝气失疏，胆气不利，脾气不升，胃气不降，气机郁滞，不通则痛，出现右胁下疼痛、牵涉后背的症状；湿郁化热，肝胆热炽，循经上炎，另加饮食不节，故食后舌头胀痛，牙龈肿痛，平素口气重，偶发咽痛，干呕；脾胃受损，运化水谷能力减弱，肝胆气滞，胆汁的产生与排泄不畅，故餐后腹痛，饱食后腹胀明显；湿邪为患，性黏滞重浊，脾喜燥恶湿，主肌肉四肢，湿邪困脾，故而下肢沉重乏力；胃不和则卧不安，脾胃食积则夜晚寐差多梦；舌紫暗，苔白腻，脉沉滑为湿邪瘀滞，气血不行的表现。

中医诊断：胁痛·肝郁脾虚兼湿热证。

西医诊断：慢性胆囊炎。

中医治法：疏肝健脾，利胆通腑，化瘀止痛。

处　　方：柴　胡 10g　　　白　术 20g　　　香　附 15g　　　金钱草 30g

|郁　金 15g|威灵仙 15g|决明子 15g|泽　泻 15g|
|玄　参 15g|三　棱 10g|枳　壳 15g|延胡索 15g|
|白豆蔻 10g|

14 剂，水煎服，每日 1 剂，300mL，早晚分服。

二诊：用药 14 剂后，患者自诉右胁肋、后背部疼痛减轻，腹痛、餐后腹胀缓解，口气重，牙龈痛仍有，故上方去辛温之白豆蔻，加夏枯草 15g、蒲公英 10g，以清热泻火解毒、散结消肿。

处　方：柴　胡 10g　白　术 20g　香　附 15g　金钱草 30g
　　　　郁　金 10g　威灵仙 15g　决明子 15g　泽　泻 15g
　　　　玄　参 15g　三　棱 10g　枳　壳 15g　延胡索 15g
　　　　夏枯草 15g　蒲公英 10g

14 剂，水煎服，每日 1 剂，300mL，早晚分服。

三诊：服药 14 剂后，患者自诉胁肋胀痛、牙龈肿痛缓解，肢体仍旧沉重，兼伴耳鸣，故上方去理气止痛之延胡索，加羌活 10g 祛风胜湿、通络止痛，加当归 10g 养血活血。

处　方：柴　胡 10g　白　术 20g　香　附 15g　金钱草 30g
　　　　郁　金 10g　威灵仙 15g　决明子 15g　泽　泻 15g
　　　　玄　参 15g　三　棱 10g　枳　壳 15g　夏枯草 15g
　　　　蒲公英 10g　羌　活 10g　当　归 10g

14 剂，水煎服，每日 1 剂，300mL，早晚分服。

四诊：服药 14 剂后，患者诸症好转，但因服药期间没有合理控制饮食，过食辛辣刺激，排便次数增加，且质地黏，有便不尽感，口气加重，故上方去羌活，加鸡内金 15g 以消食导滞，加黄连 15g 清火解毒。

处　方：柴　胡 10g　白　术 20g　香　附 15g　金钱草 30g
　　　　郁　金 10g　威灵仙 15g　决明子 15g　泽　泻 15g
　　　　玄　参 15g　三　棱 10g　枳　壳 15g　夏枯草 15g
　　　　蒲公英 10g　当　归 10g　鸡内金 15g　黄　连 15g

14 剂，水煎服，每日 1 剂，300mL，早晚分服。

五诊：服完 14 剂后，患者自诉症状都已好转，且遵守医嘱控制饮食及忌口，病情无反复。嘱患者注意饮食调护，保持心情舒畅。后随诊，患者并无复发。

【临证心悟】

俗话说"病从口入"，饮食不节在当今社会的确已经成为大多数疾病的病因，慢性胆囊炎的重要病因之一就是饮食的不节制。此患者有慢性胆囊炎病史 5 年，但仍然过食肥甘厚味，不忌饮食，致使胆囊炎发作，遂来就诊。谢晶日教授针对此类患者，首先给予药物治疗。经辨证，发现此患者属肝郁脾虚兼湿热证后，治以疏肝健脾，利胆通腑，化瘀止痛。方以柴胡、香附、白术为君，理肝胆之气机，复脾胃之健运；金钱草、郁金为臣，清热利胆，破积排石；威灵仙通络止痛；现代药理研究表明，决明子可降低血脂；三棱、延胡索活血止痛；泽泻、玄参清热利湿；枳壳行气通腑；白豆蔻顺气开郁止痛。全方合用，可达疏肝健脾、利胆通腑、化瘀止痛的功效。对症下药，为患者解除病痛，此为第一条。根据患者的生活习惯可知，单纯的药物治疗并不能使其痊愈，饮食的调护也应提上日程，合理的饮食安排可使药物治疗事半功倍，故嘱患者服药期间忌辛辣、刺激、油腻的食物，停药后也应适当饮食，不可嗜食肥甘厚味，可选择少食多餐的进食方法，以减轻脾胃负担，此为第二条。第三条就是注重患者的情绪调节，防止情绪的巨大波动，骤惊骤怒都会影响到五脏的功能，尤其肝脾，此二脏又与慢性胆囊炎的发病密切相关，为保康健，应保持情绪稳定，从病之本预防，即可对疾病有一个良好的控制，不致轻易复发。谢晶日教授在临床谨遵以上三法，对症下药，顾护饮食，调节情绪，收效甚佳，患者亦多称赞。

四、临证经验总结

（一）病因病机

胆胀之病，责之于胆，胆为清净之腑，内藏精汁，其性通降而恶壅滞，主要生理功能为藏泄胆汁，主决断，主勇怯。

胆胀，病位在胆腑，与肝、脾、胃脏腑功能失调相关。《东医宝鉴》载《脉经》言："肝之余气，溢入于胆，聚而成精。"肝与胆关系密切，休戚相关。李东垣在《脾胃论》中也提到："胆者，少阳春升之气，春气升则万物安。"肝为风木，胆内寄相火，同主春生之气，相辅相成，相互为用，肝胆疏泄失常，病始生。《四圣心源》中提到："土弱而不能达木，则木气郁塞，肝病下陷，而胆病上逆。"脾胃与肝胆同居中焦，为后天生化之源，为气机升降之枢纽，脾胃的升降亦是关乎肝胆疏泄的重要因素。脾主司运化且升清，胃主受纳且降浊，两者之间有相互的平衡关系，自成系统，共同影响各脏腑的生理功能。故胆胀此病，为肝、胆、脾、胃功能失常，彼此作用形成的病证。

谢晶日教授认为，胆胀的病机关键点不外乎三个，即气机、湿邪、瘀滞。

从气机来讲，若肝失条达而抑郁，疏泄失司，必定会影响胆腑气机之通畅，扰乱胆汁的排泄，造成胆汁淤积；脾胃气机升降平衡，才能维持肝胆的疏泄有度，脾不升清，胃不降浊，肝胆气机亦乱；腑气不通，可变生百病，胆胀多伴腑气不通，保证腑气通降正常为重中之重。

从湿邪论，脾胃乃后天之本，气血生化之源，居于中焦，主司运化水湿，脾胃受损则水湿无以运化，脾虚湿盛，则阻滞肝胆，肝郁气滞致使肝失疏泄，两相交互，导致胆腑不通，遂生胆病；病情迁延，体内湿邪久郁，易从热化，熏蒸肝胆，造成胆腑气机壅滞，湿热熏蒸肝胆。

从瘀滞来看，谢晶日教授结合 40 余年临床经验认为慢性胆囊炎常因邪郁日久，胆汁排泄不畅，胆囊收缩失职，最终致使气机壅滞，脉络瘀阻，日久伤及血分，不通则痛，肝胆经脉失于濡养，不荣则痛；在使用中医辨证的同时，谢晶日教授习惯结合西医理化检查来辅助疾病的诊断，西医认为有超过 90% 的慢性胆囊炎患者会伴有胆囊结石，而结石一类，在中医来说，就是久病成瘀的产物，也是致病病因。

除以上提到的三个病机关键点，谢晶日教授还提醒要重视情志因素的作用，无论何时，勿忘顾护脾胃。

（二）治疗经验

谢晶日教授在临证治疗胆胀时，尤为强调虚实两端，结合阴阳、表里、寒热综合论治。实证若有湿热蕴结，应泄热化湿运脾；若有气滞血瘀，当解郁行气化瘀；若有热结腑实，则消积导滞，通腑泻热；虚证脾胃虚寒，需温中理气和胃；若有寒热错杂，予调理阴阳。谢晶日教授认为疾病日久，常虚中夹实、实中兼虚，应谨慎应用攻补兼施之法，以达扶正以祛邪，祛邪而不伤正之目的。病证中若有外邪侵袭脏腑，则可导致肝胆失于条达，脾胃失于运化，日久耗伤正气而表现有虚证。在辨证论治时应分清有无实邪，是否外邪已去。若虚证兼夹实邪，只用补虚之法，则病不能除，正如张从正所言："邪未去，而不可言补。"虚实夹杂证须攻补兼施、寓通于补。

饮食上过食肥甘厚味、酗酒、暴饮暴食等都可以导致脾胃功能受损。情志上，面对压力，有些人不能积极应对，或忧愁思虑，或郁闷恼怒，或烦躁发火，都极易导致肝失疏泄。而肝郁犯脾，土虚易致木乘，肝脾之病常相互影响而致肝脾同病。谢晶日教授认为临床上常见的各种疾病，究其病机，多与肝脾两伤有关。通过研究古籍并结合自己的临证经验，谢晶日教授提出了"肝脾同治"的学术经验，即从肝脾的生理、病理相关及治疗的角度讨论肝脾与临床。在临床上，重视调理肝脾对人体的重要性，以"肝脾同治"为理论指导临床，从调理肝脾入手。

谢晶日教授认为，慢性胆囊炎以湿热为病因，气机郁滞为关键病机，久病必兼瘀、兼虚。此过程中，涉及肝、胆、脾、胃、肾等多个脏腑，故治疗强调"利胆必兼通腑、疏肝健脾同用、佐以逐瘀"，并强调中病即止，不可伤阴，注意情志疏导，饮食调护。可谓是面面俱到，无一处不精细。力求祛湿热、畅气机、化瘀滞，诸效达，则疾病愈。

1. 疏肝利胆

谢晶日教授在治疗肝郁气滞型胆囊炎时组方严谨，用药灵活。肝与胆的生理、病理关系密切，谢晶日教授常应用疏肝利胆、肝胆同调法论治胆病，常以柴胡疏肝散加减以疏肝理气、利胆排石。谢晶日教授在临床上善用柴胡，取其调肝气，疏肝郁，引诸药入肝经之功。且现代药理学研究表明，柴胡能够有效促进胆汁的分泌，其抗抑郁的功效亦被广泛应用。配伍香橼、香附，助柴胡疏肝行气，除胁肋胀痛。若伴胸腹肩背疼痛，则加姜黄、白芷、威灵仙三药，以通经活络止痛；若胁肋疼痛性质为刺痛且伴有唇甲紫绀、舌下有瘀点瘀斑，多考虑血瘀胆络，配伍三棱、莪术破血行气；配伍赤芍、当归、川芎，合姜黄以活血祛瘀而不伤正，使旧血去、新血生。瘀血去则胆络通，胆络通则胁痛止。若肝郁克脾，脾胃气逆于上，出现呕吐、呃逆等症状，则配伍佛手、砂仁、紫苏子行气降逆；若症状较为严重，则加入旋覆花、代赭石、灵磁石以重镇降逆；若湿热熏蒸肝胆，胆汁煎熬成石，阻于胆道，则加金钱草、郁金、鸡内金等药物以清利湿热，利胆排石；若湿热症状较为严重，黄腻苔明显，则加入茵陈蒿、虎杖、苍术、黄柏以除肝胆湿热；口苦甚者，加黄芩、黄连、栀子以清肝泻火。现代药理研究表明，柴胡、栀子、金钱草、郁金可以促进胆囊收缩，有利于胆汁排泄。鸡内金含有多种多酚生物碱，能与结石发生碱化反应，有一定溶石效果。

2. 健脾化湿

根据脾胃升降喜恶的特点，谢晶日教授用药，采取以调代补为原则，忌滋腻、苦寒、温燥之品，使脾胃气机升降复常、湿热不生，以达标本兼顾。常以黄芪、白术、太子参等药物为本，达到健脾益气，恢复脾运的效果，脾健运则疏利气机而不伤正，且与砂仁、陈皮等理气药物同用，有补而不滞之效。若肝火犯胃，则配伍左金丸以清肝和胃。若脾虚湿盛而见舌苔厚腻，则酌情加入藿香、佩兰、砂仁以芳香化湿；加薏苡仁、白豆蔻、草豆蔻、焦白术、苍术健脾燥湿；加猪苓、泽泻淡渗利湿，给湿邪以出路。若食欲不振，可配伍焦三仙（焦山楂、焦神曲、焦麦芽）、炒莱菔子、鸡内金健脾消食之品，以促进脾胃运化。若脾胃虚寒，则加入白芍、桂枝、大枣、炙甘草等温补中焦，健脾扶正。肝脾调和，气机条达，运化有权，邪气自除，正所谓"正气存内，邪不可干"。

3. 行气通腑

《素问·五脏别论》云："五脏者，藏精气而不泻也，故满而不能实。六腑者，传化物而不藏，故实而不能满也。"引申出关于五脏六腑生理功能的描述，明确地指出脏以藏为主，腑以通为用。胆为六腑之一，以通降为顺，且胆随胃降，若胃失和降，必然影响到胆中精汁的排泄，而胆失通降又会影响胃气的运行，使胃气不降，从而腑气不畅。腑气不通，百病始生。大便不通，魄门启闭失司，则五脏气机逆乱失调，邪气无从排出，更助湿热蕴结，邪气郁闭，必致胆胃之气上逆而致病情加重。所以临床上的慢性胆囊炎患者常见有便秘症状。

谢晶日教授在治疗胆囊炎时，十分注重腑气的通降，认为腑气的通降是人体脏腑气机活动的重要保障，脏腑气机条达则"五脏元真通畅，人即安和"。通泄胃腑以助胆气通降为治疗慢性胆囊炎的重要手段。正如《素问·至真要大论》所云："结者散之，留者攻之。"以"通""降"立法，常用大黄、枳实、厚朴、槟榔等行气除满之品。大黄因势利导，荡涤湿热；枳实破气除痞，化痰消积；厚朴行气开郁，下气除满；槟榔辛苦降泄，利水除满。药理研究表明，此类药物有松弛奥迪括约肌的作用，可以使胆汁顺利排泄。若湿热较重，则配伍龙胆草以上清上炎之肝火，下清下焦之湿热。临床上湿热蕴结型慢性胆囊炎患者常泻后痛减。若见肺气不利而致腑气难通者，可加苦杏仁以提壶揭盖。若患者素体阳虚或患病日久，则配伍肉苁蓉、当归、牛膝、枳壳以温阳通便。若患者津液少而大便秘结，不可攻下，选用火麻仁、郁李仁等润肠通下之品，若妄用峻药，则津液气血损耗，必生他病。若患者以阴虚便秘为主，则配伍玄参、生地、麦冬等药物以增水行舟。

4. 活血化瘀

谢晶日教授认为慢性胆囊炎常因患者不够重视，失治久延，邪滞胆囊，胆汁疏泄失常，且超过90%的慢性胆囊炎患者伴有胆囊结石，砂石阻滞加之肝气郁结，导致血行不畅，瘀血内停，不通则痛。或因肝胆经络失于濡养，不荣则痛。慢性胆囊炎发病日久，必兼夹瘀滞，即"久病必瘀"，久病入络，痼病必瘀。故谢晶日教授在疏肝利胆、健脾燥湿，行气通腑的基础上，佐以理气化瘀之法。因肝郁气滞导致血瘀者，要行气开结以逐瘀，常加入香附、佛手、砂仁、木香等理气之品；因结石阻滞导致血行不畅的患者，常加入姜黄、郁金、川芎、三棱、莪术等活血化瘀之品以疏通胆络。但久病之人或素体虚弱者不耐攻伐，故用药需力缓，缓则徐徐祛病，使正气得复。

第二章　胆囊结石

一、胆囊结石的中西医诊治思考

（一）胆囊结石中的"石头"

胆石症是指在胆道系统发生结石的疾病，包括胆囊和胆管的结石。胆石症的发生与多种因素相关，任何影响胆固醇与胆汁酸浓度比例和引起胆汁淤积的因素都可以导致结石形成，发病因素包括女性激素、年龄、肥胖、妊娠、口服避孕药、长期肠外营养、糖尿病、高脂血症、胃切除或胃肠吻合术后、肝硬化等。

正常胆汁中含有一定比例的胆盐、卵磷脂，使胆固醇保持溶解状态而不析出。胆石症发生的基本因素是胆汁的成分和理化性质发生改变，导致胆汁中的胆固醇呈过饱和状态而易于析出结晶，形成结石，称为成石性胆汁。除此之外，胆汁中抗成核因子减少，促成核因子增加，也使胆固醇容易析出，形成结石。因代谢因素导致的结石可以概括为如下过程：胆汁饱和或过饱和，胆石起始核心形成（这一过程最为关键），然后在胆汁的刺激下逐渐形成结石。胆囊收缩功能降低，胆囊内淤积的胆汁有利于结石的形成。胆系的感染可使胆石核心培养出伤寒杆菌、链球菌等，菌群及胆囊的脱落上皮又形成核心，感染造成的炎性渗出物中的蛋白成分成为结石的支架，就像滚雪球一样，胆结石在核心形成之后，胆汁中的成分不断析出，使结石增大。

结石可根据存在的部位进行分类，分为胆囊结石、肝外胆管结石和肝内胆管结石。也可根据结石的化学成分，分为胆固醇结石、胆色素结石和混合性结石。

1. 胆固醇结石

胆固醇结石，顾名思义，胆固醇为其主要成分。这类结石外观呈皂白色、灰黄色或者黄色；其形状多样，可为球形或不规则形状，大小不一；质地较硬，为胆固醇逐渐累积而成，将其横断，剖面可见放射状结晶，为胆固醇析出的结晶；多存在于胆囊。胆固醇结石中所含的钙盐较少，X线下一般不显影。

2. 胆色素结石

胆色素结石以胆红素钙为主要成分。胆汁中的胆红素大部分为水溶性的结合胆红素，少部分可被水解为非结合胆红素，非结合胆红素可与胆汁中的钙离子结合可形成难溶的胆红素钙。正常情况下胆红素钙的沉淀 – 溶解保持平衡而不形成结石，当胆汁中非结合胆红素或钙离子任何一方的浓度升高，均可导致胆红素沉淀生成，形成结石。胆红素结石又可分为棕色胆红素结石和黑色胆红素结石。前者常呈胆泥或胆沙状，数目较多，外表棕色，质软易碎；后者色黑，质地坚硬。

3. 混合性结石

混合性结石，即含两种或两种以上主要成分的结石。在我国多见以胆红素为主的混合性结石。由于所含成分比例不同，可表现为不同的颜色和形状，一般多见的为球形或多面形，颜色多样，剖面为层状，各层色调不一。

（二）胆囊结石与胆囊息肉

1. 胆囊结石

（1）概念

胆囊结石为发生在胆囊内的结石，是胆石症中常见的类型，以胆固醇类结石为主，女性显著多于男性，发病率在 40 岁以后随年龄增加而增长。主要的危险因素可以概括为"5F"，即 fat（肥胖）、fertile（多次生育）、female（女性）、forty（四十岁）和 family（家族史）。多数慢性胆囊炎、胆囊结石患者无明显症状，无症状者约占所有患者的 70%。随着腹部超声检查的广泛应用，患者多于常规健康体格检查时发现胆囊结石，此时既无明显症状又无阳性体征，但部分患者未来可能会出现症状。对胆囊结石自然病程的流行病学调查显示，无症状胆囊结石出现相关症状的年发生率为 0.7% ～ 2.5%，出现并发症（如急性胆囊炎、急性胰腺炎和梗阻性黄疸等）的年发生率为 0.1% ～ 0.3%。多数慢性胆囊炎、胆囊结石患者无明显症状。

（2）临床表现

胆绞痛是胆囊结石发作的典型症状，通常持续半小时以上，在饱食、油腻饮食或体位改变时容易诱发，多位于右上腹部或上腹部，呈阵发性或持续性疼痛，可向右肩部或背部放射。如胆囊嵌顿性结石因体位变动或解痉等药物解除梗阻，则绞痛即可缓解。胆囊结石患者早期可出现腹部轻微不适，甚至被误认为胃病，常见饱胀不适、嗳气、呃逆等。有些患者可在精神紧张或疲劳时发作。当胆囊管与肝总管并行过长或汇合位置过低，结石较大且持续嵌顿于胆囊颈部或胆囊管，压迫肝总管或导致炎症反复发作，引起肝总管狭窄、胆囊肝总管瘘，甚至结石部分或全部堵塞肝总管造成黄疸，以上为特殊类型的胆结石引发的米里齐综合征（Mirizzi syndrome）。

（3）影像学检查

超声为诊断胆囊结石的首选方法，典型表现为胆囊腔内强回声团，后方伴声影，可随体位改变而移动。充满型胆囊结石表现为囊壁、结石、声影三合征，即"WES"征。胆囊壁内结石表现为胆囊壁内单发或多发的数毫米强回声斑，后方伴"彗星尾征"，改变体位不移动。胆囊泥沙样结石可见于胆囊后壁沉积泥沙样或粗沙样强回声带。若结石颗粒较小，采用坐位或立位时，结石积聚于胆囊底部，较易诊断。胆囊结石的 CT 表现为胆囊内单发或多发圆形、类圆形、不规则高密度影，密度均一、不均或分层，阴性结石不能显示。CT 可显示并发的胆道感染征象，可以显示扩张的肝内胆管和密度较高的结石影。因结石成分不同而磁共振成像（MRI）表现各异，通常 T1 加权成像（T1WI）呈低信号，部分呈高信号或混杂信号，T2 加权成像（T2WI）呈低信号。磁共振胰胆管成像（MRCP）可明确胆囊与胆管关系及有无合并胆管结石，诊断价值较高。经皮穿刺肝胆道成像（PTC）和经内镜逆行胆胰管成像（ERCP），特别是前者，能清楚地显示肝内胆管结石的分布情况，以及了解有无肝内胆管狭窄、完全阻塞或局限性扩张。MRI 胆管成像能清楚地显示胆管树的图像，了解肝内外胆管的情况。肝外胆管结石的影像学检查：对无黄疸的患者可做静脉胆道造影，能显示胆管内结石影和扩张的胆管；对黄疸的患者需与肿瘤或肝内胆汁淤积所致的梗阻性黄疸相鉴别，可借助 PTC、CT、ERCP、MRCP 及同位素肝胆显像等检查。

（4）诊断标准

胆囊结石可无症状，也可表现为急慢性胆囊炎的症状。肝内胆管结石的临床表现并不典型，在间歇期可无症状，或仅表现为上腹部轻度不适。在急性期可出现不同程度的沙尔科三联征（Charcot triad），表现为腹部绞痛、寒战发热及黄疸。周期性的间断发作是肝内胆管结石的特征性临床表现。肝外胆管结石可无症状，典型的表现是沙尔科三联征或其中 1 个或 2 个症状。超声检查提示可疑结石存在。

（5）胆囊结石的治疗

对于无症状的胆囊结石是否可行预防性胆囊切除，学术界仍存在较大争议。当出现以下情况时，可考虑进行手术治疗：①结石直径≥3cm；②胆囊壁钙化或瓷化胆囊；③伴有胆囊息肉；④胆囊壁增厚，慢性胆囊炎；⑤年龄＞60岁，或伴有其他基础疾病不能耐受急性炎症发作者；⑥上腹部某些脏器手术过程中，可考虑一并切除。胆囊切除术是治疗胆囊结石的首选方法，效果确切且并发症发生率较低。主要有两种手术形式：腹腔镜胆囊切除术和开腹胆囊切除术。

2. 胆囊息肉

（1）概念

胆囊息肉样病变（PLG），又称胆囊隆起样病变，是一种胆囊壁并向胆囊腔内局限性隆起病变的总称，以胆固醇息肉最常见，也包括炎性、腺瘤样改变等，其症状多呈非特异性表现，大多数病变由于无明显临床症状很难及早被发现。其临床意义主要与其恶性潜能有关。这种病变大多不是肿瘤性，而是增生性，或是脂质沉积（胆固醇沉着症），其中年龄 > 50 岁、息肉直径 > 10mm、单发或腹部超声显示为中低或等回声的 PLG 癌变可能性较大，仅凭影像学检查还不足以排除胆囊癌或癌前腺瘤的可能性。即使是良性病变，偶尔也可引起类似于胆囊结石的症状。

（2）流行病学

据研究统计，我国 PLG 总体发病率为 6.9%。一项纳入 10461 例体检样本的研究显示，PLG 的患病率为 7.4%；排除胆囊切除术后和胆囊结石的患者，余下的 9828 例患者中，PLG 的患病率男性为 8.9%，女性为 5.5%，以男性居多，但手术治疗的 PLG 女性较多。

（3）病因

PLG 的发病是由多种因素共同作用所致，且各种因素之间可能相互影响，尽管由于地域、种族、饮食及研究方法的不同造成不同国家、地区之间的研究结果存在一定差异，但目前国内外多数研究和报道已明确性别、HBV 感染、代谢综合征、内脏肥胖、低密度脂蛋白增高、胆囊壁增厚、糖尿病均是 PLG 发病的危险因素，对于吸烟、饮酒、Hp 感染等因素，由于目前研究样本较少，尚存一定争议。

（4）病理

在病理类型上，胆囊息肉可分为非肿瘤性息肉和肿瘤性息肉。其中非肿瘤性息肉分为胆固醇性息肉、炎性息肉、腺瘤样增生与腺肌瘤；肿瘤性息肉包括良性的腺瘤和恶性的腺癌。

（5）临床表现

早期往往无任何症状，大多数由超声检查发现，少数则在手术中意外发现，无论是何种类型、何种病因，胆囊息肉均可引起胆源性疼痛，出现右上腹疼痛并向右肩背放射、腹胀、恶心、呕吐、厌油腻及消化不良等症状。对于合并结石的胆囊息肉患者，可出现胆绞痛、发热、右上腹膜刺激征等急性胆囊炎的临床表现。由于胆囊息肉缺少典型的临床表现，仅依靠临床表现难以明确诊断胆囊息肉，其确诊主要依靠相关辅助检查。

（6）辅助检查

超声是首选检查方法，能清晰显示胆囊息肉的部位、大小、数目、是否有蒂、是否合并胆囊结石及胆囊炎等。表现为胆囊壁向腔内突起的乳头状或桑葚状偏强回声结节，通常不超过 1cm。多数有长短不等的蒂，或基底较窄，不随体位改变而移动，一般无声影，胆囊内可合并结石。彩色多普勒超声造影检查及高分辨率超声也越来越多

216

地应用于胆囊息肉的诊断。通过对胆囊息肉内血流信号的显示，有助于鉴别早期胆囊癌及 PLG。

对于鉴别非肿瘤性与肿瘤性息肉，经腹腔或十二指肠超声内镜具有更高的敏感性与特异性，优于常规超声检查。CT 对胆囊息肉的检出率低于超声，但 CT 可更好地显示出肝脏、胆囊、门静脉及周围器官的解剖关系。CT 增强扫描不仅可用于早期胆囊癌与胆囊息肉的鉴别，还可显示恶性胆囊息肉与周围组织的解剖关系，以及有无局部淋巴结转移。

（7）治疗

排除恶性肿瘤是处理胆囊息肉的主要目的。患者有无明显临床症状、胆囊息肉的分类及其良恶性是胆囊息肉治疗方案选择的基础。同时，治疗方案的选择还需考虑患者年龄、身体条件及社会经济条件等因素。目前胆囊切除术是治疗胆囊息肉和胆固醇沉着症的唯一有效方法。如果患者有症状，或某些情况下为了预防恶变，应考虑胆囊切除。对于同时存在胆结石、原发性硬化性胆管炎、胆绞痛或胰腺炎的胆囊息肉患者，建议行胆囊切除术。一般认为直径在 0.5cm 以内的息肉通常为良性，可随访观察，监测病情变化。最初 1 年为每 6 个月 1 次，随后如果息肉大小稳定，则 1 年检查 1 次。息肉增大，直径超过 1.0cm 者，可能为腺瘤，也可能发展为恶性肿瘤，需要手术治疗。推荐行腹腔镜胆囊切除术，同时术中行冰冻病理诊断，以明确息肉是否癌变。对于胆囊癌，需根据术中肿瘤分期，进一步决定切除范围。

3. 胆囊结石与胆囊息肉

胆囊结石的存在可能是产生胆囊息肉的一个危险因素。胆囊息肉有癌变的风险，胆囊息肉早期可无特征性表现，或表现为胆石症的症状，应进行辅助检查后明确诊断。对于诊断为胆石症的患者，应定期随访、判断其病情进展；已出现胆囊息肉的患者可进行辅助检查以明确其良恶性，尽早制定治疗方案。

（三）胆囊结石治疗方法如何选择？手术还是保守治疗

对于有症状的胆囊结石，推荐实施胆囊切除术。无症状的胆囊结石指由影像学检查确诊为胆囊结石，但患者无明显的临床症状。随着影像学技术的普及，无症状胆囊结石的检出率逐年增高。对于无症状胆囊结石，是否应行手术治疗目前尚存争议。由于胆囊结石是胆囊癌的危险因素，无论其有无症状，均有手术指征。对于暂不接受手术的无症状胆囊结石患者，应密切随访，如出现临床症状、胆囊结石相关并发症（急性胰腺炎、胆总管结石或胆管炎等）及有胆囊癌的危险因素时，应及时实施胆囊切除术。

胆囊切除术是胆囊良性疾病的唯一治愈性治疗手段，对于有手术指征的胆囊良性疾病推荐实施胆囊切除术。反对对胆囊良性疾病实施"保胆手术"，不推荐使用药物溶石、排石和体外冲击波碎石等治疗方法。针对无法耐受胆囊切除手术的急症患者，胆囊引流术是临时有效的治疗手段，经皮经肝胆囊穿刺置管引流术（PTGBD）是首选的手术方式。

1. 胆囊切除术

腹腔镜胆囊切除术（LC）已成为胆囊良性疾病的首选手术方式。开腹胆囊切除术和小切口胆囊切除术已逐渐被 LC 所替代，目前亦不推荐机器人胆囊切除术、经自然腔道内镜胆囊切除术。由于保胆术后结石复发率高，且保胆术后的胆囊是发生胆囊癌的高危因素，因此，坚决反对对胆囊良性疾病实施保胆取石、保胆取息肉、胆囊部分切除术等治疗。药物溶石或排石治疗、体外冲击波碎石治疗、经皮胆囊碎石溶石等，因危险性大，已被临床证明基本无效，不作推荐。

2. 胆囊引流术

胆囊引流术是无法耐受胆囊切除术的高危人群或因局部炎症严重不适宜急诊手术的患者的临时替代治疗手段。胆囊引流术包括 PTGBD、胆囊造瘘术等。PTGBD 是首选的引流方式，合并严重出血倾向、大量腹水是 PTGBD 的禁忌证。

3. 开腹胆囊切除术

当病情复杂或腹腔镜手术有困难时，可以选择开腹胆囊切除术。开腹胆囊切除术分为两种。①顺行式胆囊切除术：该术式适合于胆囊炎症不重、胆囊颈及胆囊三角无明显水肿、局部解剖清晰者。因其先处理胆囊动脉，故分离和切除过程中出血较少。②逆行式胆囊切除术：急性炎症期、水肿较重、解剖关系不清或胆囊颈部巨大结石者，有时难以分辨胆囊管和胆总管的确切关系，为避免意外损伤，多采用此法。在手术时，会碰到各种意外情况，解剖关系也异常多变，应根据实际情况选择合适的术式，必要时也可顺逆结合法切除胆囊。

行胆囊切除术时，存在下列情况者应探查胆总管。①术前临床表现和影像学检查提示或已证实梗阻性黄疸、胆总管结石，反复发作的胆绞痛、胆管炎、胰腺炎等；②术中可触及或造影证实胆总管结石、蛔虫或肿块；③胆囊结石较小，可能通过胆囊管进入胆总管；④胆总管直径 1.0cm 以上，胆管壁明显增厚，胆管穿刺抽出脓性、血性胆汁或泥沙样颗粒，或发现胰腺炎、壶腹周围区肿物。术中胆道探查应争取造影或胆道镜检查，以求客观确切，避免盲探。

规范胆囊良性疾病的外科治疗十分必要，不能盲目扩大胆囊切除术的指征，反对开展不科学的保胆手术及胆囊部分切除术。保胆取石手术虽然暂时保留了胆囊，但存在以下弊端。保胆手术操作比标准的 LC 复杂，术后住院时间长；部分患者术后结石复发，需再次手术切除胆囊，保胆手术会产生一定程度的腹腔粘连，会增加再次手术风险。LC 术后患者无须长期服药，而保胆取石术后为防治结石复发，通常需要长期服用相关药物，并定期复查。对符合胆囊切除指征的患者应及时手术治疗，既能解除胆囊现存疾病的临床危害，还可显著降低胆囊癌的发病率，提高胆囊癌的早期诊断率和根治性切除率，改善胆囊癌的预后，实现外科层面对胆囊癌发生的预防。

（四）中医药对于结石的认识及谢晶日教授针对胆囊结石的治疗特色

胆属"中清之腑"，为中空器官，肝之余气泄于胆，从而形成胆汁，在进食时胆汁又流入肠腔，帮助消化。现代人由于生活压力大，精神极易紧张，导致肝胆的疏泄通降功能失调，胆之精汁不能够正常化生和排泄，进而会影响脾胃的升降，引发胁痛、腹胀、食欲不振、恶心、口苦等症，胆汁淤积成瘀，进而易形成结石。情志异常是形成胆囊结石的重要病因之一。肝胆经络表里相连，解剖上，胆囊的位置在肝脏右叶的胆囊窝内，在生理情况下，肝之疏泄有利于胆汁的化生和排泄，胆汁的助消化作用亦有助于肝气的升发条达，故情志伤肝，极易造成肝胆同病。

现代人多数饮食不规律，嗜食辛辣刺激之物，易助脾生湿。脾为阴土，喜燥恶湿，湿邪困脾，致脾的升清功能下降，脾胃互为表里，胃的通降功能亦受到影响，脾胃升降失调，湿邪久蕴化热，移热于肝胆，致胆汁排泄不畅，湿热煎熬，蒸腾胆汁，可形成胆内结石，症见局部隐痛或胀痛、口苦、恶心、呕吐等症状。若胆汁外溢，还会引起黄疸等。

谢晶日教授认为肝失疏泄、湿邪中阻、腑气不通、瘀滞经络等是导致胆囊炎、胆囊结石发生发展的重要病因病机，湿热久蕴不散、胆汁淤积胆腑。谢晶日教授经过多年的临床探索，以疏泄肝胆气机、协调脾胃升降、消散肠腑瘀滞等方法治疗胆囊结石。胆囊结石病程较长，同时可伴慢性胆囊炎，常迁延不愈，发病过程中湿热、气郁、瘀血与脾虚、气血亏虚等病理机制共存，故在治疗此病时，忌一味地使用苦寒通利之品，苦寒药物虽有祛湿热、排结石之作用，但服用时间过长，易损害中阳，致气血生化乏源，引发气血不足之证，治当消补并举。

肝气失疏、胆气不利，应当重视肝胆之间的联系。肝喜条达舒展且主疏泄，胆以通降下行为顺而恶壅塞，予疏肝解郁、通降胆腑之法。选用柴胡、香橼、枳壳等以解郁结、宽胸膈。柴胡可以运转少阳之枢机，少阳枢机得转，则气化正常，胆汁运行渠道通畅，结石可破。胆汁淤积胆腑，通降失调，日久煎熬成石，谢晶日教授常用"三金"，即金钱草、郁金、鸡内金以利胆化积。金钱草可利胆排石，清热化湿，能够促使胆汁分泌，加快胆酸的生成和排泄，松弛胆道括约肌，有利于胆汁的排泄；郁金可行气解郁，利胆退黄，郁金中的姜黄素和挥发油能促进胆汁分泌和排泄，并有一定的抗炎止痛作用；鸡内金又名化石胆，对化石、排石有着非常重要的作用。谢晶日教授一般嘱咐患者将"三金"研末与食物一起服下，这样取得的效果更加明显。药理研究表明，"三金"内含有胃蛋白酶和淀粉酶，可使胃液分泌增加，加强胃蠕动，促进胆汁分泌排泄。

中焦脾胃为气机之枢，脾胃之气的正常升降有赖于肝胆的正常疏泄，脾无肝胆不能升清，胃无肝胆不能降浊。肝胆气机不利，脾胃升降失职，饮食水谷不化，久蕴脾胃，化湿生热，湿邪其性重着黏滞，不能速去，常与他邪合而为病。谢晶日教授尤重视肝脾之间的关系，胆囊结石的发生发展过程中一个重要病理因素就是有湿邪的存在，因湿而滞，因湿致瘀，因湿困脾而虚，故应先安未受邪之地，健脾理脾以治湿邪为患。

湿浊中阻，影响肝之疏泄，胆之通降，患者可有右上腹胀痛连及右肩，脘腹痞闷不适，恶心呕吐，舌苔厚腻；可予藿香、佩兰芳香之品醒脾运脾而化湿。若湿热结于肠腑，表现为大便秘结的症状，在治疗中应当注重通腑气，消散肠腑积滞，常用炒山楂、炒麦芽、焦神曲等消食散积，大黄、厚朴、槟榔以推动积滞，荡涤肠腑；但病久体虚，不耐攻伐，峻药猛攻不可贸然而取，津亏肠结者可予郁李仁、火麻仁以润肠通便。湿热久蕴不散，气血运行不畅，日久结瘀，常用赤芍、桃仁等消瘀散结；郁热不解，灼耗阴津，致肝阴亏虚，常用白芍、炙甘草等滋阴柔肝；肝胆不利，加之湿热困脾，阻于中焦，脾胃升降失调，水谷难化，气血亏虚，常用炒白术、白扁豆等健脾益气，用党参、黄芪等调补气血。在治疗过程中，"消""补"两法同用，使有形之邪得以渐消缓散。

谢晶日教授治疗慢性结石性胆囊炎时，最善用柴胡。除此之外，还常以炒赤芍、炒白芍为伍，一补一泻，白芍柔肝，赤芍行血，两药合用，镇痛之功益彰。威灵仙味辛、咸，归膀胱经，通行经络而行瘀滞；现代药理研究表明，威灵仙中的原白头翁素能降低血清胆固醇的浓度，从而预防胆囊结石的形成，具有镇痛及松弛平滑肌的作用。湿热久蕴，阻滞气机，壅塞脉道，出现血瘀的证候，表现为胁肋及右上腹刺痛，痛有定处拒按，夜间尤甚，口干苦不欲饮，或胸闷纳呆，黑便或大便干结等瘀血阻滞之症，可加五灵脂、蒲黄、桃仁活血通络。

胆囊结石较小者，可以通过积极的治疗，配合正确的饮食习惯，预后较为良好。肥胖患者应进行体重管理，减少胆固醇摄入，避免形成胆固醇性结石，但不可通过节食来控制体重，因胆盐、不饱和脂肪酸及胆囊收缩素等的缺乏，都会加速胆结石的形成，故应该合理控制体重。正确的饮食习惯包括定时进餐，避免两餐之间间隔过长，胆囊中长时间滞留胆汁，出现胆汁淤积，又可以减少胆汁酸的肝肠循环的阻断时间；多摄入蔬菜、水果、谷物等高纤维素饮食，减少胆固醇的摄入，限制肠道的胆汁酸的肝肠循环来双重降低胆固醇，从而达到预防的目的；减少饱和脂肪酸的摄入，使胆汁成核活性降低，预防胆结石。保证规律的体育锻炼，以加强胆囊肌的收缩，促进胆汁排空，避免淤积形成结石，或是结石加重。

二、谢晶日教授诊治胆囊结石相关论文举要

浅谈谢晶日教授治疗胆结石的临床经验

中医文献中，并无胆石症之名。谢晶日教授认为胆石症应属中医"胁痛""胆胀"范畴。《灵枢·胀论》称："胆胀者，胁下痛胀，口中苦，善太息。"故其症多见突然发作的右上腹疼痛，可向右侧肩胛区放射。其急性发作常伴恶寒、发热、恶心、呕吐、食欲不振、黄疸等症状。慢性发作者常见肝区或右上腹疼痛、口苦、恶心、纳呆等症状。谢晶日教授认为其病位虽在胆，但与肝、脾密切相关，遂临床多以疏肝利胆、健脾化湿、通泄胃腑为治疗大法。

1. 疏肝利胆法

谢晶日教授认为肝和胆的疏泄功能失常是胆石症的基本病机。所以疏肝利胆对胆石症的治疗显得尤为重要，临床上常用大柴胡汤加减，药用柴胡、黄芩、枳实、厚朴、法半夏、白芍、生大黄、金钱草。有黄疸者，加茵陈；热盛者，加金银花、虎杖、蒲公英；伴恶心、呕吐者，加陈皮、生姜、黄连等。

2. 健脾祛湿法

脾的升清功能有赖于肝胆的疏泄功能，因"见肝之病，则知肝传脾，当先实脾"，故"务必先安未受邪之地"。脾虚失其健运之能，则水湿内生，日久积湿生热，火热熏蒸，煎熬胆汁，聚为胆石。谢晶日教授认为素体湿盛者，肝胆失疏，湿浊内聚，或又感外湿而致本病者，病位虽在肝胆，但因脾湿内盛，湿阻中焦，气机升降失调而影响肝的疏泄、胆的通降，故临床用药多白术、茯苓同用，以加强健脾燥湿扶正之功，同时结合患者体质强弱、寒热的不同，随症加减。如患者年老体弱，则人参、甘草、大枣等健脾扶正药为先；如患者体质偏寒，则在上方基础上加干姜、附子等温胃散寒，理气止痛。

3. 通泄胃腑法

胆为六腑之一，六腑以通为用，腑病以通为补，胆气下行以通降为顺。且胆随胃降，若胃失和降，必然会影响胆汁的排泄，胆汁淤积日久，就会聚而成石；反之，胆

失通降，又可胆气犯胃，胃气不降，从而腑气不通。通过通泄胃腑而使胆气通降，胆胃协和，使胆木疏泄、升降正常，诸症自消。临床上常用生大黄、枳实、槟榔等通腑降气之品。

三、医案分享

病案一：胁痛·肝火犯胃兼血瘀证

李某，女，60岁。

首诊时间：2021年9月16日。

主诉：右胁肋部疼痛8年余。

现病史：患者患胆囊炎8年，胆结石3年，脂肪肝2年。近期因情绪刺激导致右胁肋部疼痛加重，于当地医院入院治疗后胁肋部疼痛减轻，但不久后病情反复。院方建议患者行胆囊切除术，患者及其家属不同意该治疗方案，想寻求保守治疗。遂经病友介绍，来此就诊。现症见右胁肋疼痛，反酸烧心，手足心热，面色少华，乏力，口苦，大便干；舌紫暗，有齿痕，苔白腻，脉弦滑。

既往史：慢性胆囊炎8年，胆结石3年，脂肪肝2年。

辅助检查：

①腹部彩超：胆囊壁增厚、毛糙，胆囊内可见多个强回声斑块，后方伴声影，较大者为0.3cm×0.7cm。

②胃镜：萎缩性胃炎。

辨证分析：肝主情志，肝藏魂，各类情志所伤如暴怒、抑郁、忧思过度均可伤肝。该患者平素脾气暴躁，肝失条达，疏泄不利，胆失通降，胆汁淤积，日久成石发为胆石症。胆腑气机不畅，不通则痛，故可见右胁肋部疼痛；肝气郁滞，横逆犯脾，木盛乘土，故可见面色少华、乏力、齿痕舌等脾虚症状；肝胆淤滞，气机不畅，日久化火，胆火上炎则可见口苦、手足心热；肝郁日久，胆腑不通，血络受阻，可见舌紫暗这一瘀血阻滞之症；肝火犯胃，胃失和降，腑气不通，则可见反酸烧心、大便干燥之症。

中医诊断：胁痛·肝火犯胃兼血瘀证。

西医诊断：①胆囊结石。

②慢性胆囊炎。

③萎缩性胃炎。

中医治法：疏肝利胆，和胃止痛。

处　　方：柴　胡15g　　白　术20g　　香　橼15g　　枳　实10g

金钱草 35g	郁 金 15g	威灵仙 15g	决明子 15g
牡丹皮 15g	夏枯草 10g	煅海螵蛸 30g	

7 剂，水煎服，每日 1 剂，水煎 300mL，早晚分服。

二诊：连服 7 剂后，患者自诉右胁肋部疼痛减轻，仍有反酸烧心，故上方加入煅瓦楞子 25g，以助煅海螵蛸抑酸止痛。因患者大便仍干燥，故上方加入火麻仁 10g、郁李仁 10g 以润肠通便。手足心热缓解，故上方减清泻肝火之夏枯草，以避免其苦燥伤阴。

处　　方：柴 胡 15g	白 术 20g	香 橼 15g	枳 实 10g
金钱草 35g	郁 金 15g	威灵仙 15g	决明子 15g
牡丹皮 15g	火麻仁 10g	郁李仁 10g	煅海螵蛸 30g
煅瓦楞子 25g			

14 剂，水煎服，每日 1 剂，水煎 300mL，早晚分服。

三诊：服上方 14 剂后，患者胁痛明显缓解，反酸烧心、口干口苦缓解，乏力减轻，舌紫暗改善，故减活血化瘀之牡丹皮。患者出现胃脘疼痛、苔黄厚腻等肝火犯胃症状，纯用苦寒药恐损伤中阳，故加入黄连 15g、吴茱萸 5g，取左金丸之意，以吴茱萸之辛散配合黄连之苦降，达到苦寒不伤胃，泻火不凉遏的作用，清肝泻火，和胃止痛；白术用量增至 25g，以健脾燥湿。

处　　方：柴 胡 15g	白 术 25g	香 橼 15g	枳 实 10g
金钱草 35g	郁 金 15g	威灵仙 15g	决明子 15g
火麻仁 10g	郁李仁 10g	黄 连 15g	煅海螵蛸 30g
吴茱萸 5g	煅瓦楞子 25g		

14 剂，水煎服，每日 1 剂，水煎 300mL，早晚分服。

四诊：服上方 14 剂后，患者胁痛基本消失，仅偶见上腹部不适，反酸烧心明显缓解，大便干明显减轻，故上方去决明子、郁李仁以减轻润肠通便之功。由于患者出现寐差易醒的症状，故上方加入首乌藤 30g、合欢花 10g 以养心安神。

处　　方：柴 胡 15g	白 术 25g	香 橼 15g	枳 实 10g
金钱草 35g	郁 金 15g	威灵仙 15g	火麻仁 10g
黄 连 15g	吴茱萸 5g	首乌藤 30g	合欢花 10g
煅海螵蛸 30g	煅瓦楞子 25g		

14 剂，水煎服，每日 1 剂，水煎 300mL，早晚分服。

五诊：再服 14 剂后，患者复查彩超示胆囊结石减少，自诉困扰其多年的右胁肋部疼痛消失，心情前所未有的愉悦，十分感激。嘱患者忌食生冷、油腻、辛辣之品，保持心情舒畅。后随访患者，未见复发。

【临证心悟】

肝为风木之脏，体阴而用阳，其性喜生发、条达而恶抑郁，且肝主情志，若情志不调则会影响肝的生发之性，导致肝气郁滞。《东医宝鉴》载《脉经》言："肝之余气，溢入于胆，聚而成精。"胆中精汁由肝之余气所产生，故胆汁的排泄受到肝之疏泄的调控。若肝气郁滞，则胆腑不利，胆汁淤积，不通则痛，日久成石，发为本病。《景岳全书·饮食门》云："怒气伤肝，则肝木之气必侵脾土，而胃气受伤。"肝气郁滞，木盛乘土，则中焦脾胃升降失常，出现相应的肝郁克脾、肝气犯胃之证。

谢晶日教授认为该病具有很强的时代性，如今的病因病机已随着人们生活条件、饮食习惯、社会环境的变化同以往有了较大区别。现代人工作压力大，生活节奏快，多有不同程度上的肝气郁滞，而肝郁又是本病发病的重要病因之一。结合临床对该病的观察来看，情志致病已成为胆石症的首要病因。而人们生活条件和饮食习惯的改变，嗜食肥甘厚味，损伤脾胃是本病发病的第二大诱因。脾胃被伤则湿浊不化，湿郁化热，熏蒸肝胆，发为本病。故在治疗上注重疏肝理气以使肝胆气机升降恢复正常，胆汁排泄通畅；健脾燥湿以复后天之本，恢复脾胃运化，使枢机得利。

方中以柴胡为君，取其疏肝解郁，善入肝经之功；配以香橼这一理气不燥之品以助柴胡解肝经气滞，肝气畅则胆腑通；配伍金钱草、郁金、威灵仙这一组药对清热泻火，利胆通络，临床疗效显著。其中金钱草清肝泻火，现代药理研究证实其水煎液有促进胆汁排泄的作用；郁金行气活血、利胆退黄，现代药理研究证实，郁金中含有的挥发油有促进胆汁排泄和胆囊收缩的作用；配合威灵仙以利胆解痉。配伍枳实行气通腑，以助排石；以生白术健脾燥湿扶正；佐以决明子润肠通便以解大便秘结；牡丹皮活血祛瘀；夏枯草清肝泻火；海螵蛸抑酸止痛。全方谨守病机，用药精练，配伍准确，共奏清肝泻火、利胆和胃、抑酸止痛之功。

病案二：胁痛·肝郁脾虚兼气滞证

张某，男，36岁。

首诊时间：2021年7月8日。

主诉：右胁肋部疼痛伴肩胛区放射痛3年余，加重3个月。

现病史：患者3年前因"右胁肋部疼痛伴右侧肩胛区放射痛"于当地医院就诊，诊断为胆囊炎伴胆囊结石，经门诊治疗，疼痛减轻后，未遵医嘱按时复查。3个月前因聚会暴饮暴食导致右胁肋部疼痛加剧，遂到某医院进行MRCP检查示肝内多发结石、胆囊颈部结石、胆总管下段可疑结石。住院进行手术治疗，行胆管扩张、胆囊切除术治疗后病情反复。患者因工作调动至哈尔滨，多方辗转，来谢晶日教授门诊就诊。患者现症见面色少华、胁肋部窜痛，以右侧为甚，伴有右侧肩胛区放射痛，嗳气，偶有乏力，纳可，寐可，小便可，大便成形，日 1～2 次；舌淡红，边有齿痕，苔薄白，脉弦。

既往史：慢性胆囊炎、胆囊结石 3 年。

辅助检查：MRCP 检查示肝内多发结石、胆囊颈部结石、胆总管下段可疑结石。

辨证分析：肝胆脾胃同属中焦，联系紧密。肝胆属木，脾胃属土，该患者肝失条达，气机郁滞，故可见脉弦；肝木横逆，克伐脾土，脾胃被伤，气血生化乏源，故可见面色少华、乏力、齿痕舌等脾气虚弱的表现，以及嗳气等胃失和降的表现；肝胆相照，肝气郁滞，胆腑不通，不通则痛，故可见右胁肋部疼痛；且足少阳胆经其脉循颈，行手少阳之前，至肩上，故胆经为病，患者除了右胁肋部疼痛及胃肠道症状，还可见肩胛区放射痛。

中医诊断：胁痛·肝郁脾虚兼气滞证。

西医诊断：①肝内胆管结石。

②胆囊多发结石。

③慢性胆囊炎。

中医治法：疏肝健脾，行气通腑。

处　　方：柴　胡 10g　　炒白术 20g　　香　橼 15g　　枳　壳 15g

金钱草 30g　　郁　金 15g　　白　芷 10g　　陈　皮 15g

鸡内金 10g

7 剂，水煎服，每日 1 剂，水煎 300mL，早晚分服。

二诊：服上方 7 剂后，患者胁肋部窜痛稍缓解。遂上方加姜黄 15g 以增其利胆排石之力；加威灵仙 15g 利胆通络，以助金钱草、郁金、鸡内金利胆排石，增强行气止痛之力。上方减炒白术用量为 15g，并去陈皮，以削弱全方的温燥之性，避免劫伤阴液。

处　　方：柴　胡 10g　　炒白术 15g　　香　橼 15g　　枳　壳 15g

金钱草 30g　　郁　金 15g　　白　芷 10g　　姜　黄 15g

鸡内金 10g　　威灵仙 15g

14 剂，水煎服，每日 1 剂，水煎 300mL，早晚分服。

三诊：服上方 14 剂后，患者胁肋部窜痛明显缓解，嗳气缓解，多食后胸闷、腹胀，偶有乏力缓解。因患者食后腹胀，故上方加入炒莱菔子 15g 以增强健脾消食的作用。

处　　方：柴　胡 10g　　炒白术 15g　　香　橼 15g　　枳　壳 15g

金钱草 30g　　郁　金 15g　　白　芷 10g　　姜　黄 15g

鸡内金 10g　　威灵仙 15g　　炒莱菔子 15g

14 剂，水煎服，每日 1 剂，水煎 300mL，早晚分服。

四诊：再服 14 剂后，患者自诉无不适症状，因术后细小结石嵌顿导致的胁痛基本消失。腹部彩超示胆囊壁毛糙，胆囊结石消失，肝内结石消失。嘱患者忌食生冷、油腻、辛辣之品，保持心情舒畅。后随访患者，未见复发。

【临证心悟】

《东医宝鉴》载《脉经》云："肝之余气，溢入于胆，聚而成精。"胆中精汁的排泄有赖于肝气的正常疏泄。若肝失疏泄，可导致胆汁排泄不利，胆腑不通则发为胁痛。该患者就诊时以胁肋部窜痛为主症，结合舌脉可诊断为肝郁脾虚兼有气滞的胁痛。治以疏肝健脾，行气止痛。谢晶日教授认为本病多因情志因素导致肝失疏泄条达，累及胆腑，导致胆络失畅，不通则痛。肝气犯胃，胃失和降，故嗳气。方中以柴胡、炒白术为君药，疏肝健脾以治其本。臣以香橼以疏肝郁，行肝气。金钱草、郁金、鸡内金，"三金合用"，利胆排石之功显著，是临床治疗胆石症的常用药对。其中金钱草清肝泻火，现代药理研究证实其水煎液有促进胆汁排泄的作用；郁金行气活血、利胆退黄，现代药理研究证实，郁金中含有的挥发油有促进胆汁排泄和胆囊收缩的作用；鸡内金健脾消食，现代药理研究其含有多种多酚生物碱，能与结石发生碱化反应，有一定溶石效果。威灵仙善通行十二经，能利胆络以助排石，配合白芷有止痛之功。《四圣心源》云："肝随脾升，胆随胃降。"胃气通降正常，则胆汁排泄通畅，故加入枳壳行气通腑以助肝胆疏泄。用陈皮健脾消食，针对后天之本，使气血生化有源。谢晶日教授在治疗胆石症时不拘一格，中西结合辨证用药，结合腹部彩超，根据部分药物的现代药理研究灵活选用，增强其利胆排石之力。

全方谨守病机，用药精练，配伍准确，每次加减方药严格针对患者肝郁脾虚的病机，以及症状的改变进行辨证论治，故能共奏疏肝健脾、行气通腑之功。

病案三：胁痛·脾虚湿盛证

程某，男，38 岁。

首诊时间：2019 年 4 月 24 日。

主诉：右上腹疼痛 3 年余，加重 1 个月。

现病史：患者 3 年前因右上腹疼痛伴恶心、呕吐、腹胀，于当地医院就诊，诊断为急性胆囊炎。住院予解痉止痛、抗感染、利胆等对症治疗后好转出院。右上腹疼痛反复发作，患者并未在意，于 1 个月前疼痛加重，遂于伊春市第二人民医院行腹部彩超示脾大，胆囊泥沙样结石。为求进一步诊治，经病友介绍，来谢晶日教授门诊处就诊。现症见右上腹疼痛时作，纳差，头晕，困倦，寐可，夜尿频，大便可，日 1～2 次，四肢乏力，面色暗，形体胖，口中黏腻；舌体胖大，边有齿痕，舌淡红，苔黄白腻，脉滑。

既往史：慢性胆囊炎 3 年余。

辅助检查：

①腹部彩超：胆囊壁毛糙，胆囊多发泥沙样结石。

②胆囊造影：胆囊收缩功能不佳。

辨证分析：脾胃肝胆同属中焦，肝随脾升，胆随胃降。肝胆、脾胃在生理病理上联系紧密。脾胃的升清降浊功能，有赖于肝胆的疏泄功能。患者肝胆郁滞日久，损伤中焦脾胃，脾胃伤则湿浊不化，脾虚湿盛，故可见纳差、四肢乏力、口中黏腻、舌体胖大、边有齿痕、苔黄白腻等症状；脾胃为气血生化之源，且脾主四肢，脾胃被伤可见四肢乏力；湿邪困阻清阳，则可见头晕困倦；脾虚日久，脾肾两虚，故可见夜尿频多；砂石阻滞，胆腑疏泄不利，不通则痛，则可见右上腹疼痛。

中医诊断：胁痛·脾虚湿盛证。

西医诊断：①胆囊结石。

②慢性胆囊炎。

中医治法：健脾燥湿，利胆排石。

处　　方：柴　胡 10g　　炒白芍 30g　　炒白术 15g　　五味子 15g

　　　　　甘　草 15g　　金钱草 30g　　郁　金 15g　　鸡内金 10g

　　　　　陈　皮 10g　　泽　泻 15g　　黄　芪 20g　　苍　术 15g

　　　　　　　　　　　　7 剂，水煎服，每日 1 剂，水煎 300mL，早晚分服。

二诊：连服 7 剂后，患者右上腹疼痛减轻，停药 1 个月后，右上腹偶有疼痛，夜尿频缓解，纳差好转，头晕困倦好转，寐可，大便可，日 1～2 次，体力渐增。继续予上方进行治疗。

处　　方：柴　胡 10g　　炒白芍 30g　　炒白术 15g　　五味子 15g

　　　　　甘　草 15g　　金钱草 30g　　郁　金 15g　　鸡内金 10g

　　　　　陈　皮 10g　　泽　泻 15g　　黄　芪 20g　　苍　术 15g

　　　　　　　　　　　　14 剂，水煎服，每日 1 剂，水煎 300mL，早晚分服。

三诊：连服 14 剂后，患者右上腹疼痛几近消失，纳可，头晕困倦好转，寐可，大便可，日 1～2 次，体力可。上方去五味子、甘草。

处　　方：柴　胡 10g　　炒白芍 30g　　炒白术 15g　　金钱草 30g

　　　　　郁　金 15g　　鸡内金 10g　　陈　皮 10g　　泽　泻 10g

　　　　　黄　芪 20g　　苍　术 15g

　　　　　　　　　　　　14 剂，水煎服，每日 1 剂，水煎 300mL，早晚分服。

四诊：连服 14 剂后，患者右上腹疼痛消失，诸症好转，患者信心倍增。因患者疼痛消失，故上方去炒白芍，加姜黄 15g、决明子 20g。

处　　方：柴　胡 10g　　炒白术 15g　　金钱草 30g　　郁　金 15g

　　　　　鸡内金 10g　　陈　皮 10g　　泽　泻 10g　　黄　芪 20g

　　　　　苍　术 15g　　姜　黄 15g　　决明子 20g

14 剂，水煎服，每日 1 剂，水煎 300mL，早晚分服。

五诊：连服 14 剂后，患者自诉无不适症状，脾虚症状已缓解，故上方去苍术以防止燥湿伤阴。因患者实验室检查示肝功能异常，故上方加垂盆草 10g。

处　　方：柴　胡 10g　　炒白术 15g　　金钱草 30g　　郁　金 15g

　　　　　鸡内金 10g　　陈　皮 10g　　泽　泻 10g　　黄　芪 20g

　　　　　姜　黄 15g　　决明子 20g　　垂盆草 10g

14 剂，水煎服，每日 1 剂，水煎 300mL，早晚分服。

六诊：连服 14 剂后，患者已基本痊愈，腹部彩超示胆囊壁毛糙，胆囊泥沙样结石消失，胆囊收缩功能正常。嘱患者忌食生冷、油腻、辛辣之品，保持心情舒畅，后随访患者，未见复发。

【临证心悟】

谢晶日教授认为脾为后天之本，脾胃健运则气血化生有源，五脏六腑皆受其濡养，是人体正气之来源，所谓"脾胃伤，则百病生"。固护脾胃之气，扶正以祛除病邪。肝胆脾胃同属中焦，两脏两腑其位相邻，其脉相通，无论是在结构、生理功能，还是病理转归与治疗等上都有着极为密切的关系。"木得土以培之，土得木之助而达之"，故胆病可以从脾胃切入进行论治。《四圣心源》曰："肝随脾升，胆随胃降。"脾主运化，胃主受纳，一升一降，使中焦运转；胆主疏泄，可助脾胃共奏受盛水谷、布散精微之职。肝胆疏泄正常，少阳枢机健运，则脾胃升清降浊功能可正常运行。正如《读医随笔·承制生化论》所述："脾主中央湿土……必借木气以疏之。"肝胆之疏泄，助脾运化水谷精微、布散水湿。若砂石阻滞胆腑，肝胆失于疏泄，肝木横逆，克伐脾土，脾失健运，湿浊内生，湿郁日久化热，湿热互结，熏蒸肝胆，则聚而成石。故在治疗脾虚湿盛型胁痛（胆石症）时需要健脾燥湿、利胆排石并举，方能取得较好的疗效。方中柴胡疏肝气、解肝郁，配合炒白术、黄芪健脾气、益元气，共奏疏肝健脾之功。配伍金钱草、郁金、鸡内金，"三金合用"，利胆排石之功显著，是临床治疗胆石症的常用药对。其中金钱草清肝泻火，现代药理研究证实其水煎液有促进胆汁排泄的作用；郁金行气活血、利胆退黄，现代药理研究证实，郁金中含有的挥发油有促进胆汁排泄和胆囊收缩的作用；鸡内金健脾消食，现代药理研究其含有多种多酚生物碱，能与结石发生碱化反应，有一定溶石效果。配伍苍术、陈皮健脾燥湿；以泽泻利水渗湿给湿邪以出路；用炒白芍和甘草缓急止痛；以五味子合甘草保肝降酶。

全方谨守病机，中西结合辨证，用药精练，配伍准确，每次加减方药严格针对患者脾虚湿盛的病机，以及症状的改变进行辨证论治，故能共奏健脾燥湿、利胆排石之功。

病案四：胁痛·肝胆湿热兼血瘀证

魏某，男，30 岁。

首诊时间：2018 年 8 月 5 日。

主诉：右胁疼痛 10 年，加重 1 个月。

现病史：患者 10 年前无明显诱因出现右胁疼痛，休息后缓解，之后症状反复发作，多番治疗效果不佳，1 个月前右胁疼痛加重，伴呃逆，休息后未缓解，食后加重，为求进一步治疗，经朋友介绍，遂来谢晶日教授门诊就诊。患者现右胁疼痛，伴呃逆，食后加重，自觉口中有异味，口干口苦，纳可，寐可，小便黄赤，大便黏滞不爽，日 1 次，小便正常；舌质暗，苔黄腻，脉弦滑。

既往史：慢性胆囊炎病史 10 年。

辅助检查：腹部彩超示胆囊多发结石（大者约 0.6cm）。

辨证分析：肝胆疾病在急性发作期多为湿热型。肝主疏泄，肝郁日久，一方面胆汁排泄不畅，淤积胆腑；另一方面肝郁克脾，脾虚生湿，湿郁化热，湿热熏蒸肝胆，煎熬胆汁，化为结石。湿热阻滞气血运行，日久血行不畅，化为瘀血。肝胆湿热兼有血瘀为本病的基本病机。瘀血阻络，不通则痛，故右胁疼痛；湿热之邪损脾碍胃，胃气上逆，故呃逆，食后加重，口中有异味，口干口苦，小便黄赤，大便黏滞不爽；舌质暗，苔黄腻，脉弦滑均为肝胆湿热兼血瘀证的表现。

中医诊断：胁痛·肝胆湿热兼血瘀证。

西医诊断：胆囊多发结石。

中医治法：清热利胆，化瘀排石。

处　　方：柴　胡 15g　　三　棱 15g　　姜　黄 15g　　延胡索 15g

金钱草 25g　　郁　金 15g　　鸡内金 15g　　佛　手 15g

紫苏子 15g　　枳　实 15g　　炒白术 15g

7 剂，水煎服，每日 1 剂，水煎 300mL，早晚分服。

二诊：患者右胁疼痛稍缓解，呃逆明显缓解，食后加重，自觉口中有异味，纳可，寐可，右侧腹部有窜气感，胃脘部有堵闷感，大便成形、黏滞，日 1 次，小便正常；舌质暗，苔白黄，脉沉涩。上方治疗有效，守方加厚朴 15g 燥湿化痰，行气消胀。

处　　方：柴　胡 15g　　三　棱 15g　　姜　黄 15g　　延胡索 15g

金钱草 25g　　郁　金 15g　　鸡内金 15g　　佛　手 15g

紫苏子 15g　　枳　实 15g　　炒白术 15g　　厚　朴 15g

14 剂，水煎服，每日 1 剂，水煎 300mL，早晚分服。

三诊：患者右胁疼痛明显缓解，偶右胁胀满，呃逆明显缓解，自觉口中有异味缓解，纳可，寐可，右侧腹部窜气感、胃脘部堵闷感明显缓解，大便成形、黏滞，日1次，小便正常；舌质暗，苔黄，脉沉。上方治疗效果明显，根据患者病情，在上方基础上去厚朴，将枳实换为枳壳，以减轻行气之力。

处　方：柴　胡 15g　　三　棱 15g　　姜　黄 15g　　延胡索 15g

　　　　金钱草 25g　　郁　金 15g　　鸡内金 15g　　佛　手 15g

　　　　紫苏子 15g　　枳　壳 15g　　炒白术 20g

　　　　　　　　14剂，水煎服，每日1剂，水煎300mL，早晚分服。

四诊：患者右胁疼痛消失，右胁胀满明显缓解，大便成形，日1次，小便正常；舌红，苔稍薄黄，脉沉。患者病情稳定，继续服药，上方去延胡索，加香橼10g以疏肝行气。

处　方：柴　胡 15g　　三　棱 15g　　姜　黄 15g　　金钱草 25g

　　　　郁　金 15g　　鸡内金 15g　　佛　手 15g　　紫苏子 15g

　　　　枳　壳 15g　　生白术 20g　　香　橼 10g

　　　　　　　　14剂，水煎服，每日1剂，水煎300mL，早晚分服。

后随访，患者诸症好转。嘱患者节饮食，调情志。

【临证心悟】

胁痛的基本病机为肝络失养。一般来说，胁痛初病在气，由肝郁气滞，气机不畅而致；气为血帅，气行则血行，气滞日久则血行不畅，其病由气滞转为血瘀。谢晶日教授认为本病病变脏腑主要在肝胆，且与脾、胃、肾有关。因肝居胁下，经布于两胁，胆附于肝，与肝呈表里关系，其脉亦循于胁，故本病主要责之肝胆。脾胃居中焦，主受纳运化水谷，饮食不节，脾失健运，湿热内生，肝胆疏泄不畅，则出现胁痛。患者除胁痛外，还有脾胃的症状。

在治疗上，谢晶日教授用其经验方化裁，以疏肝利胆、清热化湿、化瘀排石为治疗大法。方中重用三棱、姜黄、延胡索活血行气止痛；金钱草、郁金、鸡内金疏肝利胆，清热排石；佛手、紫苏子、枳实宽中理气消胀、降逆。方中重用行气之品，恐其过度耗气，故佐以炒白术益气健脾；柴胡入肝胆经，且可疏肝解郁，引诸药入肝经。诸药合用，共奏活血通络止痛、燥湿利胆排石的功效。在治疗过程中，患者症状在不断变化，谢晶日教授认为有是证，用是药，临证用药重在灵活调整。如三诊时患者呃逆症状明显缓解，故在二诊处方的基础上去厚朴，将枳实换为枳壳以减轻行气之力，以免行气太过，耗伤正气。做到心中有法，心中有方，灵活加减，这样才能使病情一步一步好转。

病案五：胁痛·肝胆湿热证

毛某，男，42岁。

首诊时间：2020年10月25日。

主诉：胁肋胀满疼痛1年余，加重1周。

现病史：患者曾于1年前发现胆囊结石，于当地医院行胆囊结石微创取石术，术后仍感胁肋部胀满疼痛，未经系统治疗，近一周症状加重，遂来谢晶日教授门诊就诊。患者自诉胁肋部胀满疼痛，偶有烧心，嗳气，口干口苦，纳可，寐可，小便黄，大便黏，日1～2次；舌红，苔黄腻，脉弦滑。

既往史：2019年于当地医院行胆囊结石微创取石术。

辅助检查：腹部超声示胆囊壁粗糙不平，可探及强回声斑块。

辨证分析：肝胆疾病在急性期多为湿热型。胆附于肝，与肝相表里，内藏胆汁，源于肝而藏于胆。肝的疏泄功能不仅可以调畅气机，助脾胃之气升降，而且与胆汁的分泌有关。肝失疏泄，胆失通降，则胆汁淤积，湿热蕴结，煎熬日久，成为砂石。此患者虽行微创术以清除胆囊结石，但病因未除，肝胆疏泄功能仍不正常，日久结石复发，故感胁肋部胀满疼痛；湿热熏蒸，故见口干口苦；肝胆湿热克伐脾胃，故可见烧心、嗳气；小便黄，大便黏，舌红，苔黄腻，脉弦滑，均为肝胆湿热之象。

中医诊断：胁痛·肝胆湿热证。

西医诊断：胆囊结石。

中医治法：疏肝利胆，清热利湿。

处　　方：柴　胡10g　　香　橼15g　　金钱草30g　　郁　金15g
　　　　　威灵仙15g　　鸡内金10g　　枳　实10g　　厚　朴15g

　　　　　　　　7剂，水煎服，每日1剂，水煎300mL，早晚分服。

二诊：服药7剂后，患者胁肋部胀痛减轻，其余诸症仍在；舌红，苔黄，脉弦滑。上方加炒白芍25g、甘草10g以缓急止痛，加煅海螵蛸25g以抑酸止痛。

处　　方：柴　胡10g　　香　橼15g　　金钱草30g　　郁　金15g
　　　　　威灵仙15g　　鸡内金10g　　枳　实10g　　厚　朴15g
　　　　　炒白芍25g　　甘　草10g　　煅海螵蛸25g

　　　　　　　　14剂，水煎服，每日1剂，水煎300mL，早晚分服。

三诊：患者诸症缓解，偶夜间胁肋部胀痛；舌淡红，苔白，脉弦。上方加延胡索10g，以增加行气止痛之功；加苍术10g，以健脾燥湿；加百合10g养阴生津，以免燥烈伤阴。

处　　方：柴　胡10g　　香　橼15g　　金钱草30g　　郁　金15g
　　　　　威灵仙15g　　鸡内金10g　　枳　实10g　　厚　朴15g
　　　　　炒白芍25g　　甘　草10g　　延胡索10g　　苍　术10g
　　　　　百　合10g　　煅海螵蛸25g

　　　　　　　　14剂，水煎服，每日1剂，水煎300mL，早晚分服。

四诊：患者胁肋部胀痛明显缓解，偶有胃怕凉，大便正常。故上方去香橼、威灵仙、延胡索、枳实、厚朴；加炮姜10g温中行气，加陈皮10g健脾化湿。

处　　方：柴　胡10g　　金钱草30g　　郁　金15g　　鸡内金10g

炒白芍30g　　甘　草10g　　苍　术10g　　百　合10g

炮　姜10g　　陈　皮15g　　煅海螵蛸25g

14剂，水煎服，每日1剂，水煎300mL，早晚分服。

五诊：患者胁肋胀痛消失，胃怕凉减轻，偶口干口苦，其余诸症皆见好转。故上方去苍术、炮姜，加玄参10g以养阴生津。

处　　方：柴　胡10g　　金钱草30g　　郁　金15g　　鸡内金10g

炒白芍30g　　甘　草10g　　百　合10g　　陈　皮15g

玄　参10g　　煅海螵蛸25g

14剂，水煎服，每日1剂，水煎300mL，早晚分服。

六诊：患者诸症皆好转，无明显不适。嘱其注意饮食，不可过食油腻、辛辣之品，再服上方14剂以巩固疗效。之后电话随访，未复发。

【临证心悟】

谢晶日教授根据多年临床经验，将胆囊结石分为肝胆湿热、肝郁脾虚、肝郁气滞、胆经郁滞、胆火犯胃、肝阴不足六种证型，在此基础上又可兼痰热、血瘀等证。此患者为典型的肝胆湿热证，治疗上，应用金钱草、郁金、鸡内金，三金合用，疏肝利胆排石。"三金"中重用金钱草可清热利湿，有助于清利肝胆湿热。胆病必求于肝，肝胆同病者多，故加柴胡以行肝气，解郁滞，顺气机，《本草经解》云："柴胡轻清，升达胆气，胆气条达，则十一脏从之宣化，故心腹肠胃中，凡有结气，皆能散之也。"配伍香橼以助柴胡疏肝利胆。久病腑气不通，变生诸症，故加枳实、厚朴等，取小承气汤之意，以攻下通腑，腑气得通，邪有出路，则病得愈。配伍威灵仙以通络止痛，解患者胁痛之症。全方合用，可达疏肝利胆、清热利湿之功，疗效甚好。并嘱患者注意饮食调护，以事半功倍，助病痊愈。

四、临证经验总结

（一）胆石症的病因病机

谢晶日教授认为胆石症的病因无外乎情志不调、饮食不节、蛔虫阻滞、外感湿热。肝主情志，肝藏魂，各类情志所伤如暴怒、抑郁、忧思过度均可伤肝，使得肝失条达，疏泄不利。正如《金匮翼·肝郁胁痛》所云："肝郁胁痛者，悲哀恼怒，郁伤肝气。"而在生理结构上，肝胆互为表里，以经脉络属，肝脉下络于胆，胆脉上络于肝；在功能上，"肝之余气，溢入于胆，聚而成精"。肝胆在生理结构和功能上均密不可分，若情志失调使得肝气疏泄不利，必然导致胆中精汁排泄不畅，淤积胆腑，日久化热，湿热互结，煎熬胆汁，浓缩成石。饮食不节，嗜食肥甘厚味或嗜酒无度，损伤脾胃，湿热内生，熏蒸肝胆，煎熬胆中精汁成石；加之中焦枢机升降失常，土壅木郁，肝失疏泄，则胆腑排泄不畅，胆中精汁淤积胆腑，日久成石。

蛔虫上扰，阻塞胆道，胆腑通泄失常，胆汁排泄不利，淤久化热，煎熬成石。外感湿热毒邪，由表入里，蕴结少阳，熏蒸肝胆，胆中精汁排出不畅，日久煎熬成石，胆腑气机不畅，不通则痛，发为胁痛。正如《素问·缪刺论》所云："邪客于足少阳之络，令人胁痛不得息。"

本病好发于饮食不节的中年女性，该类患者多为形体丰腴之人。女子以肝为本，易受情志影响，情志失调则肝失疏泄，胆失通降，日久胆汁淤积成石。加之饮食不节，损伤脾胃，湿热内生，熏蒸肝胆，煎熬胆汁成石。

中医学在疾病的辨证论治方面强调三因制宜，因人、因时、因地制宜，同一疾病在不同的时代背景下发病的病因病机有很大区别，主要是由于环境因素、气候因素及生活习惯的不同导致的。现代胆石症的发病率日益提高，谢晶日教授认为与当代人饮食结构异常、生活节奏加快、工作压力加大有关。由于生活条件改善，现代人饮食结构较以往变化较大，喜食肥甘厚味，损伤脾胃，湿热蕴结中焦，熏蒸肝胆，煎熬成石，发为胆石症。工作生活压力增大等情志因素致病，在如今的胆石症患者中越发常见。肝主情志，情志失调则肝气郁滞，肝郁失于疏泄则胆腑失于通降，日久煎熬成石而发为胆石症。由情志因素导致的胆石症具有"不通则痛，通则不痛"的特点。在临床诊治时，要注意从疏肝理气方面着手，达到身心同治的目的。

（二）治疗经验

1. 疏肝利胆以治其标

胆石症病位在胆，胆为清净之腑，内藏精汁，其性通降而恶壅滞。故在治疗胆石症时，应注重以通为用，使胆腑通降正常。肝胆联系紧密，在结构上，肝胆互为表里，以经脉络属，肝脉下络于胆，胆脉上络于肝。在功能上，"肝之余气，溢入于胆，聚而成精"。胆中精汁排泄是否正常，全赖肝之疏泄。

肝为风木之脏，性喜生发、条达而恶抑郁，朱丹溪总结为"司疏泄者，肝也"。在主症方面，若肝气郁结，则胆失疏泄，胆汁不能正常排泄，淤积胆腑，日久煎熬成石，结石又反过来加重胆腑阻滞，使其通降失常，胆汁淤积，不通则痛，故可见右上腹疼痛。且足少阳胆经经脉循颈，行手少阳之前，至肩上，故胆经为病，患者除了右上腹疼痛外还可见肩背部放射痛。在兼症方面，肝气郁滞则胁肋胀满疼痛，善太息。肝郁日久化火，胆火上炎，则可见口干口苦。肝火犯胃，胃失和降，则可见恶心、呕吐、嗳气、腹胀。正因为肝胆之间无论是生理还是病理均关系密切，所以胆病可以及肝，肝病可以及胆，抑或肝胆同病。如胆汁排泄失常会影响到肝的疏泄，使得肝气郁滞；反之，肝失疏泄也会影响到胆内精汁的疏布和排泄，使得胆汁淤积成石。故疏肝利胆这一大法对于胆石症的治疗意义重大。

谢晶日教授在治疗肝郁气滞型胆石症时组方严谨，用药灵活。常用大柴胡汤加减，药用柴胡、黄芩、枳实、厚朴、制半夏、白芍、生大黄、金钱草、郁金、鸡内金。有黄疸者，加茵陈蒿、栀子；热毒炽盛者，加金银花、虎杖、蒲公英；疼痛明显者，加延胡索、炙乳香、炙没药、木香；伴恶心呕吐者，可加陈皮、生姜、紫苏子、佛手、炒莱菔子等。

方中用柴胡疏肝解郁；黄芩清少阳邪热；白芍柔肝止痛；制半夏和胃降逆止呕；枳实行气消痞；厚朴行气除满；生大黄泻热通便；金钱草清肝泻火，现代药理研究证实其水煎液有促进胆汁排泄的作用；郁金行气活血、利胆退黄，现代药理研究证实，郁金中含有的挥发油有促进胆汁排泄和胆囊收缩的作用；鸡内金利胆排石，现代药理研究证实鸡内金富含多酚生物碱，可以与结石发生一种碱化反应，从而达到相应的溶石效果。三金合用，利胆排石之功尤其突出。

2. 健脾燥湿扶其正

肝胆脾胃同属中焦，常互相为病。《灵枢·病传》曰："病先发于肝，三日而之脾。"脾胃为中焦气机的枢纽，若肝胆疏泄不利，必会影响到脾胃气机的运转，如肝气郁滞，疏泄不利，脾气随之受到影响，则可出现肝郁克脾的症状；肝失疏泄，横逆犯胃，胃失和降，则可出现肝气犯胃等相应的症状。《素问·宝命全形论》曰："土得木而达。"肝胆属木，脾胃属土。脾土依靠肝胆的升发之气得以正常运化水谷精微。若肝气横逆于脾胃，以木克土，则脾胃受损，脾失健运。若脾气素虚，则土虚木乘，肝木相对偏盛，亦可导致脾失健运，湿自内生，湿邪困脾出现腹满纳呆、恶心呕吐等胃肠症状。而脾失健运，湿邪内生，日久化热，湿热互结，熏蒸肝胆，煎熬成石，亦可加重胆石症患者的症状。

故谢晶日教授在治疗胆石症时，除了疏肝利胆治其标，还未忘"先安未受邪之地"，以健脾燥湿治其本，脾胃健运则气血生化有源，五脏六腑皆受其濡养，正所谓"正气存内，邪不可干"。脾胃健则全身气机升降正常，肝胆之气按其规律疏泄，胆腑不被壅滞，则胆石症无由可生。常用柴胡、焦白术、黄芪三药疏肝健脾，茯苓、薏苡仁、苍术燥湿运脾。兼见胁肋胀痛者，加香橼、香附、延胡索等行气止痛之品；兼见恶心呕吐，舌苔厚腻者，加藿香、佩兰、砂仁以芳香化湿止呕；若呕吐严重，则加紫苏子、佛手、旋覆花等行气降逆之品；兼见食欲不振者，加焦麦芽、焦山楂、焦神曲、炒莱菔子等健脾消食之品。

3. 利胆通腑以排其石

六腑以通为用，以降为顺，胆为六腑之一，若胆腑通降失常则胆中精汁淤积，日久煎熬成石，堵塞胆腑，导致胆腑收缩不利，则可见右上腹疼痛。《四圣心源》云："肝随脾升，胆随胃降。"胆助胃以纳运，胃协胆以降泄，胆安胃和，气机升降有常。若胃失和降，则胆汁疏泄不利，淤积胆腑，日久则煎熬成石；而胆失通降，又会影响胃气的运行，使胃气不降，从而腑气不畅。故在治疗伴有腑气不通的胆石症时，通泄胃腑这一治则十分重要，胆胃谐和则嗳气、呃逆、呕吐等胃气上逆之症自除。《素问·至真要大论》云："结者散之，留者攻之。"故临证时，谢晶日教授强调腑气通降的重要性，常以"通""降"立法，选用大柴胡汤和大承气汤加减。常用大黄、枳实、厚朴、焦槟榔等行气通腑，以及火麻仁、郁李仁、玄参等润肠通便、增水行舟。通过通腑增加大便次数，以达到协助排石的效果。

4. 活血化瘀以通其络

《临证指南医案》中云："初病在经，久痛入络，以经主气，络主血。"胆石症患者多数无症状，只有当结石嵌顿胆囊口，影响胆汁疏泄时，才有较明显的反应。故该病起病较为隐匿，病情迁延日久，砂石阻滞加上肝气郁滞，阻滞胆络，血行不畅，瘀血内停，不通则痛；瘀血阻滞日久，胆络失于濡养，不荣则痛，故可见胁肋部疼痛。瘀血内停型的胆石症常见疼痛性质为刺痛，痛处固定不移且拒按，入夜尤甚，舌下有瘀点瘀斑等血瘀证的表现。故谢晶日教授在疏肝、健脾、利胆、通腑四大治则外，注重行气活血化瘀大法的运用。

因肝郁气滞导致血瘀者，要行气开结以逐瘀，常加入香附、佛手、砂仁、木香等理气之品；因结石阻滞导致血行不畅的患者，常加入姜黄、郁金、川芎、三棱、莪术等破血逐瘀之品，以疏通胆络。根据现代药理研究，行气化瘀药多具有利胆解痉的功效，并能调整胆内脂质代谢，降低胆固醇，从而有利于结石中胆固醇的溶解。因本病病程较长，部分患者易出现久病体虚之象，故在使用活血药时要注意用量及时间的把控，不可过用，以免攻伐太过，损伤正气。

5. 清热化湿以解其毒

《读医随笔·承制生化论》言："脾主中央湿土……必借木气以疏之。"肝胆之疏泄，助脾运化水谷精微、布散水湿。若肝失疏泄，则脾失健运，湿浊不化，湿郁化热，湿热互结，阻滞气机，熏蒸肝胆，煎熬成石，砂石阻滞，反过来又影响肝的疏泄、胆的通降，从而出现口苦咽干、大便黏腻、舌红苔黄等湿热之象。若湿热较重，可出现黄疸。故谢晶日教授在治疗时，不忘清热利湿以解其毒，常用龙胆泻肝汤加减，以龙胆草、黄芩、栀子、金钱草、茵陈蒿、虎杖等清热利湿之品除肝胆湿热。清热利湿药多为苦寒之品，虽有祛湿热、排结石之用，但久用有损伤脾阳之弊。脾为生痰之源，脾阳被伤则湿浊难祛，日久化热，湿热互结，如油入面，则可见病情反复，迁延难愈。故谢晶日教授常配合茯苓、苍术、薏苡仁、炒白术健脾祛湿以治其本，标本兼治以除湿热。

6. 滋养肝阴以固其本

部分老年患者常有肝阴不足的症状，多由于该病初起时症状不明显，往往迁延多年，方才就医。胆腑阻滞日久必会影响肝之疏泄，导致肝气郁滞。肝以血为体，以气为用，肝气不舒日久，必耗血伤阴，出现肝阴虚的症状；或由于使用苦寒药以除肝胆湿热时，忽略顾护中焦脾胃，脾胃被伤则气血生化乏源，肝失濡养则出现肝阴虚的症状。该类患者常见胁肋隐痛、口干咽燥、五心烦热、舌红少苔、脉弦细等症状。谢晶日教授在治疗时以顾护肝阴为主，辅以健脾和中以资气血生化之源。常用一贯煎加减以养阴柔肝。药用生地、枸杞子、沙参以滋补肝阴；麦门冬滋补胃阴，以资后天生化之源；当归补血以滋养肝体；伍少量川楝子以疏肝理气。兼见恶心呕吐者，可加竹茹以除烦止呕，慎用生姜、半夏以防耗气伤阴。若兼见阴虚较重者，可加石斛、天花粉、天冬以养阴生津。若兼见大便秘结者，可加火麻仁、郁李仁、玄参等润肠通便、增水行舟。

7. 明辨虚实以定其法

胆石症形成原因众多，病因病机相对复杂，不仅有肝气郁结、瘀血阻络、腑气不通、湿热蕴结等实证，还有脾气虚弱、肝血不足等虚证。明辨虚实是遣方用药的先决条件。实证多见于胆石症急性发作期，病势较急，多见右上腹疼痛拒按，伴有恶心呕吐等症状，苔多黄厚腻，脉沉实有力。虚证多见于胆石症迁延不愈，病势较缓，多见右上腹疼痛隐隐，绵绵不休，可兼见四肢乏力、食欲不振、大便黏腻、舌淡苔白腻、脉虚弱等脾虚湿盛的症状；或兼见口干咽燥、五心烦热、头晕目眩、舌红少苔、脉弦细等肝阴虚、肝络失养的症状。

辨明虚实后则可立法组方，实证以"通则不痛"为治疗原则。肝郁气滞则疏肝利胆，瘀血阻络则活血化瘀，腑气不通则利胆通腑，湿热蕴结则清热利湿。治疗实证的药味多为攻伐之品，在临床应用时，要结合患者体质强弱及病情轻重，灵活运用，以免攻伐太过，损伤正气。

虚证以"荣则不痛"为治疗原则。脾虚湿盛则健脾化湿，肝血不足则养阴柔肝。临床纯虚证较为少见，多见虚实夹杂之证，故不可纯补、蛮补。谢晶日教授常采用以调代补之法，补中寓通。健脾扶正、滋阴养血的同时不忘芳香醒脾、疏肝理气，使补而不滞，从而提高临床疗效。

在明辨虚实治其本的同时，谢晶日教授不忘灵活运用止痛药以治其标。其常选用延胡索行气活血止痛；用三棱、莪术以破血行气止痛；用白芍、甘草以柔肝缓急止痛；煅四石（煅海螵蛸、煅瓦楞子、海蛤粉和浙贝母）以抑酸止痛。标本兼顾，疗效确切。

第五篇

临证研究——胃病篇

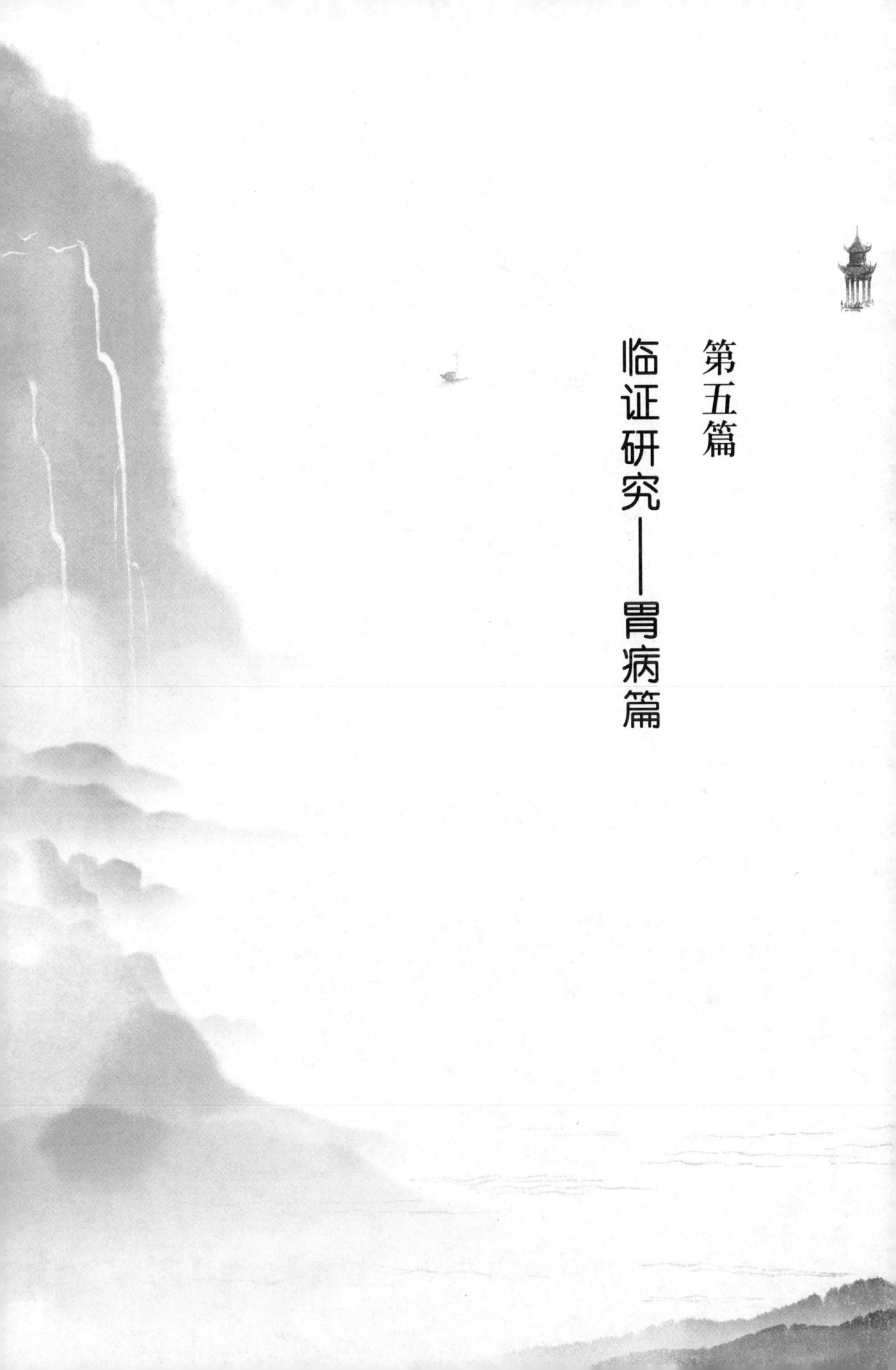

第一章　胃食管反流病

一、胃食管反流病的中西医诊治思考

（一）胃食管反流病的形成机制

胃食管反流病（GERD）是指胃、十二指肠内容物反流入食管引起烧心等症状。根据是否导致食管黏膜糜烂、溃疡，分为反流性食管炎（RE）和非糜烂性胃食管反流病（NERD）。

与反流发生相关的机制有胃食管连接部（EGJ）高压带功能障碍、一过性食管下括约肌松弛（TLESR）、胃内酸袋的影响、食管上括约肌（UES）功能失调等。

1. 抗反流屏障结构与功能异常

食管和胃交接的解剖结构包括食管下括约肌（LES）、膈肌角、膈食管韧带、食管与胃底间的锐角等。LES 是食管末端 3 ~ 4cm 长的环形肌束，其收缩产生的食管胃连接处的高压带，可防止胃内容物反流入食管。

功能异常包括贲门失弛缓症手术后、食管裂孔疝、腹内压增高（妊娠、肥胖、腹水、呕吐、负重劳动等）、长期腹内压增高（胃扩张、胃排空延迟等），以及某些食物（高脂肪、巧克力等）、药物（钙通道阻滞剂、地西泮等）和某些激素（缩胆囊素、胰高血糖素、血管活性肠肽等），引起 LES 功能障碍或一过性 LES 松弛延长，当食管的清除能力和黏膜屏障不足以抵抗反流物的损伤时，可导致胃食管反流病。

2. 食管清除作用降低

正常情况下，一旦发生胃食管反流，大部分反流物通过 1 ~ 2 次食管自发和继发的蠕动性收缩将反流物排入胃内，剩余反流物则由唾液冲洗及中和。干燥综合征、食管裂孔疝等使得食管清除作用降低。

3. 食管黏膜屏障功能降低

反流物进入食管后，食管黏膜屏障凭借其上皮前表面黏液层、不移动水层及表面 HCO_3^- 复合物、复层鳞状上皮及黏膜下丰富的血液供应，抵抗反流物对食管黏膜的损伤。

长期吸烟、饮酒、刺激性食物或药物使食管黏膜不能抵抗反流物的损害，食管黏膜屏障功能降低。

（二）有反流是否就一定有食管的炎症

有反流不一定会得食管炎。只有在反流长期存在的情况下，损伤到食管黏膜才会出现食管炎。食管炎一般在做内镜检查的时候，可以看到食管黏膜有明显的糜烂和破损的情况。当出现食管蠕动障碍时，胃内容物反流入食管时，由于张力的作用引起食管继发性蠕动波，将反流物送回胃内。食管炎可使食管蠕动减慢，使反流物在食管内停留时间延长，使食管炎加重，食管炎又减弱了 LES 的功能，加重了反流，形成恶性循环。但并不是所有的食管炎都是由反流引起的，有的食管炎可能与喝酒有关，酒精会灼伤食管黏膜；或者农药也可灼伤食道，同样会引起食道炎；还有一些药物引起的食管炎，它们都跟反流没有关系。所以食管炎并不一定都由反流引起，而反流引起的食管炎也是在内镜下看到有食管黏膜的破损，才能称为反流性食管炎。

有反流并不一定会出现食管炎，一般人有时也出现胃酸反流、胃灼热等反流症状，但持续时间较短，不损伤食管黏膜，不会引起炎症改变，属生理性反流。然而，随着反流次数和程度的加重或黏膜损伤，食管外表现属于病理反应。胃食管反流和反流性食管炎是宏观上的概念。但在不同程度上，胃食管反流是一种现象，可能导致胃酸反流、胃灼热和其他症状，但对黏膜无损害，是"症状性反流"。有些人不仅有症状，还有黏膜的损伤，这就是"反流性食管炎"。无论症状性反流，还是反流性食管炎都称为"胃食管反流病"。

胃食管反流病包括胃食管反流和十二指肠胃反流。前者的反流主要是胃内容物，即胃酸和胃蛋白酶；后者的反流主要是胆汁盐和胰酶。这些反流物在胃食管反流病中单独或共同对反流所能达到的组织器官的黏膜造成损害。

（三）胃镜检查正常，是否可以排除胃食管反流病

内镜检查是诊断反流性食管炎最准确的方法，并能判断反流性食管炎的严重程度和有无并发症，结合活检可与其他原因引起的食管炎和其他食管病变（如食管癌等）作鉴别。内镜见到反流性食管炎可以确立胃食管反流病的诊断，但无反流性食管炎不能排除胃食管反流病。根据内镜下所见食管黏膜的损害程度进行反流性食管炎的分级，有利于病情判断及指导治疗。专家学者提出的分级标准很多，其中沿用已久的 Savary-Miller 分级法将反流性食管炎分为 4 级：Ⅰ级为单个或几个非融合性病变，表现为红斑或浅表糜烂；Ⅱ级为融合性病变，但未弥漫或环周；Ⅲ级病变弥漫环周，有糜烂

但无狭窄；Ⅳ级呈慢性病变，表现为溃疡、狭窄、食管收缩及巴雷特食管（Barrett esophagus）。

胃镜检查正常，不能完全排除胃食管反流病。胃食管反流病是一种功能性的疾病，主要是由于胃和食管的交界贲门口松弛，贲门口功能障碍，引起胃和十二指肠的内容物反流到食管。患者可以出现食管黏膜的损伤，就是反流性食管炎，在胃镜下就可以看到食管黏膜的糜烂，甚至是溃疡。但是有一部分患者并没有引起食管黏膜的损伤，称为非糜烂性胃食管反流病。此时患者如果做胃镜，就看不到食管有黏膜的损伤，但是这部分患者可能依然会存在反流，我们建议患者进行上消化道造影和食管测压检查。如果在上消化道造影上，看到有胃的内容物反流到食管，或者是有食管裂孔疝，就可以诊断有胃食管反流病；食管测压检查如果监测到 LES 功能的障碍，或者是检测到食管有酸反流、胆汁反流或者是气体反流，也可以诊断胃食管反流病。

其实，有 60% ～ 70% 的胃食管反流病患者通过胃镜是检查不出来的。只有 30% 左右的胃食管反流病能通过胃镜检查出有食管炎，我们才能据此诊断。有 70% 的胃食管反流病患者通过胃镜查不到食管炎，即非糜烂性胃食管反流病。

通过胃镜，我们能看到贲门收缩的情况。可以通过贲门是否松弛来判断是否存在胃食管反流病。如果贲门松弛了，那么高度怀疑存在反流。如果贲门关得很紧，反流的可能性就小一点。当然，贲门松弛也不一定就代表有反流。只能说这种情况有解剖学基础，容易引起反流。但如果贲门是紧的，那反流的可能性不大。

所以胃镜检查正常，并不能完全排除胃食管反流病，还可以进行如下检查方式进行确诊。

1. 24 小时食管 pH 监测

应用便携式 pH 记录仪在生理状况下对患者进行 24 小时食管 pH 连续监测，可提供食管是否存在过度胃酸反流的客观证据，目前已被公认为是诊断胃食管反流病的重要诊断方法，尤其是在患者症状不典型、无反流性食管炎，以及虽症状典型但治疗无效时，更具重要诊断价值。

一般认为正常食管内 pH 为 5.5 ～ 7.0，当 pH < 4 时被认为是酸反流指标，24 小时食管内 pH 监测的各项参数均以此为基础。常用以下 6 个参数作为判断指标：①24 小时内 pH < 4 的总百分时间；②直立位 pH < 4 的百分时间；③仰卧位 pH < 4 的百分时间；④反流次数；⑤长于 5 分钟的反流次数；⑥持续最长的反流时间。这 6 个诊断反流的参数，以 pH < 4 的总百分时间阳性率最高，亦可综合各参数按 DeMeester 评分法算出总评分。将上述参数与正常值比较，可评价食管是否存在过度酸反流。

2. 食管 X 射线钡剂造影

该检查对诊断反流性食管炎敏感性不高，对不愿接受或不能耐受内镜检查者进行检查，其目的主要是排除食管癌等其他食管疾病。严重反流性食管炎可发现阳性 X 线征。

3. 食管滴酸试验

在滴酸过程中，出现胸后疼痛或烧心的症状为阳性，且多于滴酸的最初 15 分钟内出现，表明有活动性食管炎存在。

4. 食管测压

可测定 LES 的长度和部位、LES 压、LES 松弛压、食管体部压力及 UES 压力等。LES 静息压为 10 ~ 30mmHg，如 LES 压 < 6mmHg 易导致反流。胃食管反流病内科治疗效果不好时，食管测压可作为辅助性诊断方法。

（四）巴雷特食管是什么，是否为一种癌前病变

巴雷特食管不是一种病名，而是一种病理变化，是指食管下段的鳞状上皮被柱状上皮覆盖，英文名称为 Barrett esophagus，亦称为 Barrett 食管。普遍认为其是获得性的，并与反流性食管炎相关，并有发生腺癌的可能。其症状主要是胃食管反流及并发症所引起的继发症状，胃食管反流症状为胸骨后烧灼感、胸痛及反胃。食管下段长期暴露于酸性溶液、胃酶和胆汁中，造成食管黏膜的炎症和破坏，导致耐酸的柱状上皮替代鳞状上皮。研究证实，大多数 Barrett 食管患者存在反流性食管炎。

Barrett 食管主要表现为胃食管反流病的症状，如烧心、反酸、胸骨后疼痛和吞咽困难等，而且常继发于胃食管反流病。目前认为，Barrett 食管的主要临床意义是其与食管腺癌的关系，对于普通人群和单纯胃食管反流患者，并不建议常规筛查，但对那些有其他多个危险因素的患者，例如年龄 50 岁以上、长期反流性食管病、膈疝、肥胖，特别是腹部肥胖者，应该筛查。

本病的诊断主要根据内镜检查和食管黏膜活检。经病理学检查证实有柱状细胞存在时，即可诊断，发现有肠上皮化生存在时更支持诊断。

Barrett 食管不一定都是癌前病变。Barrett 食管是胃食管反流病的分型，Barrett 食管是组织学上的一种变化，表现为正常的鳞状上皮被柱状上皮所替代。

部分患者会认为 Barrett 食管都是癌前病变，事实上 Barrett 食管存在多种情况。如果是单纯的柱状上皮 Barrett 食管，没有杯状细胞，这种情况癌变的概率较低。如果具有异型增生、不典型增生的 Barrett 食管患者，癌变概率比较高。对于这部分患者，需要注意随访。因此，并不是所有的 Barrett 食管都会发生癌变。

（五）胃食管反流与胆汁反流的异同之处

胆汁反流性胃炎和胃食管反流病有着不同的概念，两者发病的原因和症状不同。

1. 胃食管反流病

胃食管反流病是胃和十二指肠的内容物回流到食管的各种临床症状，如胃灼热和食管、胸骨后疼痛或食管炎症。引发胃食管反流病的主要原因如下。

（1）对抗反流的屏障结构和功能不正常

导致 LES 结构和功能异常的主要原因是：①无吞咽时 LES 区域出现一过性松弛，是引起反流的主要因素；②膈脚抗反流机制被削弱，由于各种因素破坏了膈脚正常结构，都会造成抗反流屏障削弱而引起反流。

（2）食道除酸作用减低

食道除酸作用包括食管蠕动、唾液的中和、食物的重力作用。食道动力异常容易造成胃食管反流病。

（3）食道黏膜屏障功能减低

食道黏膜屏障包括：①上皮前因素；②上皮因素；③上皮后因素。如果黏膜防御屏障受损，就容易造成食管炎。

（4）食道感觉异常

食道高敏感性，可能与黏膜防御作用削弱、内脏神经功能失调、食道频发收缩有关。

（5）胆汁反流

目前研究提示，胃食管反流病中常见胆汁反流现象，且往往是与酸反流同时存在的混合性反流，这种现象也是引起食道溃疡、狭窄、吞咽不畅和 Barrett 食管的重要原因。

（6）幽门螺杆菌感染

幽门螺杆菌（Hp）感染与胃食管反流病的相关性，现在还无明确的定论，但是胃内 Hp 感染，可使胃内泌酸增多。

2. 胆汁反流性胃炎

十二指肠液包括胆汁、胰腺外分泌液等，在胃中引起胃黏膜的炎症和出血，出现早饱感、灼热感等不适。胆汁反流性胃炎发生的原因，主要是胃大部切除、胃空肠吻合术后，幽门功能失常和慢性胆道疾患，细菌（特别是 Hp）感染，胆汁、胃酸等，损伤胃黏膜，导致炎症，且增加胃泌素分泌，使胃十二指肠协调运动失调，导致十二指肠逆蠕动增加，幽门关闭功能异常，胃排空减缓，十二指肠内容物过多逆流入胃。

3. 胃食管反流病与胆汁反流性胃炎的区别

十二指肠内容物反流进入食管会出现一系列症状，引起胃食管反流病。食管的抗反流功能下降，从而出现反流。胆汁反流性胃炎也可以叫作碱性反流性胃炎，是指由于胃括约肌功能障碍而发生胆汁、胰液等流进入胃内，引起胃黏膜炎症、糜烂出血，削弱胃黏膜功能，导致胃黏膜慢性病变。

（1）发病位置不同

胆汁反流性胃炎是肠胃中的幽门功能异常，主要是幽门括约肌出现了问题，使含有胆汁、胰液等十二指肠内容物流入胃，导致的胃黏膜慢性病变，形成慢性胃炎。而胃食管反流主要发生部位在于胃食道，同时，由于我们身体本身的机制，在我们感觉到胃部难受时，会产生想要呕吐的感觉，胃食道中的食物会顺着管道流到我们的咽喉部或者口腔，从而吐出来。

（2）病因不同

胃食管反流是因为食管下段括约肌静息状态的压力比胃内压高，这时候胃里的食物会被高压屏障阻挡，从而防止内容物逆流到食管中。胆汁反流是因为胆汁里头的胆盐削弱了胃黏膜的保护机制，原来分泌胃腔中的酸流入胃黏膜，胃黏膜遭到伤害，就引发了胆汁反流。

（3）诱发因素不同

胃食管反流有时候是因为我们的生活习惯或环境带给我们的压力引起的。胆汁反流往往是病理性的，幽门括约肌在饮食不当、生活不规律时，会引发机能失调。

（4）造成后果不同

胆汁反流如果不及时治疗和调理的话，很可能会出现慢性胃炎。胃食管反流不及时干预和治疗的话，会出现胃脘部疼痛，还可能引起咽喉症状、咳嗽、哮喘、复发性中耳炎等。

（六）长期服用奥美拉唑等抑酸药的安全性

通常不建议长期服用奥美拉唑。奥美拉唑是抑酸药物，属于质子泵抑制剂（PPI）的范畴。奥美拉唑选择性作用于胃黏膜壁细胞，抑制处于胃壁细胞顶端膜构成的分泌性微管和胞浆内的管状泡上的 H^+-K^+-ATP 酶的活性，从而有效地抑制胃酸的分泌，起效迅速，适用于胃及十二指肠溃疡，反流性食管炎和胃泌素瘤。由于 H^+-K^+-ATP 酶是壁细胞泌酸的最后一个过程，故本品抑酸能力强大，有强而持久的抑制基础胃酸及食物、五肽胃酸泌素所致的胃酸分泌的作用。它不仅能非竞争性抑制促胃液素、组胺、胆碱及食物、刺激迷走神经等引起的胃酸分泌，而且能抑制不受胆碱或组胺 2（H_2）

受体阻断剂影响的部分基础胃酸分泌，对 H_2 受体拮抗剂不能抑制的由二丁基环腺苷酸（DcAMP）刺激引起的胃酸分泌也有强而持久的抑制作用。奥美拉唑等质子泵抑制剂显效快、可逆，且无 H_2 受体拮抗剂诱发精神方面的不良反应。在治疗酸相关疾病时，奥美拉唑的治疗通常都是短程。例如治疗消化性溃疡，多应用 6 ～ 8 周；胃食管反流病的初始治疗，通常建议是 8 周的疗程。根除 Hp，有时可能也会用到奥美拉唑这类抑酸药物，通常是四联药物应用。

部分特殊的人群，可能需要长期服用抑酸药物。例如合并食管裂孔疝的胃食管反流患者，以及较为严重的胃食管反流患者。可能在 8 周的初始治疗以后，患者症状有所缓解，但是由于解剖结构的异常存在，一旦停药，症状可能反复。所以这类患者，在之后维持治疗上，可能选择按需服药或者保持最小有效剂量，进行长期维持治疗。但是通常奥美拉唑这类抑酸药物，不建议长期服用。

当存在以下情况时，应当注意。

1. 当怀疑和治疗胃溃疡时，应先排除胃癌的可能性，再使用本药，因用本药可减轻其症状，以致延误诊断和治疗。

2. 肝肾功能不全者慎用。

3. 本药具有酶抑制作用，可延缓经肝脏细胞色素 P450 系统代谢的药物（如双香豆素、地西泮、苯妥英钠、华法林、硝苯定）在体内的消除。当本药与上述药物一起使用时，应酌情减轻后者用量。

4. 不良反应及发生率与雷尼替丁相似，主要有恶心、上腹痛等。皮疹也有发生，一般是轻微和短暂的，大多不影响治疗。

5. 对本品过敏者禁用。

6. 严重肝肾功能不全者慎用。

7. 奥美拉唑注射剂只能用于静脉滴注，不能用于静脉注射。

俗话说得好，是药三分毒。在临床的治疗过程中，奥美拉唑是一种常用的抑制剂类药物，对人体胃酸的分泌进行调节，从而对胃溃疡进行有效的预防和治疗。随着社会的发展，人们对奥美拉唑的服用量越来越大，对人体虽然具有很好的治疗效果，但是长期的服用也会产生一定的不良反应，或者延误治疗。因此，患者使用奥美拉唑，应该根据医嘱，合理服用，而不是随意增加剂量或是疗程。

（七）是否建议胃食管反流病患者行 Stretta 射频治疗

该法是在胃镜的引导下，将一根射频治疗导管插入食管，应用射频治疗仪多层面多点对胃食管结合部位进行烧灼，主要的作用机理是通过热能引起组织破坏、再生，诱导胶原组织收缩、重构，并阻断神经通路，从而增加 LES 的厚度和压力，减少一过性下食管括约肌松弛，起到防止胃食管反流的效果。该法需在深度镇静麻醉下进行，在胃镜室即可完成治疗，整个治疗过程仅需 30 分钟，治疗完毕即刻苏醒。

Stretta 射频消融技术在 2000 年由美国食品药品监督管理局（FDA）批准用于治疗胃食管反流病。应用特殊的经口球囊导管系统向 LES 及贲门提供射频能量，降低组织顺应性，减少 TLESR 发生的次数，增加 LES 厚度。2000 年以来，已有不少研究证实其安全性及有效性，其中包括 1 个纳入 18 项研究的 Meta 分析和 4 个随机对照研究。主要结果为射频治疗后主观反流症状评分的显著提高，而 Meta 分析的亚组分析发现有关酸反流的客观测量包括 DeMeester 评分和食管酸暴露亦有显著提高。上述结果使得 Stretta 技术在 2013 年成为美国胃肠内镜外科医师协会（SAGES）推荐的胃食管反流病首选的内镜下治疗方式。近期有研究证实了 Stretta 技术的长期有效性，即首次治疗后第 10 年反流症状评分仍有显著提高，质子泵抑制剂依赖性显著降低。目前仅有 2 项研究对比了 Stretta 与其他治疗方式，结果表明虽然 Stretta 与 Nissen 胃底折叠术均可获得症状缓解，但 Nissen 胃底折叠术的症状缓解及质子泵抑制剂依赖性的降低均优于 Stretta 技术。值得注意的是，Stretta 技术与质子泵抑制剂治疗和胃底折叠术一样，并未能获得食管 pH 持续正常的结果。总结大量研究证实了 Stretta 射频治疗的安全性、有效性、持久性及可重复性。重要的是，Stretta 与其他胃食管反流病的治疗方式并不冲突，甚至可在胃底折叠术失败后进行。Stretta 可能是最为经济的胃食管反流病内镜下治疗方式。应考虑将 Stretta 技术作为胃食管反流病传统治疗方式的可行补充方案或替代方案。

该技术为胃食管反流病患者带来了更为简捷的治疗，而且具有安全有效、操作简便、恢复快等突出特点。

（八）如何理解胃食管反流病"无郁不作酸"

酸相关疾病是胃酸相关的疾病，包括多种消化内科疾病，尽管有高效抑酸药物应用于临床，但仍有患者无法得到满意疗效，而采用中医药治疗的这部分患者多能得到满意的疗效。谢晶日教授提出的"无郁不成酸"理论，为临床辨证治疗酸相关疾病提供了重要的参考和理论依据。该理论认为"郁"是酸相关疾病发生的关键，因此治疗时强调"解郁"，并认为调畅肝之气机为治疗酸相关疾病的关键。

谢晶日教授认为气、血、痰、火、湿、食六种郁证停聚，以及胃、大肠、膀胱三者腑气不畅是导致胃气上逆反酸的主要病机，并提出通过辨证论治，针对不同郁证采用调畅气机、开郁止酸和通腑降逆以制酸的治疗方法，均可达到无郁可结、腑气畅达、降胃抑酸的治疗目的。

吐酸的病理机制为肝胃不和，肝气上扰，阻于咽喉胸膈，郁而从阳化热为酸。无郁不成酸，诸般积滞，气郁为先，故治疗时首疏肝，次宽中。疏肝以理气为先，宽中以健脾为要，总以"通"法为主。肝主疏泄，调节气机畅达，可促进脾胃的运化。故常从肝胃入手，理气开郁以通腑，以通为顺。肝气郁滞，积久化热，横逆犯胃，故胃灼热、反酸；胃失和降，胃气上逆，故呃逆、口中有异味；湿邪困脾，脾失健运，故食欲欠佳。

二、谢晶日教授诊治胃食管反流病相关论文举要

（一）谢晶日教授以开郁通腑法治疗胃食管反流病经验

胃食管反流病（GERD）是指胃及十二指肠内容物反向流入食管的一种疾病，常伴有反酸、烧心、反食等症状，严重影响患者的生活质量。研究显示，40～60岁是我国人群胃食管反流病发病的高峰年龄。西医治疗该病主要采用抑酸药物，如质子泵抑制剂和 H_2 受体拮抗剂等，但是30%～50%的患者治疗后症状不能得到有效缓解，其中难治性胃食管反流病占比较大。中医学根据其临床表现，将胃食管反流病归为"吞酸""吐酸""嘈杂""食管瘅"等范畴。谢晶日教授是黑龙江省名中医，博士生导师，全国名老中医药专家学术经验继承工作指导老师，从事中医药临床工作40余年，学术造诣匪浅，临床屡起沉疴。谢晶日教授主张从肝脾论治消化系统疾病，对于胃食管反流病主张以"开郁通腑"之法治疗，现将其开郁通腑法治疗胃食管反流病的经验总结如下。

1. 开郁通腑法理论基础

（1）无郁不成酸，气郁为首重

谢晶日教授研习古籍并结合现代医学，认为本病的发生与"郁"相关。郁证，最早见于《素问》中的"木郁达之……水郁折之"，即木、火、土、金、水"五郁论"。后世朱丹溪又提出气、血、痰、火、湿、食六种郁证。《丹溪心法·六郁》云："一有怫郁，诸病生焉，故人身诸病，多生于郁。"如果气循其经，血行其道，则气血冲和，人体处于正常状态。谢晶日教授受到朱丹溪的影响，认为"郁"是一种病邪滞留的状态，诚如《医经溯洄集·五郁论》中所载，"凡病之起也，多由乎郁，郁者，滞而不通之义"，而且该书亦有气、血、痰、火、湿、食六种郁证。因郁证致使气机升降失于常度，脾胃受邪，胃气上逆，而发为反酸，因此提出"无郁不成酸"。谢晶日教授临证时发现，大多数患者的发病与情志因素相关。有研究报道，胃食管反流病发病常合并焦虑、抑郁。正如《秦伯未中医临证备要·吞酸》所云："胃中泛酸，嘈杂有烧灼感，多

因于肝气犯胃。"谢晶日教授认为胃食管反流病的发病，以气郁为始，尤其是肝气郁滞，甚至伴随整个病程，而且会由气郁衍生出其他病邪。如气机郁滞，肝木克脾，致脾胃运化水谷失常，宿食停滞，湿浊内生；或因气为血之帅，气运不利，致血运不畅，瘀血滞郁；或气郁、痰湿、宿食停滞日久，郁而化生热邪。《医学入门·郁》云："然气郁则生湿，湿郁则成热，热郁则成痰，痰郁则血不行，血郁则食不消，而成癥痞，六者皆相因为病。"诸多郁滞，停聚中焦，胃气当降不降，则发为此病。

（2）腑气不通畅，气机失于常

谢晶日教授认为，腑气通畅，气机调和，人才会处于健康状态，避免胃肠疾病的发生。《素问·五脏别论》中提到"六腑者，传化物而不藏，故实而不能满也"，说明六腑的主要生理功能是传导运化水谷，"实而不能满"更是强调六腑受盛化物而不贮藏的特点。谢晶日教授认为腑以中空、通畅的状态为健康有益的状态，即六腑以通为用，正如《类证治裁》所指出的六腑传化物而不藏，以通为补。胃食管反流病以胃失和降、胃气上逆为基本病机，谢晶日教授在治疗胃食管反流病时，不仅注重胃腑，还注重大肠、膀胱的腑气畅通与否。《素问·五脏别论》中言："水谷入口，则胃实而肠虚，食下，则肠实而胃虚。"胃肠之间，应该配合有序，若大肠传导失利，则影响胃气不得顺降；若饮食不节，食积胃腑，损伤脾胃，运化失常，则衍生湿邪，食积亦化为湿，湿浊停滞，则阻碍脾胃升降。谢晶日教授治以通利膀胱，使湿邪从小便除，胃腑、大肠顺畅无阻，湿邪不存，腑气畅通，胃气得降而无酸可泛。

2. 开郁通腑，辨证施治

谢晶日教授强调，诸郁停滞与腑气不通，两者互为因果。或是因为诸般郁滞而致使脏腑功能降低，导致出现腑气不畅的征象；或是因为腑气不通，导致脏腑气机不畅，形成气郁，进而导致诸般郁邪停滞。诸郁停滞和腑气不通是胃食管反流病的两个主要病因，在治疗时应该两者兼顾，开散郁结与通畅腑气相互配合，故谢晶日教授提出开郁通腑法治疗胃食管反流病。

（1）调畅气机，开郁止酸

胃食管反流病的病位在胃，与脾脏、大肠、肝脏相关。谢晶日教授提出无郁不成酸，认为诸般郁滞，气郁为首要。因为气郁会进一步导致其他郁滞的发生，所以在治疗时以治气为首，畅达气机为基础。肝主疏泄，调节气机畅达，促进脾胃的运化。若因情志失于调摄，致使郁气滞留，肝气不畅，调节失常，脾气不升，胃气不降反而上逆，则形成吐酸。谢晶日教授在治疗时，多用越鞠丸合柴胡疏肝散加减治疗，以疏肝解郁、降逆制酸。若病程日久，气郁化火，此属怒动肝火，逆于中焦，治以黄连、吴茱萸，取义左金丸，配合柴胡、香附、木香等疏肝理气之品，治疗因肝郁化火、侵犯中土而形成的反酸。

肝辅助脾胃，促进水谷的消化，如《血证论·脏腑病机论》曰："食气入胃，全赖肝木之气以疏泄之，而水谷乃化。"若肝气失调，进而容易导致脾胃消化水谷不利；或者因患者平素饮食不节，最终使食物停聚中焦，水谷难下，胃排空时间延长，就会形成胃食管反流病。谢晶日教授称："饮食积滞而反酸，此为食郁也。"临证时多以保和丸加减治疗，以麦芽、山楂、神曲辅助运化、消食化积。对于肝郁较重的患者，加大麦芽的用量，既可以健胃消食，又有一定的疏肝解郁功效。

脾土主运化，肝木主疏泄，若肝气不行，乘克脾土，水液代谢失常，饮食消化不利，郁滞中焦，则酿成痰湿之邪。针对湿郁，谢晶日教授以紫苏、半夏、茯苓、厚朴，取义半夏厚朴汤来治疗。方中紫苏有下气消痰、行气宽中的功效，可以"降冲逆而驱浊，消凝滞而散结"，半夏降逆化湿、消痰涎、开脾胃、止呕吐，两药合用可以理气郁、燥湿邪；配合茯苓祛除痰饮；四药合用，则解郁化痰利湿以止酸。

气郁、食郁、湿郁病程日久，郁而化热。对此，谢晶日教授使用左金丸佐川楝子、金钱草、郁金等，以清热利湿、行气疏肝。若年老体虚的患者，有瘀血症状，因其久病必瘀，病入血分，则使用三棱、莪术破血化瘀行气。

（2）通腑降逆以制酸

谢晶日教授在治疗胃食管反流病时，注重通腑之法的使用。所谓六腑以通为用，就是六腑以通降为顺，六腑通降方可发挥正常生理作用。六腑之中，谢晶日教授注重通降胃气、通畅大肠、通利膀胱。

谢晶日教授认为饮食过饱、饮食积滞，或运化失调、食郁中焦是导致本病的主要原因。研究显示，胃潴留、食物排空时间延长，可诱发胃食管反流病。基于此，谢晶日教授提出通降胃气之法，其法主要是通过消食以通腑、降气以制酸，运用焦三仙（焦山楂、焦神曲、焦麦芽）联合鸡内金、陈皮，健脾强胃、消食化积，适用于饮食积滞、食谷难消、中焦运化失利的患者。鸡内金取自鸡的砂囊内壁，可以消食磨胃、宽中健脾。谢晶日教授指出，鸡内金为血肉有情之品，有一定强健脾胃的功效，尤适用于脾胃虚弱、食积脾胃的患者。莱菔子降气消食除胀，《医学衷中参西录》中云其"顺气开郁，消胀除满"，适用于胃部胀满、食而即饱的患者。白豆蔻、砂仁化湿开胃，适用于湿气重、食停脾胃的患者。谢晶日教授根据患者兼证不同，灵活运用，达到健胃消食、通降胃气的功效。

《内经·灵兰秘典论》云："大肠者，传导之官，变化出焉。"大肠功能正常，则肠腑通畅。脾胃为中土，为全身气机、水谷代谢的升降枢纽。脾升清而胃降浊，由此清阳由上窍而出，浊阴从下窍而走。胃气所降之浊进入肠腑，故大肠之腑气机通畅与否，影响胃气的顺逆，故谢晶日教授在治疗时，也注重通畅大肠，由此达到通降胃气的目的。此法适用于大肠传导不畅而排便困难、大便干燥的患者。大便干燥者，治以火麻仁、郁李仁以润肠通便；兼见里热的患者，佐加大黄；兼阴津亏虚的患者，佐加玄参、麦冬、生地黄，即增液汤，以增水行舟，除去大肠腑中燥屎；若排便困难而大便不干者，治以枳实、槟榔，下气消积；老年患者兼腰膝酸软者，佐加牛膝、山药；年老气虚而不便者，重用白术，佐加枳实、茯苓，以健脾益气。

通利小便，目的是调节机体水液代谢。《素问·灵兰秘典论》载："膀胱者，州都之官，津液藏焉。"通小便即通调膀胱之腑。谢晶日教授在多年的临床诊疗中发现，部分胃食管反流病的患者有脾胃虚弱或湿阻中焦的征象，这是因为脾胃运化失调则痰湿内生，湿浊困阻又会进一步加重脾胃负担，脾胃虚弱与痰饮湿浊相互作用，影响气机升降而发病，故治以通利小便以削减体内湿浊水液，减轻脾胃负担，达到祛邪扶正的目的。药用茯苓、白术、泽泻。茯苓性味甘平，入脾、胃、肾、膀胱经，可以"利水燥土，泻饮消痰……最豁郁满"，利除水气而不伤正，是治疗脾虚水湿的要药。茯苓得白术，可以健运脾气、利除水气；茯苓配泽泻，可以增强利湿之功。

3. 结语

胃食管反流病已经成为消化道疾病的常见病之一，临床上常使用抑酸药物或促进胃肠动力的药物治疗，虽然可以取得一定疗效，但是难以根治，病情容易反复发作。中医学治疗胃食管反流病，通过辨证论治，能够达到很好的个体化治疗效果。谢晶日教授认为气、血、痰、火、湿、食之郁滞和腑气不畅是导致胃食管反流病的主要病因，其中腑气不畅与胃、大肠，膀胱三者尤为相关，故提出调畅气机、开郁止酸和通腑降逆以制酸的治疗方法。在临床运用时，开郁之法，首重理气，并兼顾痰饮、水湿、瘀血等其他病邪；通畅腑气，主要以通降胃气、通畅大肠、通利膀胱为主，灵活辨治而不拘泥于套路。谢晶日教授凭借多年的经验，临证治疗胃食管反流病取得很好的临床疗效，其经验值得临床推广。

（二）谢晶日教授从郁论治胃食管反流病经验采撷

胃食管反流病（GERD）是指胃、十二指肠内容物反流入食管引起烧心等症状的一种疾病，根据是否导致食管黏膜糜烂、溃疡，分为反流性食管炎及非糜烂性胃食管反流病。胃食管反流病也可引起咽喉、气道等食管临近的组织损害，出现食管外症状。胃食管反流病是一种常见病，发病率随年龄增加而增加，据 Meta 分析显示，我国文献报道其发病率为 12.5%。目前，西医常规治疗包括抑酸药、胃食管黏膜保护剂和促胃肠动力药等，服药时间较长，复发率较高，且部分患者耐受性差。近年来，中医治疗本病在改善症状、缩短疗程和降低复发率等方面逐渐得到了患者认可和医药研究者的青睐。谢晶日教授是黑龙江省名中医，行医执教40余载，专注消化内科，熟读经典，博学精研，指出本病基本病机为"无郁不成酸"，提出从"郁"论治胃食管反流病。现将谢晶日教授从郁论治胃食管反流病的经验介绍如下。

1. 治病求本，审因论治

胃食管反流病属中医学"吐酸""吞酸"和"食管瘅"等范畴，常因外感寒邪、内伤饮食、情志不遂和体虚久病等导致。《景岳全书·吞酸》曰："凡肌表暴受风寒，则多有为吞酸者……而即刻见酸，此明系寒邪犯胃也。"张景岳认为感寒受病其因有二：一为"由息而入，则脏气通于鼻"；二为"由经而入，则脏俞系于背"。两者均致"胃中阳和之气被抑不舒，所以滞浊随见，而即刻见酸"。谢晶日教授认为现代生活背景下因感寒致酸者虽寥寥无几，但景岳之言，其理犹明。《严氏济生方·宿食门》曰："过餐五味，鱼腥乳酪，强食生冷果菜，停蓄胃脘，遂成宿滞，轻则吞酸呕恶。"《景岳全书·吞酸》云："人之饮食在胃，惟速化为贵，若胃中阳气不衰，而健运如常，何酸之有？使火力不到，则其化必迟，食化既迟，则停积不行而为酸为腐，此酸即败之渐也。"严用和指出了饮食不节而致吞酸，张景岳则强调了胃阳的重要性，谢晶日教授认为此多胃失和降，气逆于上，化液和食物随逆气上泛所致。秦景明《症因脉治》载："呕吐酸水之因，恼怒忧郁，伤肝胆之气，木能生火，乘胃克脾……遂成酸水浸淫之患矣。"该论述指出了肝木生火，乘胃克脾而致吞酸。谢晶日教授则注重情志为病，常言"肝主疏泄调情志"，情志不遂则肝气不舒，肝气郁而化火则致酸。素体脾胃虚弱或先天禀赋不足，无力腐熟水谷，纳运失司，清阳不升，浊阴不降，酸腐秽浊随逆气上泛，则病吞酸。研究表明，胆汁反流与胃食管反流病明显相关，患者Hp感染率较正常人低，推测Hp可能对胃食管反流病具有保护作用。谢晶日教授认为胆汁反流和胃食管反流机理相同。至于Hp与胃食管反流病的关系，其则持中立态度。

2. 谨守病机，无郁不酸

胃食管反流病的基本病机为"胃失和降，气逆于上"。谢晶日教授认为其病机演变的基础为"郁"，胃液本为酸性，"无郁不成酸"，强调正常的胃液在内、外因的影响下郁而生热化火。火曰炎上，则使正常的胃酸变成病理的热酸而上泛；或素体脾胃阳虚而渐生寒变，加之饮食寒温失宜，则郁于胃脘，寒变的胃酸和未被腐熟的食物阻碍胃气通降，则随逆气而上；抑或脾胃气机不畅，脾不升清，胃不降浊，中焦气机枢转不利，当升不升，当降不降，则使正常的胃酸随逆乱之气上流。对于"郁"，历代医家有不同的理解，王冰将其注解为"奔迫也"，朱丹溪则把"郁"作为"燥淫为病"的别称，刘完素从气机言，认为"郁，怫郁也，结滞壅塞而气不通畅"。谢晶日教授认为郁为停止不行的一种状态，如生理的气、血、津、液当行不行，停于局部；又或病理的痰、湿、水、饮、瘀血、虫石等停滞不化，郁于局部；又或是饮、食留于胃肠，当降不降。朱丹溪首倡"六郁"，并将郁作为诸病发生、发展的根源，诚如其言："气血冲和，万病不生，一有怫郁，诸病生焉，故人身诸病，多生于郁。"谢晶日教授认为诸多因素均可致郁，但以气郁为先。中医学认为"气"有两个含义，一是指构成和维持人体生命活动的精微物质，二是指脏腑组织的生理功能。《素问·宝命全形论》言："人以天地之气生，四时之法成……天地合气，命之曰人。"《难经·八难》曰"气者，人之根本也"，言明了气的重要性，故后世学者有"气聚则生，气散则死"之言。《素问·六微旨大论》载"言人者求之气交……气交之分，人气从之，万物由之"，又言："气之升降，天地之更用也……出入废则神机化灭，升降息则气立孤危。故非出入，则无以生长壮老已；非升降，则无以生长化收藏。"可见气的升降运动是万物运动变化的根本原因，气的升降出入是生命活动的基本形式，所以气贵运动，气郁为诸郁之先。胃食管反流病总属胃气上逆，酸腐秽浊随逆气上泛，故病吞酸或吐酸。胃气本降，《素问·五脏别论》言："胃……其气象天，故泻而不藏……名曰传化之府……实而不能满。"胃气不循常道通降而郁于胃脘，正如王冰所注"郁，奔迫也"，胃内郁气奔迫欲行，见贲门则夹酸腐上冲口咽，病吞酸或吐酸。该病之本在气郁，故谢晶日教授从"郁"论治，以候其机要。

3. 土郁夺之，六腑以通为用

《素问·太阴阳明论》载："脾者，土也……脾脏者，常著胃土之精也。"《临证指南医案·脾胃》言："太阴湿土，得阳始运；阳明阳土，得阴自安。"故曰胃为阳明燥土。《素问·六元正纪大论》曰："土郁夺之。"何为夺之？陈士铎《石室秘录·夺治法》云："夺治者，乃土气壅滞而不行，不夺则愈加阻滞，故必夺门而出。"谢晶日教授亦遵其经而明其意，重用"通法"以夺其实，次以"疏法"以解其郁。木能疏土，土得木而达，肝属木，主疏泄，谢晶日教授常以调肝之法疏泄胃土郁滞之气。六腑以通为用，胃宜降则和，食管、胃、小肠、大肠顺次相接，水谷入口，胃实而肠虚，食下，肠实而胃虚，故六腑传化物而不藏，实而不能满。谢晶日教授强调论治本病要顺应六腑之性，并提出"通法三步曲"（消食和胃法、疏肝健脾法、开郁散结法），"通""疏"结合，使壅滞的酸腐秽浊下行、郁滞的逆气消散，则吞酸或吐酸自消。

4. 制酸煅四石，降火左金丸

烧心指胸骨后有烧灼感，反流定义为胃内容物向咽部或口腔方向流动的感觉，烧心和反流是胃食管反流病最常见的典型症状。谢晶日教授在"通法"和"疏法"的基础上常加"煅四石"以制酸，解烧心、反酸于顷刻。"煅四石"是煅海螵蛸、煅瓦楞子、海蛤粉和浙贝母的合称。这四味药之所以被谢晶日教授谓之"石"，一是因为药材质地坚硬似石；二是因为功效上具有沉降之性；三是言其疗效显著，有投石必落，用之必效之意。海螵蛸、瓦楞子和海蛤壳均有煅制之载，而浙贝母尚无煅制之言。有研究报道浙贝母传统加工法又称为贝壳粉吸法，按《浙江省中药炮制规范》1990年版，其炮制方法为：直径3cm以上者，掰开鳞片，去芯芽，洗净沥干，擦皮同时加石灰粉（或蛎壳灰、贝壳粉等），每100kg贝母加4kg，放置一夜，次日摊晒，连晒3～4天，堆2～3天，再晒至干，即得传统的灰贝；直径3cm以下者，不去芯芽，后续制作过程相同，加工成珠贝。可见浙贝母无煅制之法，且黑龙江中医药大学附属第一医院药房也无煅浙贝母，谢晶日教授为何也将其列为煅四石之一？推求寓意，应属个人称谓习惯。海螵蛸、瓦楞子和海蛤壳均含碳酸钙，能中和胃酸，海螵蛸还含有黏液质能保护胃食管黏膜，谢晶日教授常用此四味药改善患者刻下症状。

左金丸出自《丹溪心法·火六》，原方黄连六两、吴茱萸一两，治肝火，一名回令丸。《素问·至真要大论》云："诸呕吐酸，暴注下迫，皆属于热。"谢晶日教授认为胃酸本平，有寒热之变，因气机郁滞，使正常胃酸不能随胃气通降，郁而化热，热与酸合，随逆气上泛，灼伤食管黏膜则病烧心、反酸，故常用左金丸清肝泻火，降逆制酸。方中黄连善清胃热、泄心火，还可清肝火。然气郁化火之证，纯用苦寒，恐郁结不散，又虑折伤中阳，故少佐辛热之吴茱萸，主入肝经，辛开肝郁，苦降胃逆，既助黄连和胃降逆，又制其寒，并引黄连入肝经。

（三）谢晶日教授治疗胃食管反流病特色心悟

胃食管反流病系指胃、十二指肠内容物反流入食管，引起反酸、胸部灼烧感（烧心）等症状的临床综合征，属上消化道功能性疾病。目前，西医治疗本病多采用抑酸药、促胃肠动力药、胃黏膜保护剂等，其服药时间长，复发率高，且临床有许多患者对药物不敏感导致其治疗效果不佳。近年来，中医药治疗本病优势得到体现，主要体现在症状的改善、黏膜的修复及降低复发率等方面。

谢晶日教授是全国名老中医药专家学术经验继承工作指导老师，博士研究生导师，从医40余载，全身心致力于中医药治疗消化系统疾病的研究，造诣颇深。对胃食管反流病的治疗，其有自己独到的经验和特色。现将谢晶日教授治疗本病的特色总结如下。

1. 宏微相参，查舌象观胃镜

谢晶日教授临床辨证治疗胃食管反流病，常与西医辨病结合，即望、闻、问、切等宏观辨证再加上胃镜下黏膜表现微观辨病，四诊之中尤重望诊，在望诊中又以望舌为重。临诊中常以舌苔和舌形辨热瘀虚滞：舌苔黄为热证，治以清法；舌苔薄少者，阴伤明显，以养阴益胃为主；舌苔厚腻者，积滞较重，以化浊导滞为主，多从痰、湿、食等入手；舌边有齿痕为虚证，治以温补；裂纹舌多由阴液亏损所致，治以滋阴。

此外，谢晶日教授认为胃镜检查也是中医望诊的延伸。治疗时，谢晶日教授经常将患者临床症状与镜下黏膜情况相结合，为治疗本病开拓了新思路。他认为胃食管反流病临床发病多由轻到重，胃镜下食道黏膜、胃黏膜的损伤程度，多与患者临床所表现的胸骨后、胃部烧灼感、疼痛感一致。故除治疗以外，谢晶日教授建议患者定期进行胃镜检查，以进一步明确诊疗，以免延误病情。

2. 调畅气机，促进胃肠动力

研究表明，胃食管反流病的发生多由胃食管动力异常所致，故在治疗上采用抑酸药联合促胃肠动力药。谢晶日教授治疗胃食管反流病时重视采用中药来促进胃肠动力，以调脏腑气机升降，药理研究也证实了中药在促进胃肠动力方面有明显的优势。故谢晶日教授认为在辨证的基础上，应借鉴中药的现代药理研究用于临床。

谢晶日教授临床治疗胃食管反流病时，常用陈皮、紫苏梗、枳壳、槟榔、代赭石、佛手、厚朴等促胃肠动力的中药。并根据辨证，用不同的促胃肠动力中药来加减治疗此病，收效甚佳。如治疗肝胃郁热证时，用疏肝泄热、和胃降逆法，常用药物有枳壳、黄连、吴茱萸、香橼等；治疗胆热犯胃证时，用清化胆热、降气和胃法，常用药物有龙胆草、黄芩、栀子、陈皮等；治疗中虚气逆证时，常以健脾和胃、疏肝理气为法，临床常用白芍、柴胡、枳壳、党参等中药；治疗气郁痰阻证时，常以降气和胃、开郁化痰为法，临床常用紫苏梗、半夏、茯苓、桔梗、木蝴蝶等。

3. 知药善用，抑酸固护黏膜

谢晶日教授认为，单味中药药性不仅是中医理论的有力验证，也是发扬中医理论的有效载体。在临床治疗胃食管反流病时，抑酸治疗有着极其重要的意义。运用中药抑酸时，无西药易产生耐药性和不良反应大等缺点，临床效果显著。

谢晶日教授临床常用的抑酸中药包括海螵蛸和瓦楞子。海螵蛸又称乌贼骨，性味温咸，归肝、肾经，具有收敛止血、固精止带、制酸止痛之功效。现代药理学研究证实本品由 90% 左右的碳酸钙和 10% 左右的黏液质、微量元素组成。钙可与胃中胃酸相中和，从而改变胃内 pH 值，降低胃蛋白酶活性。谢晶日教授认为，海螵蛸制酸效果明显，临床凡出现烧心、反酸症状，可在辨证的基础上酌情加用本药。在应用时，海螵蛸常与瓦楞子相配。

瓦楞子，性味咸平，归肺、肝、胃经。临床常取其煅烧而用，具有化瘀散结、软坚消痰、制酸止痛之功效。现代药理学研究证实本品主要成分为碳酸钙，另外还含有少量的镁、铁、硅酸盐等。碳酸钙能有效中和胃酸，从而减轻胃病患者的疼痛感。谢晶日教授临床上常采用煅瓦楞子治疗具有反酸、烧心症状的胃肠道疾病患者，临床制酸效果明显。瓦楞子与海螵蛸均具有制酸效果，但瓦楞子还有软坚消痰之功效，用于治疗痰积、痞块等症；海螵蛸兼有固涩功能，能固精缩尿止带，可用于治疗遗精带下、溃疡不敛等症。

4. 善后调护，注重情志饮食

谢晶日教授认为情志因素在胃食管反流病的发生与发展过程中起着重要的作用，所谓"百病皆生于气也"，西医理论也证实了情绪障碍可通过消化系统的脑 - 肠轴神经网络途径影响胃肠功能，从而导致消化液分泌及胃肠蠕动异常，出现或加重某些胃肠症状。在治疗过程中，要重视对患者的心理疏导工作，常开导患者。欲根除此疾，不能全仗药石治疗，宜使患者心胸豁达，保持乐观情绪，增强治疗信心。

《素问·五常政大论》云："大毒治病，十去其六，常毒治病，十去其七，小毒治病，十去其八……谷肉果菜，食养尽之。"即注重饮食调护在疾病的治疗中也非常重要。本病常因饮食不节而诱发，因此，预防复发应加强饮食的调护。谢晶日教授常给予患者详尽的饮食宜忌，规劝患者养成良好的饮食作息习惯，以利于病情缓解或较快康复。改善生活方式有助于减轻胃食管反流症状，包括戒酒戒烟；减少诱发反流的食物，如浓茶、咖啡、巧克力等高脂饮食；避免睡前进食等。但也要防止出现极端情况，即患者担心症状复发而盲目禁食，从而导致抵抗力下降、营养不良，不利于疾病的恢复。

三、医案分享

病案一：吞酸·肝胃郁热证

杨某，男，32岁。

首诊时间：2020年9月30日。

主诉：反酸10余年。

现病史：患者10年前无明显诱因出现反酸，就诊于某医院，行相关检查，胃镜示慢性浅表性胃炎伴糜烂，病理结果示胃窦黏膜慢性炎症伴轻度肠化生，局灶腺体伴轻度异型增生。诊断为慢性浅表性胃炎伴糜烂，予以奥美拉唑、雷贝拉唑等药物口服，服药后好转，停药后复发。10年中反酸症状反复发作，患者深受折磨，纳谷不佳，此次经人介绍，前来诊治。患者就诊时，望其面色少华，形体适中，反酸，伴左颈肩疼痛，胃脘胀满，嗳气，烧心，矢气频，纳差，早醒，手足心出汗，小便可，大便成形，日1次，近1年体重下降5kg；舌质暗红，边略有齿痕，根苔剥落，苔薄白，脉数。

既往史：既往健康。

辨证分析：该患者平素情绪不畅，肝郁气滞，肝气犯胃，郁而化火，故反酸、烧心；热迫津液妄行，故手足心汗出；气机不畅，故嗳气、矢气频；脾胃运化功能虚弱，水湿内停，故舌边略有齿痕。四诊合参，辨为肝胃郁热证。

中医诊断：吞酸·肝胃郁热证。

西医诊断：①胃食管反流病。

②慢性非萎缩性胃炎伴糜烂。

③十二指肠球炎。

中医治法：疏肝泻热，和胃降逆。

处　　方：柴　胡 10g　　炒白术 20g　　香　附 15g　　香　橼 15g

煅龙骨 20g　　煅牡蛎 20g　　陈　皮 15g　　煅海螵蛸 30g

黄　连 15g　　吴茱萸 5g　　旋覆花 10g　　代赭石 20g

半枝莲 15g　　白花蛇舌草 25g　煅瓦楞子 30g

7 剂，水煎服，日 1 剂，水煎 300mL，早晚分服。

二诊：患者服用上述药物后，胃脘胀满稍改善，反酸伴左颈肩疼痛，嗳气，烧心，矢气频，纳差，早醒，手足心出汗，小便可，大便不成形，日 1 次；舌质暗红，边略有齿痕，根苔剥落，苔黄白腻，脉数。患者胃胀满稍改善，故上方去煅龙骨、煅牡蛎；舌边略有齿痕，苔白腻，故上方加茯苓 10g 以利湿渗湿，白豆蔻 10g 取其芳香之味以化湿，紫苏子 15g 理气除痰湿，且能导湿邪从大肠而出。

处　　方：柴　胡 10g　　炒白术 20g　　香　附 15g　　香　橼 15g

茯　苓 10g　　陈　皮 15g　　半枝莲 15g　　黄　连 15g

吴茱萸 5g　　旋覆花 10g　　代赭石 20g　　白豆蔻 10g

白花蛇舌草 25g　煅海螵蛸 30g　　煅瓦楞子 30g　　紫苏子 15g

14 剂，水煎服，日 1 剂，水煎 300mL，早晚分服。

三诊：患者服用上述药物后，反酸、嗳气、烧心明显缓解，寐可，手足心易出汗，口干口苦，乏力；舌质暗红，苔黄。患者反酸明显缓解，故上方去掉海螵蛸、瓦楞子；嗳气缓解，去陈皮；出现口苦症状，为热盛之象，加栀子 10g、黄芩 10g 以清热燥湿，加北沙参 10g 以滋阴生津。

处　　方：柴　胡 10g　　炒白术 20g　　香　附 15g　　香　橼 15g

栀　子 10g　　半枝莲 15g　　黄　连 15g　　吴茱萸 5g

旋覆花 10g　　代赭石 20g　　白豆蔻 10g　　紫苏子 15g

茯　苓 10g　　黄　芩 10g　　北沙参 10g　　白花蛇舌草 25g

14 剂，水煎服，日 1 剂，水煎 300mL，早晚分服。

电话随访，患者自诉无明显不适，症状明显好转。

【临证心悟】

该患者中医诊断为吞酸，西医诊断为胃食管反流病。吞酸是指胃内有酸水上返到口腔和咽部而不能及时吐出，并且下咽的症状。病位在肝、胃。病理因素有肝气犯胃、饮食停滞、寒湿阻滞等。肝气犯胃，胃失和降，气机不畅，郁而化火，故出现吞酸。嗜食肥甘厚味，滋腻碍脾，损伤脾胃运化功能，水谷得不到及时运化、腐熟，在胃内堆积，日久化火，故出现吞酸。寒湿阻滞，伤及脾胃阳气，寒湿日久，郁而化热，故出现吞酸。

该患者平素情绪不畅，肝郁气滞，肝气犯胃，郁而化火，故反酸、烧心；热迫津液妄行，故手足心汗出；气机不畅，故嗳气、矢气频；脾胃运化功能虚弱，水湿内停，故舌边略有齿痕。结合舌脉，辨为肝胃郁热证，以疏肝泄热、和胃降逆为治疗原则。以柴胡、炒白术、陈皮等疏肝健脾；香附、香橼等行气解郁；煅海螵蛸、瓦楞子制酸止痛；加入煅龙骨、煅牡蛎增强制酸止痛之功，且能平肝潜阳；旋覆花、代赭石重镇降逆；半枝莲、白花蛇舌草清热解毒泻火，可防其日久成癌变；黄连、吴茱萸取左金丸之意清肝泻火、和胃止痛。服用上述药物后，胃脘胀满有所改善，出现大便不成形的症状。在二诊时，加入白豆蔻、茯苓，加强温中化湿的功效；加入温性行气药物紫苏子，保证行气力量不减。服用上述药物后，出现口干口苦等症状，说明体内仍有郁火，故三诊时加入黄芩、栀子增强清泻肝火之功，更以北沙参滋阴降火，清热的同时而不伤阴。

患者反酸10余年，病程较长，其间反复治疗，效果不明显，反酸的同时伴有左颈肩疼痛，既往按照肩周炎治疗，效果不理想。其实，患者左颈肩疼痛并不是肩周炎引起的，而是胃食管反流病引起的，属于放射痛，故应治病求本，以疏肝泻热、和胃降逆为治疗法则，兼以应用煅海螵蛸、煅瓦楞子制酸止痛，从根本上解决患者的病痛。患者胃食管反流病痊愈，左颈肩疼痛自然而然就好了。

病案二：吞酸·脾虚湿热证

贾某，男，38岁。

首诊时间：2018年11月21日。

主诉：反酸、烧心10年。

现病史：患者10年前无明显诱因出现反酸、烧心，食辛辣后加重，就诊于某医院。行相关检查，胃镜示非萎缩性胃炎伴肠化生；胃镜活检示慢性活动性萎缩性胃炎伴中度肠化生，腺体轻度异型增生。诊断为萎缩性胃炎伴肠化生，予以保护胃黏膜等对症治疗后，效果不理想。10年中反酸烧心反复发作，患者深受病痛折磨，后经人介绍，前来就诊。患者就诊时，望其面色少华，反酸，烧心，呃逆，口气重，体力一般，纳差，寐可，大便成形，日1次；舌淡红，边有齿痕，苔黄腻，脉沉滑无力。

辅助检查：胃镜活检示慢性活动性萎缩性胃炎伴中度肠化生，腺体轻度异型增生。

辨证分析：患者以"反酸、烧心 10 年"为主诉前来就诊，经辨病属于中医学"吞酸"范畴。平素情志不节或饮食不节，脾胃损伤，加之肝失疏泄，气机调畅失司，胃气不降而夹酸上逆。其舌淡红，有齿痕，属于脾虚之证；舌苔黄腻，为湿浊内蕴，郁而成热之象；脉沉滑无力，沉脉主里，滑脉主湿盛，其脉无力，多提示正气亏虚。四诊合参，辨证为脾虚湿热证。

中医诊断：吞酸·脾虚湿热证。

西医诊断：①胃食管反流病。

②慢性萎缩性胃炎伴肠化生。

中医治法：健脾和胃，清热化湿。

处　　方：柴　胡 10g　　炒白术 15g　　陈　皮 10g　　香　橼 15g

紫苏子 15g　　白豆蔻 15g　　神　曲 10g　　半枝莲 15g

厚　朴 15g　　枳　壳 15g　　鸡内金 10g　　黄　芪 15g

煅瓦楞子 30g　煅海蛤粉 30g　白花蛇舌草 15g　煅海螵蛸 30g

7 剂，水煎服，日 1 剂，水煎 300mL，早晚分服。

二诊：患者自诉烧心、反酸有所缓解，晨起口苦，口气重，体力较前改善，纳少、食欲差较前有所缓解，寐可，大便成形，日 1 次；舌淡紫暗，苔稍黄腻，脉沉滑无力。反酸有所缓解，上方去煅海蛤粉、煅瓦楞子、鸡内金；久病入络，舌质紫暗，加三棱、莪术各 10g，以活血化瘀，通行经络；加入石斛 15g 以濡养胃阴，防止苦寒之药败胃。

处　　方：柴　胡 10g　　炒白术 15g　　半枝莲 15g　　香　橼 15g

紫苏子 15g　　白豆蔻 15g　　陈　皮 10g　　白花蛇舌草 15g

厚　朴 15g　　枳　壳 15g　　黄　芪 15g　　神　曲 10g

石　斛 15g　　三　棱 10g　　莪　术 10g　　煅海螵蛸 30g

14 剂，水煎服，日 1 剂，水煎 300mL，早晚分服。

三诊：患者自诉偶有烧心、反酸，纳寐可，晨起口苦减轻，口气重，体力正常，二便调；舌质淡紫，苔薄微黄，脉沉滑。症状缓解，上方去紫苏子、石斛，加藿香、佩兰各 10g 芳香化湿浊，以除口气。

处　　方：柴　胡 10g　　炒白术 15g　　枳　壳 15g　　神　曲 10g

白豆蔻 15g　　厚　朴 15g　　黄　芪 15g　　陈　皮 10g

三　棱 10g　　莪　术 10g　　藿　香 10g　　半枝莲 15g

香　橼 15g　　佩　兰 10g　　煅海螵蛸 30g　白花蛇舌草 15g

7 剂，水煎服，日 1 剂，水煎 300mL，早晚分服。

四诊：患者自诉无反酸、烧心，纳寐可，二便调，偶有口苦，精神体力俱佳；舌质暗，苔薄白，脉沉。某医院胃镜检查示正常食管黏膜像，慢性萎缩性胃炎伴肠化生，正常十二指肠黏膜像。诸症好转，上方去藿香、佩兰、香橼、枳壳、厚朴，加丹参15g 以增强化瘀之功，加代赭石 15g、旋覆花 10g 以降逆和胃，加黄芩 10g、栀子 10g 以清热解毒。

处　方：柴　胡 10g　　炒白术 20g　　白豆蔻 15g　　黄　芪 20g

　　　　　神　曲 10g　　陈　皮 10g　　三　棱 10g　　莪　术 10g

　　　　　半枝莲 15g　　丹　参 15g　　黄　芩 10g　　栀　子 10g

　　　　　代赭石 15g　　旋覆花 10g　　煅海螵蛸 30g　白花蛇舌草 15g

　　　　　　　　　　7 剂，水煎服，日 1 剂，水煎 300mL，早晚分服。

电话随访，患者自诉无明显不适，症状明显好转。

【临证心悟】

浙贝母、煅海螵蛸、煅瓦楞子、煅海蛤粉四药，被谢晶日教授简称为"煅四石"。谢晶日教授常用其抑酸，缓解患者反酸、烧心的症状。浙贝母苦，寒，归心、肺经，化痰止咳，清热散结；《雷公炮制药性解》曰贝母"辛走肺，苦走心，善能散郁泻火"，能治喉痹。煅海螵蛸性味咸、涩，微温，可以收敛止血，固精止带，制酸止痛，收湿敛疮；与贝母合用，取义"乌贝散"，治疗肝胃不和所致的胃脘疼痛，泛吐酸水。瓦楞子，生用消痰散结，煅用制酸止痛。海蛤粉，煅用制酸敛疮，保护黏膜。柴胡（也可用佛手）疏肝和胃理气。白术、紫苏子健脾宽中祛湿。厚朴、枳壳通降胃气，下气消积。陈皮、鸡内金消积化滞，既能达到健脾消食、祛除积滞的疗效，又能防止脾胃运化不良而内生湿浊之邪。黄芪、太子参益气健脾。三棱、莪术破血行滞，消除血中之瘀滞。白花蛇舌草清热解毒。就用药归经分析，药入上、中、下三焦，归肝、肺、脾、胃等经。紫苏子宽胸中之郁气，润大肠之涩干，通利上下二焦，脏腑通畅，气机畅行；柴胡、佛手，入肝胃经，舒畅肝胃，调和木土；厚朴、枳壳，下气消积，降通胃气，使胃气下行而不升，无反酸之机；白术、白豆蔻，健运脾胃，化湿消滞；陈皮、鸡内金等，也起辅助脾胃运行的作用。

就"无郁不成酸"而言，柴胡、佛手、紫苏子、厚朴、枳壳、陈皮，补中有行，方向明确，动静结合，治疗"气郁"；白豆蔻、炒白术、陈皮，化湿消滞，祛湿清浊，治疗"湿郁"；三棱、莪术，破血行滞，治疗"血郁"。谢晶日教授在治疗胃食管反流病时，注重"六腑以通为用"，通腑解郁为治疗的核心思想。用药主次分明，辨病与辨证相互结合。胃食管反流病复发率较高，所以患者的后期调摄尤为重要，特别是饮食方面。在停药以后，嘱咐患者减慢进食速度，细嚼慢咽，保持七分饱，禁酒忌辣。尤其是啤酒和碳酸饮料，其产生的气体，会过分膨胀，损伤 LES，导致病情复发。

病案三：吞酸·肝郁脾虚证

周某，女，52 岁。

首诊时间：2018 年 1 月 24 日。

主诉：反酸、烧心半年。

现病史：患者半年前出现反酸、烧心，情志不遂时加重，心情舒畅时缓解。就诊于某医院，行相关检查，胃镜示萎缩性胃炎伴糜烂及陈旧性出血点，腹部 CT 示脂肪肝，腹部超声示肝囊肿、脂肪肝、胆囊炎，^{14}C– 尿素呼气试验示 598dpm，阳性。诊断为胃食管反流病，予以对症治疗后效果不理想。半年中上述症状反复发作，苦不堪言，后经人介绍，前来就诊。患者就诊时，望其面色少华，反酸，烧心，胃胀，呃逆，食后尤甚，纳差，大便黏滞，量少，日 1 次，寐可，乏力，手足心热，心烦易怒，焦虑；舌紫暗，苔白腻，脉滑。

既往史：高血压 4 年，子宫摘除术后 5 年。

辅助检查：

①腹部 X 射线检查：腹部部分肠管积气。

②胃镜：萎缩性胃炎伴糜烂及陈旧性出血点。

③腹部 CT：脂肪肝。

④腹部彩超：肝囊肿，脂肪肝，胆囊炎。

⑤ ^{14}C– 尿素呼气试验：598dpm，阳性。

辨证分析：患者以"反酸、烧心半年"为主诉前来就诊，经辨病属于中医"吞酸"范畴。患者平素情志不畅，肝郁气滞，肝木克土，脾失健运，胃失和降，气机不畅，故胃胀；胃气不降反升，故反酸、烧心；水液运化失调，水湿内停，故大便黏腻；气血生化乏源，故乏力；郁久化热，故手足心热、心烦易怒；气滞日久，则见血瘀，故舌质紫暗；水液不化，故苔白腻。四诊合参，辨证为肝郁脾虚证。

中医诊断：吞酸·肝郁脾虚证。

西医诊断：①胃食管反流病。

②萎缩性胃炎伴糜烂。

③脂肪肝。

④肝囊肿。

⑤胆囊炎。

中医治法：疏肝行气，健脾和胃。

处　　方：柴　胡 15g　　薏苡仁 15g　　炒白术 20g　　厚　朴 15g

佛 手 15g	紫苏梗 10g	煅龙骨 30g	煅海螵蛸 30g
海蛤粉 30g	浙贝母 30g	枳 实 15g	香 橼 15g
煅牡蛎 30g	煅瓦楞子 30g		

14 剂，水煎服，日 1 剂，水煎 300mL，早晚分服。

二诊：患者面色少华，形体适中，自诉胸骨后烧灼疼痛感、胃胀、反酸、烧心好转，呃逆，食后尤甚，纳差，大便黏滞，量少，日 1 次，靠药物维持，寐可，乏力，手足心热，焦虑；舌紫暗，苔白腻，脉滑。反酸、情绪烦躁好转，故上方去煅龙骨、煅牡蛎、香橼；胃胀仍在，去厚朴、枳实，加白豆蔻、草豆蔻各 15g，木香 10g，乌药 15g，以增强行气止痛之功，加煅石决明 20g 以增强抑酸止痛。

处 方：柴 胡 10g	薏苡仁 15g	炒白术 15g	白豆蔻 15g
草豆蔻 15g	佛 手 15g	紫苏梗 10g	木 香 10g
乌 药 15g	煅海螵蛸 30g	煅瓦楞子 30g	浙贝母 30g
海蛤粉 30g	煅石决明 20g		

7 剂，水煎服，日 1 剂，水煎 300mL，早晚分服。

三诊：患者面色少华，形体适中，自诉胃胀、反酸好转，烧心时有，呃逆减轻，食欲不振，大便成形，日 2 次，寐可，乏力，手足心热、焦虑好转，心悸头晕，口气重缓解；舌暗红，苔薄白，脉滑。大便成形，湿邪稍去，故上方去薏苡仁；胃胀缓解，故去佛手、紫苏梗、木香、乌药，以防行气过度而耗气；反酸好转，去浙贝母，紫苏梗改为紫苏子，以增强通腑之功；头晕为肝阳上扰，故加天麻、钩藤各 10g 以平肝潜阳；加入香橼 10g，以理气解郁；加炒白芍 20g、甘草 10g 以濡养胃阴，和胃止痛；加炒莱菔子 10g 以行气化痰消食。

处 方：柴 胡 10g	白豆蔻 10g	煅海螵蛸 30g	炒白术 15g
草豆蔻 10g	煅瓦楞子 30g	香 橼 10g	炒莱菔子 10g
天 麻 10g	钩 藤 10g	紫苏子 10g	煅石决明 20g
炒白芍 20g	甘 草 10g	煅海蛤粉 30g	

14 剂，水煎服，日 1 剂，水煎 300mL，早晚分服。

四诊：患者面色少华，形体适中，自诉胃胀、反酸好转，烧心时有，呃逆减轻，食后尤甚，大便成形，2 日 1 次，纳可，寐可，乏力，手足心热基本消失，焦虑、心悸头晕好转；舌暗红，苔薄白，脉滑。诸症减轻，上方去炒白芍、甘草，加乌药 15g 以温中行气，加木蝴蝶 10g 以疏肝和胃利咽。

处 方：柴 胡 10g	白豆蔻 10g	煅海螵蛸 30g	炒白术 20g
煅瓦楞子 30g	天 麻 10g	钩 藤 10g	乌 药 15g

紫苏子 15g　　煅石决明 20g　　香　橼 15g　　煅海蛤粉 30g

炒莱菔子 10g　　木蝴蝶 10g　　草豆蔻 10g

14 剂，水煎服，日 1 剂，水煎 300mL，早晚分服。

电话随访，患者自诉无明显不适，症状明显好转。

【临证心悟】

胃食管反流病是胃食管腔因过度接触或暴露于胃液，致胃和食管黏膜损伤的疾病。患者平素情志不畅，肝郁气滞，肝木克土，脾失健运，胃失和降，气机不畅，故胃胀，反酸，烧心；水液运化失调，水湿内停，故大便黏腻；气血生化乏源，故乏力；郁久化热，故手足心热，心烦易怒；气滞日久，则见血瘀，故舌质紫暗；水液不化，故苔白腻。四诊合参，辨证为肝郁脾虚证。谢晶日教授在治疗该患者时，经方、验方合用，疏肝理气，补益脾胃，同时佐以降逆抑酸、养阴通腑之法。柴胡、薏苡仁、炒白术疏肝健脾化湿，煅四石（煅海螵蛸、煅瓦楞子、海蛤粉、浙贝母）、煅龙骨、煅牡蛎制酸止痛，佛手、紫苏梗、香橼行气解郁、调畅气机。二诊时患者反酸、烧心缓解，焦虑易怒，故去掉煅龙骨、煅牡蛎，加入煅石决明，增强平肝潜阳、制酸止痛之功；大便依旧黏腻，故加入白豆蔻、草豆蔻，增强化湿之力；加入木香增加行气之功，助其腑通。三诊时患者呃逆缓解，头晕，故加入天麻、钩藤以平肝潜阳；食欲不振，故加入莱菔子行气化痰消食。四诊时患者症状基本缓解，故在原方基本不变的基础上，加入木蝴蝶以利咽疏肝和胃。患者手足心热，心烦易怒，是湿邪化热所致，全方未加清热燥湿药物，只是单纯化湿，患者手足心热、心烦易怒症状就得到缓解。所以说，辨证准确，抓住主要病机，用药得当，就可以收到很好的疗效。

患者反酸、烧心半年，病程不算长，临床诸症不算严重，但其焦虑很严重。有研究表明，消化系统疾病通过脑－肠轴可以引起情绪方面的问题，同时情绪问题又可加重胃肠疾病，两者互相影响，形成恶性循环。谢晶日教授认为问题的关键在于肝郁气滞，治疗本病一定要疏肝解郁，肝郁气滞的问题不解决，患者其他症状很难好转。所以，谢晶日教授以疏肝行气、健脾和胃为治疗法则，应用大量疏肝理气药物，同时随证配伍，肝气疏泄正常，患者焦虑好转，其他症状随之缓解。

病案四：吞酸·中虚气逆证

胡某，女，18 岁。

首诊时间：2018 年 8 月 24 日。

主诉：反酸、烧心 3 个月，加重 4 天。

现病史：患者 3 个月前无明显诱因出现反酸、烧心，就诊于某医院，行相关检查，胃镜示浅表性胃炎；^{14}C－尿素呼气试验示 77dpm，阴性。诊断为浅表性胃炎，予以对症治疗，效果不明显。4天前患者自觉反酸、烧心症状加重，慕名来门诊就诊。患者就诊时，望其面色少华，形体消瘦，反酸、烧心，呃逆，胃胀，口干，痛经，手足不温，纳可，大便成形，日1次；舌淡暗，苔白腻，脉沉迟。

既往史：浅表性胃炎。

辅助检查：

①胃镜：浅表性胃炎。

② 14C- 尿素呼气试验：77dpm，阴性。

辨证分析：患者平素饮食不节，贪凉饮冷，耗伤阳气，脾胃虚弱，中阳不足，运化失职，胃失和降，故反酸时作；脾虚不能运化，气机升降失职，故呃逆，胃胀；气血生化乏源，气虚日久，累及阳气亏虚，肢体失于温煦，故手足不温，痛经，舌淡暗，苔白腻，脉沉迟。四诊合参，辨为吞酸·中虚气逆证。

中医诊断：吞酸·中虚气逆证。

西医诊断：①胃食管反流病。

　　　　　②浅表性胃炎。

中医治法：健脾和胃，疏肝理气。

处　　方：柴　胡 15g　　薏苡仁 15g　　炒白术 15g　　煅瓦楞子 30g
　　　　　佛　手 15g　　白豆蔻 15g　　柿　蒂 15g　　煅海螵蛸 30g
　　　　　香　橼 15g　　香　附 15g　　北沙参 10g　　百　合 10g
　　　　　石　斛 15g　　海蛤粉 30g　　浙贝母 30g

　　　　　　　　　　　　　10剂，水煎服，日1剂，水煎300mL，早晚分服。

二诊：患者自诉反酸、胃胀、口干缓解，烧心，呃逆，纳可，大便成形，日1次，痛经，有血块，手足不温，纳可，寐可，小便可；舌淡暗，苔白黄腻，脉沉迟。反酸缓解，上方去掉海蛤粉、浙贝母；呃逆，加草豆蔻 10g 行气和胃，加旋覆花 10g、代赭石 15g 以重镇降逆。

处　　方：柴　胡 15g　　薏苡仁 15g　　炒白术 15g　　草豆蔻 10g
　　　　　佛　手 15g　　白豆蔻 15g　　柿　蒂 15g　　煅海螵蛸 30g
　　　　　香　橼 15g　　香　附 15g　　北沙参 10g　　煅瓦楞子 30g
　　　　　石　斛 15g　　百　合 10g　　代赭石 15g　　旋覆花 10g

　　　　　　　　　　　　　14剂，水煎服，日1剂，水煎300mL，早晚分服。

三诊：患者自诉烧心、反酸加重，呃逆、胃胀依然存在，但较前减轻，口干、口黏稍改善，纳可，大便成形，日1次，痛经，有血块，手足不温，寐可；舌淡暗，苔黄白腻，脉迟。上方去北沙参、百合，加丹参 15g 以活血化瘀通络，加黄连 15g、吴茱萸 5g 以制酸止痛。

处　方：柴　胡 15g　　薏苡仁 15g　　炒白术 15g　　草豆蔻 10g

佛　手 15g　　白豆蔻 15g　　柿　蒂 15g　　香　橼 15g

香　附 15g　　石　斛 15g　　丹　参 15g　　煅瓦楞子 30g

煅海螵蛸 30g　代赭石 15g　　旋覆花 10g　　黄　连 15g

吴茱萸 5g

14 剂，水煎服，日 1 剂，水煎 300mL，早晚分服。

四诊：患者自诉烧心，上午重、下午缓解，反酸好转，呃逆有所好转，胃胀明显缓解，口干口黏好转，纳可，大便成形，偏干，日 1 次，痛经，有血块，手足不温，纳可，寐可，小便可，矢气频；舌淡暗，苔白腻，脉弦。胃胀缓解，上方去草豆蔻；呃逆好转，去柿蒂；大便偏干，去薏苡仁，加火麻仁 10g，以润肠通便；炒白术改为生白术，以增强通腑之功；加槟榔 10g 以行气通腑，使腑气通则胃气降。

处　方：柴　胡 15g　　槟　榔 10g　　佛　手 15g　　石　斛 15g

白豆蔻 15g　　香　橼 15g　　香　附 15g　　煅瓦楞子 30g

煅海螵蛸 30g　生白术 25g　　黄　连 15g　　吴茱萸 5g

丹　参 15g　　代赭石 15g　　旋覆花 10g　　火麻仁 10g

14 剂，水煎服，日 1 剂，水煎 300mL，早晚分服。

电话随访，患者自诉无明显不适，症状明显好转。

【临证心悟】

脾胃为气机升降的枢纽，是调节人体升降出入的关键所在。《临证指南医案》言："太阴湿土，得阳始运；阳明燥土，得阴自安，此脾喜刚燥，胃喜柔润也。"

脾胃虚弱，中阳不足，运化失职，胃失和降，故反酸时作；脾虚不能运化，气机升降失职，故呃逆、胃胀；脾虚，水液不能上乘于口，故口干；阳气亏虚，肢体失于温煦，故手足不温，舌淡暗，苔白腻，脉沉迟。四诊合参，辨为吞酸·脾胃阳虚证。方中柴胡疏肝解郁。白术，苦甘温，归脾胃经，补气健脾，正如《本草汇言》所述："白术，乃扶植脾胃，散湿除痹，消食去痞之要药也。"薏苡仁，甘淡微寒，归脾胃肺经，健脾除痹，《本草纲目》言："薏苡仁属土，阳明药也，故能健脾益胃。"白豆蔻化湿开胃，温中行气。煅四石（煅海螵蛸、煅瓦楞子、海蛤粉、浙贝母）用于治疗反酸效果较好，具有抑酸止痛之作用。佛手、香橼、香附疏肝解郁，理气宽中。沙参、石斛两者配伍，共奏养胃阴、生津液、清虚热之功。柿蒂降逆止呃。枳壳理气宽中，行滞消胀。谢晶日教授认为该患者以虚证为主，治疗重点在于补益脾胃、疏肝理气，恢复脏腑气机升降，兼以益阴、清虚热。二诊患者反酸、胃胀缓解，但仍呃逆，故在上方基础上加代赭石、旋覆花、草豆蔻以降逆止呃，温中行气。三诊患者反酸、烧心症状加重，故加黄连、吴茱萸。黄连与吴茱萸乃左金丸，谢晶日教授恐其寒凉，故将原方比例 6 : 1 改为 3 : 1，临床用其治疗反酸，疗效显著。四诊患者胃胀明显缓解，大便偏干，故去炒白术，加生白术、火麻仁健脾生津，润肠通便。

患者为一名学生，平素学习压力大，饮食失于调摄，损伤脾胃，致使脾胃虚弱，土虚木乘，肝脾同病，故在治疗中不可一味补益脾胃，还应加入疏肝理气之品，这样可防止土壅木郁，事半功倍。

病例五：吞酸·脾虚湿热证

杨某，女，48 岁。

首诊时间：2019 年 6 月 23 日。

主诉：反酸、烧心伴寐差 2 年。

现病史：患者 2 年前无明显诱因出现反酸、烧心，伴寐差。就诊于某医院，行相关检查，胃镜示浅表性胃炎，肠镜示结肠炎。诊断为浅表性胃炎、结肠炎，予雷贝拉唑口服，效果不明显。2 年时间内，上述症状反复发作，患者深受病痛折磨，后经人介绍，前来就诊。患者就诊时望其面色萎黄，形体消瘦，黑眼圈重，反酸，烧心，胃胀，食后加重，嗳气，食欲可，夜间自觉胃口向上反热气致醒，寐差多梦，晨起口苦，咽干，活动后加重，头胀痛，乏力，皮肤湿疹瘙痒，大便不成形，日 2 ～ 3 次，小便黄；舌淡红，边有齿痕，苔黄白厚腻，脉细。

既往史：2016 年行右乳腺癌保乳术。

辅助检查：

①胃镜：浅表性胃炎。

②肠镜：结肠炎。

辨证分析：患者脾虚湿盛，中焦运化失司，气机不畅，日久湿郁化火，出现口苦、咽干、烧心、嗳气、胃胀、大便不成形、小便黄等症；湿热熏蒸皮肤，故出现皮肤瘙痒；舌淡红、边有齿痕、苔黄白厚腻、脉细均为脾虚湿热之征象。四诊合参，辨证为脾虚湿热证。

中医诊断：吞酸·脾虚湿热证。

西医诊断：①胃食管反流病。

　　　　　②浅表性胃炎。

　　　　　③结肠炎。

中医治法：健脾和胃，清热化湿。

处　　方：柴　胡 10g　　　炒白术 15g　　　佛　手 15g　　　煅瓦楞子 20g

白豆蔻 15g	陈 皮 10g	乌 药 15g	土茯苓 10g
炒山药 30g	茯 神 15g	黄 芪 10g	鸡内金 10g
黄 连 15g	吴茱萸 5g	煅海螵蛸 20g	海蛤粉 20g

7 剂，水煎服，日 1 剂，水煎 300mL，早晚分服。

二诊：患者自诉反酸、烧心缓解，胃脘灼热感稍缓解，寐差多梦，晨起口苦，咽干，活动后加重，头胀痛稍缓解，乏力好转，胃胀，大便成形，日 1～2 次，小便黄，食欲可，夜间自觉胃向上反热气致醒，皮肤湿疹瘙痒；舌淡红，边有齿痕，苔黄厚腻，脉沉细缓。反酸、烧心缓解，上方去海蛤粉；大便成形，故去炒山药，防其滋腻；加煅龙骨、煅牡蛎各 15g 以潜阳安神固涩，且能制酸。

处 方：柴 胡 10g	炒白术 15g	佛 手 15g	白豆蔻 15g
陈 皮 10g	茯 神 15g	黄 芪 10g	煅海螵蛸 20g
乌 药 15g	鸡内金 10g	土茯苓 10g	煅瓦楞子 20g
黄 连 15g	吴茱萸 5g	煅龙骨 15g	煅牡蛎 15g

7 剂，水煎服，日 1 剂，水煎 300mL，早晚分服。

三诊：患者自诉反酸、烧心缓解，胃脘灼热感好转，寐差多梦、晨起口苦、咽干好转，头胀痛稍缓解，乏力好转，胃胀，大便成形，日 1～2 次，小便黄，食欲可，夜间自觉胃口向上反热气致醒、皮肤湿疹瘙痒好转；舌淡红，边有齿痕，苔黄，脉沉细缓。反酸、烧心、胃脘灼热感缓解，故上方去黄连、吴茱萸；寐差好转，去茯神；皮肤瘙痒好转，去土茯苓；胃胀好转，去佛手；加金钱草 30g、郁金 15g，以清热化湿，利胆和胃。

处 方：柴 胡 10g	炒白术 15g	白豆蔻 15g	陈 皮 10g
乌 药 15g	煅龙骨 15g	煅牡蛎 15g	煅瓦楞子 20g
鸡内金 10g	黄 芪 10g	煅海螵蛸 20g	金钱草 30g
郁 金 15g			

7 剂，水煎服，日 1 剂，水煎 300mL，早晚分服。

四诊：患者自诉反酸、烧心、胃脘灼热感明显缓解，胸闷气短，形体消瘦，黑眼圈重，寐差多梦好转，头胀痛稍缓解，乏力、胃胀好转，大便成形，日 1～2 次，小便可，食欲可；舌淡红，边有齿痕，苔稍黄，脉沉细缓。上方加紫苏子 15g 以宽胸理气，加太子参 10g 以益气。

处 方：柴 胡 10g	炒白术 15g	白豆蔻 15g	陈 皮 10g
乌 药 15g	鸡内金 10g	煅瓦楞子 20g	黄 芪 10g
煅龙骨 15g	煅牡蛎 15g	紫苏子 15g	太子参 10g
金钱草 30g	郁 金 15g	煅海螵蛸 20g	

7剂，水煎服，日1剂，水煎300mL，早晚分服。

电话随访，患者自诉无明显不适，症状明显好转。

【临证心悟】

该患者中医诊断为吞酸·脾虚湿热证，西医诊断为胃食管反流病。治疗原则以健脾和胃、清热化湿为主。《素问·至真要大论》曰："少阳之胜……呕酸善饥……诸呕吐酸，暴注下迫，皆属于热。"即吞酸多属于热证。

谢晶日教授认为郁和火并成本病，患者脾虚湿盛，郁而日久，化热生火，中焦气机失司，反酸上逆。故以疏肝健脾、清热化湿、抑酸和胃为治疗大法。方中柴胡疏肝健脾；佛手、陈皮疏肝理气，其药性平和，久用无伤阴之弊；黄连、吴茱萸，一清胃火，一泻肝热，两药相伍，相得益彰；炒白术、黄芪益气健脾；鸡内金消食健胃，顾护脾胃，清泻之时不忘顾护脾胃，扶正以助祛邪；白豆蔻、乌药、土茯苓燥湿健脾，通达腑气；患者寐差，加茯神以助安神；大便不成形，故加山药以健脾祛湿止泻。因肠腑之气通达，胃气则能和降，调畅六腑气机与涩肠并治，使机体恢复正常生理状态。全方共奏疏肝健脾、清热化湿、抑酸和胃之功。二诊患者寐差多梦，故加入煅龙骨、煅牡蛎重镇安神。三诊小便仍黄，故加入金钱草，清利湿热，使湿邪从小便而走；胃胀仍存在，故加入郁金行气解郁；肝从左升，胃从右降，肝气舒畅，脾胃气机条达，中焦气机通畅，胃胀自除。四诊患者出现胸闷气短症状，故加入紫苏子加强宽胸理气之功；加入太子参气阴双补，一方面助黄芪扶助正气，另一方面防行气药应用日久，耗伤阴液。在治疗本病时要找准病因病机，方可对症下药。本病为本虚标实，虽以郁和火为表现，实则患者本为脾虚。谢晶日教授认为治疗本病应肝脾同调，患者的情志会影响病情，木克土，故治疗全程以健运脾胃为主，辅以疏肝解郁、畅达气机、祛湿清热以祛邪，治疗效佳。

患者诸症繁多，究其原因为脾胃虚弱，水湿内停，郁而化热，治疗大法主要是健运脾胃，清热祛湿。脾主升清，在健运脾胃的时候，谢晶日教授喜用小剂量黄芪益气升清，以适脾之特性。土茯苓解毒除湿，疗效较佳，故谢晶日教授善用其清热祛湿，临床治疗每收奇效。

四、临证经验总结

（一）辨证分型

1.肝郁脾虚证

《秦伯未中医临证备要·吞酸》曰："胃中泛酸，嘈杂有烧灼感，多因肝气犯胃。"

禀赋不足、脾胃虚弱为胃食管反流病的发病基础，土虚木乘或木郁土壅，致木气恣横无制，肝木乘克脾土，脾胃升降失司，胃气失于和降，胃津随气上逆，遂成此证。因肝脾生理相关，病理相连，临床较为常见，常表现为反酸、烧心、嗳气、腹胀、纳呆、胁痛等症。以疏肝健脾为主要治疗大法，方以柴胡疏肝散合越鞠丸加减。谢晶日教授善用柴胡、白芍、佛手、香橼等药，柴胡、白芍为疏肝解郁的常用药对，佛手、香橼有行气不伤阴之效。嗳气频作者，加丁香、柿蒂、刀豆、旋覆花、代赭石等降逆止呃；腹胀甚者，加厚朴、枳壳、槟榔、白豆蔻、草豆蔻等行气除胀；食少纳呆者，加炒麦芽、焦山楂、焦神曲、鸡内金、炒莱菔子等消食和胃；胁肋胀痛者，加延胡索、木蝴蝶、九香虫、郁金、陈皮等行气止痛。

2. 肝胃郁热证

《张氏医通·不能食》曰："脾挟肝热，则吞酸吐酸。"肝胃不和，日久化火，肝胃郁热，肝胆邪热犯及脾胃，脾气当升不升，胃气当降不降，肝不随脾升，胆不随胃降，以致胃气夹火热上逆，遂成此证。谢晶日教授常言："热扰则气逆，郁久则酸生。"临床常表现为严重的反酸烧心、胸骨后灼热、胃脘灼痛、脘腹胀满、嗳气或反食、易怒、易饥等症状。以疏肝泄热、和胃降逆为治疗大法，方以左金丸或化肝煎加减。谢晶日教授善用黄连、栀子、牡丹皮，既清肝火，又泄胃热，标本兼顾，肝胃并治；吴茱萸辛散肝郁，苦降胃气，其温性又可防诸苦寒药寒凉伤胃；佛手、香橼疏肝解郁，青皮、陈皮理气和胃，川楝子、金钱草、郁金清热利湿、行气疏肝。反酸多者，加煅瓦楞子、海螵蛸、浙贝母；烧心重者，加入左金丸。谢晶日教授认为柴胡味苦辛，性微寒，久用有伤阴之弊，对于肝郁化火伤阴者，应以佛手、香橼等药性平和之品代替柴胡，使疏肝理气而不伤阴津。

3. 脾虚湿热证

多因夏秋之季，感受湿热；或平素嗜食肥甘，助湿生热；或素体脾虚，寒凉伤中，为药食所伤；或肝木克土等致脾失健运，水液运化失调，水湿内聚，湿郁化热。湿热熏蒸脾胃，使清气不升，浊阴难降，清浊相搏，气机上逆而发生反酸。临床常表现为餐后反酸、饱胀、胃脘灼痛、胸闷不舒、不欲饮食、身倦乏力、大便溏滞等症状。以健脾和胃、清热化湿为治疗大法，方以平胃散加减。谢晶日教授善用黄连、黄芩、黄柏等清热燥湿，藿香、佩兰、白豆蔻等芳香化湿，茯苓、薏苡仁、苍术等健脾利湿，泽泻、猪苓、泽兰等淡渗利湿，山楂、鸡内金、莱菔子等健脾消食，在健脾的同时不忘加入柴胡、佛手、香橼等疏肝理气之品，正所谓"健脾必疏肝，健脾必开胃"。还应于方中加入木香、陈皮等理气药，气行则湿化，使全方补而不滞。在治疗时，常因过用苦寒燥湿之品伤及阴液，可合用天花粉、石斛、生地、玄参等养阴生津之品，以防伤阴。有 Hp 感染的患者，常以田基黄、水飞蓟、板蓝根、蒲公英等清热解毒之品除之。

4. 气郁痰阻证

平素情志不畅，肝郁气滞，横克脾土，脾失健运，水液运化失调，水湿内聚，聚而为痰，气郁痰阻中焦，气机升降失调，脾不升清，胃不降浊，气机上逆而反酸。临床常表现为咽喉不适如有痰梗、胸膺不适、嗳气或反流、吞咽困难、声音嘶哑、半夜呛咳等症状。以开郁化痰、降气和胃为治疗大法，方以半夏厚朴汤加减。谢晶日教授善用半夏、厚朴、茯苓、紫苏叶等药。紫苏叶有下气消痰、行气宽中的功效，《长沙药解》言其可以"降冲逆而驱浊，消凝滞而散结"；半夏降逆化湿、消痰涎、开脾胃、止呕吐，两药合用可以理气化痰、开郁散结；配合茯苓祛除痰饮，以杜生痰之源；厚朴燥湿行气化痰，气痰并治。咽喉不适明显者，加紫苏梗、木蝴蝶、连翘、浙贝母；痰气交阻明显者，酌加紫苏子、白芥子、莱菔子等药。

5. 中虚气逆证

先天禀赋不足，素体亏虚，或后天失养，或久病迁延，耗伤正气，致使脾胃虚弱，气机升降失调，脾不升清，胃不降浊，气机上逆而反酸。临床表现为反酸或泛吐清水、嗳气或反流、胃脘隐痛、胃痞胀满、食欲不振、神疲乏力、大便溏薄等症状。以健脾和胃、疏肝理气为治疗大法，方以旋覆代赭汤合六君子汤加减。谢晶日教授善用旋覆花、代赭石等药降逆下气；陈皮、白术、茯苓等药健运脾胃，增补中州；白芍、柴胡、枳壳等疏肝行气。嗳气频者，加柿蒂、白豆蔻等降逆理气药；大便溏薄甚者，加五味子、五倍子、山药等固涩收敛药。

6. 瘀血阻络证

气机郁滞，气滞血瘀，或气虚无力推动血液运行而致瘀，或气郁久而化热，耗伤阴血，津枯血燥而致瘀，气病及血，瘀血内停，形成难治性、顽固性胃食管反流病。临床表现为胸骨后灼痛或刺痛、后背痛、呕血或黑便、烧心、反酸、嗳气或反食、胃脘刺痛等症。治疗以活血化瘀、行气止痛为治疗大法，方以血府逐瘀汤加减。谢晶日教授善用桃仁、红花、当归、川芎、赤芍、牛膝、三棱、莪术等药活血化瘀。胸痛明显者，加制乳香、制没药等药；瘀热互结甚者，加牡丹皮、郁金等药。

（二）"无郁不成酸"思想论治胃食管反流病经验

1. "无郁不成酸"理论溯源

谢晶日教授结合古代医家的认识及现代研究进展，认为"郁"乃本病形成的重要病因病机。如《医宗金鉴》总结前人经验得出本病与气、血、湿、痰、火五郁有关，谓："气郁胸腹胀满，血郁胸膈刺痛，湿郁痰饮，火郁为热，及呕吐恶心，吞酸吐酸，嘈杂嗳气。"由此可得出，气、血、痰、火、湿、食皆可郁而致本病发生。《金匮钩玄·六郁》谓："气血冲和，万病不生，一有拂郁，诸病生焉。"谢晶日教授临证时发现，大多数患者的发病与情志因素相关。有研究报道，胃食管反流病发病常合并焦虑、抑郁。谢晶日教授认为气郁乃诸郁形成之本，而气郁又以肝气郁结为主，肝气不畅，失于疏泄，又可导致六郁等病理产物的形成。气乃血之帅，血乃气之母，气机郁滞，血行不畅，加之久病多瘀，可导致血郁；脾胃居于中州，主运化水谷津液，肝气郁滞易于横克脾土，脾胃虚损，食滞不化，成为食郁；湿、痰乃人体水液代谢的病理产物，气机郁滞，脾气亏虚可致津液输布不畅，故而形成湿郁、痰郁；气有余便是火，且诸郁日久皆可郁而化热，火郁乃成。诸般郁滞，壅遏中州，气机逆乱，加之肝郁克脾，脾气亏虚，脾胃枢机不利，脾不升清，胃失降浊，胃气挟胃浊上逆于食道，导致本病的发生。

2. 调畅气机，疏肝解郁

谢晶日教授认为治疗本病应谨守病机，辨证施治，正如《伤寒论》所言："观其脉证，知犯何逆，随证治之。"本病主要发病于胃和食管，但与肝、胆、脾功能异常密不可分，主要病机离不开"郁"。谢晶日教授主张用调畅气机作为解除诸郁的立法之本，因气郁为六郁产生的根本因素，故而调畅气机为治疗的首选之法，多用越鞠丸合柴胡疏肝散加减治疗，以疏肝解郁、降逆制酸。疏肝理气，谢晶日教授善用柴胡、白芍、佛手、香橼等药，柴胡、白芍为疏肝解郁常用药对，佛手、香橼有行气不伤阴之效。若病程日久，气郁化火，此属怒动肝火，逆于中焦，治以黄连、吴茱萸，取义左金丸，并佐以川楝子、金钱草、郁金等，清热利湿、行气疏肝。谢晶日教授对于黄连和吴茱萸的比例由古方的 6∶1 改为 3∶1，旨在取其辛开苦降的同时，防止黄连太过于苦寒伤胃。针对湿郁、痰郁，谢晶日教授运用紫苏叶、茯苓、半夏、厚朴等，即半夏厚朴汤加减。方中紫苏叶有下气消痰、行气宽中的功效，《长沙药解》言其可以"降冲逆而驱浊，消凝滞而散结"；半夏降逆化湿、消痰涎、开脾胃、止呕吐，两药合用可以理气郁、燥湿郁；配合茯苓祛除痰饮，厚朴燥湿行气化痰，气痰并治。治痰以理气为要，谢晶日教授认为开化痰浊时加入行气药，可事半功倍。针对食郁，谢晶日教授临证时多以保和丸加减治疗，以麦芽、山楂、神曲、莱菔子等行气除满，消食导滞。对于肝郁较重的患者，加大麦芽的用量，既可以健胃消食，又有一定的疏肝解郁功效。针对病程日久，有血瘀症状者，谢晶日教授临床常用三棱、莪术、川芎、当归等药破血行气。

3. 通腑降逆，以制其酸

谢晶日教授在治疗胃食管反流病时，注重通腑之法的使用。六腑以通为用，六腑之中，谢晶日教授注重通降胃气、通畅大肠、通利膀胱。

谢晶日教授认为饮食过饱、饮食积滞，或运化失调、食郁中焦是导致本病的主要原因。现代研究也显示，胃潴留、食物排空时间延长，可诱发胃食管反流病。基于此，谢晶日教授提出通降胃气之法，该法主要是通过消食以通腑、降气以制酸，运用焦三仙（焦山楂、焦神曲、焦麦芽）联合鸡内金、陈皮，健脾强胃、消食化积，适用于饮食积滞、食谷难消、中焦运化不利的患者。鸡内金取自鸡的砂囊内壁，可以消食磨胃、宽中健脾。鸡内金为血肉有情之品，有一定强健脾胃的功效，尤适用于脾胃虚弱、食积脾胃的患者。莱菔子降气消食除胀，适用于胃部胀满、食而即饱的患者。白豆蔻、砂仁化湿开胃，适用于湿气重、食停脾胃的患者。

《素问·灵兰秘典论》云："大肠者，传导之官，变化出焉。"大肠功能正常，则肠腑通畅。脾胃为中土，是全身气机升降、水谷代谢的枢纽。脾升清而胃降浊，清阳由上窍而出，浊阴从下窍而走。胃气所降之浊进入肠腑，大肠之腑气机通畅与否，影响胃气的顺逆，故谢晶日教授在治疗时，注重通畅大肠，由此达到通降胃气的目的。此法适用于大肠传导不畅而排便困难、大便干燥的患者。大便干燥者，治以火麻仁、郁李仁以润肠通便；兼见里热的患者，佐加大黄。根据便秘轻重程度，谢晶日教授采用不同的大黄煎服法。便秘较重者，大黄代茶饮；便秘稍轻者，大黄后下。现代药理研究显示，生大黄长于泻热通便，煎煮过后可减弱苦寒泻下之力，即所谓的"生泻熟缓"。兼阴津亏虚的患者，佐加玄参、麦冬、生地黄，即增液汤，以增水行舟，除去大肠腑中燥屎；若排便困难而大便不干者，治以枳实、槟榔，下气消积；老年患者兼腰膝酸软者，佐加牛膝、山药滋补肝肾；年老气虚而不大便者，重用白术的同时，佐以枳实、茯苓，以健脾益气。

通利小便，目的是调节机体水液代谢。《素问·灵兰秘典论》载："膀胱者，州都之官，津液藏焉。"通小便即通调膀胱之腑。谢晶日教授在多年的临床诊疗中发现，部分胃食管反流病的患者有脾胃虚弱或湿阻中焦的征象，这是因为脾胃运化失调则痰湿内生，湿浊困阻又会进一步加重脾胃负担，脾胃虚弱与痰饮湿浊相互作用，影响气机升降而发病，故治以通利小便以削减体内湿浊水液，减轻脾胃负担，达到祛邪扶正的目的。药用茯苓、白术、泽泻。茯苓性味甘平，入脾、胃、肾、膀胱经，"利水燥土，泻饮消痰……最豁郁满"，利除水气而不伤正，是治疗脾虚水湿的要药。茯苓配白术，可以健运脾气、利除水气；茯苓配泽泻，可以增强利湿之功。

4. 抑酸护胃，以治其标

谢晶日教授在临床治疗中强调中西结合，即利用现代医学的研究成果，指导临床用药，效果显著。在本病治疗过程中，谢晶日教授结合多年的临床经验及现代医学的认识，认为本病的发生多为胃液上泛，进入食管，灼烧食管黏膜所致，所以治疗的过程中常运用有抑制胃酸作用的药物。谢晶日教授活用左金丸，以清肝制酸。研究发现，左金丸可减少胃酸分泌，提高胃内 pH 值。这可能与其含有小檗碱的苯并二氧戊环结构，起到了质子泵抑制剂的作用，从而抑制胃酸分泌有关。黄连、吴茱萸，两者合用，清肝泻火、和胃理气、降逆抑酸，疗效甚佳。谢晶日教授自创"四石"，即煅海螵蛸、浙贝母、煅瓦楞子、海蛤粉，用以降逆抑酸。药理研究证实，上述几种药物都含有丰富的碳酸钙成分，可中和胃酸，且经过煅法炮制后其溶出率比在生品中的更高。谢晶日教授认为此类药物长期使用，有碍胃气，故应中病即止，防攻伐太过。

5. 饮食宜忌，身心同治

《素问·上古天真论》云："上古之人，其知道者，法于阴阳，和于术数……精神内守，病安从来。"谢晶日教授认为本病需身心同治，强调平素自我养生调护的重要性。患者平时应特别注意保持情绪舒畅，因情志抑郁是肝气郁结形成的首要病理因素。同时，患者服药过程中应注重饮食调摄与生活调摄。患者应进食易于消化的食物，少食粗糙和酸性食物，避免进食过快、过饱，必要时可少食多餐，忌食易致胃食管反流病发生的食物，如辛辣油腻刺激性食物、巧克力、咖啡、浓茶等，每餐进食不宜过饱，八分饱左右即可。患者饭后宜散步，不宜即刻平躺，少吃夜宵。必要时患者在睡前可将枕头垫高 15 ~ 20cm，以减少反流症状的发生，不穿着紧身衣物，肥胖者应适当减肥。注意与患者的沟通，耐心倾听患者主诉，向患者解释病情，消除其紧张情绪，进行心理疏导，令其保持心情舒畅等。

第二章　慢性非萎缩性胃炎

一、慢性非萎缩性胃炎的中西医诊治思考

（一）中医治疗慢性非萎缩性胃炎的优势

慢性非萎缩性胃炎是消化系统常见的慢性疾病，是中医药临床优势病种之一。目前，西医学治疗慢性非萎缩性胃炎主要以对症治疗为主。近年来，中药、针灸、推拿、按摩等中医内治、外治方法，以及中医药内外治结合治疗慢性非萎缩性胃炎取得了一定进展。临床研究表明，中医药以其独特的辨证思维和随证加减的治疗原则，在治疗慢性非萎缩性胃炎方面具有较好的疗效，在治疗本病上具有明显的临床优势，易于被患者接受。

根据主症不同，该病属于中医学"胃痞""胃脘痛""反酸""嘈杂"等病范畴。中医学认为该病发生主要与饮食、情志、感受邪气、禀赋不足等因素有关。其临床多表现为本虚标实、虚实夹杂之证，病位在胃，与肝、脾两脏关系密切，基本病机是胃膜受伤、胃失和降。中医药在治疗慢性非萎缩性胃炎方面具有优势，临床实践发现中医药可以较好地改善临床症状，且远期疗效较为稳定。其优势主要体现在以下两个方面。

第一，辨证论治，个体化治疗。慢性非萎缩性胃炎的发展是一个慢性、长期的过程，容易受到各种致病因素如情志、饮食、环境等的影响，而出现病情反复。在治疗时，应发挥辨证论治的优势，做到辨证施治，方随证变，发挥个体化及中医内外治疗法等综合治疗的优势。目前中医药治疗慢性非萎缩性胃炎主要有疏肝和胃法、辛开苦降法、健脾益气法、温中补虚法、清热除湿法、活血化瘀法、滋养胃阴法等不同治法。通过中医药辨证论治，应用中医药内外治疗方法治疗慢性非萎缩性胃炎的临床疗效较好。

第二，整体调理，标本兼治。慢性非萎缩性胃炎病证复杂，既有虚、实之证，亦有虚实夹杂之证。中医药治疗多从整体入手，可扶正、可祛邪，亦能两法并用，促使邪去正安，标本兼治。中医药在整体观念指导下，充分发挥不同方剂和中药的互补性治疗作用，可以确保治疗慢性非萎缩性胃炎的疗效，还可以调整患者"内环境"，改善体质，从而达到良好的远期治疗效果。

（二）如何界定慢性非萎缩性胃炎与功能性消化不良

1. 发病机制不同

在中医理念中，慢性非萎缩性胃炎的发生主要与体虚及湿热相关，发病原因与患者自身的饮食及生活情况直接相关，长期饮食及生活作息不规律，易导致脾胃失调，体虚易为外邪入侵，湿邪深入，或脾虚失运，湿邪凝滞，这是一个长期、慢性、进行性发展的过程。不同证候分型的慢性非萎缩性胃炎患者表现也有所差异，脾胃失养导致痰湿过盛，影响正常气血运行，进而累及脏腑功能，加速病情进展。

功能性消化不良病位主要在胃脘，但与肝、脾密切相关；基本病机是中焦气机不利，升降失常。脾胃同居中焦，为气机运化之枢纽，脾主升清，胃主降浊，共司水谷的纳运和吸收，升清降浊，纳运如常，则胃气调畅。表邪入里、饮食不节、痰湿阻滞、情志失调、脾胃虚弱等各种原因导致脾胃损伤，升降失司，胃气壅塞，即可发生痞满。同时，中焦气机顺畅，尚赖肝之条达，若肝气郁结，乘脾犯胃，影响中焦气机运行，亦致胃脘痞满。总之，功能性消化不良的发病基础是脾虚，发病条件是肝郁，引发诸证的原因是胃气不降。

2. 临床表现相似性

流行病学研究表明，多数慢性非萎缩性胃炎患者可无任何症状，有症状者主要表现为上腹痛或不适、上腹胀、早饱、嗳气和恶心等非特异性消化不良症状。功能性消化不良患者可伴或不伴有慢性胃炎。根除 Hp 后，慢性胃炎组织学可得到显著改善，但并不能缓解多数组织学改善者的消化不良症状，提示慢性胃炎与消化不良症状无密切相关。

功能性消化不良主要症状包括餐后饱胀、早饱、上腹胀痛、灼热等，常以某一个或者一组症状为主。在病程中症状可发生变化，起病缓慢，常反复发作。其典型症状可包括：

（1）上腹痛

上腹痛常与进食有关，表现为餐后腹痛，亦可无规律性，部分患者表现为上腹部灼热感。

（2）饱胀感

饱胀感与进食也有关系，包括餐后饱胀和早饱，早饱表现为感觉饥饿，但是进食不久就有饱腹感。

（3）食欲不振、嗳气

患者有饱腹感时常伴有食欲不振和嗳气，偶见恶心和呕吐。

（4）部分患者有焦虑、失眠、抑郁、头痛、注意力不集中等症状。

内镜检查和胃黏膜组织学检查结果与慢性胃炎患者症状的相关分析表明，患者的症状缺乏特异性，且症状之有无及严重程度与内镜所见及组织学分级并无明确的相关性。

（三）慢性胃炎的常见致病因素

1. Hp 感染

1983年澳大利亚学者巴里·马歇尔（Barry J. Marshall）和罗宾·沃伦（J. Robin Warren）从慢性胃炎患者的胃窦黏液层及上皮细胞中首次分离出 Hp。此后，众多学者对慢性胃炎患者进行了大量实验研究，在60%～90%慢性胃炎患者的胃黏膜中培养出 Hp，继而发现 Hp 的感染程度与胃黏膜的炎症程度呈正相关关系。1986年，第八届世界胃肠病学大会提出了 Hp 感染是慢性胃炎的重要原因之一。Hp 致病机理可能主要是通过破坏胃黏膜屏障，使氢离子（H^+）反向弥散，最终引起胃黏膜的炎症。现已确认人是 Hp 的唯一传染源，其主要传播途径是口—口或粪—口传播，感染率较高。自发现以来，世界范围内已有半数以上人口被该菌感染。流行病学调查显示，发展中国家 Hp 感染率明显高于发达国家，这与经济状况、居住环境及卫生条件有关。Hp 感染率与年龄呈正相关，男女之间无明显差异。

Hp 是一种具有鞭毛的螺旋形革兰氏微需氧菌，多定植于胃窦部黏膜上皮细胞表面和黏液层底部，通过分泌黏附素（如磷脂酰乙醇胺、GM3 神经节苷脂、BabA 血型抗原等）紧贴于上皮细胞，能耐受胃内强酸环境而在胃中生存和繁殖。目前认为 Hp 的致病机制主要有以下几种：①Hp 直接侵犯宿主的胃黏膜细胞。②释放尿素酶保护 Hp 并损害黏膜屏障；释放磷脂酶 A 破坏细胞完整性从而破坏黏膜；释放黏液酶降解黏液，促进 H^+ 弥散。③Hp 分泌细胞毒素导致胃黏膜细胞坏死。④Hp 感染后使胃酸分泌增多，损伤黏膜。⑤Hp 菌体胞壁作为抗原引起免疫反应。⑥Hp 引起的十二指肠液反流。

2. 鼻腔、口腔、咽部慢性感染

鼻腔、口腔、咽部等部位的慢性感染病灶，如齿槽溢脓、扁桃体炎、鼻窦炎等细菌或其毒素的长期吞食，可反复刺激胃黏膜而引起慢性浅表性胃炎。经研究发现，90%慢性扁桃体炎患者胃内有慢性炎症改变。

3. 吸烟

烟草中主要有害成分是尼古丁，长期大量吸烟可抑制前列腺素合成，降低幽门括约肌张力，十二指肠液反流，同时影响胃黏膜血液循环，胃部血管收缩，胃酸分泌量增加，从而破坏胃黏膜屏障，导致慢性炎性病变。

4. 药物

长期服用非甾体抗炎药、糖皮质激素、洋地黄等，可引起慢性胃黏膜损害。

5. 刺激性食物

饮食不规律，长期进食发霉、粗糙、熏制、过凉、过烫、过硬、辛辣或过于油腻的食物，高盐饮食或缺乏新鲜果蔬，长期饮用烈酒、浓茶、咖啡，均可破坏胃黏膜保护屏障而发生胃炎。

6. 循环及代谢功能障碍

胃黏膜的结构和功能的完整性及其对各种损伤因素的防御能力，均与充足的黏膜血流量密切相关。充血性心力衰竭或门静脉高压时，使胃长期处于瘀血和缺氧状态，导致胃黏膜屏障功能减弱，胃酸分泌减少，细菌大量繁殖，容易造成胃黏膜炎性损害。慢性肾功能衰竭时，尿素从胃肠道排出增多，经细菌或肠道水解酶作用产生碳酸铵和氨，对胃黏膜产生刺激性损伤，导致胃黏膜充血水肿，甚至糜烂。

7. 胆汁或十二指肠液反流

经纤维胃镜发现或证实胆汁反流是引起慢性胃炎的一个重要原因。由于幽门括约肌功能失调或胃手术后，十二指肠液或胆汁可反流至胃内，破坏胃黏膜屏障，促使 H^+ 及胃蛋白酶反向弥散至黏膜内引起一系列病理反应，导致慢性胃炎。

8. 身心因素

随着社会的进步和经济的发展，竞争比以往更加激烈，人们的生活工作压力与日俱增，这也在一定程度上影响疾病的发生和发展。长期处于精神紧张、忧虑或抑郁状态，可引起全身交感神经和副交感神经功能失衡。尤其是交感神经长时间处于兴奋状态，亦会导致胃黏膜血管舒缩功能紊乱，造成胃黏膜血流量减少，破坏胃黏膜屏障作用，久而久之形成胃黏膜慢性炎症反应。

9. 自身免疫因素

由患者体内产生的壁细胞抗体（PCA）及内因子抗体（IFA）等针对胃组织不同组分的抗体亦可引起胃炎。PCA 使壁细胞数量减少，以减少胃酸分泌；IFA 与内因子结合，阻碍维生素 B_{12} 与内因子结合，进而导致贫血。在临床上可见胃体和胃底出现慢性弥漫性炎症，而胃窦黏膜则基本正常，并可伴有恶性贫血。

此外，年龄、遗传、微量元素缺乏等因素也与胃炎发作有一定的相关性。

二、谢晶日教授诊治慢性非萎缩性胃炎相关论文举要

谢晶日教授治疗慢性非萎缩性胃炎的用药规律研究

慢性胃炎是指多种病因引起的胃黏膜慢性炎症性病变，病理上以淋巴细胞浸润为

主要特点，部分患者在后期可出现胃黏膜固有层腺体萎缩、化生，继而出现上皮内瘤变，与胃癌发生密切相关。在流行病学上，慢性胃炎，尤其是慢性非萎缩性胃炎与Hp感染有关，而目前我国Hp感染率为52.2%左右，且随着年龄的增加感染率也在升高。

本篇论文从慢性非萎缩性胃炎的溯源、病因病机、辨证论治，以及谢晶日教授治疗慢性非萎缩性胃炎的经验和常用药物五个方面加以阐述。

1. 慢性非萎缩性胃炎的中医学病名溯源

中医古籍中并无慢性非萎缩性胃炎的病名记载，根据其常见的临床症状，如胃脘疼痛、恶心嗳气、反酸烧心、胃部不舒、上腹部胀满不适等，可将其归属于"胃脘痛""痞满""吐酸""嘈杂"等范畴。

"胃脘痛"又名胃痛，首见于《内经》，如《灵枢·邪气脏腑病形》曰："胃病者，腹膜胀，胃脘当心而痛。"由于胃脘痛与心痛部位相近，故唐宋以前诸多医家一度将胃痛与心痛相混，直到宋代以后方才逐步认识到两者实非一病，金代李东垣所撰的《兰室秘藏》一书首次独立"胃脘痛"门，从临床症状、病因病机、治疗方法等方面将胃脘痛与心痛详加区别，自此以后，胃痛便成为一个独立的病证。明代虞抟在《医学正传·胃脘痛》中亦指出古方所述九种心痛，在胃脘而不在心。"痞满"一词最早出现在《内经》中，亦被称为"痞""满""痞膈""痞塞"等。张仲景的《伤寒论》明确提出"满而不痛者，此为痞"，并将之与结胸作了鉴别。《丹溪心法·嘈杂》曰"嘈杂，是痰因火动，治痰为先"，首次提出"嘈杂"的病名。《素问·至真要大论》最早提出"吐酸"的病名，如"诸呕吐酸，暴注下迫，皆属于热"。

2. 中医学针对慢性非萎缩性胃炎病因病机认识

多数医家认为慢性非萎缩性胃炎的病因主要包括感受外邪、饮食不节、情志失调、脾胃素虚四个方面。

（1）感受外邪

外感寒、湿、暑、热诸邪，邪气犯胃，留滞中焦，致使胃脘气滞不行，中焦气机不利，脾胃升降失常，故见胃脘痛或胃脘痞满，其中尤以寒邪最为常见。《素问·举痛论》指出"寒气客于肠胃之间，膜原之下，血不能散，小络急引，故痛"，说明寒邪是本病发生的关键因素。

（2）饮食不节

历代医家均认为本病的发生与饮食因素密切相关，如《寿世保元·心胃痛》说："胃脘痛者，多是纵恣口腹，喜好辛酸，恣饮热酒煎煿，复食寒凉生冷……痰血相杂，妨碍升降，故胃脘疼痛。"平素饮食不节，暴饮暴食；或嗜酒无度，过食肥甘；或过食寒凉，或服药不当，皆可损伤脾胃。脾胃受损，使胃失受纳，脾失运化，食积内停，痰湿内生，湿热内蕴，或损伤脾胃阳气，而致胃脘气机壅滞，胃失和降，"不通则痛"，或胃脘失于温养，"不荣则痛"，发为本病。

（3）情志失调

《沈氏尊生书·胃痛》说："胃痛，邪干胃脘病也……惟肝气相乘为尤甚，以木性暴，且正克也。"该论述指出胃脘痛多因情志不遂，郁怒伤肝，使肝木失其条达之性，肝气郁结，失于疏泄，横逆脾胃，使脾失健运，胃失和降，而发本病。此外，若长期忧思不解，亦可损伤脾气，导致运化不力，胃腑失和，气机失调，终成本病。

（4）脾胃素虚

《杂病源流犀烛》说："痞满，脾病也，本由脾气虚，及气郁运化，心下痞塞满。"脾胃主受纳及运化水谷，为水谷气血之海。若素体脾胃虚弱或中阳不足，则会导致脾胃纳运失调，中焦气机不畅，或中焦虚寒，失于温养，发为本病。此外，胃主通降还必须依赖于胃中津液的充足，故胃阴不足也可以引发本病。

历代医家认为本病的基本病机可以归纳为中焦气机不利，脾胃升降失常，脾失健运，胃失和降，胃气壅滞，不通则痛；或脾胃虚弱，胃阴不足，胃腑失养，不荣则痛。病变部位主要在胃，与肝、脾功能失调有关。辨证多属本虚标实，虚实错杂。疾病初期多为实证，日久转为虚证或虚实夹杂。其病理性质不外乎虚、实两端，实者主要包括气滞、食积、火郁、湿阻、痰浊等，虚者常为脾胃虚弱或胃阴不足。

3. 西医学对于慢性非萎缩性胃炎的认识

慢性非萎缩性胃炎以往称为慢性浅表性胃炎，胃黏膜层可见慢性炎性细胞浸润，但不伴有胃黏膜萎缩性改变。在内镜下以病变分布为分类依据，可将其分为胃体炎、胃窦炎、全胃炎胃体为主或全胃炎胃窦为主几类。本病缺乏特异性的症状，部分患者无症状，有症状者可见胃区疼痛或不适、腹胀、恶心、嗳气等消化不良症状，这些症状常与饮食因素有关。此外，有的患者还可同时伴有厌食、呕吐、反酸等症状。现无证据表明本病症状的有无及其严重程度与内镜表现及组织病理学有确定的相关性。慢性非萎缩性胃炎是临床上十分常见的消化系统疾病，病情一般不重，但发病率较高，反复发作后易发生萎缩、肠化生，甚至癌变。

4. 谢晶日教授治疗慢性非萎缩性胃炎的临床经验总结

（1）谢晶日教授对慢性非萎缩性胃炎病因病机的认识

谢晶日教授认为慢性非萎缩性胃炎属于中医"胃痛""痞满"等范畴，其发生主要由感受外邪、内伤饮食、情志失调、素体亏虚等所致。本病病位虽在胃，但与肝脾密切相关。基本病机主要有虚实两个方面，实为中焦气机阻滞，脾胃升降失常，虚为脾胃亏虚，胃失所养。病理因素主要为气滞、湿热、郁热、血瘀。本病初期多属实证，久则表现为因实致虚、虚实夹杂之候。故在辨证时当辨明虚实，分清气血，还当注意证候的转化与兼夹。

（2）谢晶日教授治疗慢性非萎缩性胃炎的常用治法

1）重肝脾同治

现代社会生活节奏不断加快，竞争愈加激烈，人们的生活、工作和学习压力变大，许多患者因精神过度紧张，情志内伤，肝气郁结而致病，肝郁致病因素已经愈加突出。谢晶日教授根据李东垣的脾胃论思想，结合自身多年临床经验，提出了"肝脾论"的学说，认为消化系统疾病应从肝脾论治。

慢性非萎缩性胃炎病位虽在胃，却与肝脾关系密切。脾胃同居中焦，最易相互影响，胃病日久必致脾气受损，脾运失健，使中焦气机不利，脾胃升降失常，清阳不升，浊阴不降。可见，脾胃虚弱是本病的病理基础，贯穿于本病的始终。肝五行属木，功主疏泄，性喜条达，情志不遂，郁怒伤肝，肝气郁结，横逆脾胃，加重脾胃虚弱，诱发或加重本病。古人早有"见肝之病，知肝传脾，当先实脾"之论，谢晶日教授也认为治疗本病当重视疏肝、敛肝、健脾、醒脾、运脾。

2）重调畅气机

所谓"百病皆生于气"，中焦气机不畅是本病的基本病机，无论是外邪侵袭、情志不遂、饮食不节还是脾胃虚弱，皆可导致脾胃升降失常，气机阻滞不通而作本病，故在治疗时，谢晶日教授强调调畅气机法的运用，以使中焦气机调畅，升降平衡协调。然谢晶日教授所言调畅气机之法并非单纯指疏通，而是结合不同病机随证变法。肝胃气滞者，治当疏肝和胃；肝胃郁热者，当疏肝泄热；脾胃湿热者，当清热化湿；胃络瘀血者，当理气活血；胃阴不足者，当滋养胃阴；脾胃气虚者，当补益脾胃；脾胃虚寒者，当温运脾阳，同时配以理气之法。

3）重灵活变通

谢晶日教授认为慢性非萎缩性胃炎的病机复杂，证候较多，病程日久，其病机趋于复杂多变，很少以单一证型出现，或寒热错杂，或气血同病，或虚实相兼。若迁延失治更会产生诸多变证，如呕吐、便血，甚至噎膈等疾病。故治疗时应注意多法灵活变通，或温清并用，或气血同调，或虚实兼顾。此外，由于辛燥药易伤胃阴，因此，治疗时还应时刻顾护胃阴，尽量选用轻灵平和之品。

5.谢晶日教授治疗慢性非萎缩性胃炎的常用药物

（1）主要药物分析

谢晶日教授治疗慢性非萎缩性胃炎患者的首诊处方中，使用频率前10的中药有白术、陈皮、茯苓、佛手、神曲、白豆蔻、薏苡仁、砂仁、柴胡、党参，现将其分述如下。

白术：苦、甘，温。归脾、胃经。功可益气健脾，利水燥湿，止汗，此外，还有安胎之效，被古人誉为"脾脏补气健脾第一要药"。谢晶日教授治疗本病时常选用炒白术，一方面补脾气之不足，另一方面实脾土以防肝木乘之。现代药理研究表明，白术内酯类成分和挥发性成分是白术发挥作用的主要成分。白术具有双向调节胃肠道平滑肌、提高免疫力、降血糖、利尿、抑菌等作用。此外，相关研究证实白术还具有一定的抗肿瘤作用。

陈皮：苦、辛，温。归脾、肺经。功可理气健脾，燥湿化痰。《神农本草经》中有"主胸中瘕热，逆气，利水谷，久服去臭，下气"的论述。谢晶日教授用陈皮多取其理气健脾之功，配合焦三仙（焦山楂、焦神曲、焦麦芽）等除食积气滞，或合半夏、竹茹等止呕。现代药理研究表明，陈皮中含有挥发油、柑橘素、生物碱等成分，使其具有抑制胃肠运动、促进消化、抗肿瘤、保肝利胆、祛痰平喘等作用。

茯苓：甘、淡，平。归心、肺、脾、肾经。茯苓首载于《神农本草经》，被列为上品，功可利水渗湿，健脾益气，宁心安神。因脾喜燥恶湿，易为湿邪所困，而脾虚则运化不利，水湿内生，所以谢晶日教授常将茯苓、白术、薏苡仁合用以健脾益气，兼顾利湿。现代药理研究显示茯苓除利尿作用外，还有抗炎、保肝、抗肿瘤等作用。

佛手：辛、苦、酸，温。归肝、脾、胃、肺经。功可疏肝理气，和胃止痛，燥湿化痰。本品辛行苦泄，主入肝经，适用于肝胃气滞证。因柴胡久用有劫阴之弊，故对于有化热倾向及肝阴不足的患者，谢晶日教授常以佛手、香橼等轻清平和之品代之。现代药理研究证实佛手的主要成分佛手内脂具有调节免疫、保护心肌、促进肠道运动等作用。

神曲：甘、辛，温。归脾、胃经。功可消食和胃，兼能解表。《本经逢原》曰："神曲，其功专于消化谷麦酒积，陈久者良。"脾胃生理相关，病理上也可以相互影响，胃的受纳失常，常使脾运失健，故对于脾胃虚弱兼有食积者，谢晶日教授常用神曲、山楂、麦芽消食健胃，以助脾之健运。现代药理研究表明神曲能够调节肠道菌群、抗菌，并具有促进消化的作用。

白豆蔻：首载于《开宝本草》，言其："味辛大温，无毒……主积冷气，止吐逆反胃，消谷下气。"李时珍称"盛多为蔻"。味辛，性温。归肺、脾、胃经。功可行气化湿，消食开胃，温中止呕。谢晶日教授认为白豆蔻辛温芳香，运脾化浊，尤其适用于中焦气滞湿阻证。现代药理研究表明白豆蔻含有挥发油成分，能够促进消化功能。此外，有报道称白豆蔻具有解酒作用。

薏苡仁：甘、淡，凉。归脾、胃、肺经。功可利水渗湿，健脾止泻，除痹，排脓，解毒散结。《本草纲目》言其能"健脾益胃，补肺清热，祛风胜湿"。谢晶日教授认为薏苡仁为清补淡渗之品，微寒而不伤胃，补脾而不滋腻，善于补益脾土，渗利脾湿，常伍茯苓、白术、党参等。现代药理研究表明薏苡仁中的薏苡酯和薏苡素等成分具有提高免疫力、抗炎镇痛、抗肿瘤、降血糖等作用。

砂仁：首载于《药性论》，味辛，性温。归脾、胃、肾经。功可化湿开胃，温脾止泻，理气安胎。本品辛温，可散可通，主入脾胃两经，长于温中行气化湿，为醒脾和胃之要药。谢晶日教授常将其与枳实、厚朴、陈皮等配伍，以增其化湿行气之功。现代药理研究证实，砂仁含有挥发油，具有促进胃肠动力、抗炎镇痛、抗氧化等作用。

柴胡：辛、苦，微寒。归肝、胆、肺经。功可疏散退热，疏肝解郁，升举阳气。《药品化义》曰："柴胡，性轻清，主升散，味微苦，主疏肝"。谢晶日教授结合多年临床经验，提出了"肝脾论"的学术思想，认为消化系统疾病应从肝脾论治，临证时常以柴胡配伍白术，正是肝脾同治的体现。现代药理研究证实，柴胡主要含有挥发油、皂苷、醇类等，具有较好的解热、镇痛、抗炎、抗肿瘤、保肝利胆、调节免疫等作用。

党参：首载于《本草从新》，味甘，性平。归脾、肺经。功可健脾补肺，养血生津。党参是谢晶日教授补益中气的常用之品，尤其适用于脾胃气虚型慢性非萎缩性胃炎患者，其药性平和，能鼓动脾胃清阳，健运中气，常与白术、薏苡仁、茯苓等配伍应用。现代药理研究指出，党参具有调节免疫、抗溃疡、保护胃黏膜、清除自由基、促进胃肠动力等作用。

（2）主要药物类别及性味归经分析

辛味、苦味、甘味，温性，归脾经、胃经、肝经的药物是谢晶日教授治疗慢性非萎缩性胃炎所用药物的主要性味归经。谢晶日教授治疗本病，补虚药、理气药、化湿药的使用频率接近50%，是其治疗本病的核心药物类别。补虚药能增强人体免疫功能，提高机体的适应性，促进代谢。谢晶日教授认为脾胃虚弱是本病的病理基础，贯穿于本病的始终，故治疗时应重视补益脾胃，扶正固本。理气药能促进消化液分泌，兴奋胃肠平滑肌。中焦气机不利是本病的基本病机，故在治疗时谢晶日教授重视调畅气机法的应用，特别适用于以胃脘胀满为主症的患者。现代药理研究证实，化湿药具有抗炎镇痛、调节肠道菌群等作用。脾虚易生内湿，湿邪又易困遏脾土，进一步加重脾虚，化湿药大多气味芳香，辛温香燥，具有燥湿健脾的功效，故谢晶日教授治疗脾虚证时，常以健脾药与化湿药配伍，如白术、厚朴、砂仁等。

（3）常用药对分析

旋覆花、代赭石：旋覆花苦、辛、咸，微温，归肺、胃经，化痰平喘，降气止呕，宣肺利水，以升为主；代赭石苦，寒，归肝、心经，平肝泄热，镇逆降气，以降为主。治疗本病兼有呃逆、呕吐、嗳气、反酸者，谢晶日教授常以两药相伍，取其一升一降之性，共奏降气止呕、消痞除痰之功。

火麻仁、郁李仁：火麻仁甘，平，归脾、胃、大肠经，滑利下行，走而不守，功专润下，善入大肠血分；郁李仁辛、苦、甘，平，归脾、大肠、小肠经，体润滑降，下气利水，功可行气润肠，善入大肠气分。两药均为质润多脂之品，故常合用。两药相伍，气血同调，通下之力尤增。

枳实、槟榔：枳实苦、辛、酸，温，归脾、胃、大肠经，功可破气消积，化痰除痞；槟榔苦、辛，温，归胃、大肠经，功可消积驱虫，行气利水。谢晶日教授常将两者配伍应用，治疗慢性非萎缩性胃炎兼见食积气滞，症见脘腹胀满者，临床疗效较好。

白豆蔻、草豆蔻：两者同为芳香化湿常用药，均为辛温之品，入脾胃两经，功效也极为相似。但白豆蔻能入肺经，偏于上焦，善理肺脾气滞；草豆蔻偏于中焦，且温燥之力更胜，行气作用稍逊于白豆蔻。谢晶日教授常同时使用两药治疗中焦气滞证，以增其辛香走窜、化湿悦脾之性。

海螵蛸、瓦楞子：海螵蛸咸、涩，微温，归肝、肾经；瓦楞子咸，平，归肺、胃、肝经；两药均有制酸止痛之效。慢性非萎缩性胃炎尤其是肝胃郁热证患者，常伴有反酸、烧心等胃内容物上泛的临床表现，因此，谢晶日教授在治疗时常将两者配伍使用，以增其和胃制酸之功，同时针对病机，配合疏肝、降逆之法。

白芍、甘草：甘草味甘性平，白芍味酸性寒，两药相伍，则可酸甘化阴，养血敛阴，使津血充足，筋脉得养，而发挥缓急止痛的作用。对于脾胃虚寒及胃阴不足型慢性非萎缩性胃炎，谢晶日教授常将两者配伍使用，以达到缓急止痛的目的。

黄芩、栀子：黄芩气薄味苦，善清上中二焦实热，兼可燥湿；栀子气厚味苦，通泻三焦火毒，兼可利湿；两药合而用之，则清热祛湿之力倍增，尤其适用于本病肝胃郁热及脾胃湿热证。

石斛、北沙参：石斛甘，微寒，归胃、肾经，常于养阴清热，益胃生津；北沙参甘，微苦，归肺、胃经，长于养阴清肺，益胃生津。两药均入胃经，均可滋养胃阴，配伍应用，可增强益胃生津的作用，尤其适用于本病出现胃阴不足之象者，症见胃脘隐痛、嘈杂、饥不欲食、呃逆、干呕等。

黄芪、党参：两者均入脾、肺两经。党参甘，平，长于益气健脾，兼有补气生血之效；黄芪甘，微温，长于补益肺脾，是补气升阳之要药。两药相伍，可增强补益肺脾之功，对于本病脾胃气虚证尤为适用。

（4）常用药物组合分析

1）山楂、神曲、麦芽、鸡内金、陈皮

山楂、神曲、麦芽、鸡内金同为消食药，均有消食健胃之效。其中山楂味酸且甘，微温不热，善消腥膻油腻、肉食积滞；神曲辛而能行，甘温和中，善消酒食积滞；麦芽甘平，消中能补，善消米面薯芋积滞。三者炒焦合用能消一切饮食积滞，称为焦三仙。鸡内金消食作用较强，对于各种饮食积滞皆宜。陈皮辛行温通，适用于慢性非萎缩性胃炎兼见食停气滞的患者。

2）乌药、白豆蔻、草豆蔻、厚朴、木香

乌药辛开温通，能通理一身诸气；白豆蔻、草豆蔻入脾胃两经，行气化湿的同时又可和中止呕；厚朴味辛主行，善通利中焦气机，味苦主燥，又善燥中焦湿浊；木香辛行苦降，温通行气，能行气除胀消满。诸药相伍，行气止痛，芳香化湿，散寒温里，对于脾胃寒湿气滞者尤为适用。

3）柴胡、佛手、香橼、枳实、槟榔、紫苏子

柴胡味苦辛，性微寒，长于条达肝气，疏肝解郁；佛手、香橼辛行苦泄，入肝、脾、胃经，长于疏肝解郁，行气止痛，又可畅行脾胃气机；枳实、槟榔辛散苦降，破气消痞，行气除胀；紫苏子味辛性温，能降气润肠，通便消满。诸药合用，共奏疏肝和胃、理气除满之功。谢晶日教授常用本组药物治疗肝胃不和型慢性非萎缩性胃炎。

4）石斛、北沙参、太子参、玄参

石斛、北沙参均味甘，性微寒，同入胃经，都有滋养胃阴的功效。两药相伍，益胃生津的作用倍增。太子参甘苦性平，健脾益气的同时又可滋养胃阴，为清补之品；玄参甘苦咸寒且润，能入胃经而养胃阴，又有清热之效。本组药物是谢晶日教授治疗本病胃阴不足、虚热内生的常用药物组合。

5）白术、陈皮、茯苓、薏苡仁、木香、砂仁

白术甘温苦燥，补脾胃，助运化，化湿浊，善扶助后天以固本；茯苓、薏苡仁，甘能补中，淡可利湿，功可燥湿健脾；砂仁辛温，善通散，入脾胃两经，能化湿行气，又能醒脾和胃；陈皮辛温，能行能降，理气燥湿，芳香醒脾；木香辛温苦降，疏肝健脾，兼有消食之功。陈皮、木香与健脾药同用，滋而不腻。谢晶日教授常用本组药物治疗脾胃虚弱、湿浊内停的患者。

三、医案分享

病案一：胃痛·肝胃郁热证

蒋某，男，37岁。

首诊时间：2014年9月4日。

主诉：胃脘胀痛10年，加重1日。

现病史：患者10年前因饮食不节出现胃脘不适，伴胀满。未予重视，未行系统

治疗。1年前因饮食油腻再次出现胃脘不适，伴刺痛，今日加重，故就诊于我院门诊。于本院行胃镜检查示慢性非萎缩性胃炎。患者现形体适中，面色正常，胃脘胀满伴刺痛，食油腻食物后伴右胁胀感，偶见反酸，口干，食欲不佳，睡眠质量不佳，体力可，大便黏滞不成形，日1次；舌质暗红，苔薄黄，脉弦。

既往史：十二指肠球炎2年。

辅助检查：

①腹部彩超：肝弥漫性改变，中度脂肪肝，胆囊壁毛糙。

②生化检查：谷丙转氨酶58.00U/L，胆碱酯酶（ChE）12549U/L。

③胃镜：慢性非萎缩性胃炎、十二指肠球炎。

辨证分析：肝郁犯胃，郁、热、湿交杂。

中医诊断：胃痛·肝胃郁热证。

西医诊断：①慢性非萎缩性胃炎。

②十二指肠球炎。

③胆囊炎。

④脂肪肝。

中医治法：疏肝解郁，和胃制酸。

处　　方：柴　胡 10g　　佛　手 15g　　紫苏子 15g　　煅龙骨 20g

　　　　　黄　芪 20g　　焦白术 15g　　陈　皮 15g　　炒莱菔子 10g

　　　　　鸡内金 15g　　五味子 10g　　神　曲 15g　　煅海螵蛸 20g

　　　　　煅瓦楞子 20g　延胡索 10g　　煅石决明 20g　煅牡蛎 20g

　　　　　　　　　　　14剂，水煎服，日1剂，水煎300mL，早晚分服。

二诊：患者胃脘刺痛，反酸烧心缓解，大便尚可，日1次，食后胃胀，纳可；舌质暗红，苔白腻，脉弦。原方加丹参15g，以活血化瘀止痛。

处　　方：柴　胡 10g　　佛　手 15g　　紫苏子 15g　　煅龙骨 20g

　　　　　黄　芪 20g　　焦白术 15g　　陈　皮 15g　　炒莱菔子 10g

　　　　　鸡内金 15g　　五味子 10g　　神　曲 15g　　煅海螵蛸 20g

　　　　　煅瓦楞子 20g　延胡索 10g　　煅石决明 20g　煅牡蛎 20g

　　　　　丹　参 15g

　　　　　　　　　　　7剂，水煎服，日1剂，水煎300mL，早晚分服。

三诊：患者胃脘刺痛好转，大便黏滞不成形，日1次，食后胃胀，纳可；舌质暗红，苔薄白，脉弦。上方去煅龙骨、煅牡蛎、煅石决明，加白豆蔻15g、草豆蔻15g，以行气通腑。

处　　方：柴　胡 10g　　佛　手 15g　　紫苏子 15g　　丹　参 15g

　　　　　　黄　芪 20g　　焦白术 15g　　陈　皮 15g　　炒莱菔子 10g

　　　　　　鸡内金 15g　　五味子 10g　　神　曲 15g　　煅海螵蛸 20g

　　　　　　煅瓦楞子 20g　延胡索 10g　　草豆蔻 15g　　白豆蔻 15g

　　　　　　　　　　　　　14 剂，水煎服，日 1 剂，水煎 300mL，早晚分服。

　　四诊：患者胃脘刺痛好转，大便成形，日 1 次，食后胃胀，纳可；舌质暗红，苔白滑，脉弦。上方去延胡索、煅瓦楞子、炒莱菔子，加泽泻 15g、猪苓 15g，以健脾利湿。

处　　方：柴　胡 10g　　佛　手 15g　　紫苏子 15g　　丹　参 15g

　　　　　　黄　芪 20g　　焦白术 15g　　陈　皮 15g　　白豆蔻 15g

　　　　　　鸡内金 15g　　五味子 10g　　神　曲 15g　　煅海螵蛸 20g

　　　　　　草豆蔻 15g　　泽　泻 15g　　猪　苓 15g

　　　　　　　　　　　　　7 剂，水煎服，日 1 剂，水煎 300mL，早晚分服。

　　五诊：患者诸症状好转，未见反酸，稍乏力，大便成形，日 1 次；舌质暗红，苔薄白，脉弦缓。予上方继服 7 剂。

处　　方：柴　胡 10g　　佛　手 15g　　紫苏子 15g　　丹　参 15g

　　　　　　黄　芪 20g　　焦白术 15g　　陈　皮 15g　　白豆蔻 15g

　　　　　　鸡内金 15g　　五味子 10g　　神　曲 15g　　煅海螵蛸 20g

　　　　　　草豆蔻 15g　　泽　泻 15g　　猪　苓 15g

　　　　　　　　　　　　　7 剂，水煎服，日 1 剂，水煎 300mL，早晚分服。

　　患者诸症状好转，嘱其停药观察。

【临证心悟】

　　《素问·通评虚实论》云："邪气盛则实。"病邪侵犯机体，正气必然奋起抗邪，邪正相争则破坏机体阴阳平衡，或使气血功能紊乱，或使脏腑、经络功能失调，从而产生局部或全身多种多样的病理变化。"炎—癌转化"的过程是在长期慢性炎症浸润的基础上发展而来，正气克邪，则病情向愈，反之，邪气充盛，正不胜邪，则病情加重，变生他病。

　　《素问·调经论》云："血气不和，百病乃变化而生。"即气血失常可影响机体的各种生理功能，导致疾病的发生。谢晶日教授认为慢性非萎缩性胃炎中的肝胃郁热证多由肝气郁滞发展而来。现今社会工作压力大，生活节奏快，使得情绪不畅，郁而伤肝，肝气郁结日久而生热，肝火横逆犯胃，而见肝胃郁热证。故以疏肝解郁、和胃制酸为主要治则，兼以活血化瘀。以柴胡、佛手、紫苏子疏肝解郁，畅达气机；以焦白术、黄芪益气健脾；辅以陈皮、神曲、鸡内金、莱菔子消食和胃，更助腑气下降；以煅龙骨、煅牡蛎、煅海螵蛸、煅瓦楞子、煅石决明平肝潜阳，制酸止痛；以五味子益气生津。以疏肝气、和胃气治本；以制酸止痛、保护黏膜而治标。标本同治，肝气得以疏畅，而无犯胃，活血化瘀而除郁久之血瘀。二诊加丹参增强活血化瘀之功。三诊胃脘刺痛好转，大便黏滞，去掉煅龙骨、煅牡蛎、煅石决明，防其质重下坠，加用白豆蔻、草豆蔻行气化湿。四诊胃脘刺痛好转，大便成形，去掉延胡索、莱菔子，防其行气活血而耗气；胃痛好转，去掉煅瓦楞子，加用泽泻、猪苓健脾利湿。五诊诸症好转，继予7剂。

　　肝胃郁热之证，可疏肝解郁，和胃降逆，恢复其脏腑生理功能；不可一味清肝泄热，以防苦寒之品更损胃气。气滞日久，经脉阻滞，可化生瘀血，使病情缠绵难愈，故以活血化瘀之品除其血瘀，且可防其进一步发展，然活血之品不可久用、过用，应中病即止，防其损正。

病案二：痞满·肝郁气滞证

王某，女，15岁。

首诊时间：2018年10月12日。

主诉：胃胀反复发作5年，加重伴嘈杂半个月余。

现病史：患者胃胀反复发作5年，近半个月学习压力较大，出现胃胀，嘈杂，呃逆，纳可，两胁不适，大便成形，日1次，寐差，易受惊吓，四肢烦热，胸闷气短，心前区刺痛；舌质紫暗，苔稍黄腻，脉弦。

辅助检查：无。

辨证分析：患者近期学习压力较大，情志失调，多思则气结，悲忧则气郁，造成气机逆乱，升降失司，形成痞满。以肝郁气滞，横犯脾胃，导致胃气阻滞而成痞满为多见。肝性喜条达而恶抑郁，肝失疏泄，气机阻滞，经气不利，故出现两胁不适；肝气郁滞，横逆犯胃，胃气上逆，则嘈杂、呃逆；舌质紫暗、苔稍黄腻、脉弦等均为肝郁气滞之征象。本病病位在胃，与肝、脾密切相关。

中医诊断：痞满·肝郁气滞证。

西医诊断：慢性非萎缩性胃炎。

中医治法：疏肝解郁，和胃止痛。

处　　方：	柴　胡10g	砂　仁10g	生白术15g	厚　朴10g
	白豆蔻10g	代赭石20g	旋覆花10g	甘　草15g
	灵磁石25g	煅龙骨25g	煅牡蛎25g	丹　参15g
	炒白芍25g	夏枯草15g		

　　　　　　　　　　7剂，水煎服，日1剂，水煎300mL，早晚分服。

二诊：患者服药后胃胀减轻，嘈杂、呃逆均有明显缓解，两胁不适，纳可，大便不成形，1日1行，寐差，胸闷气短缓解，手足皮肤干燥、发痒；舌质紫暗，苔稍黄腻，脉弦。上方去掉甘草、炒白芍，加金钱草20g、郁金10g、牡丹皮10g。

处　　方：柴　胡10g　　砂　仁10g　　生白术15g　　厚　朴10g

　　　　　白豆蔻10g　　代赭石20g　　旋覆花10g　　牡丹皮10g

　　　　　灵磁石25g　　煅龙骨25g　　煅牡蛎25g　　丹　参15g

　　　　　夏枯草15g　　金钱草20g　　郁　金10g

　　　　　　　　　　14剂，水煎服，日1剂，水煎300mL，早晚分服。

【临证心悟】

该患者中医诊断为肝郁气滞型痞满，西医诊断为慢性非萎缩性胃炎。谢晶日教授治以疏肝理气，健脾和胃。治疗以柴胡、砂仁、生白术、厚朴、白豆蔻理气健脾止痛；以郁金、金钱草、丹参活血化瘀止痛；以代赭石、旋覆花降逆止呃；以灵磁石、煅龙骨、煅牡蛎重镇安神。肝属木，主疏泄，喜条达而恶抑郁。肝的疏泄功能很重要的一方面是对情志的调节作用。谢晶日教授认为，脾胃是人的第二个大脑，即脾胃病对人的情志变化最为敏感。

治胃必疏肝，脾胃与肝关系极为密切。脾胃得肝之疏泄，则运化健旺，升清降浊。脾胃病，多因饮食伤脾胃，或情志伤肝，脾虚失运则生湿，湿邪阻滞气机，可影响肝的疏泄功能，造成肝郁气滞。肝主疏泄，可助脾胃运化，一旦肝失疏泄，可导致脾胃升降失常，即所谓肝脾失调或肝胃不和等证。

根据肝、脾、胃之间的辨证关系，治胃病必须紧密联系肝脏。这一治疗特色是谢晶日教授在治疗胃炎方面的学术结晶。综上所述，脾胃中焦是人体气血津液升降之枢纽。谢晶日教授根据吴鞠通《温病条辨》中提出的"治中焦如衡，非平不安"的法则，提出治胃当着眼于肝、脾，疏肝健脾是治疗慢性胃炎的关键。

病案三：痞满·气阴两虚证

徐某，女，59岁。

首诊时间：2018年11月7日。

主诉：胃脘部胀闷不舒3年，加重伴嗳气频繁3日。

现病史：患者3年前胃脘部胀满反复发作，3日前因生气或进食生冷加重，嗳气，口气重，时口干、口苦，疲乏，手足心热，寐差，易醒，醒时汗出，胸闷，大便偶不成形而黏滞，1～2日1行。面色少华，形体适中，精神尚可；舌质红，苔白厚，脉沉细。

既往史：甲状腺瘤切除术后4年，乳腺肿物切除术后1个月余（病理检查良性）。

辅助检查：

①胃镜检查：正常食管黏膜，慢性非萎缩性胃炎，胃底息肉样增生。（2017 年 8 月 26 日哈尔滨医科大学附属第一医院）

② ^{14}C– 尿素呼气试验：Hp 阴性。

辨证分析：脾胃同居中焦，脾主升清，胃主降浊，共司水谷的纳运和吸收，清升浊降，纳运如常，则胃气调畅。患者因情志失调或进食生冷等各种原因导致脾胃损伤，升降失司，胃气壅塞，即可发生痞满。胃气上逆，则出现嗳气，胃阴亏虚，阴津不能上滋，则口干；阴虚阳无所制，虚热内炽，则有盗汗；脾胃气虚，则出现疲乏无力；心神失养，则有寐差；舌质红，苔白厚，脉沉细。辨为气阴两虚证。病位在胃，与肝、脾密切相关。

中医诊断：痞满·气阴两虚证。

西医诊断：①慢性非萎缩性胃炎。

　　　　　②胃息肉。

中医治法：益气养阴，和胃止痛。

处　方：	柴　胡 10g	生白术 15g	佛　手 10g	草豆蔻 15g
	薏苡仁 15g	秦　艽 10g	赤　芍 10g	莱菔子 10g
	石　斛 15g	沙　参 15g	夏枯草 15g	黄　芩 10g
	栀　子 15g	代赭石 25g	旋覆花 15g	柿　蒂 10g

10 剂，水煎服，日 1 剂，水煎 300mL，早晚分服。

二诊：患者服药后胃胀减轻，偶有背痛，仍有嗳气，手足心热，寐差，盗汗，大便黏滞，排气较好；舌质红，苔白略厚，脉沉细。胃胀减轻，上方去掉夏枯草、草豆蔻、莱菔子；大便黏滞，加火麻仁 15g、郁李仁 15g、槟榔 15g，以行气润肠通腑，使腑气通而肠胃和。

处　方：	柴　胡 10g	生白术 15g	佛　手 10g	火麻仁 15g
	薏苡仁 15g	秦　艽 15g	赤　芍 15g	郁李仁 15g
	石　斛 15g	沙　参 15g	槟　榔 15g	黄　芩 10g
	栀　子 15g	代赭石 25g	旋覆花 10g	柿　蒂 10g

14 剂，水煎服，日 1 剂，水煎 300mL，早晚分服。

【临证心悟】

脾胃疾病，病情往往复杂，单一治法不能符合治疗需要，常需数种治法配合运用，才能治无遗邪，照顾全面。本病患者为气阴两虚型痞满，兼有湿热之证，所以在治疗上，用柴胡、生白术、佛手理气健脾；薏苡仁、石斛、秦艽、赤芍等清热养阴；代赭石、旋覆花、柿蒂降逆止嗳；黄芩、栀子、夏枯草清热利湿。全方标本兼顾，照顾全面。

脾胃为后天之本，气血生化之源。脾胃健运，则人体气血生化有源，营气充，卫外固，则邪不可干，因此，在治疗本病时，要时刻注意脾胃的健运，而脾胃的健运重在调和脾胃。强调调和脾胃首先应注意脾胃气机的调和，不忘脾气宜升，胃气宜降的原则；其次应根据脾胃的不同生理病理特点来灵活用药。

由于脾属阴土，喜燥而恶湿，胃属阳土，喜润而恶燥，又因为当感受外邪时常同气相求，最终易导致脾被湿困，胃阴被灼，所以，谢晶日教授用药善用薏苡仁、苍术配石斛、沙参来健脾燥湿，养阴益胃。薏苡仁、苍术健脾利湿，沙参、石斛养阴清热，益胃生津，四药相配，健脾利湿而不伤阴，滋补胃阴而不腻膈。如此脾胃调和，疾病自除。对于胃气不降者，谢晶日教授善于用旋覆花配代赭石，旋覆花不仅降肺气，还善于降胃气而止呕、止噫，配伍代赭石可治疗胃气上逆之嗳气、呕吐。如此肝脾气机同调，则全身气机调畅，气血津液输布正常而百病不生也。

病案四：痞满·脾胃湿热证

沈某，女，48岁。

首诊时间：2018年12月28日。

主诉：胃脘部有灼热感半个月余。

现病史：患者胃脘部有热感半个月余，伴有胃脘部疼痛，自觉发紧，口渴不欲饮，汗出，心烦，心悸，纳可，寐差，大便秘结，2～3日1行；舌质暗，苔黄厚腻，舌边有齿痕，脉沉。

既往史：胆囊摘除术后8年，阑尾切除术后2年。

辅助检查：胃镜示糜烂性胃炎，十二指肠球部息肉。

辨证分析：患者平素饮食不节，滋腻碍脾，脾失健运，水湿内停，蕴久化热，则胃脘痛，有烧灼感；热灼津伤则口渴；湿邪内阻，郁蒸于内，则不欲饮；热扰心神，则心烦；津液不足，则大便秘结；湿热蕴结于内，则舌质暗，苔黄厚腻，边有齿痕，脉沉。辨为脾胃湿热证。

中医诊断：痞满·脾胃湿热证。

西医诊断：①慢性非萎缩性胃炎。

②十二指肠球部息肉。

中医治法：清热化湿，理气和中。

处　　方：煅石决明25g　生白术20g　　厚　朴15g　　枳　实15g

　　　　　槟　榔10g　　沙　参15g　　石　斛15g　　大　黄6g（代茶饮）

天　冬 10g　　火麻仁 15g　　神　曲 10g　　柴　胡 10g

陈　皮 10g　　鸡内金 10g　　牡丹皮 10g　　秦　艽 10g

14 剂，水煎服，日 1 剂，水煎 300mL，早晚分服。

二诊：患者胃脘痛减轻，有烧灼感，食后偶见胃胀，热时口渴，烘然汗出，心烦，心悸，纳可，寐差，大便成形，2 日 1 行；舌质暗，苔黄厚腻，边有齿痕，脉沉。胃脘痛减轻，有烧灼感，上方去陈皮、鸡内金、石决明，改用煅海螵蛸 30g、煅瓦楞子 30g、浙贝母 30g，以抑酸止痛；烘热汗出、热时口渴，去天冬、沙参，加夏枯草 20g、生石膏 30g、赤芍 15g，以增强清热之功；大便成形，2 日 1 行，去大黄，防止伤正。

处　　方：柴　胡 10g　　生白术 20g　　厚　朴 15g　　枳　实 15g

槟　榔 10g　　石　斛 15g　　火麻仁 15g　　牡丹皮 10g

秦　艽 10g　　生石膏 30g　　夏枯草 20g　　赤　芍 15g

煅海螵蛸 30g　煅瓦楞子 30g　浙贝母 30g　　神　曲 10g

14 剂，水煎服，日 1 剂，水煎 300mL，早晚分服。

三诊：患者胃脘痛减轻，烧灼感减轻，食后偶见胃胀，热时口渴，烘然汗出好转，心烦，心悸，纳可，寐差，大便成形，2 日 1 行；舌质暗，苔黄，边有齿痕，脉沉。胃脘痛、烧灼感减轻，上方去煅海螵蛸、煅瓦楞子、浙贝母，防止其质重碍胃。

处　　方：柴　胡 10g　　生白术 20g　　厚　朴 15g　　枳　实 15g

槟　榔 10g　　石　斛 15g　　火麻仁 15g　　赤　芍 15g

神　曲 10g　　牡丹皮 10g　　夏枯草 20g　　秦　艽 10g

生石膏 30g

7 剂，水煎服，日 1 剂，水煎 300mL，早晚分服。

【临证心悟】

该患者为中年女性，以"胃脘部有灼热感半个月余"为主诉前来门诊就诊。患者中医诊断为胃痛脾胃湿热证。拟治以清热化湿，理气和中。方用大量生白术健脾益气，并兼具通便之功；厚朴、枳实、槟榔理气消胀，促进胃肠道蠕动；生大黄泻下通便，久煎有效成分易挥发，代茶饮通便效果更佳；火麻仁助其润肠通便，使湿热之邪从魄门而出；神曲、陈皮、鸡内金消食和胃；柴胡疏肝行气，疏利气机，助湿邪祛除；湿热搏结，非正常津液，津液不能正常濡养，而见阴虚之象，且胃喜润而恶燥，过量苦寒之品攻伐胃阴，使得其更加烧灼，故以沙参、石斛、天冬滋养胃阴；秦艽、牡丹皮（也可使用玄参）清阴虚而生之热；煅石决明制酸敛酸，敛疮护膜。二诊加入夏枯草、生石膏、赤芍以加强清热泻火之功，更加煅海螵蛸、煅瓦楞子、浙贝母制酸止痛，中和胃酸，保护黏膜。三诊之时，烧灼感缓解，去掉煅海螵蛸、煅瓦楞子、浙贝母防其质重碍胃，继予 7 剂以巩固疗效。

脾胃病治疗过程中，用药应该尤其注意升降浮沉，诸药应以治疗主症为主，疏肝利胆，祛除寒热错杂于体内，同时搭配健脾和胃、制酸降逆之药，诸药合用，共奏脾胃疏健之功。

四、临证经验总结

慢性非萎缩性胃炎为浅表性胃炎之后，慢性萎缩性胃炎之前。虽病情处在发展变化阶段，但谢晶日教授认为慢性非萎缩性胃炎的病因可分为外感与内伤。外感则为感受外邪；内伤则分为饮食不节、情志失调与脾胃素虚。其中感受外邪致病可因感受湿邪、寒邪、燥邪、热邪等，邪气犯胃，瘀阻中焦，中焦气血运行不畅，脾胃升降失常，而见胃脘胀满或痞满。饮食不节致病则是因为饮食无度、过食肥甘厚味、恣食生冷等不健康饮食习惯，损伤脾胃，导致食积内停，痰湿内生，湿热蕴结，或损伤脾胃阳气，最终都可以导致脾胃气机壅滞，脾失健运，胃失和降，使得脾胃不通则痛，或不荣则痛，最终发为本病。

谢晶日教授以肝脾论为起点看待慢性非萎缩性胃炎，认为情志因素为患病的最大起因。情志失调是日常生活中慢性非萎缩性胃炎最常见的病因，因为现代人普遍生活压力过大，情志失调、抑郁不畅，情志郁闷、悲伤、兴奋过度、生气都可以成为五志过极的因素，导致肝气郁滞，横逆乘脾，气机失调，最终导致胃失和降，发于本病。脾胃正常功能即为运化水谷，若素体脾胃虚弱或中阳虚衰，都会导致脾胃纳运失调，无法输布水谷精微，中焦气机不畅，或中焦虚寒发为本病。此外，胃主通降还需依赖胃中津液充足，因此，胃阴亏虚也可导致慢性非萎缩性胃炎的发生。

第三章　慢性萎缩性胃炎

一、慢性萎缩性胃炎的中西医诊治思考

（一）萎缩、肠上皮化生、不典型增生逆转的可能性

慢性萎缩性胃炎（CAG）是慢性胃炎的一种类型，系指胃黏膜上皮遭受反复损害，导致固有腺体的减少，伴或不伴纤维替代、肠腺化生和（或）假幽门腺化生的一种慢性胃部疾病。萎缩、肠上皮化生和不典型增生称为胃癌前状态，我国临床常分为胃癌前状态和癌前病变两部分。西医学治疗慢性萎缩性胃炎的药物较多，如胃黏膜保护药、助消化药、抗幽门螺杆菌药、H_2 受体拮抗药等。这些治疗药物可以改善一些临床症状，对 Hp 有一定的灭杀作用。研究显示，根除 Hp 可以逆转萎缩，虽不能逆转肠化生，但可以延缓肠化生进展。根除 Hp 后，部分患者 1～2 年后萎缩发生逆转，萎缩越轻，逆转概率越大。根除 Hp 可逆转或减缓萎缩的进展，但降低胃癌风险的程度取决于根除 Hp 时黏膜萎缩是否存在、严重程度和范围。无胃癌前病变的 Hp 感染者根除 Hp 可明显降低胃癌发生风险，而已发生胃癌前病变者则不能因此获益。按照《中国幽门螺杆菌根除与胃癌防控的专家共识意见》，推荐铋剂 + 质子泵抑制剂 +2 种抗菌药物组成的四联疗法。此外，补充叶酸、维生素 C、β – 胡萝卜素、非甾体抗炎药等可作为慢性萎缩性胃炎预防胃癌的方法，但仍有争议。目前西医学不能从根本上达到逆转或阻止其发展为胃癌的目的。

慢性萎缩性胃炎是消化系统疾病中的常见病和难治病之一，临床上以胃脘胀满、疼痛、嘈杂、反酸、纳少，大便或干或稀为主要表现，病理特点为胃腺体萎缩、黏膜变薄、黏膜肌层增厚及伴有肠上皮化生、不典型增生。目前西医学对本病尚无好的治疗办法，而中医药治疗本病有着明显的优势，并且可取得很好的疗效。谢晶日教授擅长运用中医辨证思维结合西医辅助检查，诊治慢性萎缩性胃炎、肠上皮化生等消化内科常见疾病及诸多疑难杂症，临床疗效显著。谢晶日教授认为气机失调、脾胃不和、邪郁化热、湿热蕴结、瘀毒犯胃是本病的关键病机，治法以健脾和胃、益气养阴为主。谢晶日教授善用健脾利湿药与养阴清热、益胃生津之药相配伍，如炒薏苡仁、苍术配以沙参、石斛，四药相配伍，利湿而不伤阴，滋阴而不过腻，共奏健运脾

胃之功；常加陈皮、鸡内金、炒山楂、炒神曲、炒麦芽等消食之药用以开胃，间接达到健脾之效，正如谢晶日教授常言之"健脾先开胃，胃降脾气升"。久病易伤阴，所以在慢性萎缩性胃炎的治疗过程中，应注重顾护胃阴，勿用燥热之药伤津，更不可用苦寒之药下之，应主以味甘性凉或性平者治之，令甘守津还，方可恢复胃气。本病多有反酸症状，谢晶日教授认为与酸相关之疾病当责之于"郁"，主张"无郁不成酸"之理论，气、血、痰、火、湿、食皆可为郁，而对于慢性萎缩性胃炎伴肠上皮化生而言，气郁则显得尤为重要，故而治疗时以抑酸通腑为重，从而达到胃和腑通之目的。

谢晶日教授在抑酸用药方面善用煅"四石"，即煅海螵蛸、煅海蛤粉、煅瓦楞子、煅浙贝母。此外，谢晶日教授在多年临床实践中发现胃络瘀血证患者的胃镜活检病理多提示有胃黏膜糜烂、出血、肠化生、异型增生等病变，腹部触诊时多数可在脐周触及痞块，说明瘀血既是本病的致病因素又是主要的病理产物。治法当以活血化瘀为要，多用桃仁、红花、赤芍、蒲黄、乳香、没药等药活血化瘀，若瘀象较重还可用三棱、莪术破血行气；土鳖虫、水蛭搜剔络邪。酌情加入白花蛇舌草、山慈菇、半枝莲等药清热解毒，防止癌变。三棱、莪术与半枝莲、白花蛇舌草配伍，既可活血化瘀，又可清热解毒，双管齐下，从而诱导肿瘤因子凋亡，整体可以起到减缓甚至控制胃黏膜上皮进一步发生肠化生的作用，达到防止癌变之目的。因 Hp 感染反复难愈者为湿热毒蕴，用黄连、黄芩、苦参等清热燥湿；肝胆湿热予龙胆草、栀子、茵陈等清泄肝胆。临床中还常用泽泻、滑石、车前子等淡渗之品通利小便，给邪以出路，湿热一去则毒邪无依，方可根除。考虑到本病老年患者居多，因气虚致瘀者不在少数，应注意补虚，于化瘀方中加入黄芪、白术以扶正祛邪，同时使用活血化瘀药不宜用量过猛，恐伤正气，要做到中病即止。

（二）慢性萎缩性胃炎的早筛、早诊、早治与胃癌的预防，各个环节应注意的问题

1. 早筛、早诊

我国是胃癌大国，积极推行早期胃癌筛查刻不容缓。慢性萎缩性胃炎是胃癌演进过程中的重要节点，也是早期胃癌筛查的重要依据。多数胃癌患者在疾病早期无明显不适，造成早期诊断率处于较低水平，严重影响患者治疗预后。因此，探寻快捷、敏感的血清学指标对提高胃癌的早期筛查率具有重要意义。

上消化道钡餐造影属于胃癌传统检查方法，相比于内镜而言，是一项简便、创伤小、易于被患者接受的检查方法，是内镜问世之前消化道肿瘤的主要检查方法。通过

内镜检查可了解胃癌的部位、大小、形态、浸润范围等情况，随着新型内镜技术的发展并应用于临床，使早期胃癌的诊断取得了较大的提高。

色素内镜是指在普通白光内镜检查基础上，通过应用染色剂使胃黏膜细胞反应着色，以增加病变区域与正常黏膜对比度，增强黏膜表面微小凹凸改变的立体感，从而更清楚地观察到胃小凹大小、形态及排列方式，确定可疑病变的大小、形状、边缘和范围，提高小胃癌及微小胃癌的检出率。

放大内镜是一种具有高像素和高分辨率的内镜，目前放大内镜在普通内镜基础上放大已达100倍以上，可以观察胃黏膜表面的微小变化，能清晰地显示胃小凹和微血管等细微结构。

超声内镜是将微型超声探头安装于内镜的前端，实现将超声系统有效与内镜系统相结合，用内镜观察黏膜病变的同时，可以进行实时超声扫描，了解胃壁各层结构，判断胃壁各层厚度，并可在超声引导下进行黏膜活组织检查，亦可用于判断肿瘤的浸润深度，以及有无淋巴结的转移，为确定治疗方案提供有效的依据。

上消化道造影和胃镜是目前胃癌早期诊断的主要途径，但存在操作复杂、不适合用于大规模筛查的缺点。患者易于接受血清学检查，因此寻找准确度和特异性较高的胃癌早期筛查指标具有临床实用价值。

胃蛋白酶原Ⅰ（PGⅠ）和胃蛋白酶原Ⅱ（PGⅡ）在临床主要用于慢性萎缩性胃炎和胃癌的诊断与早期筛查。PGⅠ与PGⅡ可检测胃黏膜有无受损、受损的程度和部位，以及 Hp 的治疗效果。癌胚抗原是一种肿瘤标志物，临床常作为胃癌的辅助诊断指标。既往研究已证实，Hp 与胃癌的发生有关。血清 PGⅠ、PGⅡ、肿瘤特异生长因子（TSGF）、糖类抗原 19-9（CA19-9）、糖类抗原 72-4（CA724）、癌胚抗原表达水平、Hp 水平与胃癌发展有关，通过联合检测可降低胃癌的发病率，提升预后水平。

2. 早治疗

内镜黏膜切除术（EMR）是指内镜下将黏膜病灶整块切除或分块切除，用于胃肠道浅表肿瘤诊断和治疗的方法。EMR 是内镜最早应用于早期胃癌（EGC）的治疗手段，其主要适用于肿瘤直径 < 2cm 的隆起型病变组织，或直径 < 1cm 且不伴有溃疡形成的平坦型或凹陷型病变组织。EMR 的具体操作方法主要包括：剥脱活检法、透明帽法、套扎器法、息肉切除法、分片切除法。因其创伤小、安全且方便，目前已成为 EGC 常用的治疗方法。EMR 后发生以下情况应尽早追加手术治疗：①病变侵及黏膜下层；②有淋巴管或血管侵及；③不能完全切除的低分化型腺癌。

内镜黏膜下剥离术（ESD）是根据病变的不同部位、大小、浸润深度，选择使用特殊的电刀，内镜下逐渐分离黏膜层与固有肌层之间的组织，最后将病变黏膜及黏膜下层完整剥离的方法。ESD 较 EMR 扩大了内镜下肿瘤切除的适应证：①肿瘤直径 ≤ 2cm，无合并溃疡的未分化型黏膜内癌；②不论病灶大小，无合并溃疡的分化型黏膜内癌；③肿瘤直径 ≤ 3cm，合并溃疡的分化型黏膜内癌；④肿瘤直径 ≤ 3cm，无合并溃疡的分化型 SM1 黏膜下癌；⑤肿瘤直径 > 2cm 的胃黏膜上皮内高级瘤变；⑥ EMR 后复发、再次行 EMR 困难的黏膜病变组织；⑦年老体弱、有手术禁忌证或疑有淋巴结转移的黏膜下癌拒绝手术者。

相比 EMR，ESD 治疗 EGC 的整块切除率和完全切除率更高，局部复发率更低，但穿孔等并发症发生率高。国内目前较为公认的内镜切除禁忌证为：①明确淋巴结转移的 EGC；②癌症侵犯固有肌层；③患者存在凝血功能障碍。EMR 和 ESD 常见的并发症包括大出血、穿孔、感染等，术后需密切监测生命体征及腹部体征，警惕并发症的发生。

手术治疗。早期胃癌，可行胃部分切除术。进展期胃癌如无远处转移，尽可能根治性切除；伴有远处转移者或伴有梗阻者，则可行姑息性手术，保持消化道通畅。外科手术切除加区域淋巴结清扫是目前治疗进展期胃癌的主要手段。胃切除范围可分为近端胃切除、远端胃切除及全胃切除，切除后分别用毕 I 式（Billroth-I）、毕 II 式（Billroth-II）及鲁氏 Y 形（Roux-en-Y）吻合术重建，以维持消化道连续性。对那些无法通过手术治愈的患者，特别是有梗阻的患者，部分切除肿瘤后，约 50% 患者的症状可获得缓解。

化学治疗，简称化疗。早期胃癌且不伴有任何转移灶者，术后一般不需要化疗。术前化疗即新辅助化疗可使肿瘤缩小，增加手术根治及治愈机会；术后辅助化疗方式主要包括静脉化疗、腹腔内化疗、持续性腹腔温热灌注和淋巴靶向化疗等。单一药物化疗只适用于早期需要化疗的患者或不能承受联合化疗者。常用药物有 5- 氟尿嘧啶（5-FU）、替加氟（FT-207）、丝裂霉素（MMC）、多柔比星（ADM）、顺铂（DDP）或卡铂、亚硝脲类（CCNU，MeCCNU）、依托泊苷（VP-16）等。联合化疗多采用 2 ～ 3 种联合，以免增加药物毒副作用。化疗失败与癌细胞对化疗药物产生耐药性或多药耐药性有关。

3. 预防

具有胃癌高风险因素的患者，根除 Hp 有助于预防胃癌发生。可应用内镜、PG I、PG II 等随访高危人群。阿司匹林、环氧合酶 -2（COX-2）抑制剂、他汀类药物、抗氧化剂（包括复合维生素和微量元素硒）和绿茶可能具有一定预防作用。建立良好的生活习惯，积极治疗癌前疾病，如 Hp 相关胃炎、十二指肠胃反流、胃黏膜营养因子缺乏等导致的萎缩、肠上皮化生、不典型增生等。

（三）老年人是否更易得慢性萎缩性胃炎

随着社会的发展，我国老龄化趋势明显，慢性萎缩性胃炎作为消化系统常见病，在老年人群中发病率较高。胃癌的发生模式，即"正常胃黏膜—浅表性胃炎—萎缩性胃炎—肠上皮化生—上皮内瘤变—胃癌"，Hp 感染在胃癌演变的过程中发挥重要的作用。随着年龄增长，老年人组织器官功能衰退，胃黏膜血管管腔狭窄，导致胃黏膜血流量减少、分泌功能下降，使得胃黏膜再生功能降低，更易发生腺体萎缩。研究表明，老年慢性萎缩性胃炎患者胃黏膜萎缩程度与 Hp 感染无相关性。老年人胃黏膜因血液供应改变、营养不良、分泌功能异常等因素的影响，使得胃黏膜细胞的动态平衡失调，在黏膜损伤修复过程中，更易发生肠上皮化生。老年人随着年龄增长，多伴随免疫功能低下，对于异常增生细胞的清除能力下降，更易发生上皮内瘤变。在老年慢性萎缩性胃炎患者中胃黏膜萎缩程度、肠上皮化生、上皮内瘤变与 Hp 感染无相关性，考虑其发生更多与年龄、胆汁反流、饮食习惯、免疫因素等有关。老年慢性萎缩性胃炎患者，定期进行胃镜检查，对于慢性萎缩性胃炎的诊治、早期胃癌的发现和胃癌的预防至关重要。

Hp 感染、胆汁反流、化学药物、黏膜屏障的退化、自身免疫功能的受损、不良饮食习惯等是慢性萎缩性胃炎发病的重要因素。虽然研究证明慢性萎缩性胃炎的发病率与年龄呈正相关，但儿童亦不少见。儿童吃大量零食、偏食及饮食不规律等不良习惯，不仅破坏了消化器官正常生理活动规律，还易刺激胃黏膜导致慢性炎症。此外，食物中缺乏蛋白质、B 族维生素也增加慢性胃炎的易患性。幽门括约肌功能失调时，十二指肠液反流入胃增加，十二指肠液中的胆汁、肠液和胰液胆盐可降低胃黏膜屏障对 H^+ 的通透性，并使胃窦部 G 细胞释放胃泌素，增加胃酸分泌，H^+ 弥散增加，引起胃黏膜血管扩张、炎性渗出增多，使慢性胃炎持续存在。化学性药物如小儿感冒、发热使用的非甾体抗炎药能降低胃黏膜屏障功能，引起胃黏膜损伤。成年患者首发症状至确诊时间较长，因为成年胃癌早期症状隐匿，缺乏特异性，临床医师对成年患者的胃癌认识不足，警惕性不高，多考虑为常见的慢性胃炎和胃溃疡，且部分患者服用药物后症状稍缓解就误认为是常见的胃肠道疾病，导致部分成年患者失去诊疗良机。少数成年女性患者由于合并妊娠，有时易将慢性萎缩性胃炎症状误诊为妊娠反应。老年患者多表现为消瘦，且老年人对疼痛不敏感，相较于中青年胃癌患者多表现为上腹部隐痛，老年患者上腹痛较少。吞咽困难是老年胃癌的一个重要特征，当老年患者出现吞咽阻塞感或胸骨范围的疼痛，须高度警惕胃癌。另有研究显示，慢性萎缩性胃炎的男性发病率较女性高，发病年龄段中老年人多见，男性人群体质以湿热质为多，女性人群以气郁质、气虚质为主。慢性萎缩性胃炎伴上皮内瘤变发病部位与中医体质无明显相关性，而和单纯慢性萎缩性胃炎体质分布有明显差异。

（四）慢性萎缩性胃炎—胃癌前状态

慢性萎缩性胃炎的胃黏膜皱襞平滑，黏膜层变薄，细胞浸润可累及黏膜下层，腺体大部分消失，有时局部组织的再生过程占优势，可发生息肉，甚至可转变为胃癌。因此，慢性萎缩性胃炎为癌前病变的一种。病变严重时，胃黏膜形态像小肠（肠化生），由于腺体的大部分消失和胃的分泌功能减退，盐酸、胃蛋白酶和内因子的分泌均减少。

胃黏膜的基本病变主要表现为以下5类。

1. 胃黏膜内固有的腺体萎缩

判断腺体是否发生萎缩，主要根据以下4点。

（1）腺体的上皮细胞体积缩小，细胞数目亦减少，因而腺体体积缩小，甚至消失，使残留的固有腺体呈不规则分布。

（2）萎缩腺体之间纤维组织增生，间质增宽，其中有较多的炎细胞浸润。

（3）固有腺体减少，代之以化生的腺体，正常腺体减少，化生的腺体越多，则萎缩程度越重。

（4）正常腺体不同程度消失，被一种增生的小腺体代替。

凡出现上述任何一项病变者，均可看作为腺体萎缩的表现，腺体萎缩常呈灶性分布，一般先幽门，后胃体，先小弯部，后大弯侧。

萎缩的程度，可分为三级。

轻度：胃窦部浅层腺体呈局灶性萎缩、减少，而大小弯腺体正常。

中度：胃窦部及小弯腺体均有萎缩、减少，且范围较轻度者广泛。

重度：胃窦部大部分腺体萎缩、减少，仅残留少数原有腺体，大、小弯及弯腺体萎缩；或黏膜显著变薄，原有腺体完全萎缩、消失，而代之以化生腺体。

2. 化生

化生是指胃黏膜各部分的固有腺体，变为其他类型的胃腺或肠道的腺体，如肠上皮化生、幽门腺化生。

（1）肠上皮化生（肠腺化生）是指胃黏膜的任何一种腺体变成了小肠的腺体，最常见于幽门窦，继而向小弯、大弯、胃体部扩展。肠上皮化生，先从腺颈部上皮开始，然后向黏膜表面上皮及腺体深部发展。肠上皮化生实为小肠腺化生，它与大肠腺的区别就在于有帕内特细胞。

（2）假幽门腺化生是胃体及胃底腺萎缩时出现的一种变化，如活检确系取自胃体部，在黏膜内见有幽门腺，可认为是化生，特别是取自大弯部的黏膜，如见有幽门腺，可确诊为化生。

3. 增生

当腺体有萎缩、消失时，常伴随颈部腺体的增生，这是一种对损伤的修复、代偿现象。

4. 不典型增生

不典型增生是指腺体在增生基础上，组织结构出现了异常现象，即组织结构的异型性，此种增生常见于慢性萎缩性胃炎，有肠腺化生的腺体更为常见，不典型增生的腺体常呈灶性分布，与周围腺体一般有较清楚的分界，有时仅可见少数几个腺体有不典型增生的改变。

5. 癌变

癌变为重度不典型增生的进一步发展，癌变可从黏膜的不同深度开始。有的从黏膜表面上皮开始，活检易于发现，有的从黏膜深部腺体开始，如活检取材较浅，则不易发现，此种情况应予注意。

（五）慢性萎缩性胃炎的发病因素

1. 慢性浅表性胃炎的继续

慢性萎缩性胃炎可由慢性浅表性胃炎发展而来。中国人民解放军总医院等6个医院报告经5～8年的随访观察浅表性胃炎164例，其中34例转变成慢性萎缩性胃炎（20.7%），慢性浅表性胃炎的致病因素均可成为慢性萎缩性胃炎的诱发与加重因素。

2. 遗传因素

根据 Varis 的调查，慢性萎缩性胃炎患者的一级亲属间，慢性萎缩性胃炎的发病率明显增高，恶性贫血的遗传因素也很明显，有亲戚关系的发病率比对照组高20倍，说明慢性萎缩性胃炎可能与遗传因素有关。

3. 金属接触

铅作业工作者胃溃疡发病率高，胃黏膜活组织检查发现萎缩性胃炎发病率也增高，Polmer 称之为排泄性胃炎，除铅外，很多重金属如汞、碲、铜及锌等对胃黏膜都有一定的损伤作用。

4. 放射

放射治疗溃疡病或其他肿瘤，可使胃黏膜损伤甚至萎缩。

5. 缺铁性贫血

很多事实说明缺铁性贫血与萎缩性胃炎关系密切，Badanoch 报道的 50 例缺铁性贫血患者中，正常胃黏膜、浅表性胃炎及萎缩性胃炎各占 14%、46% 及 40%，但是贫血引起胃炎的机理尚不明了，有些学者认为胃炎是原发病，因为胃炎胃酸低致铁不能吸收，或因胃出血导致形成贫血；另有一些学者认为先有贫血，因为身体内铁缺乏使胃黏膜更新率受影响，而容易发生炎症。

6. 生物性因素

慢性传染病如肝炎、结核病等对胃的影响也引起了人们的注意，慢性肝病患者常有慢性胃炎的症状和体征，胃黏膜染色也证实在乙型病毒性肝炎患者胃黏膜内有乙型肝炎病毒的抗原抗体复合物，上海交通大学附属瑞金医院报道 91 例萎缩性胃炎患者，有 24 例（26.4%）合并慢性肝炎，所以慢性传染病特别是慢性肝病对胃的影响值得注意。

7. 体质因素

临床流行病学研究显示本病的发生与年龄呈显著的正相关，年龄愈大，胃黏膜机能"抵抗力"也愈差，容易受外界不利因素的影响而造成损伤。

8. 胆汁或十二指肠液反流

由于幽门括约肌功能失调或胃空肠吻合术后，胆汁或十二指肠液可反流至胃内，破坏胃黏膜屏障，促使胃蛋白酶反流至黏膜内引起一系列病理变化，从而导致慢性浅表性胃炎，并可发展为慢性萎缩性胃炎。

9. 免疫因素

在萎缩性胃炎，特别是胃体胃炎患者的血液、胃液或在萎缩黏膜的浆细胞内，常可找到壁细胞抗体或内因子抗体，故认为自身免疫反应是慢性萎缩性胃炎的有关病因。近年发现少数胃窦胃炎患者存在胃泌素分泌细胞抗体，它是细胞的特殊自身免疫抗体，属 IGG 系，部分萎缩性胃炎患者体外淋巴细胞转化试验和白细胞移动抑制试验有异常，提示细胞免疫反应在萎缩性胃炎的发生上也有重要意义。

10. Hp 感染

1983 年澳大利亚学者巴里·马歇尔（Barry J. Marshall）和罗宾·沃伦（J. Robin Warren）从慢性胃炎患者的胃窦黏液层及上皮细胞中首次分离出 Hp。此后，众多学者对慢性胃炎患者进行了大量实验研究，在 60% ~ 90% 的慢性胃炎患者的胃黏膜中培养出 Hp，继而发现 Hp 的感染程度与胃黏膜炎症程度呈正相关关系。1986 年第八届世界胃肠病学会大会上提出 Hp 感染是慢性胃炎的重要病因之一。

此外，诸如饮食不当、长期嗜烟酒、滥用药物、上呼吸道慢性炎症、中枢神经功能失调，使胃黏膜受损，以及胃大部切除术后，分泌胃泌素的胃窦区切除，致使胃黏膜营养障碍等，均易导致胃黏膜受损而发生萎缩、炎症变化。

（六）根除 Hp 治疗对延缓癌前病变进展的重要意义

Hp 感染在胃癌的发生和发展中起着重要的作用，Hp 的多种毒力因子对正常胃黏膜细胞都具有毒性作用，其中细胞毒素相关蛋白 A（CagA）和空泡细胞毒素 A（VacA）两种毒力因子的研究较为详细。几乎所有 Hp 都表达 CagA 和 VacA 两种基因型。CagA 基因具有不同的亚型，但其表达产物均为免疫球蛋白。这些免疫球蛋白可以通过磷酸化或非磷酸化途径与宿主细胞发生作用，干扰细胞内正常的信号传导途径和生长因子的调节释放，抑制损伤细胞的修复。DNA 损伤的修复在细胞癌变过程中起着重要作用，Hp 不仅可以通过毒力因子直接导致细胞内 DNA 损伤增多，还可以通过抑制细胞自噬使得正常胃黏膜细胞损伤 DNA 的修复能力下降，损伤的积累加速了癌变的发生。Hp 的感染还可以导致胃黏膜细胞局部微环境中活性氧（ROS）的生成增多，ROS 被认为是导致机体损伤尤其是 DNA 损伤的重要因子，研究者发现这些 ROS 含量的变化和局部 Hp 感染的时间和菌株的数量明显相关，而根除 Hp 之后局部的 ROS 生成减少，对 DNA 的损伤作用也减少。进一步研究显示两种毒力基因和进展期胃癌及早期淋巴转移有着明显的相关性。p53 蛋白在细胞增殖过程中起着重要的调控作用。有研究发现相比于 Hp 未感染者，感染者胃黏膜局部突变型 p53 蛋白表达量明显升高，而突变型 p53 蛋白不仅不发挥正常的抑制细胞增生的作用，反而可以促进细胞的增生，导致细胞癌变发生率高。在胃癌的癌前病变中，随着病变程度的增加，p53 基因的表达量也在逐渐增加，这证实了 p53 的突变参与了 Hp 感染导致的胃癌发生和发展的全过程。胃癌及癌前病变与 Hp 感染有显著相关性。Hp 可刺激胃癌发生，介导胃癌发展，故根除 Hp 治疗对延缓胃癌癌前病变的进展有着明显的积极意义，可降低患癌风险。

二、谢晶日教授诊治慢性萎缩性胃炎相关论文举要

（一）谢晶日教授辨证治疗慢性萎缩性胃炎 120 例临床分析

慢性萎缩性胃炎是一种常见的消化系统疾病，以胃黏膜上皮和腺体萎缩、数目减少、胃黏膜变薄或伴肠腺化生、不典型增生为特征。慢性萎缩性胃炎被列为胃癌的癌前疾病或癌前状态，而在此基础上伴发的肠上皮化生和异型增生，则被称为胃癌前病变。慢性萎缩性胃炎多发于老年人，且随着年龄的增长，发病率也逐渐增高。有数据显示，51 ~ 65 岁的发病率在 50% 以上。在我国，慢性萎缩性胃炎发病率较高，占胃镜检查者的 7.5% ~ 13.8%，且每年癌变率为 0.5% ~ 1.0%，伴有异型增生时癌变率更

高。因此，积极防治慢性萎缩性胃炎对预防早期胃癌有着至关重要的意义。

西医学在治疗本病方面多以对症治疗为主，缺乏针对病因治疗的特效药物。近几年，中医药在治疗本病方面显示出一定优势。慢性萎缩性胃炎属中医学"胃脘痛""嘈杂""痞满"等范畴，历代古典医籍对类似慢性萎缩性胃炎疾病多有详细论述。中医学在防治本病方面以整体观念和辨证论治为特色，突出个体化治疗，方药随证加减。不仅可改善患者临床症状，还能在一定程度上延缓萎缩进展。谢晶日教授治疗本病突出辨证与辨病相结合，临床疗效较好，现报道如下。

1. 资料与方法

（1）一般资料

120 例患者均为 2012 年 3 月—2015 年 6 月在黑龙江中医药大学附属第一医院肝脾胃病科门诊就诊的慢性萎缩性胃炎患者。其中男 68 例，女 52 例；年龄 36 ～ 69 岁，平均年龄（51.54±6.22）岁；病程 1 ～ 15 年，平均病程（6.86±2.85）年。120 例患者经辨证分型为肝胃气滞证 18 例，肝胃郁热证 15 例，脾胃虚弱证 36 例，脾胃湿热证 22 例，胃阴不足证 16 例，胃络瘀血证 13 例，其中以脾胃虚弱证比例最高。

（2）诊断标准

西医诊断标准：参照 2006 年在上海审定通过的《中国慢性胃炎共识意见》。中医诊断标准：参照 2002 版《中药新药临床研究指导原则》和 2009 年在深圳审定通过的《慢性萎缩性胃炎中医诊疗共识意见》。辨证分型为肝胃气滞证、肝胃郁热证、脾胃虚弱证、脾胃湿热证、胃阴不足证、胃络瘀血证 6 个证型。

（3）纳入和排除标准

纳入标准：符合以上中、西医诊断标准；年龄 18 ～ 75 岁；患者自愿受试并能完成合作者。

排除标准：合并严重的心、肾、脑、肝和造血系统等疾病者；妊娠期或哺乳期妇女；胃黏膜重度异型增生，病理诊断有癌变者；有胃部手术者；有精神病史，药物滥用史者。

2. 方法

（1）治疗方法

运用口服中药辨证治疗。①肝胃气滞证：柴胡 10g，炒白芍 15g，枳壳 10g，陈皮 8g，香附 8g，佛手 12g，炒白术 10g，乌药 8g；②肝胃郁热证：柴胡 10g，炒白术 15g，枳壳 12g，陈皮 8g，黄连 15g，吴茱萸 5g，赤芍 8g；③脾胃虚弱证：柴胡 10g，陈皮 8g，炒白术 20g，黄芪 15g，茯苓 15g，白参 10g，枳壳 8g；④脾胃湿热证：柴胡 10g，黄连 15g，苍术 12g，厚朴 10g，枳壳 10g，陈皮 8g，茯苓 8g；⑤胃阴不足证：

柴胡 10g，炒白术 12g，陈皮 10g，佛手 8g，乌药 8g，沙参 15g，石斛 15g，百合 12g；⑥胃络瘀血证：柴胡 10g，炒白术 15g，陈皮 8g，蒲黄 12g，五灵脂 12g，三棱 10g，莪术 10g，香附 8g。

随症加减：烧心、反酸者，加瓦楞子、海螵蛸；嗳气呃逆者，加代赭石、旋覆花；便秘者，加火麻仁、郁李仁；伤食者，加神曲、鸡内金；吐血、便血者，加三七、白及；伴有癌前病变者，加半边莲、白花蛇舌草；胃寒明显者，加炮姜、小茴香。

以上方药均常规水煎服，每日 1 剂，分早晚 2 次服用，连续治疗 1 个月。治疗期间停用其他相关药物，并嘱患者忌食生冷、油腻、辛辣食品，禁烟酒、浓茶。

（2）疗效评价标准

1）主要症状积分变化

根据患者治疗前后主要症状变化情况分析其意义，着重分析各证型主症（如胃脘胀满、口干口苦、大便稀溏、嘈杂等）。对主症和次症采取半定量积分，根据症状的无、轻、中、重程度不同，主症分别计 0、2、4、6 分；次症计 0、1、2、3 分；舌脉不计分。

2）中医证候疗效、胃镜疗效评定标准

参照《中药新药治疗慢性萎缩性胃炎的临床研究指导原则》2002 年版。

临床痊愈：症状、体征消失或基本消失，证候积分减少 ≥ 95%，胃镜黏膜慢性炎症明显好转，病理组织学证实腺体萎缩、肠上皮化生和异型增生恢复正常或消失。

显效：症状、体征明显改善，证候积分减少 ≥ 70%，胃镜黏膜慢性炎症好转，病理组织学检查证实腺体萎缩、肠上皮化生和异型增生恢复正常或减轻 2 个级度。

有效：症状、体征均有好转，证候积分减少 ≥ 30%，胃镜黏膜病变范围缩小 1/2 以上，病理组织学检查证实慢性炎症减轻 1 个级度以上，腺体萎缩、肠上皮化生和异型增生减轻。

无效：症状、体征均无明显改善，甚或加重，证候积分减少不足 30%，胃镜、病理复查未达到有效标准或恶化。

3）统计方法

所有数据均采用 SPSS17.0 软件进行统计分析，计量资料采用（$\bar{x} \pm s$）进行描述。率的比较计数资料采用 χ^2 检验，计量资料采用 t 检验，以 $P < 0.05$ 为差异具有统计学意义。

3. 结果

（1）各证型证候疗效比较

120 例患者，其中痊愈 9 例，显效 37 例，有效 55 例，无效 19 例，临床总有效率为 84.17%。在 6 个证型中，以肝胃气滞证临床总有效率最高，但经统计学分析比较，各型之间证候疗效无明显差异（$P > 0.05$）。

（2）各证型胃镜疗效比较

120 例患者中，复查胃镜患者共计 78 例，其中痊愈 7 例，显效 17 例，有效 29 例，无效 27 例，临床总有效率为 65.38%。在 6 个证型中，以脾胃湿热证总有效率最高，但经统计学分析比较，各型之间胃镜疗效无明显差异（$P > 0.05$）。

（3）各证型治疗前后主要症状积分比较

肝胃气滞证、肝胃郁热证、脾胃虚弱证、脾胃湿热证、胃阴不足证、胃络瘀血证 6 个证型，经辨证用药治疗后，临床各主要症状积分明显降低，差异具有统计学意义（$P < 0.05$）。

4. 讨论

慢性萎缩性胃炎是一种常见的消化系统疾病，因其难治性的特点，以及与胃癌的发生密切相关，近年来广受关注。目前，现有西药可在一定程度上改善慢性萎缩性胃炎患者的临床相关症状，但对于逆转萎缩，特别是伴有肠上皮化生或异型增生的病理改变，疗效仍不明确。近年来，中医药在治疗本病方面疗效得到肯定，对其病因病机的研究也在不断深入。总结各医家观点，其病因多涉及情志不遂、饮食不节、外邪犯胃、先天禀赋不足等。谢晶日教授结合当下社会背景，认为慢性萎缩性胃炎的主要病因为情志不遂与饮食不节。饮食上，过食肥甘厚味、过饥过饱、酗酒等都可导致脾胃功能受损；情志上，面对压力，或忧愁思虑，或郁闷恼怒，极易导致肝失疏泄，而肝郁犯脾，致使脾失健运，胃失和降。中焦气机不利，气机升降失调，从而产生气滞、血瘀、湿浊、寒凝等各种病理产物，诸郁阻胃，加之脾胃功能受损，日久胃失濡养，胃腑受损，腺体萎缩，黏膜变薄而发为慢性萎缩性胃炎。

基于以上认识，谢晶日教授认为本病发病病位虽在胃，但与肝、脾密切相关。应以疏肝健脾和胃为基本治疗大法，在辨证治疗的基础上结合辨病，正确把握辨证，随证加减方药，是取得临床实效的关键。在辨证方面，谢晶日教授将本病分为六型进行论治。从各型方药组成不难看出，谢晶日教授临床以柴胡、炒白术、枳壳、陈皮、黄芪、茯苓为基础方。方中柴胡擅条达肝气而疏郁结；黄芪、炒白术、茯苓健脾益气、补而不滞；陈皮、枳壳疏肝理气、破气除痞。全方共奏疏肝健脾和胃之功效，恰合谢晶日教授对于本病根本病机的认识。

慢性萎缩性胃炎临床病程较长，缠绵难愈，其病机复杂多变，往往会因饮食不节或情志不调而诱发。因此在治疗时，谢晶日教授强调一定要注意病情变化，做到随其证、用其药，方药随证加减，具体用药方面要灵活多变，随时调整方、药、量。临床用药应以脾胃为中心，时时注意顾护脾胃之气，药性多以平和为主，慎用苦寒、辛燥之品，以取"治中焦如衡，非平不安"之意。此外，谢晶日教授还主张传统中药与胃镜检查和药理学相结合。患者胃镜下如见糜烂出血，可加三七粉、白及粉以护膜生肌；如见胆汁反流，可加金钱草、郁金以疏肝利胆；病理如见异型增生或肠上皮化生，可加白花蛇舌草、半枝莲、三棱、莪术等抗肿瘤、改善胃黏膜微循环之品；患者如有反酸、烧心，可加瓦楞子、海螵蛸等制酸之品。谢晶日教授认为，在中医辨证基础上，运用胃镜及病理切片进行辨病治疗，可弥补中医宏观上的不足，使中药疗效倍增。

中医学认为人体是一个有机整体，在突出整体观念的同时，强调辨证论治，个体化治疗。本研究以此为原则，首先对选取的 120 例慢性萎缩性胃炎患者进行辨证，进而根据其证型选择相应中药，并随症加减。结果显示，在中医证候疗效方面，其总有效率为 84.17%；胃镜、病理疗效方面，其总有效率为 65.38%，且各型之间经统计学比较无明显差异。可以看出，中医药治疗本病只要辨证准确，用药恰当，都能取得满意效果。除此之外，在临床主要症状改善方面，胃脘胀满、胁肋胀痛、口干口苦、大便溏稀、乏力等主症积分均有明显减少；嘈杂、反酸、嗳气、气短懒言等次症积分也有明显减少，提示经中医辨证治疗后，患者各临床症状可得到明显改善，生活质量得到提高。

（二）谢晶日教授治疗慢性萎缩性胃炎常用角药介绍

慢性萎缩性胃炎由慢性浅表性胃炎发展而来，是由多种刺激因素导致胃黏膜遭到破坏，日久使黏膜上皮萎缩、腺体数量变少，严重时可出现肠腺化生或不典型增生的病理改变。因其治疗难度大、癌变风险高，已受到医学界的普遍关注。患者常有胃脘部胀满疼痛、嗳气、反酸、烧心、食欲不振等症状，少数患者可伴有消瘦或贫血等，无特异性表现。近年来不少临床研究显示，中药治疗慢性萎缩性胃炎卓有成效。谢晶日教授擅长诊治消化系统疾病，对慢性萎缩性胃炎的治疗颇有心得。文章总结谢晶日教授运用角药治疗慢性萎缩性胃炎的经验，介绍如下。

1. 慢性萎缩性胃炎的中医病因病机

慢性萎缩性胃炎病势缠绵，病程较长，发病率逐年上升，临床以胃脘部胀满疼痛、嗳气、反酸、烧心、食欲减退等为主要表现，中医学根据患者不同的主诉将慢性萎缩性胃炎归属于"痞满""胃痛""反酸""嘈杂"的范畴。王常绮老中医认为慢性萎缩性胃炎的关键病机是后天之本亏虚，并提出"脾胃虚百病生"的观点。张凤武教授认为，气机升降失常可导致慢性萎缩性胃炎的发生，多种因素导致中焦不通，气机阻滞，因郁致病。周素芳教授认为该病属虚实夹杂，本虚标实，虚在于脾胃虚弱，实在于气滞、热毒、血瘀。《脾胃论·脾胃虚实传变论》云："脾胃之气既伤，而元气亦不能充，而诸病之所由生也。"谢晶日教授认为慢性萎缩性胃炎常由饮食、情志、久病、高龄、后天失养等因素致病，上述因素均可导致脾胃功能受损，中焦气机阻滞，痰湿内生，日久由气及血，瘀血阻于胃络而成本病。病理因素以气滞、痰阻、瘀毒为主。慢性萎缩性胃炎总属本虚标实、虚实夹杂，脾胃虚弱为基本病机。

2. 角药特色

角药是应用中医理论，在辨证论治的基础上联合运用三味中药，可根据中药的性味归经及患者的症状而变化，以达到相互促进、减毒增效的作用，有"三足鼎立""互成犄角"之势，角药可独立为方，也可作为处方的主体或辅助用药，多组角药的联合应用常可一举多得。临床中角药应用最早的为《伤寒论》，其中干姜、细辛、五味子开角药之先河。谢晶日教授专注于中医药防治消化系统疾病已有40余年，对应用角药治疗慢性萎缩性胃炎颇有见解，现将谢晶日教授临床中常用的6组角药总结如下。

3. 常用角药

（1）湿阻者：藿香、厚朴、茯苓

三药取自《医原》藿朴夏苓汤一方。藿香辛温，其气芳香，《本草正义》言"芳香能助中州清气，胜湿辟秽"，可化湿邪，和五脏，振动脾之清阳，使阳气不郁闭体内；厚朴辛苦温燥，苦可燥湿，温能行气，有燥湿行气、助脾脏运化水湿之功，使脾不为湿邪所困；茯苓甘淡，性平，《本草纲目》载其"滋水源而下降，利小便"，可淡渗利湿、通水道，利小便，使水路通畅，湿邪得去。藿香芳香宣化以解表湿，厚朴苦温燥湿，茯苓淡渗利湿，集治湿三法为一。研究发现，藿朴夏苓汤中含有挥发油、黄酮类、脂类、甾醇类等成分可抗炎、助消化、止痛、抑酸、抑制肠胃推进运动，并能有效降低炎症性肠病小鼠的炎症水平，改善其胃肠道功能。湿邪困脾者临床常见胃脘部胀满、不思饮食、四肢困重、大便不爽、舌苔白腻或舌苔白而滑润、口不渴，或不喜油腻等症状。谢晶日教授认为，脾为湿土，喜燥恶湿，湿邪是慢性萎缩性胃炎重要的致病因素之一。《本草纲目》云："脾气舒，则三焦通利而正气和。"芳香入脾，故谢晶日教授常用芳香之品以化湿邪，醒脾胃。湿邪困脾者常有脾阳不足的症状，临证中可酌加柴胡、升麻、乌药等温阳健脾以升脾气。

（2）肝郁者：柴胡、香附、川芎

此组角药取自《景岳全书》柴胡疏肝散一方。柴胡性升散，味苦性寒，可条达肝气，疏肝之气滞，理气解郁；香附芳香而性平，入肝脾两经，适用于胸腹气滞，有理气宽中之效，配伍柴胡疏肝解郁，并增行气止痛之效。川芎辛温，入肝经，开郁结，通气血，活血止痛。柴胡解肝郁，香附调肝脾，川芎通气血而止痛，气行则血行；三者合用，药简力专，共奏疏肝行气、活血止痛之效。研究发现，柴胡可以调节免疫力，改善消化道分泌，修复胃黏膜，川芎可改善血液微循环；香附则能延缓胃排空的发生，具有健胃的效果。涂文玲等研究发现柴胡疏肝散可能通过调节表皮生长因子受体（EGFR）和STAT1蛋白表达来共同调控胃黏膜细胞增殖与凋亡，进而发挥治疗慢性萎缩性胃炎的效果。肝气郁结型慢性萎缩性胃炎患者临床常见胃脘胀满疼痛，痛无定处，痛连两胁，嗳气或矢气可缓解，平素急躁易怒，善太息，苔黄脉弦等。谢晶日教授认为，肝与脾胃既相互协作，又相互为用。肝主疏泄，一则调节气机运行，使脾气升清与胃之降浊得以协调配合；二则肝之余气聚为胆汁，以协助脾胃消化。脾胃为后天之本，气血生化之源，脾气健运，则肝血得冲，肝脉得养。肝气条达则无横逆犯胃之举。故谢晶日教授在治疗时遵"治肝可以安胃"之法，善用柴胡、香附等条达肝气。忧思伤脾，谢晶日教授强调在疏肝的同时可酌加健脾理气之品，如白术、茯苓、黄芪等。

（3）Hp感染者：半夏、黄芩、黄连

半夏性温，味辛苦，苦能燥湿，辛能散结消痞满；黄芩、黄连苦寒，善清中焦之湿热，调胃厚肠，配半夏以开痰湿之结聚。三药取自《伤寒论》半夏泻心汤一方，三药相合，辛开苦降，一阴一阳，一温一寒，可调理脾胃升降，解中焦寒热错杂。研究发现，半夏有修复胃黏膜、抗胃溃疡的作用，半夏、黄芩、黄连药对可通过多成分、多靶点、多途径干预Hp诱导的慢性胃炎，并调控胃癌进程。半夏泻心汤可改善胃黏膜炎细胞浸润，抑制Hp感染，提高Hp转阴率，从而起到对慢性萎缩性胃炎的治疗作用。谢晶日教授认为，慢性萎缩性胃炎的患者常可检测出Hp感染。Hp感染与湿热有密切关系，湿热的胃内环境可加速Hp的繁殖，而湿热结于肠胃，常可加速慢性萎缩性胃炎的病程进展。谢晶日教授在临床中会依据现代医学检查，若能够判断患者有Hp感染，常会配伍清热解毒、祛邪杀菌的中药。谢晶日教授常在清热祛湿药中加入少量行气药，如枳壳、厚朴等，使湿除则气行，气降则湿清。

（4）血瘀者：当归、丹参、檀香

《时方歌括》丹参饮一方以丹参和檀香配伍。丹参味苦，性微寒，走血分，适用于各种血瘀痛证，然气与血关系紧密，气行则血行，气止则血止，血瘀必有气滞之象，故配以檀香理气温中，疏通气滞。当归辛温，能祛瘀生新，补血活血，疏通血脉；配伍丹参、檀香，一祛瘀，一行气，一推陈出新；瘀滞日久易化热，丹参微寒，又可发挥清心凉血之功。药理学研究表明，活血祛瘀药可加快胃黏膜的血液运行，防止出血，加速溃疡愈合，对于溃疡久不愈合、慢性萎缩性胃炎的患者颇为有效。胃络瘀阻型慢性萎缩性胃炎患者常可见胃脘部刺痛，部位固定，拒按，夜间尤甚，舌质青紫，色暗或有瘀点，舌下脉络扩张，脉涩等。谢晶日教授认为，该病缠绵难愈，病程较长，久病体内必有瘀，瘀久则化生为瘀毒，瘀毒犯胃是慢性萎缩性胃炎伴肠上皮化生的关键病机之一。故治宜祛瘀生新，同时理气健脾，滋养胃阴，临床可在活血化瘀药中酌加党参、麦冬等补气、养阴之品。谢晶日教授多年临证发现，这类患者胃镜病理活检多提示胃黏膜糜烂、出血、肠化生、异型增生等病变，相当于中医"瘀毒"之邪引起的病理变化。谢晶日教授临证治疗肠化生或不典型增生时，常在活血化瘀基础上适当加入具有一定防癌作用的清热理气活血之品，如半枝莲、露蜂房、山慈菇等。谢晶日教授强调，久病入络，无论气滞、血虚还是气虚所致，调理肝脾、理气活血之药均应中病即止，以轻灵流通不伤正为原则。

（5）脾胃虚寒者：干姜、人参、白术

干姜辛热性烈，为温暖中焦之主药，长于入脾胃而温中散寒，《本草思辨录》言干姜为"温中土之专药"；人参甘温，微苦，大补元气第一品，补脾益肺，治脾胃阳气不足。两者相配，温中有补，补中有温，温补相合，合乎脾胃虚寒的病机。脾虚易生湿邪，故加入温燥之品白术，以运脾燥湿，李杲云："去诸经中湿而理脾胃。"配伍干姜，一温一燥，使湿浊化，脾阳得复。三药相合，一温一补一燥，温脾胃，补脾虚，化湿浊，调理中焦之力倍增。三药取自《伤寒论》理中汤一方。研究表明，理中汤能够修复慢性萎缩性胃炎大鼠胃黏膜损伤，恢复胃黏膜功能，抑制慢性萎缩性胃炎病理进展。脾胃虚寒证临床可见胃脘部疼痛绵绵，喜温喜按，遇寒则剧，不思饮食，口淡无味，畏寒神疲，大便稀溏，舌质淡，苔白，脉沉细等。谢晶日教授认为，素体脾胃虚弱，或外寒直中，或胃病日久，均可累及脾阳，脾阳亏虚则无以温煦脾土。谢晶日教授根据《素问·至真要大论》"寒者热之""虚者补之"的原则，主以温热药物驱其寒，辅以补气药物疗其虚，再以燥湿药物祛其湿，温补燥湿并用，脾胃之寒得祛。若胃脘胀满甚者，谢晶日教授常加白豆蔻、乌药等行气消胀。

（6）胃阴虚者：麦冬、天花粉、生扁豆

麦冬，甘寒养阴，宣肺益胃，甘凉濡润而不滋腻，《本草新编》记载："泻肺中之伏火，清胃中之热邪。"天花粉生津润燥止渴，《名医别录》言其"除肠胃中痼热"，配伍麦冬增加清养肺胃之力。胃液耗伤，必影响脾之运化，故用甘平之生扁豆，助脾胃运化，益气和中，以防滋腻碍胃，《本草纲目》云其"暖脾胃，除湿热，止消渴"。三药相合，麦冬、天花粉甘寒养阴，配以生扁豆甘平培土，清而不至寒凉，润而不滋腻碍胃，而清养肺胃之功甚宏。此组角药取自《温病条辨》中的沙参麦冬汤一方。研究发现，沙参麦冬汤可通过促进胃黏膜分泌、抑制胃酸分泌、胃蛋白酶活性，进而保护胃黏膜，并能抑制胃运动亢进。慢性萎缩性胃炎以胃阴虚为主要证型者，临床多症见胃脘隐隐疼痛，有烧灼感，胃中嘈杂，恶心欲呕，嗳气，烧心，或吞咽不利，咽痛口干，大便困难，舌体瘦薄，舌红少苔等。谢晶日教授认为，肺经起源于中焦胃，"土生金"，胃阴虚常可累及肺脏，此应肺胃同治。叶天士对李东垣的《脾胃论》加以补充，提出"胃为阳明之土，非阴柔不肯协和"。谢晶日教授吸取古代医家经验，临床多主张柔养胃阴，滋润胃阴，同时宣肃肺气，以复脾胃升降之职。

谢晶日教授认为角药加减变化灵活，三药合用，可发挥药物之间相互制约、相互促进、相反相成的效果。临床常可根据患者的体质、症状、病因调整应用，以达到不同的疗效。慢性萎缩性胃炎病因复杂、病程较长，患者常虚实夹杂、相兼为病，故谢晶日教授强调在临床中要注意辨证论治，剖析病因，具体问题具体分析，灵活运用角药，合理配伍，仔细斟酌，不拘泥一法一方，以提高临床疗效。

（三）谢晶日教授运用肝脾论治疗慢性萎缩性胃炎临证经验

慢性萎缩性胃炎常表现为上腹部隐痛、胀满、嗳气、纳呆等症状，属于中医学的"痞满""嘈杂""胃脘痛""嗳气"等范畴。目前大多中医学者认为该病为本虚标实、虚实夹杂、寒热错杂之证。其中本虚为脾胃虚弱，标实则因脾胃虚弱、运化失司而致气滞、痰凝、血瘀，故一般认为脾胃虚弱是本病之根本，而气滞、痰凝和血瘀则为本病之标。谢晶日教授总结前人经验，并结合本人临床诊疗体会，创立了"肝脾论"学说。谢晶日教授认为该病重点是肝为起病之源，脾为传病之路，胃为发病之所。基于"肝脾论"学术思想的指导，谢晶日教授辨证治疗慢性萎缩性胃炎，临床疗效显著。

1. 既病防变，犹未为晚

目前研究已经证实慢性萎缩性胃炎是重要的胃癌前病变之一，与胃癌的发生、发展有着密切的关系。研究显示，长期食用腌制食品或经加工的肉制品、高盐饮食、Hp感染等均是增加慢性萎缩性胃炎病变发生的危险因素，但针对慢性萎缩性胃炎的治疗仍然缺乏有效手段。新版指南建议进行临床观察，定期予以胃镜复查，中医药在治疗该病方面具有明显的优势。研究表明，中药及复方制剂具有保护胃黏膜，改善胃黏膜的血液循环，增加胃黏膜上皮细胞再生和修复能力，逆转萎缩性胃炎发生的作用。取得该疗效的机制可能与中药的多环节、多靶点干预作用相关，在一定程度上纠正了胃黏膜细胞增殖与凋亡的失衡状态，使细胞可以正常有序地增殖，并使得有恶性转化潜能的胃黏膜细胞向良性的表型转化。中医学早在《黄帝内经》中即提出"未病先防""既病防变"的理论，并成为中医防治疾病的重要学术思想之一。谢晶日教授认为萎缩性胃炎是胃病治疗的关键时期，既病无足惧，重在防其变。一旦经病理确诊为萎缩性胃炎，及时进行中医药治疗，不仅可以显著改善患者症状，而且通过镜下及组织病理学检查，显示患者的胃黏膜病变亦能够得到改善，甚至逆转。由此可见，对萎缩性胃炎进行中医药防治，意义重大。

2. 肝为起病之源，脾为传病之路，胃为发病之所

谢晶日教授认为随着人们生活水平的日渐提高，饥饿已不再是造成消化系统疾病的主要病因。烦恼、焦虑、压抑等不良情绪渐渐成为临床常见的致病因素。或因为愤怒郁闷，思虑忧愁，情绪多变，缺乏有效的排解途径；或为工作需要，应酬往来，以酒为浆；或因为追逐享乐，喜静少动，过食肥甘……凡此种种情况，日复一日，容易引起肝气郁滞，失于疏泄，横逆乘脾犯胃，脾胃失和，失于运化，气机不畅，而发为痞满。是故，谢晶日教授认为痞满发病，肝为起病之源，脾为传病之路，胃为发病之所。另有病机可见，木不疏土，肝木乘克脾土，脾失健运，积而化湿，湿邪碍胃，胃失和降，亦可导致痞满。肝木与脾土的生理病理皆息息相关，肝郁为其因，脾虚为其果，胃部痞满则为其发病之象。肝脾之病相互影响而成肝脾不调，肝脾同病之疾。脾胃伤，则元气衰；元气衰，则痞满诸疾由之而生。正如《医贯》中所云："饮食入胃，犹水谷在釜中，非火不熟，脾能化食，全藉少阳相火之无形者。"即肝胆之相火，助脾胃以化食之意。谢晶日教授认为萎缩性胃炎的病机关键是病之本在肝，病之标在胃。

3. 调畅气机，意在求本

调畅气机法为"肝脾论"治疗的根本之法，谢晶日教授将其运用于萎缩性胃炎的治疗之中，贵在求本。《血证论·脏腑病机论》云："木之性主于疏泄，食气入胃，全赖肝木之气以疏泄之，而水谷乃化。"脾胃运化，主司饮食物的消化、吸收及转输；肝主疏泄，调畅气机，并疏利胆汁，肝胆共疏中焦，协调脾胃运化，即取"土得木而达"之意。脾主升清，胃主降浊，脾气不升，胃气上逆，则痞满、嘈杂、嗳气，随即而生；然而脾之升，胃之降，均有赖于肝之疏泄，故谢晶日教授临证多重用疏肝以调畅气机，兼用健脾以运化水谷。临床上，谢晶日教授重视肝脾，善以"肝脾论"为指导，从调肝理脾入手，肝脾同治，运用于萎缩性胃炎治疗中，疗效颇佳。谢晶日教授虽重视肝脾不调，但证治时十分灵活，不拘泥于肝脾。虽痞满多为肝失疏泄、脾失健运，但治疗绝不局限于泻肝、补脾。如《素问·五运行大论》云："气有余，则制己所胜，而侮所不胜。其不及，则己所不胜，侮而乘之；己所胜，轻而侮之。"谢晶日教授认为在临证上必须明辨其本，分清主要矛盾和次要矛盾。治疗上以治肝为主，兼调脾胃；或治脾为主，兼调肝胆；或肝胆、脾胃并重同治；或他脏之病，兼调肝脾。用药分清君臣佐使，才能取得切实的临床效果。

三、医案分享

病案一：胃痛·肝胃不和证

方某，男，64岁。

首诊时间：2018 年 8 月 25 日。

主诉：胃脘胀痛半个月余。

现病史：患者半个月前情绪不良后出现胃脘胀痛，遂就诊于某医院，行相关检查，胃镜示黏膜慢性炎症伴萎缩（轻度）及肠化生（中度），（降结肠）腺管状腺瘤。诊断为慢性萎缩性胃炎伴中度肠化生，予以西药对症治疗后效果不理想。患者胃脘胀痛反复发作，遂经他人介绍，前来就诊。患者现胃脘胀痛，两胁胀痛，呃逆，口干，纳差，大便黏滞，2～3 日 1 行；舌质淡，边有齿痕，苔白，脉弦滑。

既往史：高血压 1 年。

辅助检查：

①腹部彩超：肝弥漫性改变——脂肪肝，肝囊肿，胆囊炎，胆囊泥沙样结石及胆汁淤积，胆囊壁胆固醇沉积。

②胃镜：慢性萎缩性胃炎。

③胃镜病理（胃窦）：黏膜慢性炎症伴萎缩（轻度）及肠化生（中度），（降结肠）腺管状腺瘤。

辨证分析：患者平素情志不畅，肝郁气滞，气失疏泄，肝木克土，脾失运化，胃失和降，气机不畅，故胃脘胀痛，两胁胀痛；津不上乘，故口干；水湿内停，故大便黏滞；舌质淡，边有齿痕，苔白，脉弦滑，辨证为肝胃不和证。

中医诊断：胃痛·肝胃不和证。

西医诊断：①慢性萎缩性胃炎伴中度肠化生。

②脂肪肝。

③胆囊炎。

④胆石症。

⑤结肠息肉。

⑥高血压。

中医治法：疏肝健脾，和胃止痛。

处　方：

柴　胡 10g	厚　朴 15g	白豆蔻 15g	乌　药 15g
炮　姜 10g	佛　手 10g	紫苏子 10g	香　橼 10g
生白术 15g	薏苡仁 15g	枳　实 15g	金钱草 20g
郁　金 10g	半枝莲 20g	白花蛇舌草 20g	

7 剂，水煎服，日 1 剂，水煎 300mL，早晚分服。

二诊：患者胃脘胀痛减轻，两胁胀痛、呃逆减轻，口干好转，纳可，大便黏滞，2～3 日 1 行；舌质淡暗，边有齿痕，苔白，脉弦滑。遂原方去炮姜、薏苡仁，加柿蒂 10g、槟榔 10g、陈皮 15g、炒莱菔子 10g 降逆胃气。

处　　方：柴　胡 10g　　厚　朴 15g　　白豆蔻 15g　　乌　药 15g

　　　　　　佛　手 15g　　紫苏子 15g　　香　橼 15g　　生白术 20g

　　　　　　枳　实 15g　　金钱草 20g　　柿　蒂 10g　　郁　金 15g

　　　　　　半枝莲 20g　　槟　榔 10g　　陈　皮 15g　　炒莱菔子 10g

　　　　　　白花蛇舌草 20g

14 剂，水煎服，日 1 剂，水煎 300mL，早晚分服。

三诊：患者胃胀减轻，两胁胀痛缓解，呃逆减轻，口干好转，纳可，稍反酸，大便黏滞，2～3 日 1 行；舌质淡暗，边有齿痕，苔黄腻，脉弦滑。遂上方去乌药、香橼、柿蒂，加代赭石 15g、旋覆花 10g、海螵蛸 20g 增强抑酸降逆功效。

方　　药：柴　胡 10g　　厚　朴 15g　　白豆蔻 15g　　佛　手 15g

　　　　　　紫苏子 15g　　生白术 20g　　枳　实 15g　　金钱草 20g

　　　　　　郁　金 15g　　半枝莲 20g　　槟　榔 10g　　陈　皮 15g

　　　　　　代赭石 15g　　旋覆花 10g　　海螵蛸 20g　　炒莱菔子 10g

　　　　　　白花蛇舌草 20g

14 剂，水煎服，日 1 剂，水煎 300mL，早晚分服。

【临证心悟】

慢性萎缩性胃炎症状多样，病情易反复，特别是由于其属于癌前病变，所以患者常有不同程度的精神压力，这种不良的心态常使情志不畅，导致肝主疏泄的功能紊乱，横逆犯脾克胃，加重原有病情，形成恶性循环。如《血证论·脏腑病机论》中曰："木之性主于疏泄，食气入胃，全赖肝木之气以疏泄之，而水谷乃化，设肝之清阳不升，则不能疏泄水谷，渗泄中满之证，在所不免。"本例患者西医诊断为慢性萎缩性胃炎伴中度肠化生、脂肪肝、胆囊炎、胆石症、结肠息肉、高血压。根据患者主诉、主要临床症状和舌脉，再结合实验室检查，中医诊断为胃痛的肝胃不和证。谢晶日教授认为首诊时，患者胃胀痛、两胁胀痛、呃逆是肝胃不和、气机逆乱的表现，方用柴胡、厚朴、佛手、香橼等疏肝理气；患者纳差，大便黏滞，舌苔白，边有齿痕，是为脾虚湿盛之象，故方选生白术、薏苡仁补益脾气，白豆蔻、乌药、炮姜等温中化湿，紫苏子、枳实降气除痞；金钱草、郁金清利肝胆湿热、排石；半枝莲、白花蛇舌草合用清热解毒，且能有效消除胃黏膜慢性炎症、逆转肠化生、抑制癌变。二诊时，患者胃胀痛、两胁胀痛均减轻，呃逆减轻，故原方去炮姜，加柿蒂、炒莱菔子降逆胃气；加槟榔与枳实，两药合用，增其理气之功。三诊时，患者诸症好转，但增反酸之症，且舌苔转为黄腻，故调整方药，加旋覆花、代赭石重镇降逆；加海螵蛸抑制胃酸分泌。

病案二：痞满·脾虚毒蕴证

郭某，男，66 岁。

首诊时间：2018 年 10 月 31 日。

主诉：胃脘部胀痛半年，加重 1 周。

现病史：患者半年前无明显诱因出现胃脘部胀痛，自行口服雷贝拉唑钠肠溶片后缓解，未进行系统治疗。1 周前因食用刺激性食物，出现胃脘胀满，左侧尤甚，口服雷贝拉唑钠肠溶片后不缓解，为求中医系统治疗，经他人介绍，前来就诊。患者现面色少华，形体偏瘦，胃胀、左侧尤甚，反酸，烧心，纳可，寐差，大便成形，日 1 次，小便可；舌质紫暗，有齿痕，苔白腻，脉沉滑。

既往史：既往健康。

辅助检查：

①腹部 CT：肝多发囊肿可能性大，胆囊壁增厚，双肾多发囊性病变。

② ^{13}C- 尿素呼气试验：阳性。

③胃镜：食管憩室，慢性萎缩性胃炎，胃息肉。

④胃镜病理：（胃窦小弯）符合炎性息肉，（胃角、胃角前壁及胃窦大弯）黏膜慢性炎症，（胃角前壁）腺体中度肠化生伴轻度不典型增生，（胃窦大弯）腺体中度肠化生。

辨证分析：本病脾胃虚弱为本，瘀毒壅滞为标。脾胃虚弱，失于运化，脾失升清，胃失降浊，气机壅滞于中焦，故胃胀、反酸、烧心；胃脘部居于身体左侧，病位所在，故左侧尤甚；瘀毒壅滞于胃，胃的受纳、消食功能失职，故胃胀、食少；舌质紫暗，有齿痕，苔白腻，脉沉滑均为脾胃虚弱，瘀毒壅滞之征。

中医诊断：痞满·脾虚毒蕴证。

西医诊断：①慢性萎缩性胃炎伴中度肠化生及不典型增生。

　　　　　②十二指肠球部溃疡 A2 期。

中医治法：理气健脾，化湿解毒。

处　　方：柴　胡 15g　　炒白术 20g　　白豆蔻 15g　　乌　药 15g

　　　　　陈　皮 10g　　厚　朴 15g　　紫苏子 12g　　半枝莲 15g

　　　　　重　楼 6g　　　蜂　房 6g　　　煅龙骨 30g　　煅牡蛎 30g

　　　　　煅海螵蛸 30g　煅海蛤粉 30g

　　　　　　　　　　　　　　　7 剂，水煎服，日 1 剂，水煎 300mL，早晚分服。

二诊：患者胃胀、食后腹胀缓解，烧心，反酸，纳可，寐差；舌质紫暗，有齿痕，黄腻苔，脉沉滑。原方加白花蛇舌草 20g 增强解毒功效。

处　　方：柴　胡 15g　　炒白术 20g　　白豆蔻 15g　　乌　药 15g

陈 皮 10g	厚 朴 15g	紫苏子 12g	半枝莲 15g
重 楼 6g	蜂 房 6g	煅龙骨 30g	煅牡蛎 30g
煅海螵蛸 30g	煅海蛤粉 30g	白花蛇舌草 20g	

14 剂，水煎服，日 1 剂，水煎 300mL，早晚分服。

三诊：患者胃胀明显缓解，食后腹胀、烧心、反酸缓解，口苦，寐差缓解；舌质紫暗，有齿痕，黄腻苔，脉沉滑。上方加黄芩 10g、栀子 10g 增强清热功效。

处　　方：
柴 胡 15g	炒白术 20g	白豆蔻 15g	乌 药 15g
陈 皮 10g	厚 朴 15g	紫苏子 12g	半枝莲 15g
重 楼 6g	蜂 房 6g	煅龙骨 30g	煅牡蛎 30g
黄 芩 10g	栀 子 10g	煅海螵蛸 30g	煅海蛤粉 30g
白花蛇舌草 20g			

14 剂，水煎服，日 1 剂，水煎 300mL，早晚分服。

四诊：患者胃胀、食后腹胀明显缓解，烧心、反酸缓解，口苦好转，寐差缓解；舌质紫，有齿痕，苔黄腻，脉沉滑。遂上方去煅海螵蛸，加陈皮 15g、鸡内金 15g 护胃理气。

处　　方：
柴 胡 15g	炒白术 20g	白豆蔻 15g	乌 药 15g
陈 皮 10g	厚 朴 15g	紫苏子 12g	半枝莲 15g
重 楼 6g	蜂 房 6g	煅龙骨 30g	煅牡蛎 30g
陈 皮 15g	鸡内金 15g	黄 芩 10g	栀 子 10g
煅海蛤粉 30g	白花蛇舌草 20g		

14 剂，水煎服，日 1 剂，水煎 300mL，早晚分服。

五诊：患者诸症明显好转，偶有胃胀、烧心、反酸。胃镜示食管憩室，慢性萎缩性胃炎；病理示（胃窦大弯、胃角前壁、胃角中）黏膜慢性炎症，少量腺体肠化生。效不更方，依前法继续予本方 14 剂。嘱患者调情志，节饮食。

【临证心悟】

慢性萎缩性胃炎伴中度肠化生及不典型增生为胃癌前病变，再往下发展很有可能发展为胃癌。此病西医尚缺乏有效的治疗方案，但中药疗效非常显著。这位患者服用中药 3 个月，胃镜复查，慢性萎缩性胃炎伴中度肠化生及不典型增生已经转为慢性萎缩性胃炎伴轻度肠化生。若患者继续服药，并遵医嘱节饮食、调情志，会达到更好的疗效。

这个患者不仅有慢性萎缩性胃炎还有十二指肠球部溃疡，3 个月后，十二指肠球部溃疡也已痊愈。谢晶日教授以化瘀解毒法为基本大法治疗腺体肠化生。重用煅龙骨、煅牡蛎敛疮生肌，以治疗十二指肠球部溃疡。通过患者的疗效可知，煅龙骨、煅牡蛎的敛疮效果非常显著。谢晶日教授应用白豆蔻、乌药、陈皮、炒白术等燥湿行气健脾，来顾护正气；煅海螵蛸、煅海蛤粉、紫苏子抑酸和胃、降逆止呃；鸡内金、厚朴健胃消食通腑，顾护脾胃。谢晶日教授认为"腑气不通，胃气不降"，故经常在健胃的药中加入通腑的药。

在此类患者的诊疗过程中，谢晶日教授多仔细地向患者说明饮食的重要性，纠正患者的不良饮食习惯，并耐心倾听患者的烦恼，开导患者，使其保持愉快的心情。谢晶日教授认为，纠正不良食习惯、保持心情愉快是治疗慢性胃炎的一个重要环节，通过饮食和情志的调节，再给予药物治疗，往往可以起到事半功倍的效果。

病案三：胃痛·肝胃郁热证

王某，男，67 岁。

首诊时间：2018 年 8 月 5 日。

主诉：左上腹疼痛伴烧心半个月余。

现病史：患者半个月前出现左上腹疼痛，伴烧心、呃逆，遂就诊于某医院。行相关检查，胃镜示反流性食管炎 A 级，慢性萎缩性胃炎伴肠上皮化生；腹部彩超示腹腔胀气；^{14}C– 尿素呼气试验示 113dpm，阳性。诊断为慢性萎缩性胃炎伴中度肠上皮化生，反流性食管炎，予以根除 Hp、抗炎等对症治疗后效果不理想，上述症状反复发作，遂经他人介绍，前来就诊。患者现左上腹疼痛，烧心，反酸，呃逆，口苦，纳可，大便成形，日 1 次，寐差，入睡困难，胸闷气短，心悸，多思，情志紧张；舌质紫暗，苔稍黄腻，右脉沉，左脉弦滑。

既往史：甲状腺结节 1 年。

辅助检查：

① ^{14}C– 尿素呼气试验：113dpm，阳性。

②腹部彩超：腹腔胀气。

③胃镜：反流性食管炎 A 级，慢性萎缩性胃炎伴肠上皮化生。

④胃镜病理：胃（体）黏膜中度慢性炎症，中度活动性炎症，中度肠上皮化生，中度萎缩性胃炎。

辨证分析：该患者平素情志不畅，肝郁气滞，气郁化火，木克脾土，则左上腹疼痛，烧心，反酸，口苦；气机不畅，则呃逆；胸闷气短，热扰心神，则寐差，入睡困难；舌质紫暗，舌体宽大，苔稍黄腻，右脉沉，左脉弦滑，辨证为肝胃郁热证。

中医诊断：胃痛·肝胃郁热证。

西医诊断：①慢性萎缩性胃炎伴中度肠上皮化生。

②反流性食管炎。

③甲状腺结节。

中医治法：疏肝解郁，清热和胃。

处　方：	柴　胡 10g	薏苡仁 15g	生白术 15g	佛　手 15g
	紫苏子 15g	煅海螵蛸 30g	半枝莲 20g	三　棱 15g
	延胡索 15g	夏枯草 10g	陈　皮 15g	枳　壳 15g
	黄　芩 12g	栀　子 12g	重　楼 5g	合欢花 20g

7 剂，水煎服，日 1 剂，水煎 300mL，早晚分服。

二诊：患者左上腹疼痛、烧心、反酸缓解，呃逆，口苦，纳可，大便成形，日 1 次，寐差，入睡困难，胸闷气短，心悸，多思，情志紧张；舌质紫暗，苔稍黄腻，右脉沉，左脉弦滑。遂原方去薏苡仁、生白术、夏枯草、黄芩、栀子，加煅龙骨 30g、煅牡蛎 30g 镇心安神。

处　方：	柴　胡 10g	佛　手 15g	紫苏子 15g	煅海螵蛸 30g
	半枝莲 15g	三　棱 15g	延胡索 15g	陈　皮 15g
	枳　壳 15g	重　楼 15g	合欢花 20g	煅龙骨 30g
	煅牡蛎 30g			

14 剂，水煎服，日 1 剂，水煎 300mL，早晚分服。

三诊：患者左上腹疼痛、口苦缓解，纳可，大便黏滞不成形，量少，便意少，2 日 1 行，小腹胀满，矢气多，寐差，入睡困难，胸闷气短，心悸，多思，情志紧张；舌紫暗，苔稍黄腻，右脉沉、左脉弦滑。遂上方去枳壳、重楼，加枳实 10g、火麻仁 10g、郁李仁 10g 以润肠通便，加首乌藤 20g 以改善睡眠。

处　方：	柴　胡 10g	佛　手 10g	紫苏子 10g	煅海螵蛸 30g
	半枝莲 15g	三　棱 15g	延胡索 15g	陈　皮 15g
	枳　实 10g	火麻仁 10g	郁李仁 10g	合欢花 20g
	煅龙骨 30g	煅牡蛎 30g	首乌藤 30g	

7 剂，水煎服，日 1 剂，水煎 300mL，早晚分服。

【临证心悟】

该患者胃脘痛是由情志不遂、肝郁化火、乘脾犯胃引起的。肝胆脾胃同居中焦，位置邻近，功能密切，生理上相互促进，病理上相互影响。肝胆属木主疏泄，调畅气机与情志；脾胃属土主运化，为气血生化之源。肝胆疏泄功能正常则脾胃运化功能健旺，脾气升清，胃气和降，即《素问·宝命全形论》所说"土得木而达"。如肝胆疏泄功能异常，影响脾的升清则排便不畅，影响胃的降浊则反酸烧心。脾胃升降失常，上下不能交泰，气机痞塞不通，则脘腹胀满疼痛，称为"木旺乘土"，其病在胃，其本在肝，因此，治疗肝气犯胃型胃脘痛必先疏肝理气，清肝胃之郁热。

胃痛病位虽然在胃，但与肝脾两脏关系密切，脾胃同居腹内，以膜相连，一脏一腑，互为表里，共主升降，两者在生理上相辅相成，在病理上往往也互相影响。抑郁恼怒，情志不畅，致肝失疏泄，横逆犯胃，气机阻滞，而成胃痛。《沈氏尊生书·胃痛》云："胃痛，邪干胃脘病也……惟肝气相乘为尤甚，以木性暴，且正克也。"肝失疏泄，横逆犯胃，肝胃气逆而致胃痛连胁，脘胀呃逆。若气滞日久，血行不畅，血脉凝涩，瘀血内结，亦致胃气阻滞不通，而成胃痛。《柳选四家医案·评选环溪草堂医案·脘腹痛门》有"肝胃气痛，痛久则气血瘀凝"之说。气滞日久易致血瘀，"久病入络"要用活血化瘀药以通络止痛。治以疏肝理气，化湿和胃，活血止痛。柴胡、佛手、紫苏子等药疏肝行气解郁，调畅气机；胃不和则卧不安，标本兼治，在治疗胃的同时，给予煅龙骨、煅牡蛎重镇安神。在后期治疗中，基本大法不变，根据病情变化，随证加减。

病案四：胃痛·脾胃虚弱夹瘀证

张某，男，46岁。

首诊时间：2018年10月10日。

主诉：胃脘疼痛，烧心，午后尤甚半个月余。

现病史：患者半个月前出现胃脘疼痛，烧心，午后尤甚，遂就诊于某医院，行相关检查，胃镜示慢性萎缩性胃炎伴隆起性糜烂；病理示胃（窦）黏膜轻度慢性炎症，轻度活动性炎症，轻度萎缩性胃炎，轻度肠上皮化生，局灶组织挤压，腺体轻度不典型增生。予以西药对症治疗后，效果不理想，上述症状反复发作，遂经他人介绍，前来就诊。患者现胃脘疼痛，呃逆，矢气多，伴后背痛，乏力倦怠，畏寒，脐周痛，纳可，寐差，大便黏滞不成形，日1次，夜尿频数；舌质紫暗，苔白腻，脉弦细。

既往史：既往健康。

辅助检查：

①胃镜：慢性萎缩性胃炎伴隆起性糜烂。

②胃镜病理：胃（窦）黏膜轻度慢性炎症，轻度活动性炎症，轻度萎缩性胃炎，轻度肠上皮化生，局灶组织挤压，腺体轻度不典型增生。

辨证分析：该患者素体脾胃虚弱，胃脘疼痛、乏力倦怠、畏寒、脐周痛等症均属脾胃虚寒之象，呃逆、矢气多、后背痛等多为肝气不舒，肝郁气滞所致，患者舌质紫暗，苔白腻，脉弦细，示有瘀象；综合分析，中医辨证为脾胃虚弱夹瘀型胃痛。

中医诊断：胃痛·脾胃虚弱夹瘀证。

西医诊断：慢性萎缩性胃炎伴隆起性糜烂。

中医治法：温补脾胃，行气化瘀。

处　　方：柴　胡 10g　　炒白术 25g　　佛　手 15g　　紫苏子 15g

　　　　　三　棱 10g　　半枝莲 15g　　陈　皮 15g　　煅海螵蛸 35g

　　　　　鸡内金 10g　　枳　壳 15g　　炒白芍 15g　　甘　草 15g

　　　　　小茴香 15g　　首乌藤 25g　　合欢花 15g

　　　　　　　　　　　　　14 剂，水煎服，日 1 剂，水煎 300mL，早晚分服。

二诊：患者胃脘疼痛缓解，呃逆，伴后背痛，乏力倦怠，畏寒，脐周痛，纳可，寐差，大便黏滞不成形，日 1 次，夜尿频数；舌质紫暗，苔白腻，脉弦细。遂原方加郁金 15g、炮姜 10g 理气温中。

处　　方：柴　胡 10g　　炒白术 25g　　佛　手 15g　　紫苏子 15g

　　　　　三　棱 10g　　半枝莲 15g　　陈　皮 15g　　煅海螵蛸 35g

　　　　　鸡内金 10g　　枳　壳 15g　　炒白芍 15g　　甘　草 15g

　　　　　小茴香 15g　　首乌藤 25g　　合欢花 15g　　郁　金 15g

　　　　　炮　姜 10g

　　　　　　　　　　　　　14 剂，水煎服，日 1 剂，水煎 300mL，早晚分服。

三诊：患者胃脘疼痛缓解，呃逆，乏力倦怠改善，畏寒减轻，脐周痛缓解，纳可，寐差，大便成形，日 1 次；舌质紫暗，苔白，脉弦。遂上方去枳壳、炒白芍、甘草、炮姜，加乌药 15g、代赭石 20g 温中降逆。

处　　方：柴　胡 10g　　炒白术 25g　　佛　手 15g　　紫苏子 15g

　　　　　三　棱 10g　　半枝莲 15g　　陈　皮 15g　　煅海螵蛸 35g

　　　　　鸡内金 10g　　乌　药 15g　　小茴香 15g　　代赭石 20g

　　　　　首乌藤 25g　　合欢花 15g　　郁　金 15g

　　　　　　　　　　　　　14 剂，水煎服，日 1 剂，水煎 300mL，早晚分服。

【临证心悟】

慢性萎缩性胃炎的发生与脾胃虚弱、情志失调、饮食不节、药物、外邪（Hp 感染）等多种因素有关，以上因素损伤脾胃，以致脾胃运化失司，升降失常，而发生气滞、湿阻、寒凝、火郁、血瘀等，表现为胃痛、胀满等症状，可分为本虚和标实两个方面。本虚主要表现在脾气（阳）虚和胃阴虚，标实主要表现在气滞、湿阻和血瘀。脾虚、气滞是本病的基本病机，血瘀是本病久病的重要病机，在胃黏膜萎缩发生发展乃至恶变的过程中起着重要作用。慢性萎缩性胃炎属于中医学的"痞满""胃脘痛""胃痞""嘈杂"等范畴，本例患者属于胃脘痛。该患者平素乏力倦怠，畏寒，脐周痛，大便黏滞不成形，是为脾胃虚弱之象。脾胃相表里，居中焦，共主升降，脾胃损伤，升降功能失调，气机逆乱，脾失升清，胃失降浊，反升则逆，不降则滞，则水反为湿、谷反为滞，即可形成气滞、湿阻、血瘀等。气机逆乱、气滞则见胃脘疼痛、呃逆、矢气多。湿滞下焦，则见大便黏滞。久病入络、阴亏血瘀为变，如《脾胃论》曰"脾胃不足，皆为血病"，脾气虚无力推动血行，久致瘀阻血脉，血行不畅，上不荣窍。舌质紫暗，苔白腻，脉弦细，均为脾胃虚弱夹瘀之象，临床中应注重此证型。

本病谢晶日教授辨证为脾胃虚弱夹瘀证，治以补脾益胃，理气化瘀。方用炒白术、陈皮、鸡内金补益脾胃；柴胡、佛手、紫苏子、枳壳、炒白芍理气疏肝；柴胡、白术疏肝健脾，三棱活血化瘀；畏寒、脐周痛加小茴香、炮姜；寐差加首乌藤、合欢花；炒白芍和甘草配伍，酸甘化阴，以柔肝缓急止痛。

病案五：胃痞·肝胃不和证

滕某，女，58岁。

首诊时间：2020年10月21日。

主诉：胃脘部不适伴恶心、烧心半个月余。

现病史：患者半个月前无明显诱因出现胃脘部不适，伴恶心、烧心，自行口服雷贝拉唑钠肠溶片后缓解，但症状反复。遂就诊于当地医院，行相关检查，胃镜示慢性萎缩性胃炎伴糜烂；病理示胃黏膜慢性炎症伴中度肠化生，局灶腺体伴不典型增生；^{14}C-尿素呼气试验阳性。予以根除Hp、抗炎、利胆、降血脂等对症治疗后效果不理想，遂经他人介绍，前来就诊。患者现胃脘部胀满，食后尤甚，恶心，烧心，口苦，晨起右胁疼痛，气短，头晕，夜间手脚麻，后背痛，半年体重下降4kg，大便偏干，日1~2次；舌紫暗，边有齿痕，苔白腻，尺脉沉。

既往史：既往健康。

辅助检查：

①胃镜：慢性萎缩性胃炎伴糜烂。

②胃镜病理：胃黏膜慢性炎症伴中度肠化生，局灶腺体伴不典型增生。

③^{14}C-尿素呼气试验：阳性。

辨证分析：患者平素情志不畅，肝郁气滞，肝失疏泄，木克脾土，脾不升清，胃不降浊，中焦气机壅塞不通，故胃脘部胀满；脾胃虚弱，故食后尤甚；郁久化热，故可出现反酸，烧心；热灼津液，故大便偏干；结合舌紫暗，苔白腻，脉尺沉，辨病为胃痞，辨证为肝胃不和证。

中医诊断：胃痞·肝胃不和证。

西医诊断：①慢性萎缩性胃炎伴糜烂（中度肠化生）。

　　　　　②胆囊结石。

中医治法：疏肝和胃，行气消痞。

处　方：

柴　胡 10g	生白术 25g	香　附 15g	枳　实 10g
金钱草 30g	厚　朴 15g	姜　黄 15g	煅海螵蛸 30g
白　芷 10g	三　棱 10g	半枝莲 15g	决明子 20g
延胡索 15g	鸡血藤 20g	土茯苓 15g	炒麦芽 20g

7 剂，水煎服，日 1 剂，水煎 300mL，早晚分服。

二诊：胃脘部胀满明显缓解，恶心几近消失，夜间手脚麻木减轻，口苦，气短，头晕，大便黏，便不尽感，日 1～2 次，晨起右胁疼痛减轻；舌紫暗，边有齿痕，苔白腻，舌中黄腻苔，脉滑。遂原方去煅海螵蛸、决明子、鸡血藤，生白术 25g 易为炒白术 20g，加炒白芍 15g、甘草 10g、吴茱萸 5g、黄连 15g、白花蛇舌草 25g。后期随访，患者称口服四联疗法 1 个月后 Hp 阴性。

处　方：

柴　胡 10g	炒白术 20g	香　附 15g	半枝莲 15g
枳　实 10g	金钱草 30g	厚　朴 15g	姜　黄 15g
白　芷 10g	三　棱 10g	炒白芍 15g	甘　草 10g
吴茱萸 5g	延胡索 15g	土茯苓 15g	黄　连 15g
炒麦芽 20g	白花蛇舌草 25g		

7 剂，水煎服，日 1 剂，水煎 300mL，早晚分服。

【临证心悟】

胃痞在《内经》中被称为痞、满、痞满、痞塞等，如《素问·异法方宜论》的"脏寒生满病"，《素问·五常政大论》的"备化之纪……其病痞"，以及"卑监之纪……其病留满痞塞"等都是这方面的论述。《伤寒论》对本病证的理法方药论述颇详，如"但满而不痛者，此为痞""心下痞，按之濡"，提出了痞的基本概念，并指出该病病机是正虚邪陷，升降失调，并拟定了寒热并用、辛开苦降的治疗大法，其所创诸泻心汤乃治痞满之祖方，一直为后世医家所使用。

谢晶日教授诊断此病为胃痞，治以疏肝和胃，开郁除烦。患者首诊时自诉半年体重下降 4kg，同时始终伴有少气懒言，语声低微，故未采用太大力度的疏肝解郁之品，可以用大剂量麦芽，谢晶日教授认为麦芽可以疏肝解郁，调畅情志，在用麦芽疏肝解郁升发的同时，还配以柴胡、香附加强药效。因始终有瘀血征象存在，所以谢晶日教授加大活血药用量，血行风自灭，同时血行也可以解郁，所以应该解郁、活血共用。

病案六：胃痛·肝郁脾虚兼胃阴耗伤证

王某，女，50 岁。

首诊时间：2021 年 11 月 4 日。

主诉：胃脘部胀满疼痛 2 年余，加重 3 个月。

现病史：患者自诉 2 年前因情志因素首觉胃脘部胀满疼痛，餐后加剧，未予重视，自行口服西药，具体药物及用量不详，症状缓解但时有发作。3 个月前因过食油腻食物自觉胃脘胀痛加重，为求系统治疗，遂来我院门诊治疗。患者现胃脘部隐隐灼痛，胀满，伴随反酸、烧心、嗳气，口干欲饮，神疲乏力，精神不振，大便难，2 ～ 3 日 1 行；舌红少苔，有裂纹，脉弦细。

既往史：既往健康。

辅助检查：

①胃镜：慢性萎缩性胃炎。

②胃镜病理：胃窦部黏膜萎缩伴中度肠化生。

辨证分析：该患者为中年女性，性情急躁，平素情志不遂，加之饮食不节，日久以致肝脏疏泄失常，肝脾不和，脾胃气机升降失常，故见胃痛、胃胀、消化不良等症状；胃气上逆则见嗳气、反酸、烧心；肝郁脾虚日久则津液亏虚，故可见口干欲饮、大便干结等阴亏之象；阴虚内热则见舌质暗红、有裂纹；舌苔薄、脉弦细等均为肝郁脾虚之象。

中医诊断：胃痛·肝郁脾虚兼胃阴耗伤证。

西医诊断：慢性萎缩性胃炎伴中度肠化生。

中医治法：疏肝解郁，健脾和胃，生津润燥。

处　　方：柴　胡 10g　　香　附 15g　　川　芎 10g　　生白术 20g
　　　　　乌　药 15g　　白豆蔻 15g　　佛　手 20g　　厚　朴 10g
　　　　　陈　皮 15g　　北沙参 15g　　天花粉 20g　　石　斛 15g
　　　　　黄　芪 15g　　党　参 10g

7 剂，水煎服，日 1 剂，水煎 300mL，早晚分服。

二诊：患者时有胃脘部痞满，反酸烧心，嗳气的症状有所减轻，大便困难，遂于上方基础上加入半夏泻心汤缓解痞满症状，加半夏 10g、黄连 5g、黄芩 5g。

处　　方：柴　胡 10g　　香　附 15g　　川　芎 10g　　生白术 20g
　　　　　乌　药 15g　　白豆蔻 15g　　佛　手 20g　　厚　朴 10g
　　　　　陈　皮 15g　　北沙参 15g　　天花粉 20g　　石　斛 15g
　　　　　黄　芪 15g　　党　参 10g　　半　夏 10g　　黄　连 5g

黄　芩 5g

7 剂，水煎服，日 1 剂，水煎 300mL，早晚分服。

三诊：患者胃脘部疼痛明显缓解，反酸、烧心明显改善，大便可，食欲增强，病情趋于稳定。遂上方去黄连、半夏，党参用量易为 20g 以健脾养血。

处　　方：柴　胡 10g　　香　附 15g　　川　芎 10g　　生白术 20g
　　　　　　乌　药 15g　　白豆蔻 15g　　佛　手 20g　　厚　朴 10g
　　　　　　陈　皮 15g　　北沙参 15g　　天花粉 20g　　石　斛 15g
　　　　　　黄　芪 15g　　党　参 20g　　黄　芩 5g

14 剂，水煎服，日 1 剂，水煎 300mL，早晚分服。

患者自觉状态良好，遂复查胃镜示慢性萎缩性胃炎（轻度），胃镜病理示胃窦部黏膜萎缩伴轻度肠化生。谢晶日教授嘱患者持续口服汤药 1 个月，巩固治疗，节饮食，调情志，定期来院复查。

【临证心悟】

该患者为中年女性，性情急躁，平素情志不遂，加之饮食不节，日久以致肝脏疏泄失常，肝脾不和，脾胃气机升降失常，故见胃痛、胃胀、消化不良等症状；胃气上逆则见嗳气、反酸、烧心；肝郁脾虚日久则津液亏虚，故可见口干欲饮、大便干结等阴亏之象；阴虚内热则见舌质暗红、有裂纹；舌苔薄、脉弦细等均为肝郁脾虚之象。故方用柴胡、香附、川芎，以奏疏肝理气、健脾和胃之效；生白术、乌药、白豆蔻燥湿化浊；北沙参、天花粉、石斛养胃生津、滋阴清热；佛手、厚朴、陈皮，醒脾运脾，以防滋腻碍脾；甘草和中缓急，调和诸药。诸药合用，肝脾同治，肺胃同调。二诊时加半夏、黄芩、黄连以辛开苦降、散结消痞。三诊时患者痞满减轻，故去半夏、黄连，加重党参用量，以健运脾气，巩固疗效。

四、临证经验总结

本病虽病变在胃，然源于肝、脾两脏，病机乃肝失疏泄，乘脾犯胃，脾胃不和，气机升降失常，壅阻于中焦，此正为萎缩性胃炎发生的关键所在。如《景岳全书·痞满》中云："怒气暴伤，肝气未平而痞。"脾胃为气机升降之枢纽，肝为控制脾胃气机之关键，肝气不舒，中焦气机无法斡旋升降，浊气留滞于中焦，则发为痞满。又如《类证治裁·痞满》提出"脾虚失运，食少虚痞"及"胃虚气滞而痞"。脾胃同居中焦，脾主升清，胃主降浊，肝若疏泄如常，清升浊降则气机调畅，痞满即消。谢晶日教授遵循"中焦如衡，非平不安"的原则，认为医治本病应溯本求源，以健脾和胃、益气养阴为主，以疏肝解郁、调畅气机为恒，以活血化瘀、清热解毒为要，直中病源，药到病瘥。

（一）健脾和胃，益气养阴为主

脾胃为后天之本，调治脾胃为治疗本病的重中之重，故治疗以健脾和胃、益气养阴为主。谢晶日教授认为脾胃虽为表里脏腑络属关系，但胃为阳土，喜润恶燥；脾为阴土、喜燥恶湿，因其生理特性不同应当分治。脾主升宜健，谢晶日教授常用党参、黄芪、白术益气健脾，茯苓、薏苡仁健脾化湿。脾阳不足，寒湿困脾者，治宜温燥升运，用柴胡、升麻升引脾气，陈皮、厚朴、白豆蔻、藿香、佩兰等苦温燥湿，并加入羌活、防风等风药，因风药既能胜湿，又可使消沉的阳气得以升发。胃主降当和，胃阴不足，津伤热燥者，治宜甘凉通降，临床常用太子参、沙参、麦冬、石斛、知母、天花粉等甘凉清润之品益气养阴，以复津液，津液复则通降自成。胃阳不足者，治疗多加入半夏、厚朴、陈皮、佛手等理气药，盖叶天士曾言"腑宜通即是补"。久病易伤阴，所以在慢性萎缩性胃炎的治疗过程中应注重顾护胃阴，勿用燥热之药伤津，更不可用苦寒之药下之，应主以味甘性凉或性平者治之，令甘守津还，方可恢复胃气。

（二）疏肝解郁，调畅气机为恒

谢晶日教授认为肝主疏泄的功能决定了肝失条达是诸病形成过程中的重要一环，《丹溪心法·六郁》有云："气血冲和，万病不生，一有怫郁，诸病生焉。"肝喜条达而恶抑郁，肝气郁滞则气血失和，失于疏泄又易横逆犯脾，最终导致脾胃运化无权，升降失司。基于此，谢晶日教授创立了"肝脾论"学说，认为"气血冲和"作为正常的生理状态有赖于肝脾的调节，"怫郁"乃内伤疾病发病的根本。故谢晶日教授在临床中治疗本病以疏肝解郁、调畅气机为恒，肝气条达，气机通畅，则病易向愈。临床常用柴胡、郁金、香附、香橼、佛手、玫瑰花疏肝解郁，睡眠欠佳者可加入生龙骨、生牡蛎、远志、合欢花解郁安神。胃气上逆者用半夏、厚朴、枳壳、陈皮行气导滞，还可酌情加入旋覆花、代赭石潜降胃气。

（三）活血化瘀，清热解毒为要

久病入络，血行不畅，瘀血停胃，不通则痛，胃络瘀血证患者多以胃脘痛为主诉，自觉胃中刺痛、按之痛甚，或伴有舌紫暗、脉涩等血瘀之象。谢晶日教授在多年临床实践中发现此类患者的胃镜活检病理多提示有胃黏膜糜烂、出血、肠化生、异型增生等病变，腹部触诊时多数可在脐周触及痞块，以上经验说明瘀血既是本病的致病因素，又是主要的病理产物。治疗时多用桃仁、红花、赤芍、蒲黄、乳香、没药等药活血化瘀；在活血化瘀的基础上以辛为治，因辛能通络，血络通则瘀滞得行，常在活血化瘀药中加入辛味药，如当归尾、牡丹皮辛润通络，川芎、乌药、薤白辛温通络；再佐以枳壳、香附行肝脾之气，旨在宣通气机，行气活血。若瘀象较重，还可用三棱、莪术破血行气；土鳖虫、水蛭搜剔络邪；再酌情加入白花蛇舌草、山慈菇、半枝莲等药清热解毒，防止癌变。《医林改错》中提到血瘀有因虚而致者，其言："元气既虚，必不能达于血管，血管无气，必停留而瘀。"考虑到本病老年患者居多，因气虚致瘀者不在少数，应注意补虚，于化瘀方中加入黄芪、白术以扶正祛邪，同时使用活血化瘀药不宜用量过猛，恐伤正气，要做到中病即止。

第六篇

临证研究——肠病篇

溃疡性结肠炎

一、溃疡性结肠炎的中西医诊治思考

（一）溃疡性结肠炎与克罗恩病在治疗上的异同

炎症性肠病（IBD）是一组病因尚未阐明的慢性非特异性肠道炎症性疾病，包括溃疡性结肠炎（UC）和克罗恩病（CD），因其病因未明，病情复杂，两者孰轻孰重，难以区分，均为难治性疾病，治疗上均采取控制炎症反应、对症治疗、患者教育、手术治疗等方法。使用的药物均包括氨基水杨酸制剂、糖皮质激素、免疫抑制剂。以下详述两者在治疗上的差异。

1.溃疡性结肠炎

溃疡性结肠炎的治疗目标是诱导并维持症状缓解及黏膜愈合，防止并发症，改善患者的生存质量。根据病情严重程度、病变部位选择合适的治疗药物。

（1）控制炎症反应

1）氨基水杨酸制剂：包括5-氨基水杨酸（5-ASA）制剂和柳氮磺吡啶（SASP），用于轻、中度溃疡性结肠炎的诱导缓解及维持治疗。诱导治疗期5-ASA口服剂量为3～4g/d；症状缓解后，用相同剂量或减量维持治疗。5-ASA灌肠剂适用于病变局限在直肠及乙状结肠者，栓剂适用于病变局限在直肠者。SASP疗效与5-ASA相似，但不良反应远较5-ASA多见。

2）糖皮质激素：该激素用于对5-ASA疗效不佳的中度及重度患者的首选治疗。口服泼尼松0.75～1mg/（kg·d），重度患者也可根据具体情况先予静脉滴注，如氢化可的松200～300mg/d或甲泼尼龙40～60mg/d。症状好转后再改为甲泼尼龙口服。糖皮质激素只用于活动期的诱导缓解，症状控制后应逐渐减量至停药，不宜长期使用。减量期间加用免疫抑制剂或5-ASA维持治疗。

3）重度溃疡性结肠炎静脉使用糖皮质激素治疗无效时，可应用环孢素2～4mg/（kg·d）静脉滴注作为补救治疗，大部分患者可取得暂时缓解而避免急症手术。近年来，生物制剂如抗肿瘤坏死因子-α（TNF-α）的英夫利昔单克隆抗体（IFX）在重度溃疡性结肠炎的诱导缓解及补救治疗方面取得进展。

4）免疫抑制剂：用于 5-ASA 维持治疗疗效不佳、症状反复发作及激素依赖者的维持治疗。由于起效慢，不可单独作为活动期诱导治疗。常用制剂有硫唑嘌呤及巯嘌呤，常见不良反应是胃肠道症状及骨髓抑制，使用期间应定期监测血常规白细胞计数。不耐受者可选用甲氨蝶呤。维持治疗的疗程根据具体病情决定，通常不少于 4 年。

（2）对症治疗

及时纠正水、电解质平衡紊乱；严重贫血者可输血，低蛋白血症者应补充人血清白蛋白。病情严重应禁食，并予完全胃肠外营养治疗。

对腹痛、腹泻的对症治疗，慎重使用抗胆碱能药物或止泻药，如地芬诺酯或洛哌丁胺。重症患者应禁用，以防诱发中毒性巨结肠。

抗生素治疗对一般病例并无指征。对重症有继发感染者，应积极抗菌治疗，静脉给予广谱抗生素。艰难梭菌及巨细胞病毒感染常发生于长期使用激素或免疫抑制剂的患者，导致症状复发或加重，应及时予以监测及治疗。

（3）患者教育

活动期患者要充分休息，调节好情绪，避免心理压力过大。

急性活动期可给予流质或半流质饮食，病情好转后改为富营养、易消化的少渣饮食，不宜过于辛辣。注重饮食卫生，避免肠道感染性疾病。

按医嘱服药及定期医疗随访，不要擅自停药。反复病情活动者，应有长期服药的心理准备。

（4）手术治疗

紧急手术指征：并发大出血、肠穿孔及中毒性巨结肠经积极内科治疗无效者。

择期手术指征：①并发结肠癌变；②内科治疗效果不理想、药物不良反应大且不能耐受者、严重影响患者生存质量者。

一般采用全结肠切除加回肠肛门小袋吻合术。

2. 克罗恩病

克罗恩病的治疗目标为诱导和维持缓解，预防并发症，改善生存质量。治疗的关键环节是黏膜愈合。通常需要药物维持治疗以预防复发。

（1）控制炎症反应

1）活动期

①氨基水杨酸类：对克罗恩病疗效有限，仅适用于病变局限在回肠末端或结肠的轻症患者。如症状不能控制、疾病进展，应及时改用其他治疗方法。

②糖皮质激素：对控制疾病活动有较好疗效，适用于各型中至重度患者，以及对 5-ASA 无效的轻度患者。部分患者表现为激素无效或依赖（减量或停药短期内

复发），对这些患者应考虑加用免疫抑制剂。病变局限在回肠末端、回盲部或升结肠的轻至中度患者可考虑使用局部作用的激素布地奈德，口服剂量每次 3mg，每日 3 次。

③免疫抑制剂：硫唑嘌呤及巯嘌呤适用于激素治疗无效或对激素依赖的患者，标准剂量为硫唑嘌呤 1.5 ~ 2.5mg /（kg·d）或巯嘌呤 0.75 ~ 1.5mg /（kg·d），该类药显效时间需 3 ~ 6 个月。不良反应主要是白细胞减少等骨髓抑制表现，应用时应严密监测。对硫唑嘌呤及巯嘌呤不耐受者可试换用甲氨蝶呤。

④抗菌药物：主要用于并发感染的治疗，如合并腹腔脓肿或肛周脓肿的治疗，在充分引流的前提下使用抗生素。常用有硝基咪唑类及喹诺酮类药物，也可根据药敏试验选用抗生素。

⑤生物制剂：近年针对炎症性肠病炎症通路的各种生物制剂治疗该病取得良好疗效。抗 TNF-α 的单克隆抗体如 IFX 及阿达木单克隆抗体（ADA）对传统治疗无效的活动期克罗恩病有效，可用于克罗恩病的诱导缓解与维持治疗。其他生物制剂如阻断淋巴细胞迁移的维得利珠单克隆抗体及拮抗白细胞介素 -12（IL-12）和白细胞介素 -23（IL-23）与受体结合的乌司奴单克隆抗体也被证实有良好疗效。

⑥全肠内营养：对于常规药物治疗效果欠佳或不能耐受者，特别是青少年患者，全肠内要素饮食对控制症状，降低炎症反应有帮助。

2）缓解期

5-ASA 仅适用于症状轻且病变局限的克罗恩病的维持治疗。硫唑嘌呤及巯嘌呤是常用的维持治疗药物，剂量与活动期相同。使用 IFX 取得缓解者，推荐继续使用以维持缓解，也可在病情缓解后改用免疫抑制剂维持治疗。维持缓解治疗用药时间可至 4 年以上。

（2）对症治疗

纠正水、电解质紊乱；贫血者可输血，低蛋白血症者输注人血清白蛋白。重症患者酌用要素饮食及营养支持治疗。全肠内要素饮食除营养支持外，还有助于诱导缓解。腹痛、腹泻必要时可酌情使用抗胆碱能药物或止泻药，合并感染者静脉途径给予广谱抗生素。

（3）手术治疗

因手术后复发率高，故手术适应证主要是针对并发症，包括肠梗阻、腹腔脓肿、急性穿孔、不能控制的大量出血及癌变。瘘管的治疗比较复杂，需内外科医生密切配合，根据具体情况决定个体化治疗方案，包括内科治疗与手术治疗。对于病变局限且已经切除者，术后可定期随访。大多数患者需使用药物预防复发，常用药物为硫唑嘌呤及巯嘌呤。对易于复发的高危患者可考虑使用 IFX。预防用药推荐在术后 2 周开始，持续时间不少于 4 年。

（4）患者教育

必须戒烟，其余同溃疡性结肠炎。

（二）溃疡性结肠炎发病机制是

溃疡性结肠炎是一种多因素、多层次且病因未明的慢性非特异性肠道炎症。临床主要表现为腹痛、腹泻、黏液脓血便、里急后重等，部分患者有肠外表现，如口腔溃疡、关节炎、脊柱炎、肝胆管炎、眼葡萄膜炎及皮炎等。病程迁延不愈，轻重不等，发病年龄多在 20 ~ 50 岁，无显著性的性别差异。

溃疡性结肠炎的发病机制是复杂的，与免疫、环境、遗传、精神、生活、感染及肠道微生态等多因素相互作用，导致肠道异常免疫失衡、肠上皮细胞持久的损伤坏死有关。因其反复发作，不易治愈，被列为难治性疾病。

1. 免疫因素

溃疡性结肠炎被大多数学者认为是自身免疫性疾病，特别是近几年来发现溃疡性结肠炎的发病与机体免疫功能异常关系密切，体液免疫在溃疡性结肠炎的发病中占有重要地位，而细胞免疫为次。

2. 环境因素

环境因素如无或缺乏母乳喂养、服用避孕药、饮食不当、劳累、妊娠等，使遗传易感者对肠道细菌免疫反应能力下降，降低了肠道对正常菌群的耐受性，诱发了溃疡性结肠炎。

3. 遗传因素

溃疡性结肠炎的发病受遗传因素的影响，存在多重的联合基因和不纯一性。流行病学调查显示，溃疡性结肠炎发病率以欧美国家为最高，亚非国家相对较低，存在地区差异。种族发病率研究显示，溃疡性结肠炎发病率存在明显的种族差异，白种人发病率高，黄种和黑种人相对较低。流行病学研究显示，炎症性肠病具有家族聚集现象，炎症性肠病患者家族中亲属发病率明显高于普通人群。

4. 精神因素

临床上确实可以观察到一些溃疡性结肠炎患者常在精神应激状态后发病或复发。但相当一部分溃疡性结肠炎患者的发病及复发与精神因素无关；而且针对精神因素的治疗不能缓解肠道症状。由于慢性腹泻、腹部不适等病痛的折磨而继发精神障碍，成为加重病情的不利因素。

5. 生活因素

有研究表明，吸烟虽然增加克罗恩病发生的风险，但可以降低溃疡性结肠炎发生的风险，可以使溃疡性结肠炎患者的症状得到缓解，但也可能暴发更为严重的溃疡性结肠炎。目前认为可能的机制是吸烟选择性的促使 Th1 细胞驱动炎症反应，影响结肠黏液、血管内皮屏障的形成，改变肠道菌群。也有学者认为，其机制可能是由于尼古丁的代谢产物在溃疡性结肠炎的发病中起作用。但吸烟可导致肺癌、结肠癌等其他疾病，故要综合考虑是否停止吸烟的问题。

6. 阑尾炎切除

有研究表明，溃疡性结肠炎患者行阑尾切除术，可使溃疡性结肠炎的发病风险降低。

7. 感染因素

感染因素和肠黏膜防御系统的动态平衡在炎症性肠病的发生、发展中也起重要作用。临床发现在治疗过程中使用抗生素对控制疾病有良好效果，这均可说明感染在溃疡性结肠炎中发挥一定作用。此外，经研究发现，大鼠在无菌状态下，未发现结肠炎，但在重新感染细菌菌群后，结肠炎迅速出现，表明机体抵抗系统和肠道细菌的相互作用决定人体机能的稳态。

（三）溃疡性结肠炎患者生物制剂的选用

目前临床上治疗溃疡性结肠炎，多采用升阶梯药物治疗策略，即应用氨基水杨酸制剂—糖皮质激素—免疫抑制剂；对于重症病例，则给予降阶梯治疗。虽然大部分患者经常规治疗后均可处于缓解期，但仍有一部分患者因上述治疗效果不佳、药物不耐受、激素依赖或激素抵抗等原因而导致常规药物治疗失败。

对于常规药物治疗不敏感、药物的严重不良反应或激素依赖、激素抵抗等因素无法继续治疗的患者，可考虑使用生物制剂。这类药物主要通过与各种致炎因子结合，发挥抗炎作用而达到治疗溃疡性结肠炎的目的。如确需使用生物制剂时，应尽早使用，以达到良好的治疗效果。常用的生物制剂包括抗 TNF-α 抗体、抗整合素 α4β7 制剂、酪氨酸激酶抑制剂和白细胞介素（IL）抗体。

TNF-α 抗体，即抗 TNF-α 类药物，主要用于激素依赖、激素抵抗，以及对口服氨基水杨酸制剂和免疫抑制剂应答不足或不耐受的中重度溃疡性结肠炎患者。IFX 是首个被批准用于治疗溃疡性结肠炎的生物制剂，因其为静脉给药，起效迅速，故为急性重症溃疡性结肠炎首选的治疗药物，是目前国内最常见的用于治疗溃疡性结肠炎的生物制剂。ADA 是一种全人源性抗 TNF-α 的单克隆抗体，多用于 IFX 不耐受，出现急性或延迟性过敏反应的中重度溃疡性结肠炎患者。戈利木单克隆抗体是一种全人源的单克隆免疫球蛋白克隆抗体，用于中重度活动性溃疡性结肠炎的治疗，作用强于 IFX 和 ADA，但不良反应发生率在缓解期相对较高，适用于 IFX 和 ADA 治疗失败或不耐受的难治性中重度溃疡性结肠炎患者。

抗整合素 α4β7 制剂，主要用于减轻肠道内的炎症反应。维得利珠单克隆抗体是一种人源性抗 α4β7 单克隆抗体，用于免疫抑制剂及抗 TNF-α 治疗失败的中重度溃疡性结肠炎，是首个被批准用于治疗溃疡性结肠炎的抗整合素制剂。与其他生物制剂相比，使用更为安全，但因其起效较慢，对症状较严重的患者可能需与糖皮质激素联合诱导缓解。依托珠单抗是一种特异性 α4β7 整合素抑制剂，既能防止肠淋巴细胞的归巢，又能防止上皮内白细胞在肠黏膜的滞留，从而发挥抗炎作用。长期用药的疗效及安全性有待进一步随访。

酪氨酸激酶抑制剂，可通过抑制酪氨酸激酶介导的炎症反应信号传导，达到治疗溃疡性结肠炎的效果。托法替尼（Tof）是一种口服的小分子酪氨酸激酶抑制剂，有剂量依赖性，通过口服给药，使用较为方便简单，患者依从性较好。但用药的安全性有待进一步研究。

白细胞介素（IL）抗体，如乌司奴单克隆抗体是作用于 IL-12、IL-23 共有亚基 P40 的人源性单克隆抗体，用于银屑病及银屑病性关节炎治疗，现被发现对克罗恩病的治疗有效。

（四）溃疡性结肠炎发作期与缓解期，西医与中医的治疗侧重点

1. 溃疡性结肠炎的西医治疗

（1）活动期

1）轻度溃疡性结肠炎的处理

轻度溃疡性结肠炎可选用氨基水杨酸制剂，如 SASP，4 ~ 6g/d，分次口服；或 5-ASA，3 ~ 4g/d，分次口服。病变分布于远端结肠者可酌用 SASP 栓剂，每次 0.5 ~ 1g，每日 2 次；但 SASP 长期使用会出现不同程度的不良反应，常见头痛、头晕、胃肠道不良反应等症状，亦有皮肤过敏反应、男性不育等，但上述不良反应停药后可恢复正常，或用相当剂量的 5-ASA 制剂灌肠。疗效不佳时，可用氢化可的松琥珀酸钠盐灌肠液 100 ~ 200mg/ 次，每晚 1 次保留灌肠。

2）中度溃疡性结肠炎的处理

中度溃疡性结肠炎可用上述剂量氨基水杨酸类制剂治疗。反应不佳者，改口服类固醇皮质激素，常用泼尼松 0.75 ~ 1mg /（kg·d），分次口服。对于激素无效或激素

依赖或激素抵抗患者，可用免疫抑制剂硫唑嘌呤或 6- 巯基嘌呤等。（治疗时常会将氨基水杨酸与巯基嘌呤类药物合用，但氨基水杨酸有可能会增加巯基嘌呤类药物骨髓抑制的毒性）。当激素及上述免疫抑制剂治疗无效，或激素依赖、不能耐受上述药物治疗时，可考虑使用抗 TNF-α 单抗（如 IFX 或 ADA）治疗。

3）重度溃疡性结肠炎的处理

重度溃疡性结肠炎一般病变范围较广，病情重，发展快，诊断后应及时住院治疗，给药剂量要足。重度溃疡性结肠炎的治疗包括一般治疗、静脉激素治疗，或转换治疗方案。

一般治疗：补液、补充电解质，防治水电解质、酸碱平衡紊乱，特别需要注意补钾。便血多、血红蛋白过低者适当输注红细胞。病情严重者暂禁食，予胃肠外营养。

大便培养排除肠道细菌感染，如有艰难梭菌或巨细胞病毒感染则做相应处理。忌用止泻剂、抗胆碱能药物、阿片制剂、非甾体抗炎药等，避免诱发中毒性巨结肠。对中毒症状明显，考虑合并细菌感染者应静脉使用广谱抗菌药。密切监测患者生命体征及腹部体征变化，及早发现和处理并发症。

静脉激素治疗：为首选治疗。甲泼尼松龙 40 ～ 60mg/d，或氢化可的松 300 ～ 400mg/d（剂量再大不会增加疗效，剂量不足则会降低疗效）。

转换治疗：在静脉用足量激素治疗大约 5 天仍然无效，则应转换治疗方案。环孢素 2 ～ 4mg /（kg·d）静脉滴注，治疗期间检测血药浓度及不良反应，4 ～ 7 日内如病情缓解，则改为口服继续治疗一段时间，但不应超过 6 个月，逐渐过渡到硫唑嘌呤类药物维持治疗。最新研究发现，IFX 或 ADA 可作"拯救"治疗。对环孢素或硫嘌呤等免疫抑制剂治疗无效者，应予抗 TNF 或维得利珠单克隆抗体等治疗。如果治疗失败，应考虑使用不同的生物制剂。如果药物治疗没有达到明确的临床效果，则推荐结肠切除手术治疗。

（2）缓解期

溃疡性结肠炎症状缓解后，应继续维持治疗至少 1 年或长期维持，激素不能作为维持治疗药物，维持治疗药物的选择应根据诱导缓解时的用药情况而定。

1）氨基水杨酸制剂：由氨基水杨酸制剂或激素诱导缓解后，需以氨基水杨酸制剂维持治疗，剂量为原诱导剂缓解剂量的全量或半量。如用 SASP 维持治疗，剂量一般为 2 ～ 3g/d，并需常规补充叶酸。远端结肠炎以美沙拉嗪局部用药为主（直肠炎用栓剂每晚 1 次，直肠乙状结肠炎用灌肠剂隔天或数天 1 次），加上口服氨基水杨酸制剂更好。

2）硫唑嘌呤类药物：用于激素依赖、氨基水杨酸制剂不耐受者。剂量与诱导缓解时相同。

3）生物制剂类药物：使用抗 TNF 药物缓解后，继续使用抗 TNF 药物维持治疗。对维得利珠单克隆抗体有应答的患者，可以使用维得利珠单克隆抗体维持缓解治疗。

4）肠道益生菌：可长期维持治疗，疗效有待进一步研究。

2. 溃疡性结肠炎的中医治疗

（1）中医辨证分型治疗

1）大肠湿热证

治法：清热化湿，调气行血。

方药：芍药汤加减，药用炒白芍、黄芩、黄连、大黄炭、槟榔、当归炭、木香、肉桂等。

加减：大便脓血较多者，加白头翁、地榆凉血止痢；大便白冻、黏液较多者，加苍术、薏苡仁健脾燥湿；腹痛较甚者，加延胡索、乌药、枳实理气止痛；身热甚者，加葛根、金银花、连翘解毒退热。

2）脾虚湿阻证

治法：健脾益气，化湿止泻。

方药：参苓白术散加减，药用人参、茯苓、炒白术、桔梗、山药、白扁豆、莲子肉、砂仁、炒薏苡仁、甘草等。

加减：便中伴有脓血者，加败酱草、黄连、广木香；大便夹不消化食物者，加神曲、枳实消食导滞；腹痛畏寒喜暖者，加炮姜；寒甚者，加附子温补脾肾；久泻气陷者，加黄芪、升麻、柴胡升阳举陷。

3）脾肾阳虚证

治法：健脾温肾，温阳化湿。

方药：理中汤合四神丸加减，药用人参、干姜、白术、甘草、补骨脂、肉豆蔻、吴茱萸、五味子、生姜、大枣等。

加减：腹痛甚者，加白芍缓急止痛；小腹胀满者，加乌药、小茴香、枳实理气除满；大便滑脱不禁者，加赤石脂、诃子涩肠止泻。

4）肝郁脾虚证

治法：疏肝理气，健脾和中。

方药：痛泻要方合四逆散加减，药用柴胡、白芍、枳实、陈皮、防风、白术、甘草等。

加减：排便不畅、矢气频繁者，加枳实、槟榔理气导滞；腹痛隐隐，大便溏薄，倦怠乏力者，加党参、茯苓、炒扁豆健脾化湿；胸胁胀痛者，加青皮、香附疏肝理气；

夹有黄白色黏液者，加黄连、木香清肠燥湿。

5）瘀阻肠络证

治法：活血化瘀，理肠通络。

方药：少腹逐瘀汤加减，药用当归、赤芍、红花、蒲黄、五灵脂、延胡索、没药、小茴香、乌药、肉桂等。

加减：腹满痞胀甚者，加枳实、厚朴；肠道多发息肉者，加穿山甲、皂角刺；腹痛甚者，加三七末（冲）、白芍；晨泻明显者，加补骨脂。

6）寒热错杂证

治法：温中补虚，清热化湿。

方药：乌梅丸加减，药用乌梅、黄连、黄柏、肉桂、细辛、干姜、党参、炒当归、制附片等。

加减：大便伴脓血者，加秦皮、生地榆；腹痛甚者，加徐长卿、延胡索。

7）热毒炽盛证

治法：清热解毒，凉血止痢。

方药：白头翁汤加减，药用白头翁、黄连、黄柏、秦皮等。

加减：便下鲜血，舌质红绛者，加紫草、生地榆、生地；高热者，加水牛角粉、栀子、金银花；汗出肢冷，脉微细者，静脉滴注参附注射液或生脉注射液。

（2）中医特色疗法

针对溃疡性结肠炎的中医特色疗法包括：针刺疗法、灸法、推拿疗法、穴位贴敷疗法、穴位埋线疗法、中药灌肠治疗等。

针刺疗法常用穴位有脾俞、天枢、足三里、大肠俞、气海、关元、太冲、肺俞、神阙、上巨虚、阴陵泉、中脘、丰隆。

灸法常用穴位有中脘、天枢、关元、脾俞、大肠俞等，可采用回旋灸或雀啄灸法。

在背部两侧膀胱经使用推摩法、双手拇指推法治疗，从膈俞到大肠俞；肾俞、命门等穴使用小鱼际擦法；膈俞、膏肓俞、脾俞、胃俞、大肠俞等穴使用拇指按法。

穴位贴敷疗法常用穴贴用药有炮附子、细辛、丁香、白芥子、赤芍、生姜等，可根据辨证加减用药，常用穴位包括上巨虚、天枢、足三里、命门、关元等。

穴位埋线疗法常用穴位有中脘、足三里、天枢、大肠俞，脾胃虚弱者配脾俞，脾肾阳虚日久者配肾俞、关元、三阴交；脾胃有湿者配阴陵泉。

中药保留灌肠一般将清热解毒、活血化瘀与敛疮生肌类药物配合应用。清热解毒类常用青黛、黄连、黄柏、白头翁、败酱草等；活血化瘀类常用蒲黄、丹参、三七等；敛疮生肌类常用珍珠、人中黄、冰片、琥珀、儿茶等。常用灌肠方有锡类散（牛黄、青黛、珍珠、冰片、人指甲、象牙屑、壁钱炭）、溃结清（煅白矾、赤石脂、炉甘石、青黛、梅花点舌丹）、康复新液、青黛散（青黛、黄柏、儿茶、枯矾、珍珠）、复方黄柏涂剂（连翘、黄柏、金银花、蒲公英、蜈蚣）等。临床可使用中药复方煎剂或中成药保留灌肠，每次约100mL，每晚1次。

（五）谢晶日教授治疗溃疡性结肠炎发作期、缓解期经验

发作期溃疡性结肠炎以急性暴发型或初发型为多见，临床多表现为腹痛、腹泻、里急后重、黏液脓血便、口干口苦、肛门灼热、舌苔黄腻、脉数等。

关于发作期溃疡性结肠炎，谢晶日教授认为多因湿蕴肠道，郁久化热，熏蒸大肠，肠道气血瘀阻，传导失司，损伤血络，化为脓血而下痢赤白。对于其病机，谢晶日教授认为，此期多以湿热内蕴为主，同时常伴有气血壅滞的表现。火热之性急迫，故为里急腹痛；气滞湿阻，滞下不畅，而见后重；湿热熏蒸，气血瘀阻，化为脓血赤白；湿热下注，则肛门灼热，小便短少；苔黄腻，脉滑数，亦俱为湿热内蕴之象。热重者，易伤血伤津，故多赤痢、口干口渴；湿重者，易伤气，故多痢下赤白，赤少白多。

治疗方面，谢晶日教授认为应以祛除邪实为主，清热化湿、调气和血、通因通用，同时勿忘调理脾胃，恢复脾之运化和升清，从而达到止泻化腐的功效。正如刘元素在《素问病机气宜保命集》中所言："行血则便脓自愈，调气则后重自除。"谢晶日教授常以白头翁汤、黄连解毒汤、痛泻要方为基础加减化裁，常用白头翁、拳参、黄连、黄芩、秦皮、炒白术、苍术等。调气常选行气导滞之品，如木香、枳壳、陈皮等；行血多用活血之品，如川芎、当归、白芍；便血较多者，加三七、白及、血竭等；腹痛较甚者，加乳香、没药、延胡索等。在药物加减变化的同时，谢晶日教授特别强调，发作期溃疡性结肠炎虽以邪实为主，但也往往有脾虚的一面，苦燥之品易伤胃阴，久用则致正气更虚，不利康复。所以在临床中，待病情得到控制，腹泻、黏液脓血便、里急后重等症状缓解，舌苔黄腻减轻，应逐渐减少苦寒之品的用量，酌情加用滋养胃阴、健脾之药，如党参、炒白术、茯苓、沙参等。此外，谢晶日教授还特别强调，本期虽有腹泻、下痢赤白脓血之症状，但不可过早应用收涩之品，以免闭门留寇，造成正虚邪恋之势，使病情迁延复杂。

缓解期溃疡性结肠炎以慢性持续型或慢性复发型为多见，其临床常见面色萎黄、肢倦乏力、脘腹胀闷、大便溏泄、腹痛喜温、舌淡苔白、脉弱等。

关于缓解期溃疡性结肠炎，谢晶日教授认为饮食不节、情志不调、外邪侵袭最易损伤脾胃，导致脾胃运化功能失常。水反为湿，谷反为滞，水谷精微不能正常输布，

致污浊下降，而作泻痢。对于本期病机，谢晶日教授认为，本病虽病位在大肠，但与脾、胃、肝、肾密切相关。脾胃虚弱为本病发病之本，气滞、血瘀为其标实因素，久病入肾，日久不愈，终致脾肾阳虚。正如《医宗必读·泄泻》所云："泻皆成于土湿，湿皆本于脾虚，仓廪得职，水谷善分，虚而不培，湿淫转甚。"《临证指南医案》曰："肝病必犯土，是侮其所胜也……克脾则腹胀，便或溏或不爽。"

治疗方面，谢晶日教授认为应以扶正为要，根据病位在脾、在肝、在肾的不同，气、血、阴、阳虚损的差异，或健脾化湿、疏肝理气，或调气和血、温补脾肾。谢晶日教授常以参苓白术散、痛泻要方、四神丸、柴胡疏肝散化裁，常用药物包括柴胡、黄芪、党参、炒白术、白芍、香附、枳壳、乳香、没药等。脾虚湿盛者加砂仁、车前子；肝郁气胀走窜者，加香橼、佛手；嗳气频作者，加厚朴、紫苏子、枳实；脾阳虚脘腹冷痛者，加干姜；肾阳虚腰膝酸软者，加菟丝子、补骨脂、仙茅。临床药物加减方面，谢晶日教授强调应以轻灵平淡为要，慎用重浊厚味、刚劲强烈之品。治疗脾虚之证，切记不可壅补，宜健运脾气，多用白扁豆、茯苓、白术、山药等平和之品，补虚而不助邪。同时，疏肝理气之药每易化燥伤阴，故应时时不忘顾护阴津。常用白芍、甘草等酸甘化阴；兼阴虚者，则以香橼、佛手代替柴胡，以防其劫夺阴液。

（六）谢晶日教授对溃疡性结肠炎各个时期具体分型的辨治经验

1. 审证求因，明悉病机

古代医籍中并没有溃疡性结肠炎的病名，因其典型临床表现为腹痛、腹泻、黏液脓血便，故可将其归属为泄泻、痢疾、肠风、脏毒、便血等范畴。历代医家认为本病病因主要包括外感、饮食、情志、体虚4个方面，气滞、血瘀、湿热、食积、痰浊等为常见病理因素，饮食不节为主要诱因，脾虚不运是发病基础，湿热蕴结、气滞络瘀为基本病机。临床常可分为大肠湿热、脾虚湿蕴、寒热错杂、肝郁脾虚、脾肾阳虚、阴血亏虚等证型。

谢晶日教授指出溃疡性结肠炎之所以难以根治，是因为其病机本虚标实、寒热错杂、虚实并存，正确认识其病因病机是治疗本病的关键。谢晶日教授认为活动期溃疡性结肠炎以脾虚湿热证居多，具有缠绵不愈、反复发作的特点，其多由外感时邪、饮食不节、脾胃虚弱所致，病位在大肠，与脾胃密切相关。湿热内蕴、脾胃虚弱所致的免疫功能失调是本病主要的发病机理。脾胃升清降浊，运化精微，诚乃后天之本，气血生化之源。若脾失健运，水湿内停，郁而化热湿热壅滞，必伤及肠腑，致腑气不通，气血郁滞，邪气搏结，损伤血络，形成痈疡，故见下利赤白脓血。

2. 辨证论治，彰显特色

本病病机复杂，症状多样，故谢晶日教授指出，在辨证时应首辨虚实寒热，再辨病程长短，最后辨邪正盛衰。根据活动期邪实的特点，分清矛盾主次变化，提出"急则清热化湿以治标，同时不忘健脾扶正以固本"的基本治疗原则，形成了清热化湿、疏利同用，益气健脾、贯穿始终，慎用收涩、调气和血，内外同治、重视调护的治疗特点，体现了中医急则治标，整体调护，标本兼顾，治病求本的治疗特色。

3. 溃疡性结肠炎活动期不同证型治疗经验

（1）脾虚湿热证辨治经验

1）清热化湿，疏利同用

谢晶日教授认为本病乃湿热搏结，内蕴肠腑，阻滞肠中气机，致肠中气血不通而成，可见湿热是本病的主要致病之因。故谢晶日教授在治疗本病的过程中强调清热化湿，以消除致病之因。谢晶日教授认为湿热之邪，当以寒凉之品清其热，苦燥之品化其湿，并少佐辛散之品，以助疏通肠中蕴结之湿热。同时宜兼施通利之法，通因通用，荡涤肠中湿热瘀积之邪，湿化热清，瘀血得除，气机调畅，则泻痢自止。

2）益气健脾，贯穿始终

《医宗必读》有云："泻皆成于土湿，湿皆本于脾虚，仓廪得职，水谷善分，虚而不培，湿淫转甚。"脾居中焦，古人形容其为中央土以灌四渧，脾主运化水谷精微，若脾失健运，水液输布失常，则易产生内湿，积湿生热，湿自热生，湿热久蕴，亦可伤及脾胃，加重脾虚。谢晶日教授认为脾失健运乃本病病机之本，活动期及反复发作期以湿热为主，兼见脾虚，且脾虚与湿热又可相互影响，脾虚可生湿化热，湿热亦可伤脾使脾虚更甚，可见脾胃虚弱为活动期溃疡性结肠炎致病之本，并贯穿本病始终。故谢晶日教授认为益气健脾为治疗本病的根本大法。一者，健脾可防湿热日久伤及脾胃，奏未病先防之功；二者，健脾可增强脾胃运化水液的功能，助脾胃淡渗利湿，以祛邪治标；三者，健脾可补益后天之本，尚有扶正固本之效。此外，中药药理研究证明，具有健脾益气作用的中药可以有效调节人体免疫功能，促进肠上皮细胞再生及修复，并有一定的抗炎作用。

3）慎用收涩，调气和血

腹痛腹泻、下痢赤白脓血是活动期溃疡性结肠炎的典型表现。谢晶日教授本着急则治其标的原则，提倡固涩以止泻。但谢晶日教授同时指出，收涩药的使用要恰如其分，切忌收涩过早，以免闭门留寇，酿成正虚邪恋之势，使疾病缠绵难愈，反复发作。谢晶日教授指出，气壅血滞与本病的发生存在着密切的关系，因此在治疗上，主张调气与行血并用，调畅气机以除其里急后重，活血化瘀以止其便脓便血。便血多则重用活血化瘀药，便脓多则重用行气理气药，同时兼顾止血，以防止患者大量便血而致亡血失精。

4）内外同治，重视调护

谢晶日教授认为中药保留灌肠是治疗活动期溃疡性结肠炎行之有效的重要方法，是中医特色外治法的重要体现。口服中药汤剂可清热化湿，健脾益气，从整体出发，改变机体脾虚湿热的内部环境，改善患者症状，减少疾病复发。灌肠疗法可使药物直达病所，直接作用于病变局部，在保护肠道溃疡面的同时有效地保证了药物的作用浓度，促进局部吸收，既可止血生肌，又可防止苦寒药物伐伤胃气，能够有效改善便血症状，尤其适用于活动期患者。两法相合，标本兼顾，相得益彰，内外同治，疗效倍增。

此外，饮食不节与情志失调是本病发生发展的重要诱因。故谢晶日教授指出，活动期患者一要注意饮食卫生，勿过食生冷及变质食物；二要节制饮食，不宜过度进食辛辣刺激、肥甘厚味之物；三要尽量进食易于消化的食物，并保证盐、蛋白质、维生素的摄入。此外，研究表明情绪变化亦可对本病产生影响，中医学认为此为情志失调，肝郁克脾所致，因此，谢晶日教授尤其重视心理疏导，常嘱患者保持心情舒畅，适当锻炼，并常于方中加入疏肝解郁之品。

5）遣方用药，妙在加减

谢晶日教授以清热化湿而祛邪治标、健脾益气而扶正固本为治疗脾虚湿热型活动期溃疡性结肠炎的基本方法，同时配以涩肠止泻、活血化瘀、调畅气机、养血生肌等法，补泻兼施，气血共调，通涩相合，标本同治，自拟肠愈宁加减。肠愈宁以白头翁汤、香连丸、痛泻要方等名方化裁而成，以白头翁、马齿苋为君药，清热解毒止痢；臣以黄连、黄芩、黄柏清热燥湿，以除肠中湿热；白术、黄芪健脾益气；薏苡仁、茯苓健脾利湿；并佐三七、血竭、牡丹皮活血化瘀，养血生肌；木香、陈皮行气导滞；全方共奏清肠化湿、健脾益气、调气行血之功。腹痛较甚者，加延胡索；便血较多者，加仙鹤草、地榆炭；便脓较多者，加大血藤、败酱草、秦皮；里急后重者，加枳壳、槟榔；久泻不止者，加诃子、肉豆蔻、赤石脂。灌肠方以白头翁、马齿苋清热止痢；黄芩、黄连、黄柏、苦参清热燥湿；赤石脂、石榴皮收涩止痢；败酱草、大血藤活血消肿，白及凉血止血，收敛生肌。

（2）大肠湿热证辨治经验

1）清热化湿，首要之务

谢晶日教授认为湿热蕴结导致气滞血瘀，日久肠络受损为活动期溃疡性结肠炎的关键因素。活动期溃疡性结肠炎患者的临床表现较缓解期患者症状更为突出，对患者的身体、精神和日常生活均带来严重的困扰。急则治其标，故清肠泄热以祛湿止泻为首要之务。且大肠湿热证大多为溃疡性结肠炎的初发证型，证属标实。若失治误治，病情迁延，大肠与胃同属阳明，病久则伤胃，胃、脾相表里，继而困脾，由腑及脏，耗伤津血，穷必及肾，实证逐渐转为虚证，虚实夹杂，阴阳俱损，使得病机更加复杂。初期及时清热化湿对于本病的预后有着重要的影响。方中常以清热利湿之品为主药，涤荡肠中湿热瘀积之邪，热泄湿祛，瘀血除，则痢自止。

2）疏肝理气，重中之重

肝喜条达，《血证论·脏腑病机论》曰："木之气以疏泄之，而水谷乃化。"若情志不舒，肝失疏泄，气机不利，郁而化火，木旺乘土，脾胃不运，大肠传导失司，水湿不运，气滞血瘀，湿热内盛，化腐成脓，则发为泄痢。《素问·灵兰秘典论》曰："肝者，将军之官，谋虑出焉。"当代社会工作节奏增快，生活、工作压力增加，精神压力也随之增大。患者常因患病而产生较大心理负担，导致肝气郁结，失于条达，进而使病情加重，或已转为缓解期的患者复发为活动期。故谢晶日教授指出情志因素的影响对于活动期溃疡性结肠炎尤为关键。因此在清热利湿的同时，还应着重调畅情志，疏肝解郁，通畅全身气机，腑气通畅，脾胃升降功能正常，则清气得升，浊气得降。同时肝气得疏则气血通畅，以助湿热之邪的排泄，与清热化湿相辅相成，疗效颇佳。

3）补益脾气，贯穿全局

《景岳全书·泄泻》有云："泄泻之本，无不由于脾胃。"若脾虚不能运化水谷，津液代谢失常，湿邪内生，蕴而化热，侵蚀肠络，肠腑腐溃而致痢下。泄痢日久又损脾气，脾虚与湿热常常相互作用，互为因果，进入恶性循环的状态，加重疾病，正所谓"治湿不理脾，非其治也"。故谢晶日教授认为健脾益气应贯穿于活动期溃疡性结肠炎的各个阶段，既能健脾以运化水湿，加强清热化湿之功，又能在疾病发展初期增强脾气，以防止湿热之邪日久伤脾。未病先防，既病防变。正如叶天士所说："务在先安未受邪之地。"此外，脾为后天之本，生化之源。正气存内，邪不可干。健脾以固后天之本，可扶正益气，亦可增强机体的抗病能力。

4）化瘀通络，注重调护

谢晶日教授认为活动期溃疡性结肠炎大肠湿热证，应清热化湿治其标，疏肝理气、补脾益气治其本，同时，还应辅以行血化瘀通络之法。湿热蕴积于肠腑，气血运行不畅，久而化脓，血瘀同样为本病的重要病理因素。故调气时辅以行血，以消肠中之脓腐，即刘完素所说："行血则便脓自愈，调气则后重自除。"患者平时的调护对于疾病的转归也有很大影响。情志、饮食、起居是本病发展的重要因素，情志内伤，饮食不节，起居无常均能加重病情，影响治疗效果。故常嘱患者要保持情志舒畅，饮食规律，多食用易消化的食物，保证起居有常，睡眠充足，以上均有益于病情的好转及预后。

4. 溃疡性结肠炎缓解期不同证型治疗经验

（1）肝郁脾虚证辨治经验

谢晶日教授认为缓解期溃疡性结肠炎以肝郁脾虚证较为多见，肝郁则由情志不遂诱发，正如《景岳全书·泄泻》所言："凡遇怒气便作泄泻者，必先以怒时挟食，致伤脾胃。"《三因极一病证方论·泄泻叙论》也提到情志失调是泄泻的重要致病因素。而素体的脾胃亏虚，气血生化无源，免疫力下降，也是诱发此病的重要因素，正如《景岳全书·泄泻》所言："泄泻之本，无不由脾胃。"素体因情志失调，日久肝气郁结，克伐脾土，加之脾气亏虚，形成肝郁脾虚证，是缓解期溃疡性结肠炎发病的关键。谢晶日教授指出，根据缓解期肝郁脾虚的特点，应采用"抑木扶土以治其本"的基本治疗原则，兼以"慎用寒凉、调气和血""重视调养、固本生源"。若肝郁脾虚，日久不愈，易生湿热、血瘀，使之转为活动期，故应燥湿行血，以缓代发。以上治法，展现了中医急则治标、治病必求于本、标本兼顾、整体调养的优良传统。

1）疏肝健脾，贯穿始末

肝在五脏中属于刚脏，其生理功能是主疏泄，性喜条达而恶抑郁。肝脏调畅全身气机，对脾胃气机的升降及运化功能的正常运行尤为重要。肝气畅达，则全身气血运行无阻，脾胃荣和；肝气郁滞，则脾气不升，胃气不降，致全身清气不升，浊气不降，而生飧泄。因此，只有肝疏泄功能正常运行，才能确保脾胃升降枢纽井然有序地进行。肝脏在中医五行当中属木，脾属土，肝气太过则克乘脾土，致脾虚不健，肝脾失和。脾喜燥而恶湿，若脾虚日久，运化失职，水液代谢失常，则易生内湿，湿聚化热，阻滞气机，气血不畅，加重本病。故谢晶日教授认为肝郁脾虚乃本病病机之根源，气滞、血瘀、湿热乃肝气郁结日久，致脾虚健运失常所致。因此，疏肝健脾为治疗缓解期溃疡性结肠炎的根本大法。一者，疏肝可防气机郁滞，伤及肝脏自身，久而累及脾胃受损，起到未病先防之用；二者，健脾可加强脾胃自身运化功能，使水液代谢正常，以消除脾胃滋生湿邪之源，治其标；三者，疏肝健脾既可调畅情志，又可补益后天之源，有扶正固本之效。此外，药理研究证实，疏肝健脾法能够凭借提高体内内啡肽水平而起到镇痛、镇静作用，且对肠道运动异常具有双向调控作用。

2）慎用寒凉，调气行血

缓解期病程长，患者容易轻视，易形成气滞、湿热、血瘀，使之转化为活动期，加重病情，给患者带来不必要的痛苦。为了稳固病情，谢晶日教授提倡在缓解期应用疏肝健脾、活血止痛的原则，同时辅以清热利湿之法。谢晶日教授强调，对于已有湿热的患者，在清利肠道湿热过程中，因为绝大多数患者起病之初内在就有脾虚，加之肝木克伐脾土，加重脾虚，故首当顾护脾胃，切勿过用寒凉。若过用寒凉之品，易损耗脾胃阳气，阳气亏虚，脾虚失健，湿从中生。因此，虽然湿热为患，但亦须顾护脾胃之气。正如张景岳所谓："凡欲治病者，必须常顾胃气，胃气无损，诸可无虑。"谢晶日教授指出，气滞血瘀是不可忽视的重要病理夹杂因素，与本病的预后有着密不可分的关系，所以在治疗上，主张调气与行血兼施。正如刘完素所说："行血则便脓自愈，调气则后重自除。"可见调畅气机和活血化瘀之法在治疗缓解期溃疡性结肠炎上的重要性。此法有利于患者缓解期溃疡性结肠炎的稳定，有利于患者正气的恢复，使患者预后较好。

3）重视调养，固本生源

谢晶日教授认为，患者平时重视身体的调养，同样十分重要。居处潮湿、饮食不节、情志不遂是本病发生发展的重要诱因。故缓解期患者应居住在较为干燥，空气流通较好的环境。一方面避免外在湿邪入侵于内；另一方面，也防止外在邪气触动内在湿邪，内外同犯。嘱咐患者平时在饮食上要注意卫生，切勿过食生冷、辛辣刺激、肥甘厚腻的食物，勿食变质的食物；饮食亦要节制定量，尽量进食一些含有盐、蛋白质、维生素，且利于胃肠道消化吸收的食物。因为这些物质对缓解期溃疡性结肠炎有一定促进溃疡愈合的作用。情绪失常是导致本病的最直接因素。研究表明，精神失控、情绪异常可影响肠道的消化间期动力，而消化道疾病在临床上可能有焦虑和抑郁的躯体化表现，这些躯体化表现又对患者的不良精神状态产生负效应，两者互相关联，互为连带。中医学认为此为情志不舒，肝气郁结，克伐脾土所致。因此，谢晶日教授尤为重视对患者的心理疏导，嘱咐患者保持心情愉悦，每天坚持适当锻炼，养成良好的作息习惯，有利于缓解期溃疡性结肠炎的预后。

4）燥湿行血，以缓代发

谢晶日教授认为本病乃素体情志不遂，肝气郁结，肝木上乘于脾，脾虚日久，则生湿邪，湿聚化热，湿热互结，留滞肠腑，壅阻肠中气机，致肠中气血不畅，气血败坏，腐蚀于肠，使之转化为活动期，加重病情。可见血瘀、湿热是加重本病必不可少的病因。故谢晶日教授强调，在预防本病缓解期转化为活动期时，应清热燥湿、活血化瘀，以消除致病之邪。谢晶日教授认为血瘀之邪，当以活血之品化其瘀；湿热之邪，当以苦燥之品祛其湿；再加上疏肝理气、健脾和胃，贯穿治疗始终。三法并用，助大肠恢复正常传导功能，则泻痢自止，从而防止缓解期转化为活动期，降低复发率，减轻患者痛苦，改善其生活质量。

5）临床用药，随症加减

谢晶日教授明确指出，在肝郁脾虚型缓解期溃疡性结肠炎的治疗上，以疏肝健脾治其本，同时兼以涩肠止泻、调气行血、养血生肌，佐以活血化瘀、清热祛湿等治疗法则，从而达到气血调和，阴阳平衡，通涩相合。谢晶日教授经过长时间的临床用药与观察，以痛泻要方、柴胡疏肝散、参苓白术散等传世古方化裁而自拟处方。方中白芍柔肝缓急止痛，焦白术健脾止泻，两药共为君药，具有土中泻木、胜湿止泻之效；醋柴胡疏肝行气，陈皮理气醒脾，炒枳壳破气化滞，香附理气止痛，四药并用，共为臣药；党参、黄芪、茯苓补气健脾；并配以防风升清止泻，引诸药到达脾经之所；配以乳香、没药活血止血，收敛生肌，消肿止泻，促进溃疡面缩小，利于其愈合。诸药合用，共奏疏肝健脾、理气止痛、活血化瘀、调和气血之功，其临床治疗效果极佳。若肝郁气滞，胸胁胀痛较为明显者，配郁金、青皮，以加强破气行气解郁；若脾虚湿盛，腹泻次数较多者，配砂仁、车前子，以消除湿邪之患；若嗳气、矢气频繁者，配紫苏梗、大腹皮、枳实，以宽胸理气，通气导滞；若腹胀纳差较甚者，配莱菔子，以行气消积化滞；若四肢不温较甚者，配补骨脂、吴茱萸，以温阳散寒补肾。

（2）脾肾阳虚证辨治经验

《景岳全书·泄泻》谓："肾为胃关，开窍于二阴，所以二便之开闭，皆肾脏之所主，今肾中阳气不足，则命门火衰……当阳气未复、阴气盛极之时，即令人洞泄不止也。"可见发病主要因素之一为脾肾阳虚，具有大便清稀如水样、腹痛绵绵、畏寒喜暖、倦怠神疲、形寒肢冷等临床特点。谢晶日教授认为本病病因复杂，病程较长，症状多变，故辨证时应首辨病情缓急，再辨虚实。根据缓解期脾肾阳虚证本虚为主的特点，以温肾健脾、固肠止泻为基本治疗原则，慎用寒凉，调气和血，兼清余邪，重视预防调护。若疾病日久，反复发作，易生湿热、血瘀而转为活动期。故谢晶日教授提出治疗本病，应急则治其标，缓则治其本，标本兼顾，整体调护。

1）健脾补肾，重视温阳

脾为后天之本，主运化。肾主水，输布代谢水液。肾阳为人体阳气根本，脾气及脾阳推动肾阳，即"土能制水"。脾主升清，运化水谷精微，须依靠肾气的蒸化与肾阳的温煦，脾方可正常运化水谷精微；而肾精也依赖脾所运化的水谷精微的濡养；两者在生理上相互协助，病理上互相影响。脾胃虚弱，致气机升降失常，脾虚则清阳不升，运化水谷失常，下行为泻；脾阳虚累及肾阳亦虚，致脾肾阳虚，而致久泄难愈。谢晶日教授认为脾肾阳虚为本病缓解期复发之根本病因，治疗的根本大法为健脾温肾，固肠止泻。脾健则清阳得升，肾阳充则全身健运，脾肾互济，则水谷精微运化有源，机体阴阳平衡，气血运行有序，泄痢自止。即"正气存内，邪不可干"。该治疗大法充分体现了中医治疗疾病标本兼顾的特色。

2）调气行血，慎用寒凉

由于缓解期病程较长，患者往往不重视，日久易致气滞、湿热、血瘀，转化为活动期，使病情加重，患者遭受很多痛苦。故谢晶日教授倡导在缓解期应以健脾温肾为原则，兼以调气行血化湿。谢晶日教授认为气滞血瘀是不可忽视的病理因素，在治疗上应调气与行血并用，调气则后重除，行血则便脓愈，可见调畅气机与活血化瘀之法对于缓解期溃疡性结肠炎至关重要。在治疗上不可纯用寒凉之品，寒气凝滞，易致气血闭塞不通而形成气滞血瘀，加重病情；寒凉伤及脾胃之阳气，脾失健运，则易生湿热，转化为活动期。治疗须平调寒热，祛瘀生新，肠腑得安而止泻。

3）重视预后，调护固本

谢晶日教授认为，饮食不节、情志不遂、起居无常对溃疡性结肠炎疾病发展有重要的影响。本病的发展过程，即正气与邪气之抗争。对于缓解期脾肾阳虚证而言，扶正即健脾温肾，祛邪即化湿。饮食宜以丰富营养、清淡、少渣、易消化为原则，少食多餐，切勿食用生冷油腻、辛辣刺激等食物，以免损伤脾胃。谢晶日教授认为治疗疾病应"七分治疗，三分调理"，情志调节也尤为重要。由于溃疡性结肠炎病程较长，诸多症状反复发作，迁延不愈，患者常感觉焦虑，精神压力大。因此，谢晶日教授认为积极调护情志尤为重要，常鼓励安慰患者，缓解其焦虑抑郁的悲观情绪，使其对战胜疾病充满信心，嘱患者培养兴趣爱好，保持适当体育锻炼，促进康复，减少复发。

4）遣方用药，随症加减

谢晶日教授明确指出，对于溃疡性结肠炎缓解期脾肾阳虚证的治疗，以健脾温肾治其本，同时兼以涩肠止泻、通调气血、平调寒热，并佐以活血化瘀、清热祛湿等治疗方法，从而达到气血调和，通涩相合，肠得温煦，中焦自治。谢晶日教授通过临床用药及观察，自拟处方进行治疗。方中吴茱萸辛热，消除阴寒之气，温肾助阳止泻；炒白术健脾止泻，两药共为君药，温肾健脾止泻；黄芪、党参、茯苓补气健脾利湿；柴胡、木香疏肝行气导滞；配以乳香、没药活血止血，收敛生肌，促进肠黏膜溃疡愈合。全方具温肾暖脾、涩肠止泻之效，兼以行气化湿，调和气血，治疗效果显著。若腰酸肢冷较重者，加附子、肉桂以加强温肾助阳之功；若湿热明显，肛门灼热，里急后重者，配白头翁、车前子以消除湿热之患；若肝郁脾虚者，配砂仁以健脾疏肝；久泻不止，加诃子、赤石脂以固肠止泻。

（七）溃疡性结肠炎的手术治疗及预后

1. 溃疡性结肠炎手术治疗的指征

（1）绝对指征

中毒性巨结肠经积极内科治疗而无效、肠穿孔、不能缓解的消化道大出血、癌变及高度疑似癌变者，需立即手术。

（2）相对指征

1）积极内科治疗无效的重度溃疡性结肠炎（见上述重度溃疡性结肠炎治疗），合并中毒性巨结肠内科治疗无效者，宜更早行外科干预。

2）病变范围相对较广、内科治疗疗效不佳和（或）药物不良反应已严重影响生命质量者，可考虑外科手术。

3）发生暴发性急性溃疡性结肠炎。

4）由于肠狭窄引发肠梗阻。

5）关节炎、结膜炎等肠外并发症。

6）青少年患者出现生长发育障碍。

2. 溃疡性结肠炎手术治疗及预后

全结肠切除合并末端回肠造口术和全结直肠切除合并回肠储袋肛管吻合术（IPAA）。前者先行全结肠切除，于直肠上段离断，移去病变肠段，于右下腹行末端回肠造口术；后者是在尽可能低的位置离断直肠，并将残留的直肠黏膜剔除，同时制作"J"型回肠储袋（储袋长度约20cm），于齿线水平与肛管吻合。

目前，外科手术治疗溃疡性结肠炎的术式包括：①全结直肠切除合并 IPAA；②全结直肠切除合并回肠造口术；③全结肠切除合并回直肠吻合术。

溃疡性结肠炎术后并发症根据发生的时间分为近期和远期两类，前者指术后 2 个月内的并发症，主要包括腹腔感染、储袋吻合口瘘、储袋出血、储袋阴道瘘和肠梗阻等；后者指术后 2 个月以后发生的并发症，主要包括储袋炎、肛门狭窄、储袋废弃、肠梗阻和男性性功能障碍等。近期并发症的发生与患者一般状况、术者手术技巧和临床经验等多种因素相关，经保守治疗后均可好转。储袋炎是 IPAA 术后最常见的远期并发症，是影响术后生活质量和储袋功能的主要因素，经抗生素治疗后可好转。肛门自制功能和排便次数是评价顽固性溃疡性结肠炎术后远期状况和生活质量的重要指标。经手术治疗者，若病情得到改善且未发生严重围手术期并发症，可有效提高重症溃疡性结肠炎患者的生活质量。

本病呈慢性过程，大部分患者反复发作，轻度及长期缓解者预后较好。有并发症如感染、中毒性巨结肠，以及老年患者预后不良。近年由于治疗水平提高，病死率已明显下降。慢性持续活动或反复发作频繁，预后较差，但如能合理选择手术治疗，亦可恢复。病程漫长者癌变危险性增加，应注意随访。病程 8～10 年及以上的广泛结肠炎和病程 15 年以上的左半结肠炎患者，应行监测性结肠镜检查，每 2 年 1 次。

（八）溃疡性结肠炎的癌变风险及预防策略

1. 溃疡性结肠炎的癌变风险

散发性结直肠癌（SCC）的发病模式为"突变积累—腺瘤—癌变"，溃疡性结肠炎癌变模式可归纳为"炎症—异型增生（低度、高度）—癌变"。溃疡性结肠炎与异型增生的关系分为异型增生阴性（正常黏膜或黏膜伴再生改变）、异型增生不确定型和异型增生阳性型（低至高度）3 种。溃疡性结肠炎癌变过程中各种基因的改变与 SCC 间存在着一定差异，主要表现在基因表达时间顺序和频度差异方面。普遍认为，溃疡性结肠炎相关性结直肠癌（UC-CRC）与 SCC 癌变机制的差异很大原因来自慢性炎症和氧化损伤对肿瘤形成的驱动作用。溃疡性结肠炎过程中的炎性介质（细胞因子、环氧合酶、活性氧簇和氮簇等）组成的肿瘤微环境通过对肿瘤基因（如 p53 基因）、表观遗传学（如甲基化 CpG 岛）、各种信号通路的影响，在促进肠上皮细胞炎症反应的同时也增加了上皮细胞异型增生的风险。

2. 溃疡性结肠炎癌变的预防

（1）内镜监测筛查

异型增生作为癌前病变在溃疡性结肠炎癌变过程中意义重大，是溃疡性结肠炎肠镜筛查监测中的重要观察指标。

（2）癌前病变标志物筛查

目前，p53 基因、DNA 异倍体、染色体不稳定（CIN）、微卫星不稳定性（MSI）、氧化应激产物可视作新的癌前病变的标志，对溃疡性结肠炎癌变的预防具有重要意义。p53 基因突变出现在溃疡性结肠炎癌变的早期。辅助性异倍体检测能显著提高溃疡性结肠炎患者组织病理学评估的癌症风险预测准确率。CIN 可发生于 UC-CRC 非异型增生部位，表明 CIN 可提示癌前病变。MSI 发生于 UC-CRC 的早期，50% 以上的溃疡性结肠炎异型增生和肿瘤中存在 MSI，并且组织分级与 MSI 水平明显相关，故 MSI 也可作为癌前病变的标志物之一。溃疡性结肠炎慢性炎症中产生的大量的 ROS，氧化应激标志物氧化蛋白产物（AOPPs）和还原型谷胱甘肽（GSH）在溃疡性结肠炎癌变中扮演重要角色。

（3）药物预防

溃疡性结肠炎的易反复、病程长等特点要求治疗具备系统性和长期性，找到既能治疗溃疡性结肠炎，又能预防 UC-CRC 的药物显得尤为重要。目前研究较多的药物有 5-ASA、叶酸、熊去氧胆酸、非甾体抗炎药及 TNF-α 单抗等。

5-ASA 已被证实对 UC-CRC 具有确切的化学预防作用，且其预防作用存在剂量依赖关系。5-ASA 对 UC-CRC 的化学预防机制可能如下：①抑制环氧合酶 -2/ 前列腺素 E2（COX-2/PGE2）通路；②影响细胞周期，诱导细胞死亡；③改善 DNA 复制保真度；④抑制 Wnt/ β -Catenin 通路；⑤激活过氧化物酶体增殖物激活受体 γ（PPAR γ）。

叶酸可维持正常 DNA 甲基化进程和 DNA 前体稳态水平，并可抑制结直肠黏膜上皮细胞的增殖。因此，叶酸可能对结直肠癌有化学预防作用。临床研究发现，当叶酸累积剂量大于或等于 1400mg、平均日剂量 1mg/d 以上（含）时，可使结肠癌发生率降低 89%。

熊去氧胆酸目前主要用于合并原发性硬化性胆管炎的溃疡性结肠炎治疗，熊去氧胆酸对 UC-CRC 有无预防作用存在争议。研究表明，熊去氧胆酸虽未能降低溃疡性结肠炎伴有原发性硬化性胆管炎患者的结直肠异型增生和癌症发生的风险性，但是熊去氧胆酸可以降低病死率。

非甾体抗炎药长期服用可明显降低多种消化系统肿瘤动物模型的肿瘤发生率。目前临床上，COX-2 抑制药（如塞来昔布、尼美舒利、罗非昔布等）在体外及临床试验中已经显现出对结肠癌的治疗和预防效果。COX-2 抑制药是否对 UC-CRC 有预防作用，尚缺乏确切证据。由于 TNF- α 单克隆抗体在动物实验中显著抑制肿瘤的发生，而近期该抗体也已在临床上用于溃疡性结肠炎的治疗，故临床上 TNF- α 单克隆抗体能否对 UC-CRC 有预防作用也值得深入探讨。

二、谢晶日教授诊治溃疡性结肠炎相关论文举要

（一）中药内服与灌肠治疗活动期溃疡性结肠炎的临床疗效

溃疡性结肠炎是临床常见疑难疾病，属炎症性肠病范畴，临床以反复发作性的慢性腹痛、腹泻、里急后重，甚或黏液脓血便为特点。既往的流行病学调查显示，本病发病率与经济发展水平呈正相关，西方发达国家发病率较高，发展中国家较低。但近几年随着我国经济全球化，社会多元化，饮食结构多样化，以及精神心理因素的综合作用，其发病率有逐年上升的趋势，已严重影响患者的生活质量。本病病因及发病机制尚未完全阐明，多数学者认为，其病因是多因素综合作用的结果，涉及遗传、免疫、感染、环境、精神心理等因素。临床治疗方面，西医学多以药物治疗为主，常见药物有糖皮质激素、氨基水杨酸制剂、免疫抑制剂等，虽在短期控制症状方面具有一定优势，但长期应用总体治愈率较低，且存在不良反应多、停药易复发等诸多问题。近年来，中医药在治疗本病方面积累了丰富的临床经验，尤其是中药内服配合灌肠治疗，

颇具特色。本研究应用中药自拟方肠愈宁内服，配合灌肠方保留灌肠，治疗活动期溃疡性结肠炎患者 34 例，现报道如下。

1. 资料与方法

（1）临床资料

选择 2014 年 1 月—2016 年 6 月黑龙江中医药大学附属第一医院肝脾胃病科收治的活动期溃疡性结肠炎患者。按随机数字表法将其分为对照组和治疗组。两组患者上述基本信息比较，差异无统计学意义（均 $P > 0.05$），具有可比性。研究经医院伦理委员会批准，患者自愿接受，并签署知情同意书。

（2）诊断标准

西医诊断标准：参照 2007 年中华医学会消化病学分会炎症性肠病协作组制定的《对我国炎症性肠病诊断治疗规范的共识意见》和 2010 年中国中西医学会消化系统疾病专业委员会在苏州制定的《溃疡性结肠炎中西医结合诊疗共识》，经内镜、黏膜组织学检查和临床表现，确诊为活动期溃疡性结肠炎。

中医诊断标准：参照《溃疡性结肠炎中医诊疗共识意见》2009 年版，结合《中药新药临床研究指导原则（试行）》进行辨证分型。

大肠湿热证主症：①腹痛、腹泻、黏液脓血便；②舌质红，苔黄腻。

大肠湿热证次症：①里急后重；②身热、小便短赤；③肛门灼热；④口干、口苦、口臭；⑤脉滑数。

主症加 2 项次症，即可诊断。

（3）纳入与排除标准

纳入标准：①符合活动期溃疡性结肠炎西医诊断标准及中医辨证分型标准；②年龄在 18～65 岁之间。

排除标准：①合并心、肝、肾、肺、造血系统等严重原发疾病者；②合并严重结直肠疾病，如感染性肠病、肠穿孔、肠梗阻、中毒性巨结肠、结直肠癌者；③哺乳期、妊娠妇女；④过敏体质，严重精神障碍，依从性较差的患者。

（4）治疗方法

两组患者均给予常规内科治疗，包括抗炎、对症营养支持等。

治疗组给予中药内服和灌肠治疗。①内治法：中药自拟方肠愈宁内服，药物组成为白头翁 30g，拳参、炒白术、苍术各 20g，黄连、黄芩、椿皮各 15g，白及 10g。由黑龙江中医药大学附属第一医院煎药室煎为 300mL，每袋 150mL，每次 1 袋，每日 2 次，早晚饭后半小时温服。②中药灌肠方为苦参、土茯苓各 30g，赤石脂、黄连、炒地榆炭各 20g，三七粉 10g。除三七粉以外其余药物由我院煎药室煎制，浓缩为每袋

150mL，用前将三七粉溶于药液，每日 1 剂，每晚睡前灌肠 1 次。灌肠方法：保留灌肠宜睡前进行，灌肠前嘱患者排空大便，先取左侧卧位，同时抬高臀部约 10cm，灌肠液温度以 38 ～ 40℃为宜。润滑肛管前端，肛管插入深度为 8 ～ 15cm，视患者耐受情况，调节滴速，通常为 40 ～ 60 滴 / 分钟。灌肠结束后，根据肠镜所示病变部位嘱患者变换体位，尽可能延长灌肠液保留时间，保留时间 ≥ 1 小时。

对照组给予美沙拉嗪肠溶片（葵花药业集团佳木斯鹿灵制药有限公司生产，国药准字 H19980148，0.25g/ 片）口服治疗，每日 4 次，每次 1g。

两组患者均治疗 1 个月，治疗期间停服其他影响本研究的药物，饮食以易消化、富含蛋白质和维生素的食物为主，禁食生冷、油腻、辛辣刺激性食物及乳制品，禁烟、酒，避免熬夜、劳累、受凉，保持心情舒畅。

（5）观察指标

1）主要症状评分

参照《中药新药临床研究指导原则（试行）》对患者治疗前后腹痛、腹泻、黏液脓血便 3 个主要症状进行评分，根据无、轻、中、重，分别记 0、1、2、3 分。

2）结肠黏膜评分标准

结肠黏膜镜下评分目前多以 Baron 内镜评分为标准，具体记分如下。0 分：正常结肠黏膜；1 分：轻度病变（黏膜充血但无出血，血管纹理模糊）；2 分：中度病变（中度接触性出血，黏膜呈颗粒状改变）；3 分：重度病变（黏膜溃疡并自发性出血）。

3）不良反应

治疗前与治疗后对患者血常规、尿常规、心电图、肝肾功能等安全性指标进行检测，并记录临床过程中出现的不良事件。

（6）临床疗效判定标准

参照《溃疡性结肠炎中医诊疗共识意见》进行临床疗效判定。显效（完全缓解）：临床主要症状完全缓解，结肠黏膜镜下表现基本正常。有效：临床主要症状改善明显，结肠黏膜镜下仅有轻度炎症或假息肉形成。无效：临床主要症状和结肠镜下黏膜情况均无改善。总有效率 =（显效 + 有效）/ 患者总数 ×100%。

（7）统计学方法

所有数据均经 SPSS19.0 统计软件进行处理，检验数据的正态性和方差齐性，计量资料以（$\bar{x} \pm s$）表示，服从正态分布者采用 t 检验，不服从正态分布者用 Wilcoxon 秩和检验，计数资料采用 χ^2 检验，$P < 0.05$ 为差异具有统计学意义。

2. 结果

（1）有效率

两组患者临床疗效比较。治疗后，治疗组总有效率为85.29%，显著优于对照组的61.17%，两组比较，差异具有统计学意义。

（2）症状积分

两组患者主要症状积分比较。治疗后，两组患者腹痛、腹泻、黏液脓血便积分均有所降低（$P < 0.05$），证实两组治疗方案均能明显改善溃疡性结肠炎患者临床主要症状；且治疗组在改善主要症状方面优于对照组（均为$P < 0.05$）。

（3）结肠黏膜内镜评分

两组患者结肠黏膜内镜评分比较。两组患者经治疗后结肠黏膜内镜评分均有所降低（均为$P < 0.05$），且治疗组受损结肠黏膜改善程度优于对照组（$P < 0.05$）。

（4）安全性评价

治疗过程中，治疗组有1例患者出现胃部不适、呕吐；对照组出现1例呕吐、1例皮疹，给予对症处理后均缓解。两组患者治疗前后肝肾功能、血常规、尿常规、心电图等均无明显异常。

3. 讨论

溃疡性结肠炎是一种临床常见的慢性非特异性炎症性肠病，因其难治性，以及与结肠癌发生密切相关，近年来广受关注。在我国，近几年其发病率有逐年上升趋势。有调查数据显示，2000—2010年间，溃疡性结肠炎发病数上升了3.08倍。目前，随着溃疡性结肠炎病因学研究的不断深入，以及相关免疫抑制剂、微生态制剂的引入，本病的治疗取得了一定的进展。但随着药物应用的逐渐累积，临床出现了复发率高，副作用较大，长期应用激素导致激素依赖、抵抗等诸多问题。

溃疡性结肠炎属西医学病名，中医古典医籍中并无记载，根据其临床表现及反复发作、缠绵难愈的发病特点，多将其归属于"休息痢""久痢"的范畴。谢晶日教授经过多年的临床研究发现，脾虚与湿热内蕴是活动期溃疡性结肠炎发病的核心病机。脾虚湿邪内生，湿蕴肠道，郁久化热，肠络瘀阻，则血败肉腐，下为脓血便；湿热之性急迫，故为里急腹痛；气滞湿阻，滞下不畅，而见后重；湿热下注，则肛门灼热，小便短少；苔黄腻，脉滑数，亦俱为湿热内蕴之象。针对活动期溃疡性结肠炎的病机特点，谢晶日教授提出了以清热解毒、健脾燥湿为主的治疗法则。清热解毒以助祛除湿热之邪。此外，谢晶日教授还特别注重调理脾胃，恢复脾之运化和升清，从而达到止泻化腐的作用。方中白头翁味苦性寒，能入血分，具有清热解毒、凉血止痢之功，为治热毒血痢之良药；拳参亦有清热解毒、凉血止痢之效，兼有涩肠止泻之功，助白头翁清解湿热毒邪；黄连、黄芩清热解毒，燥湿止痢；椿皮苦涩而寒，亦有清热燥湿、止泻止血之功，与黄连、黄芩相配，既能清热燥湿以解肠中热毒，又可止痢止血；白术炒用，取其健脾燥湿之功；苍术健脾燥湿之力亦强；加入白及，收敛止血。全方共奏清热解毒、健脾燥湿之功。灌肠方中苦参、土茯苓、黄连清热解毒、燥湿止痢；炒地榆炭、三七粉、赤石脂收敛止血、愈疡生肌。诸药合用灌肠，使药物直达患处，加速溃疡面愈合。中药内服配合灌肠，清中寓补，攻补兼施，标本兼顾。

中药保留灌肠是中医学治疗溃疡性结肠炎的特色疗法之一，它不仅具有操作简单、无创伤等优点，还因为结直肠内具有丰富的浅静脉丛和淋巴系统，中药灌肠液可直达患处，迅速升高局部血药浓度，从而改善局部血运，促进炎症的吸收和创面的愈合。此外，药物经浅静脉丛直接吸收，还可部分避免肝脏循环，减少肝脏首过效应。中药内服配合灌肠，一方面充分体现了中医的辨证论治和整体观念，另一方面又将整体与局部相结合，是目前中医药治疗溃疡性结肠炎的主要方法。大量的临床研究及相关 Meta 分析已证实，中药保留灌肠在临床具有良好疗效，临床总有效率可达 80% 以上。

本研究结果显示，中药自拟方肠愈宁内服配合中药灌肠能明显改善活动期溃疡性结肠炎腹痛、腹泻、黏液脓血便症状，其疗效显著优于对照组（均为 $P < 0.05$）。通过肠镜发现，中药内服配合灌肠还能更好地修复肠黏膜，促进溃疡的愈合，临床总有效率可达 85.29%，显著优于对照组（$P < 0.05$），临床疗效值得肯定。但其治疗活动期溃疡性结肠炎的具体作用机制还有待进一步研究。

（二）谢晶日教授分期论治溃疡性结肠炎经验探析

溃疡性结肠炎是消化内科疑难疾病，属炎症性肠病的范畴，临床主要表现为反复发作的腹痛、腹泻、黏液脓血便、里急后重等。既往的流行病学调查显示，本病在西方发达国家较为常见，但近几年随着我国生活水平的提高、饮食结构的改变，以及精神心理和社会因素的综合影响，其发病率有逐年上升的趋势，已严重影响患者的生活质量。本病病因及发病机制尚未完全阐明，多数学者认为，溃疡性结肠炎是多因素综合作用的结果，涉及遗传、免疫、感染、环境、精神心理等因素。现代医学在治疗本病方面多采用氨基水杨酸制剂、糖皮质激素、免疫抑制剂等药物，虽在短期控制症状方面具有一定的优势，但总体治愈率较低，且存在不良反应多、停药易复发、激素依赖等诸多问题。近年来，中医药在治疗本病方面取得了较大进展，临床优势日渐突出，已被广大患者所认可。

谢晶日教授从事中医临床、教学及科研工作 40 余载，在运用中医理论治疗消化系统疾病方面积累了丰富的经验，并逐渐形成了自己独到的见解。谢晶日教授认为中医药治疗溃疡性结肠炎应以辨证论治为基础，辨证与辨病结合，辨证首分标本缓急，再分虚实寒热，急则治其标，缓则治其本。同时强调中医内、外治法间相互结合，既体现了中医整体观念，又将全身与局部相结合。

1. 辨证为主，主张分期论治

（1）发作期以祛邪为主

谢晶日教授认为，溃疡性结肠炎在该阶段以急性暴发型或初发型为多见，临床多表现为腹痛、腹泻、里急后重、黏液脓血便、口干口苦、肛门灼热，舌苔黄腻，脉数等。多因湿蕴肠道，郁久化热，熏蒸大肠，肠道气血瘀阻，传导失司，损伤血络，化为脓血而下痢赤白。对于其病机，谢晶日教授认为，此期多以湿热内蕴为主，同时常伴有气血壅滞的表现。火热之性急迫，故为里急腹痛；气滞湿阻，滞下不畅，而见后重；湿热熏蒸，气血瘀阻，化为脓血赤白；湿热下注，则肛门灼热，小便短少；苔黄腻，脉滑数，亦俱为湿热内蕴之象。热重者，易伤血伤津，故多赤痢、口干口渴；湿重者，易伤气，故多痢下赤白，赤少白多。故在治疗上，应以祛除邪实为主，清热化湿、调气和血、通因通用，同时勿忘调理脾胃，恢复脾之运化和升清，从而达到止泻化腐的作用。正如刘元素在《素问病机气宜保命集》所言："行血则便脓自愈，调气则后重自除。"

在方药的选择上，谢晶日教授常以白头翁汤、黄连解毒汤、痛泻要方为基础方加减化裁，常用白头翁、拳参、黄连、黄芩、秦皮、炒白术、苍术等药。调气常选行气导滞之品，如木香、枳壳、陈皮等；行血多用活血之品，如川芎、当归、白芍；便血较多者，加三七、白及、血竭等；腹痛较甚者，加乳香、没药、延胡索等。在药物加减变化的同时，谢晶日教授特别强调，发作期溃疡性结肠炎虽以邪实为主，但往往也有脾虚的一面，苦燥之品易伤胃阴，久用则致正气更虚，不利康复。所以在临床中，一旦病情得到控制，腹泻、黏液脓血便、里急后重等症状，以及舌苔黄腻减轻，应逐渐减少苦寒之品的用量，酌情加用滋养胃阴、健脾之药，如党参、炒白术、茯苓、沙参等。此外，谢晶日教授还特别强调，本期虽有腹泻、下痢赤白脓血之症状，但不可过早应用收涩之品，以免闭门留寇，造成正虚邪恋之势，使病情迁延复杂。

（2）缓解期以扶正为要

谢晶日教授认为，溃疡性结肠炎在本阶段以慢性持续型或慢性复发型为多见，临床常见面色萎黄、肢倦乏力、脘腹胀闷、大便溏泄、腹痛喜温、舌淡苔白、脉弱等症。饮食不节、情志不调、外邪侵袭最易损伤脾胃，导致脾胃运化功能失常，则水反为湿，谷反为滞，水谷精微不能正常输布，乃致污浊下降，而作泻痢。对于本期病机，谢晶日教授认为，本病病位虽在大肠，但与脾、胃、肝、肾密切相关，脾胃虚弱为本病发病之本，气滞、血瘀为其标实因素。久病入肾，日久不愈，终致脾肾阳虚。正如《医宗必读》所云："泻皆成于土湿，湿皆本于脾虚，仓廪得职，水谷善分，虚而不培，湿淫转甚。"《临证指南医案》曰："肝病必犯土，是侮其所胜也……克脾则腹胀，便或溏或不爽。"故在治疗上，应以扶正为要，根据病位在脾、在肝、在肾的不同，气、血、阴、阳虚损的差异，或健脾化湿、疏肝理气，或调气和血、温补脾肾。

在方药的选择上，谢晶日教授常以参苓白术散、痛泻要方、四神丸、柴胡疏肝散为基础方加减化裁，常用药物包括柴胡、黄芪、党参、炒白术、白芍、香附、枳壳、乳香、没药等。脾虚湿盛者，加砂仁、车前子；肝郁气胀走窜者，加香橼、佛手；嗳气频作者，加厚朴、紫苏子、枳实；脾阳虚，脘腹冷痛者，加干姜；肾阳虚，腰膝酸软者，加菟丝子、补骨脂、仙茅。临床药物加减方面，谢晶日教授强调，临证用药应以轻灵平淡为要，慎用重浊厚味、刚劲强烈之品。治疗脾虚之证，切记不可壅补，宜健运脾气，多用白扁豆、茯苓、白术、山药等平和之品，补虚而不助邪。同时，疏肝理气之药每易化燥伤阴，故应时时不忘顾护阴津。常用白芍、甘草等酸甘化阴；兼阴虚者，则以香橼、佛手代替柴胡，以防其劫夺阴液。

2. 宏微相参，查舌象观肠镜

谢晶日教授临床辨证治疗溃疡性结肠炎时，常与西医辨病相结合，即中医望、闻、问、切等宏观辨证，再加上结肠镜下黏膜表现微观辨病。在中医四诊中，谢晶日教授尤重舌诊，临床常以舌苔和舌形辨热瘀虚滞。舌苔色白或黄，苔腻者，多为湿邪为患，以健脾化湿为主；苔黄腻或黄厚，则湿热之象明显，宜清热化湿；舌质暗或有瘀斑，多为血瘀之象，宜调气和血。

此外，谢晶日教授主张将理化检查应用于中医临床，认为溃疡性结肠炎的结肠镜检查是中医学望诊的延伸，结肠黏膜局部的改变是中医辨证的重要依据。将整体辨证与局部相结合，能更好地指导临床用药。结肠镜下黏膜色红且有弥漫性充血、水肿，黄苔覆盖者，多为湿热之象；黏膜色淡红或苍白，局部可见水肿、糜烂，溃疡以少量白苔覆盖者，多为脾虚之象；黏膜色暗，血管纹理增粗，结肠变形，或有假息肉形成，多为血瘀之象。结肠黏膜水肿的病理改变，是中医脾失健运、水湿内停的一种病理过程，与西医学血管活性物质致使毛细血管通透性增加，在原理上是相通的。此外，研究发现，本病的发生多伴有结肠黏膜微循环障碍，临床巧用活血化瘀药，对修复结肠黏膜，促进溃疡愈合，效果明显。从溃疡性结肠炎的发生来讲，溃疡、糜烂、脓肿的形成也与肠道气血凝滞、经络不通密切相关。

3. 灌肠给药，强调内外结合

中药保留灌肠是中医学治疗溃疡性结肠炎的特色疗法之一，它不仅具有操作简单、无创伤等优点；还因为结直肠内具有丰富的浅静脉丛和淋巴系统，中药灌肠液可直达患处，迅速升高局部血药浓度，从而改善局部血运，促进炎症的吸收和创面的愈合。此外，药物经浅静脉丛直接吸收，还可部分避免肝脏循环，减少肝脏首过效应。中药内服配合灌肠，一方面充分体现了中医学的辨证论治和整体观念，另一方面也体现了整体与局部相结合。

谢晶日教授认为，中药灌肠也应辨证选择，溃疡性结肠炎发作期多以清热化湿、收敛止血、生肌敛疮为主，常用药物包括苦参、土茯苓、黄柏、地榆、三七粉、赤石脂等。缓解期多以健脾燥湿、收敛固涩为主，常用药物包括苦参、煅龙骨、煅牡蛎、白及、五倍子等。谢晶日教授认为，保留灌肠最好于睡前进行，此时患者活动量少，肠蠕动较弱，以便药液更好地停留肠道。灌肠液温度以 38 ~ 40℃为宜，灌肠结束后，根据肠镜所示病变部位嘱患者变换体位，尽可能延长灌肠液保留时间，保留时间至少大于 1 小时。

4. 生活调摄，调情志防复发

谢晶日教授认为，溃疡性结肠炎之所以难治，主要是因为其反复发作，缠绵难愈，导致病机复杂。饮食不节与情志不遂是导致本病复发的重要原因。随着研究的不断深入，越来越多的证据表明，溃疡性结肠炎是一种身心疾病，精神心理因素在溃疡性结肠炎的发生发展过程中扮演着重要的角色。因此，在治疗上，谢晶日教授认为本病除调补脾胃外，还应根据患者情况，酌情加用疏肝之品，以调畅气机，恢复肝之疏泄功能。此外，对患者的心理调护也至关重要，应积极向患者讲解溃疡性结肠炎相关基本知识，与患者积极沟通，帮助患者重塑战胜疾病的信心。在饮食方面，由于患者长期腹泻，导致营养不良，饮食应以易消化、富含蛋白质、维生素的食物为主，限制食用粗纤维食物，禁食生冷、油腻、辛辣刺激性食物及乳制品，禁烟、酒。起居规律，避免劳累、熬夜、受凉等。

（三）以"厚肠"为指导的溃疡性结肠炎中医诊治探讨

溃疡性结肠炎属慢性非特异性炎症性肠病，其病因尚未完全阐明，病变多累及大肠黏膜和黏膜下层，呈弥漫性、连续性的炎症改变。本病临床常反复发作，较难治愈，且与结肠癌发病有一定的关系，已被世界卫生组织（WHO）列为现代难治病之一，严重影响患者的生活质量。西医学在治疗本病方面，多采用氨基水杨酸制剂、糖皮质激素及免疫抑制剂等。虽在短期控制症状方面具有一定优势，但长期应用溃疡愈合率低，且停药后易复发。中医药治疗本病自古有之，且优势明显，大量研究显示，中药可明显提高结肠黏膜的修复水平，改善黏膜通透性，阻止肠道细菌和内毒素易位，有望成为治疗溃疡性结肠炎更为有效的手段。

结合溃疡性结肠炎的发病特点及临床表现，多数医家认为其与"休息痢""久痢"更为相近。中国古代医家治疗上述两种疾病理论体系完备，特色明显，并创立了可沿用后世的经典治法和方药。总结古今治法，并结合西医临床研究，谢晶日教授发现，其治则治法与中医"厚肠"密不可分，以"厚肠"为指导的溃疡性结肠炎中医治法值得进一步深入挖掘。

1."厚肠"释义与延伸

"厚"与"薄"相对，《说文解字》曰："山陵之厚也。"《玉篇》言："不薄也，重也。""厚"除了与"薄"相对，也可作丰厚、深厚、优厚之意。"厚"字出现在古典医籍中，最早见于《素问·生气通天论》，其曰："阴之所生，本在五味，阴之五宫，伤在五味……味过于苦，脾气不濡，胃气乃厚"。此"厚"可理解为胃气壅滞之意。"厚肠"一词最早见于《名医别录》对于中药黄连的论述，其曰："微寒，无毒。主治五脏冷热，久下泄澼、脓血，止消渴、大惊，除水，利骨、调胃，厚肠，益胆，治口疮。""厚肠"作为一种中医治法，此后多次出现于本草类医籍中，多用于论述中药的临床功效。元代《汤液本草》记载《本经》对厚朴的描述为："治中风、伤寒头痛，温中益气，消痰下气，厚肠胃，去腹胀满。"同样，明代《本草纲目》对于石斛的记载，也提到"厚肠"一词："伤中，除痹下气，补五脏虚劳羸瘦，强阴益精。久服，厚肠胃。补内绝不足，平胃气，长肌肉，逐皮肤邪热痱气，脚膝疼冷痹弱，定志除惊，轻身延年。"

从上述论述中，可以看出"厚肠"一词属于中医治法的范畴，总结归纳，可以理解为"益肠""健脾益气""理气宽肠"等。其多关联肠澼、泄泻、下利、滞下等腹泻或大便溏薄一类疾病，以及西医的炎症性肠病。在上述治法的基础上，总结前人经验，并结合中药药性及归经，将"厚肠"治法概括为坚阴厚肠、通导厚肠、健脾厚肠、固涩厚肠、燥湿厚肠、温中厚肠、淡渗厚肠和补肾厚肠等。

2.以"厚肠"为指导的溃疡性结肠炎中医治则

溃疡性结肠炎临床缓解期与活动期交替出现，无论是临床表现还是中医证型均不尽相同。治疗上研究者主张辨病与辨证相结合，分期论治。究其病因，素体脾气虚弱是其发病基础，感受外邪、饮食不节、情志失调等是其最主要的发病诱因。活动期多为实证，病机以湿热内蕴为主，同时常伴有气血壅滞的表现；缓解期多为虚实夹杂，病机以脾虚湿恋为主，部分患者可出现肝郁、肾虚、血虚、阴虚、阳虚等。

活动期主要包含大肠湿热证及热毒炽盛证，治疗上以坚阴厚肠为主，辅以燥湿厚肠、健脾厚肠等。常用方为白头翁汤、黄连解毒汤，常用中药包括白头翁、黄连、黄芩、秦皮、椿皮、苍术、炒白术等。白头翁、黄连、黄芩、秦皮、椿皮均为苦寒之药，苦能燥湿、坚阴，以达坚阴厚肠之功效；同时配以炒白术、苍术等健脾化湿之药，以燥湿、健脾厚肠。根据患者临床表现的不同，气滞血瘀者，加木香、枳壳、当归、白芍，以通导厚肠；便血者，加三七、白及、血竭等。同时研究者认为，活动期苦寒之药虽能坚阴厚肠，但易伤脾胃，应中病即止。可根据患者腹泻、黏液脓血便、里急后重等症状及舌苔的好转程度，酌情减少苦寒药的用量，并加用健脾燥湿厚肠之药如党参、炒白术、茯苓等。同时，还应注意，活动期虽腹泻次数较多，但不可过早应用固涩厚肠之药如诃子、五味子、乌梅等，以防闭门留寇，造成正虚邪恋之势，使得病情迁延难愈。

恢复期多以脾虚为本，常见证型为脾虚湿蕴、肝郁脾虚、脾肾阳虚、寒热错杂、阴血亏虚等，治疗上以健脾厚肠为主，兼顾燥湿厚肠、补肾厚肠、温中厚肠、固涩厚肠等。常用方药有参苓白术散、痛泻要方、四神丸、乌梅丸等，常用中药包括柴胡、炒白术、白芍、香附、枳壳、党参、黄芪、茯苓、乳香等。湿盛者，加燥湿厚肠之砂仁、白豆蔻；肾阳虚者，加补肾厚肠之补骨脂、仙茅、菟丝子；脾阳虚者，加温中厚肠之干姜、桂枝。恢复期用药以轻灵平淡为要，不可一味壅补，以达补虚而不助邪之效，同时应注意顾护胃阴，以防耗气之品劫夺阴液。

3. 中医"厚肠"与肠黏膜屏障保护的相关性研究

"厚肠"一词是中医古典医籍中的名词，以"厚肠"为指导原则结合辨证辨病，旨在通过中药修复溃疡性结肠炎患者肠黏膜损伤，从根本上改善患者的临床症状，这与病理生理学概念"肠黏膜屏障保护"有异曲同工之妙。肠黏膜屏障是肠道抵御外来侵袭的重要部分，主要由机械屏障、免疫屏障、化学屏障和生物学屏障所构成。连续完整的肠上皮细胞机械屏障，不断更新的肠道黏液层，完善的肠道免疫系统，以及稳定的肠道菌群是构成肠黏膜屏障系统不可或缺的部分。各种因素引起的肠黏膜屏障受损在溃疡性结肠炎的发生和发展过程中起着重要的作用。

大量研究报道显示，中医药治疗溃疡性结肠炎效果显著，不仅可明显改善溃疡性结肠炎患者的临床症状，还可改善溃疡性结肠炎患者结肠黏膜的病理状态，修复肠黏膜损伤，其作用机制可能与保护肠黏膜屏障有关。有研究显示，坚阴厚肠代表药物黄连、黄芩及其有效成分可通过调节肠道菌群分布，减轻肠道炎症反应，抑制肠黏膜机械屏障关键蛋白——紧密连接蛋白的破坏，从而修复肠黏膜损伤。也有研究显示，健脾厚肠代表方剂参苓白术散可降低小鼠肠黏膜通透性，减少有毒物质对肠黏膜的损伤，从而保护肠黏膜屏障。针对黄芪主要成分黄芪多糖的研究发现，黄芪多糖可减轻溃疡性结肠炎大鼠肠道炎症反应，上调紧密连接关键蛋白的表达，从而修复肠黏膜损伤。

4. 小结

溃疡性结肠炎属中医优势病种，其中医药治疗方法自古有之，而又不断创新。辨证论治仍然是溃疡性结肠炎中医治疗的核心，以中医"厚肠"为指导的治法已不拘泥于单纯的"益肠"，深入挖掘"厚肠"治法更有利于指导临床用药。肠道黏膜屏障保护与"厚肠"的相关性及内在联系值得进一步探索。

三、医案分享

病案一：泄泻·肝郁脾虚兼湿热证

张某，男，56 岁。

首诊时间：2017 年 6 月 28 日。

主诉：大便稀溏伴少量脓血 3 个月余。

现病史：患者 3 个月前因情绪波动后腹痛难忍，伴大便稀溏及少量脓血，在黑龙江省中医药科学院诊断为溃疡性结肠炎，住院治疗，好转后出院。1 个月前再次出现上述症状，口服美沙拉嗪后好转，日 1 次。之后症状出现反复，遂到门诊就诊。患者现大便稀溏伴少量脓血，日 3 ～ 4 次，偶有肠鸣音亢进，胸胁胀闷，乏力；舌质暗红，苔薄黄，脉弦滑。

既往史：平素体检，既往健康。

辅助检查：肠镜示溃疡性结肠炎。

辨证分析：该患者大便稀溏，日 3 ～ 4 次，伴有腹痛，少量脓血，胸胁胀闷，肠鸣音亢进。可见该患者为肝气郁结，横逆乘脾所致，进而导致脾失健运，水湿内停，郁而化热，热迫大肠而泄泻。中医辨病为泄泻，结合舌脉，辨证为肝郁脾虚兼湿热证。

中医诊断：泄泻·肝郁脾虚兼湿热证。

西医诊断：溃疡性结肠炎。

中医治法：疏肝健脾，清热化湿。

处　方：柴　胡 10g	薏苡仁 20g	炒白术 20g	苍　术 15g
山　药 20g	甘　草 10g	黄　芩 15g	黄　柏 15g
石　斛 15g	枳　实 15g	白　芍 15g	山茱萸 15g
地榆炭 20g			

7 剂，水煎服，日 1 剂，水煎 300mL，早晚分服。

二诊：患者服药后诸症好转，大便稍成形，日 1 ～ 2 次，腹痛缓减，少量脓血，胸胁胀闷减轻，肠鸣音亢进；舌质暗红，苔黄腻，脉弦滑。遂原方去黄芩、山茱萸，加赤石脂 10g、白及 6g 以收敛止血。

处　　方：柴　胡 10g　　　薏苡仁 20g　　　炒白术 20g　　　苍　术 15g

　　　　　　山　药 20g　　　甘　草 10g　　　黄　柏 15g　　　石　斛 15g

　　　　　　枳　实 15g　　　白　芍 15g　　　地榆炭 20g　　　赤石脂 10g

　　　　　　白　及 6g

14 剂，水煎服，日 1 剂，水煎 300mL，早晚分服。

三诊：患者用药后诸症好转，大便稍成形，日 1 次，腹痛缓减，有下坠感，肠鸣音亢进；舌质红，苔黄，脉弦滑。遂上方加茯苓 15g 以健脾祛湿。

处　　方：柴　胡 10g　　　薏苡仁 20g　　　炒白术 20g　　　苍　术 15g

　　　　　　山　药 20g　　　甘　草 10g　　　黄　柏 15g　　　石　斛 15g

　　　　　　枳　实 15g　　　白　芍 15g　　　地榆炭 20g　　　赤石脂 10g

　　　　　　白　及 6g　　　　茯　苓 15g

14 剂，水煎服，日 1 剂，水煎 300mL，早晚分服。

四诊：患者服药后大便成形，日 1 次，不伴有腹痛，偶有肠鸣音亢进；舌质红，苔薄黄，脉弦滑。遂上方加五倍子 15g，以涩肠止泻，收湿敛疮。

处　　方：柴　胡 10g　　　薏苡仁 20g　　　炒白术 20g　　　苍　术 15g

　　　　　　山　药 20g　　　甘　草 10g　　　黄　柏 15g　　　石　斛 15g

　　　　　　枳　实 15g　　　白　芍 15g　　　地榆炭 20g　　　赤石脂 10g

　　　　　　白　及 6g　　　　茯　苓 15g　　　五倍子 15g

14 剂，水煎服，日 1 剂，水煎 300mL，早晚分服。

随访半年，未见复发。

【临证心悟】

该患者大便稀溏，日 3～4 次，伴有腹痛，少量脓血，胸胁胀闷，肠鸣音亢进；舌质暗红，苔黄腻，脉弦滑。可见该患者为肝气郁结，横逆乘脾所致，进而导致脾失健运，水湿内停，郁而化热，热迫大肠而泄泻。中医辨病为泄泻，结合舌脉，辨证为肝郁脾虚兼湿热证。治以疏肝健脾，清热燥湿。方中柴胡、枳实、甘草疏肝理气和中；白芍养血柔肝止痛；薏苡仁、炒白术、苍术、山药补气健脾燥湿。苍术，味辛、苦，性温，辛温升散，苦温燥湿，又可芳香化浊、燥湿健脾。薏苡仁，味甘、淡，性微寒，利水渗湿，健脾除痹，清热排脓，是健脾补肺之要药，甘淡渗利，善治脾湿。薏苡仁健脾，配以苍术，共奏燥湿健脾之功。谢晶日教授在临床上常将两者配伍，用于食欲不振、恶心欲吐、大便溏泻等症的治疗。

《素问·阴阳应象大论》曰："清气在下，则生飧泄。"且泄泻日久易致中气下陷，单纯温补脾肾效果并不显著。谢晶日教授在临床擅用升提药，一则疏导中下焦气机升

降，二则鼓舞脾胃阳气上升以止泻，常以温补、涩肠之品配伍炙黄芪、柴胡等，取其
药性趋上，提脾胃肠腑之气上行而止泻。

病案二：泄泻·肝脾不调兼湿热蕴结证

隋某，男，35 岁。

首诊时间：2019 年 3 月 27 日。

主诉：脐下疼痛伴脓血便 2 个月余，加重半个月余。

现病史：患者 2 个月前于饮食不节后出现脐下疼痛，大便不成形，偶带血色黏液，
水样便，日 5 ～ 6 次，口干口苦，口气重，寐可，矢气多，多梦，腰酸，气短。就诊
于中国人民解放军第二一一医院，诊断为溃疡性结肠炎，经系统治疗后，效果不佳。
近半个月无明显诱因症状加重，为求中医诊治，特慕名前来门诊就诊。患者现脐下疼
痛，大便不成形，偶带血色黏液，水样便，日 5 ～ 6 次，口干口苦，口气重，寐可，
矢气多，多梦，腰酸，气短；舌淡红，苔黄腻，脉沉略数。

既往史：无。

辅助检查：

①肠镜：溃疡性结肠炎。

②肠镜病理：局灶腺体低级别上皮内瘤变，个别异型增生腺体紧邻黏膜肌层。

③粪常规：红细胞 3 ～ 8，大便性状为稀便，大便隐血阳性，白细胞 20 ～ 30。

辨证分析：患者以"脐下疼痛伴脓血便 2 个月余，加重半个月余"为主诉前来就
诊，经辨病属中医"泄泻"范畴。导致泄泻的病因是多方面的，主要有感受外邪、饮
食所伤、情志失调、脾胃虚弱、命门火衰等。这些病因导致脾虚湿盛，脾失健运，大
小肠传化失常，升降失调，清浊不分，而成泄泻。结合舌脉，中医辨证为泄泻·肝脾
不调兼湿热蕴结证。

中医诊断：泄泻·肝脾不调兼湿热蕴结证。

西医诊断：溃疡性结肠炎。

中医治法：疏肝健脾，清热化湿。

处　方：柴　胡 15g	炒白术 15g	黄　芩 15g	黄　柏 15g
地榆炭 30g	诃　子 15g	炒白芍 30g	甘　草 15g
补骨脂 15g	椿　皮 15g	肉豆蔻 15g	炒山药 30g
赤石脂 15g	苦　参 15g		

　　　　　　　　　　　7 剂，水煎服，日 1 剂，水煎 300mL，早晚分服。

二诊：患者脐下疼痛缓解，频率减，程度轻，口苦，口气重，大便溏（服药第 4
日由水样转为黏液状），日 3 次，未见脓血，体力较前好转，出汗后身冷，寐可，多

梦，腰酸，气短；舌淡，边有齿痕，苔黄腻，脉沉略数无力。遂原方加煅龙骨20g、煅牡蛎20g，既可收敛固涩，又可镇惊安神；加炒杜仲15g，煅龙骨、煅牡蛎入肝肾经与炒杜仲合用，还可补肝肾；因患者仍有气短和出汗后身冷的症状，故加生黄芪15g，以益气固表止汗。

处　　方：柴　胡15g　　炒白术15g　　黄　芩15g　　黄　柏15g

地榆炭30g　　诃　子15g　　炒白芍30g　　甘　草15g

补骨脂15g　　椿　皮15g　　肉豆蔻15g　　炒山药30g

赤石脂15g　　苦　参15g　　煅龙骨20g　　煅牡蛎20g

炒杜仲15g　　生黄芪15g

14剂，水煎服，日1剂，水煎300mL，早晚分服。

三诊：患者脐下疼痛缓解，频率减轻，口苦，口气重，大便溏，日3次，无脓血，体力较前好转，出汗后身冷，寐可，多梦，腰酸，气短；舌淡，边有齿痕，苔黄腻，脉沉略数无力。上方去诃子，以免闭门留寇。调整药物剂量，续予7剂，以巩固疗效。

处　　方：柴　胡15g　　炒白术20g　　黄　芩15g　　黄　柏15g

地榆炭30g　　炒白芍30g　　甘　草15g　　生黄芪15g

补骨脂15g　　椿　皮15g　　肉豆蔻15g　　炒山药30g

赤石脂15g　　苦　参15g　　煅龙骨20g　　煅牡蛎20g

炒杜仲15g

7剂，水煎服，日1剂，水煎300mL，早晚分服。

四诊：患者口苦，口气重，服上方大便稍成形，日1次，体力较前好转，出汗后身冷缓解，寐可，多梦，腰酸缓解，气短；舌淡红，边有齿痕，苔白腻，脉沉略数无力。遂上方去黄柏，以防苦寒。

处　　方：柴　胡15g　　炒白术20g　　黄　芩15g　　生黄芪15g

地榆炭30g　　炒白芍30g　　甘　草15g　　炒杜仲15g

补骨脂15g　　椿　皮15g　　肉豆蔻15g　　炒山药30g

赤石脂15g　　苦　参15g　　煅龙骨20g　　煅牡蛎20g

14剂，水煎服，日1剂，水煎300mL，早晚分服。

五诊：患者脐下疼痛明显缓解，口苦，口气重缓解，仍多梦，结合舌淡红，边有齿痕，苔白，脉沉略数无力，可判断仍有湿热瘀结，故上方加白花蛇舌草清热解毒，散瘀止血，并加炒薏苡仁健脾去湿。

处　　方：柴　胡15g　　炒白术20g　　黄　芩15g　　生黄芪15g

地榆炭30g　　炒白芍30g　　甘　草15g　　炒杜仲15g

补骨脂 15g	椿 皮 15g	肉豆蔻 15g	炒山药 30g
赤石脂 15g	苦 参 15g	煅龙骨 20g	煅牡蛎 20g
白花蛇舌草 20g	炒薏苡仁 30g		

7 剂，水煎服，日 1 剂，水煎 300mL，早晚分服。

【临证心悟】

溃疡性结肠炎从中医学的角度解释，属于泄泻、腹痛、痢疾、便血等范畴。其病因可分为内因与外因，其中情志失调、素体脾肾亏虚等为内因，饮食不节、外感湿热之邪为外因。其病位主要在大肠，又涉及脾、肝、肾、肺等脏。其主要临床症状为腹痛、腹泻、黏液脓血便等。

谢晶日教授在治疗溃疡性结肠炎缓解期时，尤为注重温补脾肾，这与明代医家李中梓《医宗必读》中提出的"先天之本在肾""后天之本在脾"理论相合。谢晶日教授指出溃疡性结肠炎缓解期以正虚为主，同时兼有余邪尚未清除。正气存内，邪不可干，而脾肾亏虚，则正气不能抗邪外出，以致邪气留恋，损伤正气，故致疾病反复发作。谢晶日教授在用药时常予以四神丸温补脾肾，扶助正气，使脾肾功能恢复，则机体正气充足，邪气自可消除；肺与大肠相表里，在温补脾肾的同时，又当酌加五倍子、五味子、诃子等敛肺涩肠之品，从而达到固涩止泻之效。诃子具有涩肠止泻、敛肺止咳的功效；主治久泻，久痢，久咳，失音；诃子治肠风下血证，配伍防风、秦艽、白芷等药，如肠风泻血丸。补骨脂苦、辛，温，归肾、脾经；补肾壮阳，固精缩尿，温脾止泻，纳气平喘；用于肾虚腰痛，小便频数，小儿遗尿，肾漏。肉豆蔻辛、苦，温，归脾、胃、大肠经；温中涩肠，行气消食；用于虚泻、冷痢、脘腹胀痛、食少呕吐、宿食不消。地榆炭用于吐血、衄血、咯血、便血、崩漏下血、肺热咳嗽、血热脱发、须发早白。

谢晶日教授在用药时虽酌情配伍固涩止泻之品，但强调邪实之际，敛肺涩肠之品不可用，如果不能因时制宜、用药恰到好处，则适得其反，闭门留寇。

病案三：泄泻·脾虚湿热证

李某，女，27 岁。

首诊：2020 年 10 月 14 日。

主诉：大便不成形伴黏液脓血 2 年余。

现病史：患者 2 年前因工作劳累后腹痛，脓血便，日 3～4 次。于哈尔滨医科大学附属第一医院行肠镜检查示溃疡性结肠炎（直肠、乙状结肠恢复期）。后经多次治疗，虽见疗效，但不久后又复发，症状反复，其后辗转于多家医院治疗，上述症状均无明显改善，患者深受折磨，家属为之担忧，此次经友人介绍，前来求治。患者面色少华，形体偏瘦，大便不成形，伴黏液脓血，现口服美拉沙嗪，便前腹痛，纳可，寐可，小便可；舌暗红，苔白厚腻，边有齿痕，脉沉滑。

既往史：平素体健。

辅助检查：肠镜示溃疡性结肠炎（直肠、乙状结肠恢复期）。

辨证分析：患者脾胃虚弱，运化失司，湿热下注，蕴结大肠，日久化为瘀毒，损伤脉络而致血腐肉败；综合舌脉，辨病辨证为脾虚湿热型泄泻。

中医诊断：泄泻·脾虚湿热证。

西医诊断：溃疡性结肠炎。

中医治法：健脾燥湿，凉血止痢。

处　　方：柴　胡 10g　　炒白术 25g　　薏苡仁 15g　　黄　芪 20g
　　　　　苍　术 10g　　苦　参 15g　　黄　柏 15g　　儿　茶 10g
　　　　　地榆炭 35g　　延胡索 15g　　白头翁 15g　　煅海螵蛸 30g

　　　　　　　　　　　　7剂，水煎服，日1剂，水煎300mL，早晚分服。

二诊：患者大便不成形加重，脓血减少，日6次；舌暗红，苔白厚腻，舌边有齿痕，中有裂纹，脉滑数。病程较久，湿热仍在，当加强涩肠止泻的力度，加大凉血止痢药物用量，故上方减黄柏，加赤石脂 15g、防风 10g、五味子 15g、五倍子 15g。

处　　方：柴　胡 10g　　炒白术 25g　　薏苡仁 15g　　黄　芪 20g
　　　　　苍　术 10g　　苦　参 15g　　黄　柏 15g　　儿　茶 10g
　　　　　地榆炭 35g　　延胡索 15g　　白头翁 15g　　煅海螵蛸 30g
　　　　　赤石脂 15g　　防　风 10g　　五味子 15g　　五倍子 15g

　　　　　　　　　　　　7剂，水煎服，日1剂，水煎300mL，早晚分服。

三诊：患者大便不成形减轻，脓血减少，日2～3次，便前腹痛明显缓解，偶有神疲乏力，纳可，寐可，小便可；舌暗红，苔白略厚，边有齿痕，脉沉滑。效不更方，上方续予7剂。

处　　方：柴　胡 10g　　炒白术 25g　　薏苡仁 15g　　黄　芪 20g
　　　　　苍　术 10g　　苦　参 15g　　黄　柏 15g　　儿　茶 10g
　　　　　地榆炭 35g　　延胡索 15g　　白头翁 15g　　煅海螵蛸 30g
　　　　　赤石脂 15g　　防　风 10g　　五味子 15g　　五倍子 15g

　　　　　　　　　　　　7剂，水煎服，日1剂，水煎300mL，早晚分服。

四诊：患者大便日1～2次，无脓血，腹痛消失。患者病变处于恢复期，继续予上方14剂，以巩固疗效。嘱患者清淡饮食，适当运动，切勿劳累。

随访半年，未见复发。

【临证心悟】

张景岳云："凡遇怒气便作泻者，必先以怒时挟食，致伤脾胃，故但有所犯，即随触而发，此肝脾二脏之病也。"脾胃居中焦，禀转输、运化之职，更具升清降浊之功。肝既能疏泄无形之气，又能储藏有形之血，以维持气血运行。本病多因脾胃虚弱、寒温不调、饮食失节和情志不畅，致脾胃受损，肝失疏泄，大肠传导失司，水湿下注大肠，清浊不分，湿热蕴结，气机阻滞，脉络失和，血败肉腐。临证当中，应审因论治，如脾虚者生湿者，可选健脾化湿药炙黄芪、炒白术、炒薏苡仁等；日久郁而化热者，可选用清热燥湿药黄连、黄芩、秦皮等；气机不畅，气血停滞者，可选用调气行血药木香、炒当归、白芍、桔梗等；下利赤白脓血，可选用凉血止血药地榆炭、槐花、茜草等。疾病缓解期，可选用生肌敛疮药白及、白蔹、白芷等。

现代药理学研究显示，部分中药具有抗炎、保护胃黏膜、抑制免疫反应、调整结肠运动、改善机体内环境等多种作用，谢晶日教授在治疗溃疡性结肠炎时选用此类药物可增加药物疗效，加快疾病恢复速度。

病案四：泄泻·脾虚湿热证

孙某，男，45 岁。

首诊：2017 年 7 月 8 日。

主诉：大便不成形伴脓血时作 2 年余。

现病史：患者 2 年前无明显诱因出现大便带血，伴脐周疼痛，自行间断持续口服美沙拉嗪肠溶片。半个月前上述症状加重，大便带血，日 3～4 次，黏液状，为求系统治疗，在家人陪同下，于门诊就诊。患者现面色少华，形体消瘦，大便不成形，时有脓血，日 3～4 次，纳差，寐差易醒，食后胃胀；舌质暗红，苔黄腻，脉滑。

既往史：平素体健。

辅助检查：某医院肠镜示溃疡性盲肠、直肠炎。

辨证分析：患者素体脾胃虚弱，运化失职，湿热蕴结大肠，日久化为瘀毒，损伤脉络，大肠传导失司，发为本病。患者大便夹有脓血，形体消瘦，纳差，寐差易醒，食后胃胀，舌质暗红，苔黄腻，脉滑，均为脾虚湿蕴、湿郁化热之症。中医辨病辨证为脾虚湿热型泄泻。

中医诊断：泄泻·脾虚湿热证。

西医诊断：①溃疡性盲肠炎。

　　　　　②溃疡性直肠炎。

中医治法：燥湿健脾，清热解毒。

处　　方：柴　胡 10g　　薏苡仁 15g　　炒白术 20g　　苍　术 15g

诃　子15g	山　药25g	黄　芩15g	黄　柏15g
苦　参10g	鸡内金15g	椿　皮15g	黄　芪20g
儿　茶10g	煅龙骨20g	煅牡蛎20g	山　楂15g

7剂，水煎服，日1剂，水煎300mL，早晚分服。

二诊：患者服药后大便稍成形，时有脓血，日2次，纳差，寐差易醒，食多后胃胀，乏力；舌质暗红，苔黄腻，脉滑。患者病程较久，湿热仍在，且有食多胃胀、大便脓血的症状，当加强化湿行气与止血力度，故上方去苦参，加白豆蔻10g、赤石脂20g。

处　　方：柴　胡10g	薏苡仁15g	炒白术20g	苍　术15g
诃　子15g	山　药25g	黄　芩15g	黄　柏15g
鸡内金15g	椿　皮15g	黄　芪20g	儿　茶10g
煅龙骨20g	煅牡蛎20g	山　楂15g	白豆蔻10g
赤石脂20g			

14剂，水煎服，日1剂，水煎300mL，早晚分服。

三诊：患者大便稍不成形，脓少许，血未见，日3～4次，纳可，寐差易醒，乏力畏寒；舌质暗红，苔黄腻，脉滑。患者服药后食欲尚可，故适量减少健脾药物，但出现乏力畏寒的症状，应加强温阳的力度，故上方去薏苡仁、苍术、鸡内金、白豆蔻，加香橼10g、肉豆蔻15g、炮姜6g、山茱萸15g，并调整药物剂量以巩固疗效。

处　　方：柴　胡10g	炒白术20g	香　橼10g	肉豆蔻15g
诃　子15g	山　药25g	黄　芩15g	黄　柏15g
椿　皮15g	黄　芪20g	炮　姜6g	山茱萸15g
儿　茶10g	煅龙骨20g	煅牡蛎20g	山　楂15g
赤石脂20g			

14剂，水煎服，日1剂，水煎300mL，早晚分服。

四诊：患者大便成形，脓少许，血未见，日2次，纳呆，腹胀，乏力，寐差易醒好转；舌质暗红，苔黄腻，脉滑。患者服药后大便脓血基本消失，但仍存在脾虚气滞的症状，故方中应增加健脾燥湿、化湿行气的力度，并佐以安神之品，遂上方去儿茶、黄芩，加土茯苓15g、白扁豆15g。

处　　方：柴　胡10g	炒白术20g	香　橼10g	肉豆蔻15g
诃　子15g	山　药25g	黄　柏15g	赤石脂20g
椿　皮15g	黄　芪20g	炮　姜6g	山茱萸15g
煅龙骨20g	煅牡蛎20g	山　楂15g	土茯苓15g
白扁豆15g			

14剂，水煎服，日1剂，水煎300mL，早晚分服。

五诊：患者大便成形，日2次，纳可，寐差易醒好转，仍易疲乏，餐后腹胀，纳可；舌质暗红，苔黄腻，脉滑。患者服药后诸症减轻，但仍有疲乏、腹胀等症状，应加强健脾、安神的力度，故上方加鸡内金10g、五味子10g。

方 药：柴 胡10g	炒白术20g	香 橼10g	肉豆蔻15g
诃 子15g	山 药25g	黄 柏15g	赤石脂20g
椿 皮15g	黄 芪20g	炮 姜6g	山茱萸15g
煅龙骨20g	煅牡蛎20g	山 楂15g	五味子10g
土茯苓15g	鸡内金10g	白扁豆15g	

14剂，水煎服，日1剂，水煎300mL，早晚分服。

【临证心悟】

本证为脾虚湿热，主要辨证依据为大便脓血，形体消瘦，纳差，寐差易醒，食后胃胀。舌质暗红，苔黄腻，脉滑为脾虚湿蕴，湿郁化热之征。故治以健脾疏肝，清热燥湿。以柴胡疏肝理气，炒白术健脾燥湿为君。臣以薏苡仁、苍术健脾燥湿，诃子、山药健脾收涩，黄芩、黄柏、苦参清热燥湿。佐以鸡内金、炒山楂、健脾助运，椿根皮、儿茶清热燥湿解毒，煅龙骨、煅牡蛎安神兼收涩，黄芪益气养阴。并根据证候变化，随证加减，使用土茯苓清热解毒燥湿，赤石脂、五味子收涩固肠止泻，炮姜温中止泻等。

谢晶日教授提出从肝脾论治溃疡性结肠炎活动期的学术思想，强调肝郁脾虚、湿热内蕴为本病的基本病机，主张以疏肝健脾、清热利湿为基本治疗原则。谢晶日教授在治疗溃疡性结肠炎缓解期时尤为注重温补脾肾，这与明代医家李中梓《医宗必读》中提出的"先天之本在肾""后天之本在脾"中医学理论相合。谢晶日教授指出溃疡性结肠炎缓解期以正虚为主，同时兼有余邪尚未清除。正气存内，邪不可干，而脾肾亏虚，则正气不能抗邪外出，以致邪气留恋，损伤正气，故致疾病反复发作。用药时常予以四神丸温补脾肾，扶助正气，使脾肾功能恢复，则机体正气充足，邪气自可消除；肺与大肠相表里，在温补脾肾的同时，又当酌加五倍子、五味子、诃子等敛肺涩肠之品，从而达到固涩止泻之效。本方中诸药合用，扶正为主，兼以祛邪，中州安，气血运行通畅，湿邪祛，瘀血化，溃疡愈，诸症自消。

病案五：泄泻·脾虚湿热证

王某，女，50岁。

首诊时间：2017年5月26日。

主诉：大便稀溏6年余，加重伴脓血1个月。

现病史：患者 6 年前无明显诱因出现大便不成形，便次增多，日 7～8 次，口服乳酸菌素片、金双歧等药物治疗，疗效尚可，其间上述症状间断出现，1 个月前加重伴脓血，口服美沙拉嗪后缓解，但疗效不显。为求系统治疗，经亲属介绍，来门诊就诊。患者现面色少华，形体消瘦，口服美沙拉嗪，并使用美沙拉嗪栓剂，大便时干时稀，日 2～3 次，有脓血，乏力，下肢水肿，心悸气短，纳可，寐可；舌质淡，苔黄白腻，脉弦。

既往史：既往身体健康状况良好。

辅助检查：

①粪常规：潜血阳性。

②肠镜：溃疡性结肠炎。

辨证分析：患者由于素体虚弱，脾失健运，复感湿热毒邪；或过食辛辣肥甘，湿热蕴结大肠；或情志不遂，肝郁犯脾，脾失健运，湿蕴肠道，郁久化热，使肠道气机失调。湿热壅滞，肠络瘀阻则血败肉腐，化为脓血而下痢赤白；舌质淡为脾虚之象，苔黄腻、脉弦为湿热蕴结之象。

中医诊断：泄泻·脾虚湿热证。

西医诊断：溃疡性结肠炎。

中医治法：益气健脾，清热化湿。

处　　方：柴　胡 10g　　薏苡仁 20g　　炒白术 20g　　苍　术 15g
　　　　　补骨脂 20g　　肉豆蔻 15g　　诃　子 15g　　白　及 10g
　　　　　苦　参 15g　　儿　茶 10g　　黄　柏 15g　　茯　苓 15g
　　　　　赤石脂 20g　　地榆炭 20g　　侧柏炭 20g　　白头翁 10g

　　　　　　　　　　　7 剂，水煎服，日 1 剂，水煎 300mL，早晚分服。

二诊：患者服药后诸症好转，大便时干时稀，日 1 次，无脓血，乏力，下肢水肿，心悸气短，纳可，寐可；舌质淡，苔黄白腻，脉弦。因患者大便质地、频次均有改善，且无脓血，故原方去白头翁。

处　　方：柴　胡 10g　　薏苡仁 20g　　炒白术 20g　　苍　术 15g
　　　　　补骨脂 20g　　肉豆蔻 15g　　诃　子 15g　　白　及 10g
　　　　　苦　参 15g　　儿　茶 10g　　黄　柏 15g　　茯　苓 15g
　　　　　赤石脂 20g　　地榆炭 20g　　侧柏炭 20g

　　　　　　　　　　　14 剂，水煎服，日 1 剂，水煎 300mL，早晚分服。

三诊：患者自诉现大便日 1 次，无脓血，乏力、下肢水肿、心悸气短等症状缓解，纳可，寐可；舌质淡，苔白腻，脉弦。上方去地榆炭、侧柏炭，继续治疗。

处　　方：柴　胡 10g　　薏苡仁 20g　　炒白术 20g　　苍　术 15g

　　　　　补骨脂 20g　　肉豆蔻 15g　　诃　子 15g　　白　及 10g

　　　　　苦　参 15g　　儿　茶 10g　　黄　柏 15g　　茯　苓 15g

　　　　　赤石脂 20g

14 剂，水煎服，日 1 剂，水煎 300mL，早晚分服。

四诊：患者自诉无明显不适，复查粪常规示大便潜血阴性。嘱患者慎起居，节饮食，勿过劳。

随访半年，未见复发。

【临证心悟】

该患者由于素体虚弱，脾失健运，复感湿热毒邪；或过食辛辣肥甘，湿热蕴结大肠；或情志不遂，肝郁犯脾，脾失健运，湿蕴肠道，郁久化热，使肠道气机失调。湿热壅滞，肠络瘀阻则血败肉腐，化为脓血而下痢赤白；舌质淡为脾虚之象，苔黄腻、脉弦为湿热蕴结之象。活动期溃疡性结肠炎以脾胃湿热证为多见。脾为后天之本，脾主运化水湿，脾虚则水湿不运，湿蕴中焦，湿热壅滞，损伤肠络，血败肉腐，肉溃成疡，腑气不通，气血郁滞，相互搏结，损伤血络，故化为脓血而下痢赤白黏液脓血便。谢晶日教授指出溃疡性结肠炎之难治，缘其证之虚实夹杂，易反复发作。治以清热燥湿，止血固涩。药用黄柏、苦参、白头翁清热燥湿；薏苡仁、茯苓、白术、苍术健脾燥湿；补骨脂、肉豆蔻、诃子涩肠止泻；白及、地榆炭、侧柏炭等和血止血。脾气健运，生化有源，则体健神充；脾健、热祛、湿除，大肠气机调畅，则瘀散血止痛消。

谢晶日教授认为泄泻为患，不论虚实，总为肠中有滞，气血失于调畅，治以调气行血。在缓解期，以补益脾肾为主。若余邪未净，治疗时除了祛邪，亦应详细辨证，辨其本虚，或为阳虚，或为阴虚，或为气虚，以及在脾和在肾。根据辨证，采取不同的治则。此外，止血之品的使用为急则治标的治法，故宜中病即止。运用健脾益气、清肠解毒、涩肠止泻、行气活血、养血生肌等法治疗，诸法中以健脾益气为治疗主线，从清热化湿论治，以调气行血、通涩结合。

病案六：泄泻·大肠湿热证

刘某，男，48 岁。

首诊时间：2018 年 9 月 19 日。

主诉：大便不成形伴脓血 9 个月余。

现病史：患者 9 个月前无明显诱因出现大便不成形伴脓血，日 5 ～ 6 次，便前腹痛，便后缓解。于哈尔滨医科大学附属第二医院行肠镜示溃疡性结肠炎（活动期）；胃镜示浅表性胃炎。近 9 个月消瘦 10kg。现口服美沙拉嗪、益生菌、胶体果胶铋。中西医多方治疗症状无明显改善，经人介绍就诊于我院门诊。患者现形体偏瘦，面色偏白，自诉大便不成形伴脓血，日5～6次，便时腹痛，便后缓解，腹部走窜痛，里急后重，矢气多，偶伴口苦，纳差，寐可，小便赤；舌质红，苔黄腻，脉弦滑。

既往史：既往体健。

辅助检查：

①肠镜：溃疡性结肠炎（活动期）。

②胃镜：浅表性胃炎。

辨证分析：该患者脾胃虚弱，运化无权，水谷不分，故大便溏泻；脾阳不振，运化无权，则饮食较少；脾胃为气血生化之源，气血乏源，故面色苍白；脾虚无以运化水湿，湿郁化热，湿热下迫大肠，肠道失司，发为泄泻；邪滞肠道，伤及血络，见脓血便。中医四诊合参，辨病辨证为大肠湿热型泄泻。

中医诊断：泄泻·大肠湿热证。

西医诊断：①溃疡性结肠炎。

②浅表性胃炎。

中医治法：清肠燥湿，涩肠止泻。

处　　方：炒白术20g　　薏苡仁10g　　苍　术10g　　苦　参10g

　　　　　黄　柏15g　　补骨脂15g　　肉豆蔻15g　　地榆炭35g

　　　　　山　药30g　　三　七10g　　儿　茶10g　　五味子15g

　　　　　炒白芍30g　　甘　草10g

7剂，水煎服，日1剂，水煎300mL，早晚分服。

二诊：患者大便不成形，偶伴脓血缓解，日4～5次，便时腹痛，便后缓解，小腹凉，腹部走窜痛缓解，里急后重，矢气多，偶伴口苦口干，纳可，寐可，小便可。患者服药后不适症状有所缓解，但仍有便脓血、腹痛等症状，应增强补气与止血、止泻力度，故上方加椿皮，清大肠湿热，止血止泻；加黄芪，可升可降，为阳中之阳，既可调理气机，又可升举阳气。

处　　方：炒白术20g　　薏苡仁10g　　苍　术10g　　苦　参10g

　　　　　黄　柏15g　　补骨脂15g　　肉豆蔻15g　　地榆炭35g

　　　　　山　药30g　　三　七10g　　儿　茶10g　　五味子15g

　　　　　炒白芍30g　　甘　草10g　　椿　皮15g　　黄　芪15g

14剂，水煎服，日1剂，水煎300mL，早晚分服。

三诊：患者服药后大便稍成形，日3次，腹痛缓解，口干口苦缓解，结合患者现有症状应增加燥湿健脾、涩肠止泻之品，故上方去炒白芍、甘草，调整薏苡仁、苦参、苍术、黄芪用量。

处　　方：炒白术 20g　　薏苡仁 20g　　苍　术 15g　　苦　参 15g
　　　　　黄　柏 15g　　补骨脂 15g　　肉豆蔻 15g　　地榆炭 35g
　　　　　山　药 30g　　三　七 10g　　儿　茶 10g　　五味子 15g
　　　　　椿　皮 15g　　黄　芪 20g

14 剂，水煎服，日 1 剂，水煎 300mL，早晚分服。

四诊：患者服药后大便偶成形，便血减少，为增强止血止泻效果，上方加仙鹤草、五倍子，并调整药物剂量，以巩固药效。

处　　方：炒白术 20g　　薏苡仁 20g　　苍　术 15g　　苦　参 15g
　　　　　黄　柏 15g　　补骨脂 15g　　肉豆蔻 15g　　地榆炭 35g
　　　　　山　药 30g　　三　七 10g　　儿　茶 10g　　五味子 15g
　　　　　椿　皮 15g　　黄　芪 20g　　五倍子 15g　　仙鹤草 20g

14 剂，水煎服，日 1 剂，水煎 300mL，早晚分服。

五诊：患者现大便成形，日 1～2 次，已无脓血，偶见腹痛，故上方去三七、仙鹤草、地榆炭，加炒白芍 20g、甘草 10g 以缓急止痛。

处　　方：炒白术 20g　　薏苡仁 20g　　苍　术 15g　　苦　参 15g
　　　　　黄　柏 15g　　补骨脂 15g　　肉豆蔻 15g　　炒白芍 20g
　　　　　山　药 30g　　儿　茶 10g　　五味子 15g　　甘　草 10g
　　　　　椿　皮 15g　　黄　芪 20g　　五倍子 15g

14 剂，水煎服，日 1 剂，水煎 300mL，早晚分服。

患者 1 个月后复诊，便可，腹痛消失，无明显不良主诉，嘱其清淡饮食，慎起居，忌劳累。

【临证心悟】

溃疡性结肠炎是一种慢性非特异性肠炎，它主要累及直结肠，呈连续非节段性分布，约有 30% 患者可以累及到整个结肠。研究表明，其发生多与免疫异常、遗传、感染和情志等因素相关。溃疡性结肠炎以黏液脓血便、腹痛、大便次数增多、里急后重、发热等为主要临床表现，可发生在任何人群，尤多见于中青年。西药治疗多用 SASP、激素类、免疫抑制剂等药物，仍有部分患者由急性转成慢性发作，效果不佳，甚至无效。中医将其归纳为"痢疾""泄泻""肠风""脏毒"等范畴。

谢晶日教授认为引起其反复不愈的一个重要原因是治疗方法的问题，比如在实热之初，病情较重，热毒稽留，清热苦寒之法大量应用，随病情的恢复，体虚而无力祛邪外出，或正邪虚实夹杂，或余热成痛，或瘀血内结气血。李东垣主张"治湿不利小便，非其治也"，湿邪从小便而去，这是内湿的主要出路，但是利小便法多侧重于下焦，本病由中焦湿浊积滞所致，过分利下容易伤阴，伤正气，使水祛痰凝。此病虚寒者多见，中焦湿浊应以燥为主，苦燥或温燥，过利容易留邪，余热生而导致病情缠绵。本病多属虚实夹杂，正虚邪恋是余热稽留的重要条件。故治疗时应扶正与祛邪并重，治标与固本呼应。在治疗中，谢晶日教授秉承李东垣"利湿不分三焦，亦非其治也"的学术观点，在治疗时详审病机，分清湿浊病位，以期调节身体阴阳平衡，标本兼治。

病案七：泄泻·脾胃虚寒证

李某，女，35 岁。

首诊时间：2017 年 9 月 23 日。

主诉：反复腹泻 3 年余，加重 20 余日。

现病史：患者腹泻反复发作 3 年，曾于哈尔滨医科大学附属第二医院对症治疗，疗效尚可。20 余日前，患者无明显诱因再次出现上述症状，伴腹痛，大便不成形，便次增多，日 3 ～ 4 次，口服美沙拉嗪后，疗效欠佳，为缓解不适症状，遂来门诊就诊。患者现面色少华，形体适中，大便稍成形，无脓血，日 2 ～ 3 次，偶有腹痛，便后有黏滞、不净感，寐差，畏寒，月经后期；舌质淡，苔薄白，脉沉。

既往史：既往身体健康状况良好。

辅助检查：

①肠镜：溃疡性结肠炎。

②胃镜：浅表性胃炎。

辨证分析：患者由于饮食不节，伤及脾胃，加之素体脾胃虚寒，而致脾胃运化失健，水湿内停，而成泄泻。舌质淡，苔白腻，脉沉，为脾胃虚寒之象。中医诊断为泄泻；病机为脾胃虚寒，本虚标实，虚实相兼，寒热错杂；病位在脾胃。

中医诊断：泄泻·脾胃虚寒证。

西医诊断：①溃疡性结肠炎。

②浅表性胃炎。

中医治法：温运脾胃，涩肠止泻。

处　方：	柴　胡 15g	薏苡仁 15g	炒白术 20g	苍　术 15g
	补骨脂 15g	肉豆蔻 15g	诃　子 15g	山　药 25g
	苦　参 15g	儿　茶 15g	香　橼 15g	煅龙骨 20g
	煅牡蛎 20g	煅海螵蛸 20g	山茱萸 15g	

　　　　　　　　　　　　7 剂，水煎服，日 1 剂，水煎 300mL，早晚分服。

二诊：患者服药后诸症好转，大便规律，稍成形，无脓血，日 2 次，腹痛减轻，便后不净感，黏滞，寐差，多梦，畏寒减轻；舌质淡，舌根部白腻苔，脉沉。上方加茯苓15g，既可健脾利水，又可宁心安神。

处　　方：柴　胡15g　　薏苡仁15g　　炒白术20g　　苍　术15g
　　　　　补骨脂15g　　肉豆蔻15g　　诃　子15g　　山　药25g
　　　　　苦　参15g　　儿　茶15g　　香　橼15g　　煅龙骨20g
　　　　　煅牡蛎20g　　煅海螵蛸20g　山茱萸15g　　茯　苓15g

14剂，水煎服，日1剂，水煎300mL，早晚分服。

三诊：患者服药后，大便可，日1次，腹痛缓解，便后不净感、黏滞减轻，畏寒减轻，寐差；舌质淡，苔白，脉沉。上方加首乌藤、合欢花以解郁安神。

处　　方：柴　胡15g　　薏苡仁15g　　炒白术20g　　苍　术15g
　　　　　补骨脂15g　　肉豆蔻15g　　诃　子15g　　山　药25g
　　　　　苦　参15g　　儿　茶15g　　香　橼15g　　煅龙骨20g
　　　　　煅牡蛎20g　　煅海螵蛸20g　山茱萸15g　　茯　苓15g
　　　　　首乌藤20g　　合欢花15g

7剂，水煎服，日1剂，水煎300mL，早晚分服。

【临证心悟】

该患者面色少华，形体适中，大便稍成形，无脓血，日2～3次，偶有腹痛，便后有黏滞、不净感，纳可，寐差，畏寒，月经后期；舌质淡，苔白腻，脉沉；均为脾胃虚寒之象。中医诊断为泄泻，辨证为脾胃虚寒证。本虚标实，虚实相兼，寒热错杂，病位在脾胃，治以温中散寒，健脾利湿。该患者由于饮食不节，伤及脾胃，加之素体脾胃虚寒，而致脾胃运化失健，水湿内停，而成泄泻。谢晶日教授指出，该证本虚标实，虚实相兼，寒热错杂。药用薏苡仁、炒白术、苍术、茯苓补气健脾燥湿；苦参清热燥湿；补骨脂、肉豆蔻、山药、山茱萸温补脾肾，燥湿固涩；儿茶、诃子、煅龙骨、煅牡蛎、煅海螵蛸涩肠止泻，收湿敛疮。谢晶日教授认为中医治疗可以通过扶助正气，提高机体免疫功能，抗菌消炎，促进肠道蠕动，水液吸收，改善自主神经和酶的调节等因素而改善病情。本证患者可依李中梓之言"久病而虚者，可以塞因塞用"，治以收敛固涩为法，佐以健脾与温化之品，剿抚兼施，冀其邪去正复。

病案八：泄泻·脾肾两虚证

孙某，女，42岁。

首诊时间：2017年7月26日。

主诉：便前腹痛伴脓血1年余，加重1个月。

现病史：1年前患者因便前腹痛，大便稀溏伴脓血，日4～7次。就诊于当地医院，诊断为溃疡性结肠炎，对症治疗好转后出院。1个月前患者自觉便前腹痛加重，下腹时有刺痛，为求减轻痛苦，经朋友介绍，来门诊就诊。患者现面色少华，形体适中，大便稍成形，偶有脓血，日2～3次，便前腹痛，里急后重，下腹时有刺痛，伴下坠感，反酸烧心，饥饿时尤甚，肠鸣音亢进，畏寒，月经量少，右上肢无汗，时有头晕，寐差，困倦乏力，矢气频且臭，纳呆，尿频；舌质暗红，苔白腻，脉沉。

既往史：慢性非萎缩性胃炎2年余。

辅助检查：

①胃镜：浅表性胃炎伴糜烂。

②胃镜病理：（胃窦体交界）黏膜慢性炎，部分腺体伴肠化生及轻度不典型增生，平滑肌增生。

③肠镜：溃疡性结肠炎（轻度）。

④肠镜病理：（盲肠）黏膜慢性活动性炎伴隐窝炎，淋巴组织增生，腺体及杯状细胞数量略减少。

辨证分析：该患者面色少华，形体适中，大便稀溏，伴脓血，日2～3次，便前腹痛，里急后重，伴下坠感，胃脘有嘈杂感，饥饿时尤甚，反酸烧心，肠鸣音亢进，畏寒，月经量少，右上肢无汗，时有头晕，寐差，入睡困难；舌质暗红，苔白腻，脉沉。中医诊断为脾胃虚寒型泄泻。患者素体脾胃虚寒，加之饮食不节，失于健运，水湿停滞，湿热蕴结大肠，肠络瘀阻，则血败肉腐，化为脓血而下痢赤白，遂成泄泻；治以温中散寒，健脾利湿。

中医诊断：泄泻·脾肾两虚证。

西医诊断：①溃疡性结肠炎。

②慢性萎缩性胃炎。

中医治法：温中散寒，健脾利湿。

处　方：柴　胡10g　薏苡仁20g　炒白术20g　苍　术15g
补骨脂20g　肉豆蔻15g　诃　子15g　山　药25g
苦　参10g　茯　苓15g　黄　柏10g　黄　芪20g
山茱萸15g　煅龙骨20g　煅牡蛎20g　地榆炭20g

7剂，水煎服，日1剂，水煎300mL，早晚分服。

二诊：患者服药后部分症状好转，大便稍成形，伴脓血，日3～4次，便前腹痛缓解，里急后重，下坠感，胃脘有嘈杂感，饥饿时尤甚，反酸烧心，肠鸣音亢进减轻，畏寒，月经量少，右上肢无汗，寐差，入睡困难；舌质暗红，苔白腻，脉沉。患者乏力困倦好转，方中可适量减少补气药物，增加抑酸之品，故上方去黄芪，加煅海螵蛸制酸止痛。

处　　方：柴　胡 10g　　薏苡仁 20g　　炒白术 20g　　苍　术 15g

　　　　　补骨脂 20g　　肉豆蔻 15g　　诃　子 15g　　山　药 25g

　　　　　苦　参 10g　　茯　苓 15g　　黄　柏 10g　　山茱萸 15g

　　　　　煅龙骨 20g　　煅牡蛎 20g　　地榆炭 20g　　煅海螵蛸 25g

14 剂，水煎服，日 1 剂，水煎 300mL，早晚分服。

三诊：患者服药后部分症状有所好转，大便稍成形，偶伴脓血，日 3～4 次，便前腹痛缓解，里急后重，伴下坠感，饥饿时尤甚，反酸烧心，畏寒，月经量少，寐可，胃脘有嘈杂感，食后尤甚，呃逆；舌质暗红，苔白，脉沉。续予上方。

处　　方：柴　胡 10g　　薏苡仁 20g　　炒白术 20g　　苍　术 15g

　　　　　补骨脂 20g　　肉豆蔻 15g　　诃　子 15g　　山　药 25g

　　　　　苦　参 10g　　茯　苓 15g　　黄　柏 10g　　山茱萸 15g

　　　　　煅龙骨 20g　　煅牡蛎 20g　　地榆炭 20g　　煅海螵蛸 25g

14 剂，水煎服，日 1 剂，水煎 300mL，早晚分服。

四诊：患者服药后症状改善，大便稍成形，偶伴脓血，日 2～3 次，里急后重，伴下坠感，饥饿时尤甚，反酸烧心，畏寒，月经量少，寐可，胃脘有嘈杂感，食后尤甚，呃逆；舌质暗红，苔白腻，脉沉。患者病程较长，正气需缓复，但仍有气机不畅症状，故上方加煅海蛤粉 20g、桔梗 15g。

处　　方：柴　胡 10g　　薏苡仁 20g　　炒白术 20g　　苍　术 15g

　　　　　补骨脂 20g　　肉豆蔻 15g　　诃　子 15g　　山　药 25g

　　　　　苦　参 10g　　茯　苓 15g　　黄　柏 10g　　煅海螵蛸 25g

　　　　　煅龙骨 20g　　煅牡蛎 20g　　地榆炭 20g　　煅海蛤粉 20g

　　　　　桔　梗 15g

14 剂，水煎服，日 1 剂，水煎 300mL，早晚分服。

五诊：患者服药后大便成形，无脓血，日 2～3 次，便前腹痛、下坠感缓解，反酸烧心减轻，寐可，纳呆，困倦乏力，矢气频且臭，尿频；舌质暗红，苔白腻，脉沉。上方去煅龙骨、煅牡蛎、煅海蛤粉，加延胡索 15g、芡实 15g、金樱子 15g 以收敛固涩，升阳举陷。

处　　方：柴　胡 10g　　薏苡仁 20g　　炒白术 20g　　苍　术 15g

　　　　　补骨脂 20g　　肉豆蔻 15g　　诃　子 15g　　山　药 25g

　　　　　苦　参 10g　　茯　苓 15g　　黄　柏 10g　　煅海螵蛸 25g

　　　　　芡　实 15g　　金樱子 15g　　地榆炭 20g　　延胡索 15g

　　　　　桔　梗 15g

14 剂，水煎服，日 1 剂，水煎 300mL，早晚分服。

患者半个月后复诊，自诉不适症状均缓解，无肉眼血便，无腹痛。嘱患者清淡饮食，保持心情舒畅，切勿劳累。

【临证心悟】

溃疡性结肠炎是一种病因尚未明确的，以侵犯大肠黏膜与黏膜下层为主的炎症性病变。临床上本病以腹泻、黏液脓血便、腹痛等为主要症状，常反复发作，缠绵难愈。西医学认为本病与人体的免疫功能低下、遗传及细菌或病毒感染、饮食失调、精神因素有关。该病属中医"肠澼""久泻""休息痢"等范畴。在本病诸多病因病机中，肝脾功能失调、湿浊壅滞、气血凝滞尤为重要，而肝脾又以脾为之关键。

该患者面色少华，形体适中，大便稀溏，伴脓血，日 2～3 次，便前腹痛，里急后重，伴下坠感，胃脘有嘈杂感，饥饿时尤甚，反酸烧心，肠鸣音亢进，畏寒，月经量少，右侧上肢无汗，时有头晕，寐差，入睡困难；舌质暗红，苔白腻，脉沉。中医诊断为脾肾两虚型泄泻。素体脾胃虚寒，加之饮食不节，失于健运，水湿停滞，湿热蕴结大肠，肠络瘀阻，则血败肉腐，化为脓血而下痢赤白，而成泄泻。治以温中散寒，健脾利湿。本病例以正虚为主，因先天禀赋不足，或素体后天之本虚弱，运化失司，加上饮食不当或病情日久失治误治，久病入肾，久病必虚，故而表现为肝肾阴虚、脾肾阳虚。《医宗必读·痢疾》曰："是知在脾者病浅，在肾者病深。肾为胃关，开窍于二阴，未有久痢而肾不损者。"即病程长久者，多为虚象，且多伴有肾虚的表现，治疗时需予以调补肝肾、温脾理气。此外，由于临床中久病之人多耗气伤血，易正虚邪恋，故治疗时应佐以涩肠止泻之品，如诃子、肉豆蔻、五味子等。虽然湿浊之邪是本病的主要致病因素，但仍有寒化与热化之分，治疗时应详加辨证，不可一概而论。

病案九：泄泻·脾肾阳虚证

李某，男，58 岁。

首诊时间：2017 年 6 月 30 日。

主诉：大便稀溏伴脓血 10 余年，加重 3 周。

现病史：患者腹泻伴黏液脓血反复发作 10 余年，便次最多可达日 10 次，其间多次住院治疗，疗效尚可，但仍间断发作，给患者生活带来极大不便，为求缓解不适症状，经朋友介绍，来门诊就诊。患者现面色少华，形体适中，口服美沙拉嗪，服药后大便稍成形，日 4～5 次，但仍有便前腹痛，里急后重，伴下坠感，纳少，寐差，入睡困难，畏寒，四肢尤甚；舌质暗，苔白腻，脉沉弦。

既往史：无。

辅助检查：肠镜示溃疡性结肠炎。

辨证分析：该患者面色少华，形体适中，大便稀溏，偶伴脓血10年余，大便日10次。患者久病体虚，累及脾肾，脾失健运，肾阳虚衰，水液运化失司而泄泻，证属脾肾阳虚，故而便前腹痛，里急后重，伴下坠感，口服美沙拉嗪等药及灌肠治疗，疗效欠佳。患者纳少，寐差，入睡困难，畏寒，四肢尤甚；舌质暗，苔白腻，脉沉弦；说明内有瘀血、寒湿，故治疗以温补脾肾、固涩止泻为主，佐以清热利湿。

中医诊断：泄泻·脾肾阳虚证。

西医诊断：溃疡性结肠炎。

中医治法：温补脾肾，固涩止泻。

处　　方：	柴　胡 10g	薏苡仁 15g	炒白术 20g	苍　术 15g
	补骨脂 20g	肉豆蔻 15g	诃　子 15g	山　药 25g
	山茱萸 15g	五味子 15g	赤石脂 25g	地榆炭 25g
	儿　茶 10g	仙鹤草 15g	白　及 10g	

7剂，水煎服，日1剂，水煎300mL，早晚分服。

二诊：患者服药后部分症状好转，大便稍成形，日5～6次，便血减轻，便前腹痛，里急后重，伴下坠感，纳少，寐差，入睡困难，畏寒，四肢尤甚；舌质暗，苔白腻，脉沉。上方去仙鹤草；加煅龙骨20g、煅牡蛎20g，以镇惊安神，生肌敛疮。

处　　方：	柴　胡 10g	薏苡仁 15g	炒白术 20g	苍　术 15g
	补骨脂 20g	肉豆蔻 15g	诃　子 15g	山　药 25g
	山茱萸 15g	五味子 15g	赤石脂 25g	地榆炭 25g
	儿　茶 10g	白　及 10g	煅龙骨 20g	煅牡蛎 20g

14剂，水煎服，日1剂，水煎300mL，早晚分服。

三诊：患者服药后诸症好转，大便稍成形，日4～5次，便血减轻，基本无便血，便前腹痛，里急后重，伴下坠感，纳可，寐差，入睡困难，畏寒，四肢尤甚；舌质淡，苔白腻，脉沉。上方加安神之品合欢花10g、首乌藤20g，以巩固疗效。

处　　方：	柴　胡 10g	薏苡仁 15g	炒白术 20g	苍　术 15g
	补骨脂 20g	肉豆蔻 15g	诃　子 15g	山　药 25g
	山茱萸 15g	五味子 15g	赤石脂 25g	地榆炭 25g
	儿　茶 10g	白　及 10g	煅龙骨 20g	煅牡蛎 20g
	合欢花 10g	首乌藤 20g		

14剂，水煎服，日1剂，水煎300mL，早晚分服。

四诊：服药后诸症改善，大便稍成形，日2～3次，便前腹痛、里急后重伴下坠感减轻，纳可，寐可；舌质淡，苔白，脉沉。上方去首乌藤、合欢花；加苦参25g，以燥湿凉血解毒。

处　　方：柴　胡 10g　　薏苡仁 15g　　炒白术 20g　　苍　术 15g

　　　　　补骨脂 20g　　肉豆蔻 15g　　诃　子 15g　　山　药 25g

　　　　　山茱萸 15g　　五味子 15g　　赤石脂 25g　　地榆炭 25g

　　　　　儿　茶 10g　　白　及 10g　　煅龙骨 20g　　煅牡蛎 20g

　　　　　苦　参 25g

14 剂，水煎服，日 1 剂，水煎 300mL，早晚分服。

【临证心悟】

脾胃乃气机升降之枢纽，脾病日久，则脾气虚弱、升举乏力，故有下腹重坠；脾失升举、运化失司，清阳不升、浊阴不降，则腹泻；气机升降逆乱，可致气滞血瘀，经脉痹阻不通，不通则痛，故见腹痛；气血不行，久则血败肉腐，瘀毒互结，加之脾气虚，气不摄血，血不循经，溢于肠络，则可见黏液脓血便；日久脾病及肾，肾阳亏虚，脾失温煦，阳气不达四末，可见畏寒、腹部喜暖、四末不温等症状；舌质淡、苔白、脉沉皆为脾肾阳虚之象。四诊合参，病位在脾肾，病性虚实夹杂，预后欠佳。中医诊断为泄泻，证属脾肾阳虚。肾阳虚衰，脾失健运，水湿运化失司而致泄泻。西医诊断为溃疡性结肠炎。治疗以四神丸温补脾肾、固涩止泻为主，兼以清热健脾利湿。方中山茱萸、补骨脂、五味子、肉豆蔻分别温补酸涩而止泻，柴胡疏肝理气，薏苡仁、炒白术、苍术健脾燥湿，苦参清热利湿，山药健脾益气，诃子涩肠止泻，合欢花、首乌藤宁心安神，仙鹤草、白及止血和血。谢晶日教授在临床上特别注重对四神丸温肾暖脾、固肠止泻功能的运用，认为该方药性偏温，能补相火以通君火。

谢晶日教授认为泄泻为患，不论虚实，总为肠中有滞，气血失于调畅，应治以调气行血。在缓解期，以补益脾肾为主。若余邪未净，治疗时除了祛邪，亦应详细辨证，辨其本虚，或为阳虚，或为阴虚，或为气虚，以及在脾、在肾。根据辨证，采取不同的治则。

四、临证经验总结

（一）溃疡性结肠炎临床基本证型

1. 脾胃虚弱证

此证患者素来脾胃虚弱，饮食稍有不当即可发作，甚则泄泻不止。脾胃运化失司，水谷不化，清浊不分，故大便溏薄，可夹有黏液或混有脓血。脾胃虚弱，清阳不升，则乏力倦怠；脾失健运，则食欲不振；舌淡苔白，脉濡细，均为脾胃虚弱之象。本证以益气升阳、健脾止泻为治疗大法，方选补中益气汤加味。药用黄芪、党参、白术、茯苓、柴胡、升麻、山药、白扁豆、莲子肉、木香、砂仁、桔梗、当归、陈皮、大枣、甘草。有脓血便者，加槐花、黄连、白头翁；久泻滑脱者，加诃子、禹余粮、赤石脂。

2. 脾虚湿热证

脾失健运，湿浊壅滞是本证的主要病机。脾虚生湿，湿盛则濡泄，故常见腹泻；湿浊壅滞肠道，郁而发热，湿热熏蒸肠道，损伤血络，气血瘀滞，化为脓血，故下痢赤白；湿浊壅滞肠道，腑气不通，气机不畅，则腹痛；湿热下注，可见肛门灼热，小便短赤；脾虚则神疲乏力，纳呆消瘦，脉细；湿热内蕴则发热口苦，舌苔黄腻，脉滑数；结合舌脉可辨为脾虚湿热证。本证以清热解毒、化湿消滞为治疗大法，方选连理汤合白头翁汤加味。药用党参、炒白术、白头翁、秦皮、黄连、黄柏、地榆炭、莲子肉、炮姜炭、木香、槟榔、枳壳、葛根、甘草。纳呆口苦者，加鸡内金、黄芩、栀子；脓血便者，加白及、仙鹤草。

3. 肝郁脾虚证

本证常因抑郁恼怒、情绪激动或紧张时发作。症见腹痛即泻，泻后痛减，大便夹脓血，胸胁胀满，烦躁易怒，嗳气纳呆，肠鸣腹胀，头痛时作；舌淡红，脉弦细。情志不遂，郁怒伤肝，肝失条达，疏泄不畅，横逆犯脾，导致气血阻滞，壅而化脓；或饮食失节、劳倦太过，伤及脾气，脾失健运，腹痛则泻，泻后痛减；舌淡红，脉弦细均为脾虚肝旺之象。本证以抑肝扶脾、止泻止痛为治疗大法，方选痛泻要方合逍遥散加减。药用柴胡、防风、白术、茯苓、山药、薏苡仁、煨姜、甘草、白芍、白及、陈皮。腹胀嗳气者，可加枳壳、郁金、陈皮；纳呆者，加神曲；头痛、烦躁易怒者，加黄芩、牡丹皮、栀子、龙胆草。

4. 大肠湿热证

本证可因患者饮食不节引起，其病机为湿热内蕴大肠。先天脾胃虚弱、复感湿邪，或情志不畅、肝气乘脾，均可导致脾失健运、肠道气机不畅，湿邪内生、湿蕴肠道，郁久化热，湿热壅滞、肠络瘀阻则血败肉腐，下为脓血便；或平素嗜食肥甘辛辣，损伤脾胃，导致脾胃运化功能失常，而生湿邪，湿邪郁久化热，湿热郁蒸大肠，肠道气机不利，气血郁滞，相互搏结于肠之脂膜，损伤血络，化为脓血而下痢赤白。本证以清热利湿、涩肠止泻为治疗大法，方选芍药汤加味。药用白芍、黄芩、黄连、大黄、金银花、槟榔、当归、甘草、木香。

5. 脾肾两虚证

本证多由泄泻日久或失治误治，导致肾阳虚衰，不能温运脾阳，常表现为"五更泻"。由于黎明前阴寒较盛而阳气未振，阴寒凝滞，腑气不通，气血凝结于肠道而致肠鸣腹痛而泻，泻后腑气通利则症状缓解。气血凝聚，伤及肠络，大便呈黏液血样；阳虚已现，内寒已生，再遇外寒即可发作，腰酸乏力、形寒肢冷、口淡喜热饮、舌淡苔白、脉沉细无力均为脾肾阳虚之象。本证以温补脾肾、涩肠止泻为治疗大法，方选真人养脏汤合四神丸加减。药用党参、白术、甘草、肉桂、肉豆蔻、炮姜、补骨脂、五味子、诃子、罂粟壳、吴茱萸、白芍、当归、木香、大枣。腰酸肢冷甚者，加附子、干姜。

（二）"肝脾论"思想论治溃疡性结肠炎经验

1. 立足脾胃兼清湿浊

湿浊壅滞肠道，腑气不通，气血郁滞，损伤血络，化为脓血而下痢赤白。由此可见，脾失健运，湿浊壅滞是本病的主要病机。因此，健脾祛湿化浊法可贯穿于溃疡性结肠炎的整个治疗阶段，以恢复脾胃运化。疾病早期可用异功散加减；久泻不止者，可用参苓白术散加减；其中年老体虚、久泻而致中气下陷者，用补中益气汤加减；脾肾阳虚而见五更泻者，以四神丸合真人养脏汤加减。

以此法为治疗主线时，要根据患者发病过程中邪正盛衰，以及气血调畅的程度，适时做出调整，细化可分为渗湿、清热利湿、燥湿解毒等。湿盛溏泻，大便清稀不成形，以黏液为主者，宜燥湿、渗湿，以胃苓汤加减。临床中常用药包括炙黄芪、炒白术、炒薏苡仁、茯苓等益气健脾、祛湿化痰之品。湿浊之邪是本病最主要的致病因素，其中以湿热最为常见，湿热下注，大便黏稠不成形，粪常规检查有脓细胞，伴舌苔腻或黄腻、脉滑数或濡数者，以葛根芩连汤或芍药汤加减；热毒泻痢，粪常规检查有红细胞、脓细胞者，常以白头翁汤加减。临床中常用药包括黄连、黄芩、秦皮等清热燥湿之品。

2. 调肝木以运脾土

在临床中，溃疡性结肠炎可由情志不遂诱发或加重。精神抑郁、大便时干时稀、少腹胀痛等症状，均为肝失条达、脏腑失和所致。肝主疏泄，脾主运化，脾的运化之功有赖于肝的疏泄条达之职。肝之疏泄正常，则脾运始能健旺；肝之疏泄失职，必致肝脾不调。因此，本病治以调补脾胃外，还应从肝论治，调畅气机，恢复肝脏疏泄功能，以助脾之运化和升清，从而达到止泻痢的作用。治肝之法包括疏肝和柔肝，临床中常用枳壳、青皮、佛手等药疏肝行气；郁金、当归、香附等药疏肝活血；白芍、甘草、乌梅等药柔肝敛阴。

3. 调气活血，气血双行

溃疡性结肠炎常以便次增多伴黏液脓血便为特点，除机体免疫功能低下外，肠黏膜和肉芽组织供血不足，导致微循环障碍使肠黏膜溃疡难以愈合，疾病日久不愈，可出现消瘦、贫血、营养障碍、衰弱等症状。不仅影响患者生活质量，若不及时干预，会出现中毒性巨结肠、大出血和穿孔等严重并发症。中医学认为黏膜溃疡的原因与浊瘀相关，邪浊滞肠与气血搏结，而致胃肠脉络瘀阻，气机阻滞，且瘀血不去，脾胃运化受阻，气虚更甚，瘀血愈聚，气滞血瘀交相为病。故本病治疗可用调气行血之法，使得血随气行，瘀血祛除，新血化生，脉络充养，内疮得以愈合。

4. 清热凉血，止血厚肠

大量研究已经证实，中药具有抗炎、修护黏膜、调整肠道运动和调节机体内环境等作用，在溃疡性结肠炎的治疗中有着不可替代的作用。发作期的溃疡性结肠炎患者大多数表现为湿热证。由于脾胃亏损，运化失司，湿聚不化，蕴而成热，伤及肠络，而致血肉腐败。清热凉血法能有效抑制溃疡性结肠炎的炎症反应，有效修复受损肠组织，促进肠黏膜修复和微血管形成。临床中常用药物有地榆、槐花、茜草等。

5. 敛疮生肌，祛瘀生新

多数患者经治疗后便脓血症状缓解或消失，此时应根据具体患者情况，酌加生肌敛疮之品，如白及、白蔹、白芷等。《本草正义》载："而溃疡为病，湿热者十之九而有余，寒湿者十之一而不及，胡可以统治痈疡，抱薪救火。"细胞因子和抑炎细胞因子失衡也是溃疡性结肠炎发病的重要机制之一。临床中与白蔹、地榆配伍可降低白细胞介素 -1β（IL-1β）水平，升高白细胞介素 -10（IL-10）水平，明显下调核转录因子 -κB（NF-κB）蛋白活性，修复受损黏膜。

6. 通涩结合，揆度应用

本病多属本虚标实，本虚包括气血阴阳亏虚，标实包括寒热湿毒等实邪留滞，故临床论治时应注重通涩结合。疾病初得之时，治宜祛邪通滞，随证予以枳实、槟榔、大黄、大腹皮等运化去湿、消积导滞之品。通过泻滞通腑，使积滞脓血随大便而祛除，恢复肠胃之正常通降功能。本病后期，急当收敛固涩，防止水谷精微进一步脱失，此即"久病而虚者，可以塞因塞用"。随证给予芡实、石榴皮、莲子、秦皮、诃子等收敛固涩之品。

7. 内治外治，随症治之

外治法也是中医治疗溃疡性结肠炎的一大特色，此法以整体观念和辨证论治思想为指导，运用不同的方法将药物或手法、器具等施于皮肤、孔窍、腧穴等部位，发挥疏通经络、调和气血、解毒化癖、化痰散结等作用，使失衡的脏腑阴阳得以重新调整和改善，从而促进机体功能的恢复，达到治病的目的。

（1）中药灌肠

近年来，中医药在治疗本病方面独具特色，尤其是中药内服配合灌肠治疗常获佳效。在以内服汤药调节脏腑功能、祛实邪、消气结、散血瘀的同时，配合局部灌肠法，能明显改善患者腹痛、腹泻、黏液脓血便等症状，修复结肠黏膜，促进溃疡面愈合，且无明显不良反应。这种内病外治法可针对性地予以清热解毒、去腐排脓、生肌敛疮中药局部灌肠，使药物直达病位，促进炎症吸收，起到促进溃疡愈合的作用。

（2）其他外治法

其他较为常见的外治法包括针灸、穴位埋线、推拿按摩、理疗等，这些外治法作用于病变局部，临床中均疗效较好。其中针灸疗法种类繁多，具有简单、快捷、有效、便廉等优势，越来越多地被用于溃疡性结肠炎的治疗。